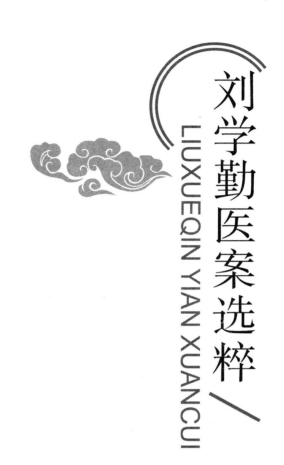

刘学勤医案选粹

LIUXUEQIN YIAN XUANCUI

编　著◎刘学勤

整理者◎刘静生　庞国明　陈　莉　刘晓彦　刘静宇　李　楠

姚沛雨　刘明照　田峰亮　赵庆华　刘秋生　姚冬梅

孔宪遂　张天华　杜　蓓　徐敬江

中国中医药出版社
·北京·

图书在版编目（CIP）数据

刘学勤医案选粹／刘学勤编著.—北京：中国中医药出版社，2015.7

ISBN 978-7-5132-2624-0

Ⅰ.①刘… Ⅱ.①刘… Ⅲ.①医案—汇编—中国—现代 Ⅳ.①R249.7

中国版本图书馆CIP数据核字（2015）第133014号

中 国 中 医 药 出 版 社 出 版

北京市朝阳区北三环东路28号易亨大厦16层

邮政编码　100013

传真　010 64405750

廊坊市三友印务装订有限公司印刷

各地新华书店经销

*

开本 710×1000　1/16　印张 29　字数 469 千字

2015 年 7 月第 1 版　2015 年 7 月第 1 次印刷

书号 ISBN 978-7-5132-2624-0

*

定价 68.00 元

网址　www.cptcm.com

作者简介

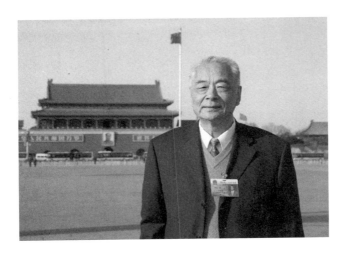

　　刘学勤（1936年3月—），男，汉族，河南省开封市人，主任中医师，硕士生导师，二级教授。1994年至今享受国务院政府特殊津贴，全国第二、四批名老中医药学术经验继承人导师，全国名老中医传承工作室建设导师，开封市中医院名誉院长，全国中医糖尿病和肝胆病重点专科导师，中华中医药学会学术顾问，中国中医药研究促进会专科专病建设工作委员会名誉会长等20余项兼职。获"国家有突出贡献专家"、"国家培养中医药人才贡献奖"、"河南省中医药终身成就奖"、河南省"德医双馨奖"、河南卫生系统先进工作者、开封市人民政府"中医药终身成就奖"、开封市劳模等40余项殊荣。

　　刘学勤擅治心肺系和脾胃系疑难病证，尤擅治疗肝胆疾患，总结出肝热病论、肝病肠治论、肝中风论、肝胆病外治法、降酶十法、退黄八法、消胀五法、顽固性肝复水三阶段治法、攻补法纠正蛋白倒置及鼓胀治疗三原则等治疗方法。研制出强肝1—5号系列方药和乙肝胶囊、乙肝扶正胶囊、胆宁胶囊等。带教本科生、研究生和师承高徒，当以百计。获河南省中医药科技进步奖 6 项, 开封市人民政府科技成果奖 9 项, 国家实用专利 4 项。先后在《中医杂志》《中医杂志》日文版《河南中医》等期刊发表学术论文 90 余篇。出版发行专著 40 余部: 其中独著 3 部:《吐下汗奇方妙法治百疾》《中国现代百名中医临床家·刘学勤》《刘学勤辨治肝胆病》; 主编论著 10 部:《肝胆病诊疗全书》《百病奇效良方妙法精选》《当代专科专病研究精要》《专病专治方药丛书》(共 22 分册 600 万字) 等; 总编、总审、副主编 30 余部:《实用专病专方临床大全》(第一集、第二集)《中国中西医专科专病临床大系丛书》等。

内容提要

　　本书是从全国名老中医刘学勤教授的大量临证医案中，筛选、整理了具有代表性的医案编辑而成。全书共分辨治特色、验案撷英、经典方医案、经验方医案四章，选录医案386则。经典方医案主要是指《伤寒论》《备急千金要方》《医林改错》《太平惠民和剂局方》等中医经典所载方剂治病的案例；经验方医案是指应用刘学勤教授通过临床总结、提炼而创立的方剂治病的案例，其中既有从古方化裁而来者，又有刘学勤教授自创之方。书中所载医案后均附有"按语"，概述、总结、分析了该案的特点、难点、辨证及用药特色，包括少数初治效果欠佳或治疗中病情反复，经重新辨证、调整治疗方案后终获佳效者。这些珍贵医案的收集、整理与总结分析，对于读者更好地理解刘教授的学术经验起到了抛砖引玉、画龙点睛的作用。

自 序

余初识中医,1956年幸蒙中医大家郭义蕃先生指点,背诵、熟读《药性赋》《濒湖脉学》《医学三字经》《汤头歌诀》等。后拜儒医连介一为师。先生医文并茂,医德双馨,精于伤寒,擅治杂症,遣方用药,味少量大,胆识过人。先生要求弟子颇严,督促学业甚紧,讲解医理透彻,剖析医案细腻,曾专门为我逐条、逐句、逐字讲解《伤寒论》。强调习医必"以德为先""医术必精"。恩师谆谆教诲,收益良多。余严遵师教,上午侍诊,下午听课,夜晚精读、整理笔记多至三更,黎明即起,背诵经典,未敢稍懈。

余近"不惑",有幸在中国中医研究院(现中国中医科学院)西苑医院进修深造年余,这是余从医生涯的一个大转折、大飞跃。每周一至周六,皆可侍诊于不同名医大家门诊或偶尔查房时伴于身侧。记得1973年在岳美中先生家,听岳老讲述治疗肾病的经验,要求治肾病用药要精,药量可大,病到收尾亦可单用一味玉米须。岳老特别强调"守法守方"的重要性,曾举例治一肾炎患者守法守方一年有余,直到痊愈。因余和赵锡武先生为河南同乡,求教更为方便。赵老虽住院接受治疗,但常在探病之余,讲述运用经方的经验、选用经方的诀窍:例如介绍20世纪50年代按胸痹辨证治愈外国专家冠心病、心绞痛的医案,深入浅出地讲解"甘温除大热"的道理和用药经验。王文鼎先生查房时,现场结合患者病情详解脉理,每部脉浮取、中取、沉取的不同形状、不同主症,指导辨证,选方用药,讲解之精、分析之细、论述之深,闻所未闻,大开眼界,真是"听君一席话,胜读十年书"。一年多进修时间,还分别侍诊于赵心波、郭士魁、王伯岳、步玉茹、施奠邦等各位先生左右,得其言传心授,解疑析惑。特别是耳闻目睹了对一些疑难重病辨证论治、选方遣药的"精""巧""稳""准",进一步领悟到医道之奥妙、各位大师医术经验之真谛,收益颇丰。这个时期的学习,结合几十年临床体会,使余真正认识到要想学好中医,在临床上有所作为,就一定要拜名师、多临证、读经典、勤笔耕,这是造就一个"明白"

1

中医的必由之路。在这条路上，再经过数十年临床，在实践中摸爬滚打，从理论到实践、再从实践到理论，反复总结，不断提高，达到辨治准确、方案恰当、疗效满意、患者相信的水平，才有可能成为一位名副其实的"名医"。

五十多年来，余分别为中医学习班和西医学习中医班讲授中医基础学和中医诊断学，以及内、妇、儿科，撰写教案数十万字。带教本科生、研究生和师承高徒，其数当以百计。余深知学海无涯、医道无边，始终以"研岐黄广承先贤，习金匮衷中纳西"和"源于实践，高于实践"为标杆，严于律己，不敢懈怠。临诊查房，省病问疾，从未间断；书写心得，发表文章，出版中医著作，皆为总结经验，找出不足，悟出新理，以利提高。此前先后出版发行《汗吐下奇方妙法治百疾》，"十一五国家重点图书"《中国现代百名临床家丛书·刘学勤》《刘学勤辨治肝胆病》等，几本中医书籍，内容涵盖中医理论探讨和临床诊治体会等。均为诊病之余，所感所悟，只言片语，信笔漫记，终难成为大器。

转瞬余已进入耄年，近日又收集、筛选、整理、编写了《刘学勤医案选粹》一书。收选医案三百余例，每案均详实记载治疗过程，案后均加有"按语"，简要介绍治疗心得体会，或理论探讨，或治案总结，或剖析疑似，或指出方药提炼，或疗效欠佳，重新辨证，找出原因，或调护食疗等等。从这些"按语"中可以看到其中有真知灼见，有临证感悟，有实践升华，有失败教训……其内容都是真实可靠的，其案例都是有卷可查的，"求真务实"是作为一名有道德的中医师必备的素质。

刘静生、庞国明、刘静宇、刘晓彦、陈莉、刘明照等十六位中医师参与了本书的策划、筛选、整理，他们均为余之门生。庞国明和刘静宇是国家第二批"两部一局"确定的名老中医学术经验继承人，现均为国家二级教授、河南省首届名中医，先后享受国务院政府特殊津贴，被评为全国首届、第二届杰出百名青年名中医。刘静生主任中医师和刘明照副主任中医师是国家第四批"两部一局"确定的名老中医学术经验继承人。

该医案选虽经多次审阅、修订，终未惬意，恐仍有疏漏或错谬之处，诚恳期望同道指正。寥寥数语，是为之序。

刘学勤

2015 年 3 月

前　　言

中医临床医案是最能直接体现名老中医学术思想和临证经验的载体，对于临床医案的收集、整理和研究是名老中医学术传承的必要手段。在繁多医案中不断去粗取精、探寻规律、总结提高，才能起到指导临床、点津后学、惠及苍生的作用，这是继承和发展中医的精髓实质，也是编写本书的根本意义。

国家名老中医刘学勤教授行医五十余载，方研仲景，法效子和，博采众长，攻克顽疾。其治学特点主要体现在继承与创新并重，且师古不泥，创新而不失法度。

继承方面：一是广承先贤，活用经典方；二是总结经验，创立实用经验方。

创新方面：一是提出"肝热病"观点，将慢性肝病伴反复发热、缠绵难愈而无血象升高的现象统称为"肝热病"，并根据气虚与阴虚不同分别治之；二是提出"肝中风"观点，认为现代医学诊断的肝性脑病，因其病起于肝，眩晕、震颤、神志不清等临床表现与中医"中风病"类似，无论是否出现肝昏迷，均可以"肝中风"名之；三是提出"肝病肠治"的治疗方法，丰富了中医外治法在肝胆病领域的应用；四是根据鼓胀病（肝腹水）病理阶段的不同，创立"祛水""舒肝""健脾"三阶段疗法；五是总结了"降酶十法""退黄八法""消胀五法"等特色治法，在临床应用中收效显著。除以上对肝胆病的特色治疗外，在其他疑难杂病甚至罕见怪病方面也常能出奇制胜，提出"怪病从痰瘀论治""交媾疾患从肝论治"等学术见解，应用于临床，均获满意疗效。

本书基本反映了刘教授的学术思想框架，集中体现了其临证经验特点，不但内容丰富，特色鲜明，颇多值得玩味、深思与借鉴之处，而且论述医理，深入浅出，对于研究中医、发展中医、指导临床、启迪后学，都具有重要的学术价值和现实意义。

刘学勤教授虽值耄耋之年，仍以"研岐黄广承先贤，习金匮衷中纳西"（自撰楹联句）以及"源于实践，高于实践"的标杆严以律己，笔耕不辍，查房临诊，省病问疾，带徒传经，服务临床，实乃后辈之楷模。吕炳奎教授赠亲笔题词曰"内外合治肝胆病，殊途同归疗效高"，挚友杨景宇先生赞其"医德高自爱心出，术业精从磨砺来"，皆是对刘老辛勤耕耘一生的真实写照。

整理者

2015 年 3 月

第一章　辨治特色之"四字真言"

第二章　验案撷英

第三章 经典方医案

第四章 经验方医案

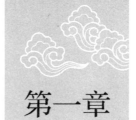

第一章

辨治特色之"四字真言"

对名医大家而言，医学犹如一门艺术，医家好比艺术家，而每一次成功的治疗、每一份具有代表性的医案都是一部近乎完美的"艺术品"。正是由于名师大家功底深厚、技法纯熟、构思精巧、匠心独运，才攻克了一个又一个顽疾，创造了一次又一次"奇迹"。

余历经五十余载临床历练，在内科疑难杂症的诊治方面积累了些许经验和体会，如有值得同道借鉴之处，当甚是欣慰。如对哮喘的辨治，余分虚、实、寒、热诸证，虚证中又分肺虚、肾虚、肺肾两虚、肺实肾虚、肺脾肾俱虚、肺阴亏虚诸型；实证分风寒夹痰、痰浊壅肺；寒证分寒痰束肺、寒湿困脾；热证分热瘀痰阻、外寒内热等证。余以"通下法"治喘，屡获佳效，思当与"肺与大肠相表里"有关，以"釜底抽薪"之法施治，自然获效（详见第二章第一节哮喘部分）。

在内科诸病中，余对肝胆脾胃病用功尤深。本书共载 386 个医案，其中肝胆脾胃病医案为 101 案（含肝胆脾胃病验方医案），可见此领域在余临床实践中之分量。经过半个多世纪的反复历练，余提炼临床心得，创立"胃平汤""疏肝和胃汤""和胃降逆汤""胆宁汤""消水汤""强肝丸 1-5 号"等一系列经验方（详见第四章第二节经验方医案部分），经反复临床科研论证，均取得较好疗效，在临床推广应用后，造福了广大病患，不枉余在中医药防治肝胆脾胃病方面倾注的心血和汗水。

半个世纪以来，余诊病愈疾数万之多，经典验案不胜枚举。而这些成就的取得，余概言，无非"理、法、方、药"四字"真言"而已。

第一节　理——辨证与循证结合

这里的"理"，即诊病遣方用药的道理，是余运用中医辨证论治思维治

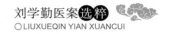

病疗疾的中医理论依据，包括以下三个方面。

一、合理辨证，力求"病""证"相参

辨证论治是中医学的核心，也是中医临床诊治特色的集中体现。在现代科学日新月异的当今社会，中医中药尤能独辟蹊径，屡起沉疴，展现出东方传统文化冷静与深邃的底蕴。从医者欲达此境界，余主张应"病""证"相参，包括以下几点。

首先，要明确"证"的概念和辨证论治的涵义。"证"是从整体出发，把通过望、闻、问、切四诊所得的各种材料综合分析，运用八纲辨证、六经辨证、脏腑辨证、经络辨证、病因辨证、卫气营血辨证等理论和方法，结合病人具体情况，联系客观条件等相关因素对疾病进行"去粗求精、去伪存真、由此及彼、由表及里"的分析、归纳、推理、判断，进而综合归纳出当前疾病所处病理阶段的认识。"证"概括反映了疾病某一特定阶段的实质，"辨证"的过程就是通过四诊提炼"证"的过程。而"论治"是在辨证的基础上，充分利用中医思维，把捕捉到的临床信息融会贯通于理法方药，并通过与病人的交流，确定治疗方案，随后共同战胜疾病，达到"阴平阳秘，精神乃治"的状态。可见，辨证论治的涵义就是通过中医特色理论思辨，决定相应治疗措施。其目的在于"论治"，根本立足点在于"治"。辨证论治虽不能概括为中医学的全部精华，但作为中医临床治疗的必然环节，被称为中医的临床特色是当之无愧的。

其次，要树立纯粹的"中医辨证"思维。在每位中医人心中，辨证论治都占据着重要位置。然而在现代医学飞速发展的今天，要想真正运用它、用好它，却是何其难哉！大量临床实践表明，中医在临床上颇多行之有效的方法，都是建立在辨证论治的大体系之中。古人云"纸上学来终觉浅，绝知此事要躬行"，中医的生命力来自临床实践，这也是辨证论治的核心。对于辨证论治在临床中的灵活运用，余总结了三个"不"：

一是中医辨证不可"对号入座"，不能说西医某病就是中医某病，不进行辨证论治就直接套用某方。中医的特点尤其体现在诊断和治疗上，中医思维本着循证求因的方法，从分析局部病变的相互关系和症状的特点，从整体上认识疾病的本质。失掉这种思维，必定"头痛医头,脚痛医脚"，搞"对症治疗",陷入"丢中医而存中药"的泥潭。目前西医已越来越认识到临床治疗中"整体观念"的重要性。作为杏林传人,我们更应当保持和发挥中医"整体观念、辨证论治"的优势。在治疗上,中医学认为人乃万物之灵,用"天人相应"的观念,而采天地之灵——中药,借助中药以偏纠偏的物质基础,来帮助人体扶助正气,调整机体阴阳气血的动态平衡,促进机体恢复健康,完全以"人"为本。所以中医在治疗西医诊断的肝炎时并不专治肝,治疗贫血也不专补血,治疗肾炎也不专治肾。如果见其病治其脏,一病一方,往往难以收到理想效果。

二是不可单以西医病名作为治疗依据。不可遇高血压就想去降血压,见血小板减少性紫癜就专想去升血小板,而是要参考这些病情,先确定中医的证,再确定治疗方药。

三是不可"中药西用",即沦为一个纯粹"开中药"的医生。现代药理学对中药的认识及取得的成果无疑是值得肯定的,然而如果机械运用这些成果而"舍证从病"的话,那只能是形而上学的"中药西用"。

最后,"辨证"的过程是运用理论思维的过程,离不开中医的基本理论。机械地把张仲景的"辨证候"变成在西医的病名之下"辨证型"的做法是不可取的,建立"病证结合"的新的临床思路才是正道。

总之,中医学是一门治疗艺术,她包涵着五千年历史的沉淀,有着深厚的文化底蕴和现实疗效,临床实实在在的疗效是中医不被取消的基础,是中医学面对各种压力的"底线"。余坚信"中医学打而不倒,靠的就是治病有效",余素以仲景之言"自非才高识妙,岂能探其理致哉"而自勉,深思之而笃行之,研其理,用其要,取其精,显其效,乃余之所求。

二、践行循证,临床、科研并进

"循证"一词已被医学界越来越广泛地应用,中医也不例外。我们先来了解一下什么是循证?循证是指"慎重、准确和明智地应用当前所能获得的最好研究依据,同时结合临床医生个人专业技能和多年临床经验,考虑患者的权利价值和期望,将三者完美地结合,制定出患者的治疗措施。"古老中医学属于经验医学,而循证医学脱胎于经验医学,并具有三个突出特点:即最好的研究证据、临床专业技能、患者的价值。其中最好的研究证据是循证

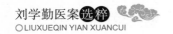

医学的核心。而临床专业技能和患者的价值不但是循证医学的特点，也同样是自古以来中医学的强调重点。

早在二十余年前，余在临床科研中就开始采用中医循证医学的思维理念，本着求真务实、客观严谨的治学精神，及时收集第一手临床资料，及时对来诊患者进行随访，尤其是对疑难杂症患者的病情变化进行追踪，从而深化对那些奇病、怪病的认识。带领学生和继承人，按照循证医学要求，在临床实践中不断总结经验，科学设计科研课题，开展多项科学研究，用实际行动践行着中医循证医学的原则，力求实现中医临床实践与临床科研的完美结合。

多年来，余主持多项科研项目，先后获河南省中医药管理局及开封市人民政府科学技术进步二等奖 10 项，三等奖 6 项，具体包括：

1994 年余主持开展的关于胆宁胶囊的科研课题"内外合治胆石症的临床研究"，就是严格按照循证医学的标准设计研究方案，共观察胆石症病例 250 例。研究结果表明：胆宁胶囊治疗组总有效率达 93.81%，明显优于胆石通对照组（$P < 0.05$）。该课题获 1999 年开封市科技进步三等奖。之后又围绕胆宁胶囊的制备工艺做了更加深入的系统研究，以此为依托的科研项目"十味胆宁胶囊工艺和质量标准研究"2010 年获河南省中医管理局科技进步二等奖。

2005 年 4 月至 2006 年 12 月，余主持了开封市科研项目"强肝软坚丸治疗慢性乙型肝炎肝纤维化（气虚血瘀型）的临床观察"，参照 2000 年 9 月中华医学会传染病与寄生虫病学分会、肝病学分会联合修订的《病毒性肝炎防治方案》的标准及 2002 年 10 月中华肝脏病学会肝纤维化学组《肝纤维化的诊断与疗效评估共识》《中药新药临床研究指导原则》等严格筛选病例，及时总结研讨，并经科学统计学处理数据信息，以强肝软坚丸治疗组 40 例与大黄䗪虫丸对照组 40 例做比较，疗程 3 个月。研究结果表明：强肝软坚丸治疗组在症状、肝功能、影像学等方面的好转情况均优于大黄䗪虫丸对照组（$P < 0.05$），总有效率达 91.2%。该课题获 2007 年河南省中医管理局科技进步二等奖。

2007 年 3 月至 2010 年 10 月，余主持的开封市科研项目"强肝健脾丸治疗慢性乙型肝炎轻度（肝郁脾虚型）的临床观察"，严格按照《慢性乙型肝炎防治指南》及《中药新药临床研究指导原则》诊断标准筛选病例：以强肝健脾丸治疗组 114 例和苦参素对照组 58 例相比较，疗程 3 个月，研究结果表明治疗组在临床症状改善、纠正肝损伤及抑制 HBV–DNA 复制等方面，强肝健脾丸治疗组总有效率达 89.5%，疗效均优于苦参素对照组（ $P < 0.05$ ）。该课题获 2011 年开封市人民政府科技进步二等奖。

2008 年 4 月至 2011 年 9 月，余主持了开封市科研项目"益肾升白方治疗失代偿性肝硬化（肝肾阴虚型）的临床研究"，按照《肝硬化中西医结合诊治方案》及《中药新药临床研究指导原则》诊断入选病例：以益肾升白方治疗组 60 例和苦参素对照组 40 例相比较，疗程 3 个月，研究结果表明益肾升白方治疗组在改善临床症状、体征及纠正低蛋白血症等方面，总有效率达 93.3%，疗效均优于苦参素对照组（ $P < 0.05$ ）。该课题 2010 年获河南省中医管理局科技进步二等奖。

2009 年 2 月余主持完成的课题"健脾泄浊化瘀汤治疗慢性乙型肝炎后肝硬化腹水（脾虚血瘀型）的临床观察"，获河南省中医管理局科技进步一等奖。

2011 年 2 月余之门人、学生围绕余之学术思想体系开展的科研课题"刘学勤主任医师学术思想和临证经验研究"，获河南省中医管理局科技进步二等奖。

总之，只有充分发挥中医先贤"审症求因""四诊合参"等中医循证医学的特色，重视"证据"的收集和整理，科学、规范地开展临床研究，结合自身临床经验和临床实践，才能不断印证中医学的科学性、严谨性和先进性。

三、"辨""循"结合，发展现代中医

中医学与循证医学有较深的渊源，最早使用"循证医学"这个概念的灵感来源于中国乾隆时期使用"考证"的方法，即使用证据的研究来解释古代典籍。循证医学着重从人体对于干预措施的整体反应去选择临床试验的终点指标，和中医学关于人体生命活动的整体观，其思辨方式几乎一致，两者都关心考察终点指标——即病人的整体疗效。中医的辨证论治、个体化治疗原则，与循证医学重视临床证据，并结合患者的具体情况进行诊治决策的治疗原则完全一致。

中医临床循证医学形成的标志是《伤寒论》，是张仲景在继承古代医籍精华的前提下，经过验证与实践，搜集、筛选大量临床证据，验证前人方证使用效应，对疗效欠佳的方剂加减化裁、另立新法，对疗效确实可靠的原方照用，选择能说明主要病机的脉证作用为经方治疗的最佳证据，融辨证论治与方证理论为一体，集临诊、治疗、预后、判效为一身，完成了东汉前中医

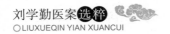
临床最佳证据的生成、实践与评价，为医生正确的诊疗提供了可靠的依据。其成书过程具有循证框架，奠定了中医循证研究体系的基石，是古代循证研究的真实写照。

两千年来中医药学的发展史表明，中医学本身就是临床医学，中医学上千年的临床实践、古代先贤大量的医案、论著，勾勒了中医循证医学的原始风貌。中医学能够生存至今，能够保持着鲜活的生命力并蕴含着巨大的潜力，靠的是临床疗效，靠的是能为患者解除病痛的"绝活"。所以说，中医学的发展史，代表了中医循证医学的成长历程。

我们前面讲了中医的"辨证"，这里又讨论中医的"循证"。那么，对中医而言，辨证和循证有什么区别呢？答案是：辨证之"证"不同于循证之"证"，前者是指"病证"，包括了疾病的性质、阶段、程度等内容，是相对抽象的中医诊断概念；后者是指"证据"，是看得见、摸得着的实实在在的文字、图片、数据等资料。辨证的对象是个体，是微观的；循证的对象是群体，是宏观的。辨证是某个时间点对一种疾病的性质、部位、正邪等的横向型把握；循证是针对疾病发生、发展、变化等整个过程的连续性、纵向性认知。只有做到"辨证"和"循证"相结合，才能从"纵""横"两方面全面认识和深刻理解疾病全貌，提升高度，为进一步提高临床疗效提供保障。

余认为，中医要与时俱进，就要遵循"继承不泥古，创新不离宗"的原则，同时按照中医循证医学的要求，既要继承传统中医药理论之精髓，淘汰不适应现代社会发展的部分，又要运用现代先进科学技术，对传统中医药理论、诊断与治疗进行诠释、改进和发展，形成现代中医药理论体系以及现代中医的诊断与治疗体系。从实践方面来看，中医面临的最大问题是如何总结临床规律，将中医治疗经验上升到常规治疗层面，再提升到科学研究的高度，使临床经验在大样本的研究中得到验证、优化、更新，科研成果在临床实践中得到推广应用，造福于民。这就要求中医学和循证医学有机结合，有效推动现代中医的快速发展。

第二节　法——主症与次症兼顾

这里的"法"指治病的主要治则、方法。

主症和次症的概念，有广义和狭义之分。广义的主症，就是病人就诊的主要症状，是需要首先解决的关键问题；广义的次症，即次要症状或伴随症状。狭义的主症，指《伤寒论》原文记述的必见症状；狭义的次症，指《伤寒论》原文记述的或见症状或非必见症状。现代多以广义的概念区分主症与次症。如肝郁证的主症有胸胁作胀或痛、精神抑郁，烦躁易怒，口苦，胸闷，善太息，脉弦；次症有嗳气、脘痞、腹胀、症状因精神紧张而诱发、咽部异物感、失眠多梦、疲乏、妇女经前或经期乳房胀痛或痛经等。

中医临床中，在治法上要抓住重点，主次分明，这一点非常重要。所谓"主次"，即主症和次症。在患者繁杂众多的症状中，区分哪些是主症，哪些是次症，从而确定相应的治疗方向和具体治法，这是决定治疗成败的关键一环。主要有两种情况：

一种情况是主症比较直接地反映了疾病的主要证候特征，对有经验的医生来讲，此时采用"主症辨证法"不失为一种理想选择。"主症辨证法"的意思就是抓住患者几个最突出、最紧要、最痛苦之症状来处方用药，也叫"抓主症，对症用方"。亦有并无突出表现的疾病，可直接从病因入手。采用"主症辨证法"大致有以下三种情况：一是病易识，证难辨，抓主要症状就可以立法用方；二是病难断，证难辨，惟据主症即可用方；三是通过经验积累，简化辨证程序，只抓几个主要症状，就可对症用方。主症解决了，表明药证合拍，疾病的关键问题也解决了，伴随的次要症状自然不治自愈。

另一种情况是主症次症分明，易于分辨。此时要发挥中药处方"君臣佐使"的配伍优势，从药味搭配、药量增减、性味归经等方面加以调配，君药、臣药解决主症，佐药、使药主要针对次症，灵活配伍，解决主症的同时兼顾次症，全方位取得临床疗效。

第三节　方——经典与现代统一

这里的"方"主要指中药复方。治法确定后，如何选方的问题随之而来。临证选方应注意"经典与现代统一"，即经典方或经验方与现代医学的发展、疾病谱的改变相适应。经典方指以《伤寒论》《金匮要略》等中医经典著作所记载的常用方剂，如麻黄汤、桂枝汤、小柴胡汤等；经验方是指老中医经

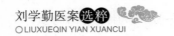
多年临床实践验证疗效确切的处方，如余常用的胃平汤、咳平汤、胸痹汤等。经典与现代的统一主要包含两个意思；

一是经典方应与中药方剂现代机理研究相结合。例如小柴胡汤原为治疗少阳病代表方，现代研究其还具有抗炎、调节免疫、抗肝纤维化等作用，余不但用其治疗少阳发热证，而且治疗慢性胃炎、慢性肾炎、胆囊炎、肝硬化等疾病，疗效满意。温胆汤原治胆虚痰热不眠，虚烦惊悸，口苦呕涎等症，现代研究该方不但可调节精神情志、改善睡眠，而且具有抑制胃酸分泌及胆汁反流、保肝降脂等作用，余常用其加减治疗反流性胃炎、脂肪肝等疾病，收效尚佳。

如余曾治一女性患者，45岁，农民，近3年来间断烧心、吐酸，胃脘胀满不适，失眠，痰多，色黄白，每于晨起排便，便前腹痛，便后痛消，大便性质正常。平素心烦易怒。胃镜检查：胆汁反流性胃炎。多方求治，疗效不佳。视其形体虚满，脘腹撑胀，嗳气频作，吐酸烧心，纳差食少，二便尚调。舌暗淡，可见瘀点，苔根部黄厚腻，脉弦细。中医诊断为吐酸，乃木乘土位，气滞痰阻、肝火犯胃、胃气上逆之象，治用清肝和胃，化痰降逆为宜。方用温胆汤加味：云茯苓20g，姜半夏10g，姜竹茹10g，炒枳壳12g，广陈皮10g，川黄连6g，春砂仁9g（后下），琥珀9g，防风10g，广郁金16g，旋覆花15g（包煎），代赭石20g。服药10剂，烧心、胃胀大减，晨起腹痛消失，吐痰减少，黄厚舌苔较前消退，已变为薄黄苔，但感夜眠不安，乏力身困。上方去竹茹、广陈皮，加焦白术8g，炒枣仁30g，太子参30g，粉甘草6g，继服10剂。半年后前来为其女儿诊病，诉及之前为她开了20剂中药，就治疗好了她的吐酸病，至今未发。

再如余曾治一男性患者，38岁，每天饮白酒一两斤，已10余年，出现酒精依赖，渐出现不思饮食，纳呆、乏力、头蒙、多梦等症，二便尚调。舌质淡，苔薄白，脉滑稍弦略数。肝功能：ALT86U/L，GGT63U/L。血糖6.28mmol/L。彩超：中－重度脂肪肝。中医诊断：纳呆（脾虚湿困）。西医诊断：酒精性脂肪肝。治以健脾化湿，开胃解郁。方用温胆汤合三仁汤加减。野党参10g，云茯苓20g，广陈皮10g，炒枳壳12g，川芎片9g，焦白术9g，清半夏10g，淡竹茹10g，炒栀子10g，草红花15g，广藿香15g，佩兰叶15g，薏苡仁30g，草豆蔻、春砂仁各8g（后下）。煎服。嘱尽量减少饮酒或戒酒。以此为主方加减调理36剂，乏力、头蒙、多梦等症状基本消失，饮食如常，2个月后复查肝功能：

ALT32U/L，GGT38U/L，血糖 5.51mmol/L，均已正常。继以上方加减调理 1 月余，复查彩超：脂肪肝（轻度），化验肝功能均正常。

二是经典方与现代疾病谱改变相适应。经典方为古人治疗疾病的经验方，但古代和现代在社会环境、气候变化、文明程度、生活习惯等等各个方面毕竟存在较大差异，人们所患疾病也必然有不同程度的变化，比如有些古时疾病现已消失，而现代新发病（如病毒性肝炎、脂肪肝等）古时没有相应记载。对于这些新发病，治疗就要有新治法。据此，余常在原有古方的基础上根据新发病的特点加以创新，以最大限度纠正机体气血阴阳的偏颇为目的。

例如余曾治患者刘某，女，49 岁，农民，患"乙肝"两年。1 周前生气后出现乏力、纳呆，右胁胀痛，口苦口黏，尿黄，便溏，脉弦滑而细，舌质红，苔白腻。肝功：TB30.1μmol/L，ALT75U/L，AST81U/L，GGT72U/L，乙肝两对半：HBsAg、HBeAb 阳性，HBV–DNA7.82×10³copies/mL。彩超：肝实质损伤性改变。中医诊断：肝著（肝郁脾虚，兼有湿热）。西医诊断：慢性病毒性肝炎、乙型、中度。治以疏肝健脾，清利湿热。方选自拟方疏肝健脾汤（原方组成软柴胡、紫丹参、京赤芍、土茯苓、薏苡仁、广郁金、制香附、粉甘草）加减。软柴胡 9g，全当归 12g，京赤芍 20g，土茯苓 15g，薏苡仁 30g，广郁金 9g，牡丹皮 12g，重楼 30g，制香附 12g，粉甘草 3g。以上方为主调理 1 个多月，诸症减，食量增，唯夜梦多，苔薄。肝郁日久多夹血瘀，治宜疏肝、清热、活血通络，处方：当归 18g，炒白术 15g，土茯苓 30g，薏苡仁 30g，丹参 24g，红花 9g，重楼 30g，广郁金 12g，板蓝根 30g，生龙骨、生牡蛎各 30g。以此为基本方，加减治疗 2 个月，症消。复查肝功能：TB25.1μmol/L，ALT40U/L，AST45U/L，GGT52U/L，HBV–DNA8.06×10²copies/mL，均较前好转。上方去白术，加净连翘 30g，炒枳壳 12g，以清热解毒，行气除痞。继续调理 1 年余，诸症悉除，2012 年 6 月 2 日复查肝功能正常，两对半示"小三阳"，HBV–DNA ＜ 500copies/mL，临床治愈。

此案疏肝健脾汤为余治疗慢性肝炎常用经验方，由逍遥散化裁而来，逍遥散原方疏肝解郁，健脾和营，余结合慢性肝病多见血瘀证的特点，在其原方基础上，以丹参（热象明显者可用丹皮）易当归，赤芍易白芍，一可疏肝养血，养肝柔肝；二可增其活血通络之功；三可降低 HBV–DNA 含量及 HBsAg、HBeAg 滴度。以土茯苓易云茯苓，薏苡仁易白术，一增化湿清热之力，二避白术温燥之嫌，三可降低 HBV–DNA 含量。余认为，该变方特点在于既

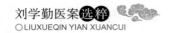
补肝体，又助肝用，气血兼顾，肝脾同治，使肝体得畅，血虚得养，脾虚得补，湿热皆清，诸症自愈。既不失原方之意，于慢性肝病而言在化湿解毒、活血散结方面又更具针对性，正如此案。余以此方治疗该型各个时期、各类肝病，屡用屡效，且疗效巩固。

第四节　药——经验与理论并蓄

"药"指中药及其应用。临床中药的应用，大致分两种情况：

一是根据中药知识用药，即依据中医教材、中医经典、中医论著等记载的中药的功用及主治范围来用药。比如根据药物的相须为用以提高疗效，如余临床喜用金银花与连翘清热解毒、荆芥与防风疏风解表、苍术与白术化湿健脾、川牛膝与怀牛膝补肾活血等等。

二是经验用药，即在长期反复临床实践的基础上，根据对某些中药功用和主治的新的认识、体会等经验积累来用药，这些积累往往和课本或教材的理论记载存在差别或有所创新。例如清热解毒药重楼、利水渗湿药猪苓、清热凉血药赤芍，虽然在中药教材中归属不同类别，但现代药理研究均有调节免疫、抑制乙肝病毒复制、降低 HBV-DNA 含量的作用，故在治疗慢性乙型肝炎时，如为热毒壅盛型，选用重楼就更为合适，既可清解热毒，又可保肝降酶、抑制病毒；而对湿热蕴结型，选用猪苓疗效就优于云茯苓，因其不但具有化湿清热之功，并且可调节免疫、增强机体清除乙肝病毒的能力；对于血瘀化热之乙肝，余几乎必用赤芍，而且用量偏大，因为该药不但在中药药理药性上合拍，而且现代研究该药还有利胆退黄、保肝降酶、扭转肝纤维化、促进肝细胞再生、抗氧化、抑制乙肝表面抗原和 e 抗原分泌等多种作用。如余经验方清热化湿汤（强肝丸Ⅰ号）即以猪苓、重楼、板蓝根等组成；疏肝化瘀汤（强肝丸Ⅳ号）即以赤芍、当归、红花等组成。

再者，在严守"理、法、方、药"四字真言基础上，较好的临床疗效还需有丰富的临床实践和反复总结、不断探索的求学精神。没有临床实践的检验，中医的疗效就无从谈起。中医学来源于临床，更服务于临床，中医存在的价值就是能够很好地提高临床疗效。正如本书所载医案，见效迅速者二、三诊即愈，恢复缓慢者十余诊方瘥，也说明即便对同一疾病、同一患者而言，整个治疗阶段也是在不断探究中提高疗效的过程。

然而，如果不讲究发展中医的方式方法，即便有再多的临床实践，也不易取得进步或者进步很慢。要想中医医术快速精进，在前人基础上的总结和提高非常重要。余在活用经方的基础上，就在反复临床实践中总结了许多行之有效的经验方（见验方医案部分）。这些经验方的提炼，是余数十载临证经验的宝贵结晶，其学术价值和作用机理虽有待进一步深入研究，但也载入本书，一则可从组方的角度体现余治病"紧扣主要矛盾"的诊疗思路；二则也便于后学者掌握，在临床推广应用。

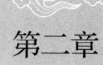

第二章

验案撷英

第一节 肺系病证

一、感 冒

医案 1：寒包火证

李某，女，40 岁。2009 年 3 月 30 日初诊。

【主诉】感冒、咳嗽 1 个月。

【病史】1 个月前感冒，咳嗽，咯痰量多，色黄白，质黏，伴胸闷，出虚汗，全身乏力，畏寒怕冷，鼻出热气，舌质红，苔根部厚，脉沉。曾服"消炎、止咳"西药，名量不详，效果欠佳。胸片：支气管炎。化验血常规正常。平素经常感冒、咳嗽，平均 2 ~ 3 月发作 1 次。

【中医诊断】感冒。证属外寒内热，痰湿蕴肺。

【西医诊断】支气管炎。

【治法】解表清里，化痰止咳。

【方药】生麻黄 6g，杏仁泥 10g，生石膏 30g，薏苡仁 30g，鱼腥草 30g，蒸百部 12g，川贝母 10g，猫爪草 30g，生桑皮 15g，清半夏 10g，川厚朴 6g，化橘红 12g。6 剂，水煎服，日 1 剂，分 2 次口服。

4 月 10 日二诊：服药 9 剂，感冒、咳痰好转，入睡困难，多梦，手足凉，舌质淡，苔薄，脉沉弱。治宜化痰安神。温胆汤加味。

处方：茯神 20g，广陈皮 10g，清半夏 10g，淡竹茹 10g，炒枳壳 12g，焦远志 12g，炒栀子 12g，淡豆豉 12g，炒枣仁 40g，生龙骨、生牡蛎各 30g，广郁金 15g，浮小麦 30g，粉甘草 5g，大枣 5 枚。10 剂，水煎服，日 1 剂，分 2 次口服。

1 年后因胃炎来诊，诉服上药后感冒、咳嗽悉愈，至今未发。

【按语】患者平素体弱，卫外不固，易于感邪。肺为娇脏，不耐寒热，肺气亏虚，则畏寒怕冷；卫表不固则易出虚汗；正气不足则乏力身困；痰湿蕴肺，则咯痰量多；外寒袭肺，内热难以外达，则鼻出热气，舌质偏红。治以外散寒邪，内清里热，方用麻杏甘石汤为主，加鱼腥草、猫爪草清热解毒，薏苡仁清热利湿，川贝母、清半夏、川厚朴、化橘红化痰止咳。二诊时表邪已解，治则调整为化痰安神为主，并以甘麦大枣汤补益心脾，缓以治本。

医案 2：体虚感冒

陈某，女，38 岁。2008 年 5 月 28 日初诊。

【主诉】反复感冒、咳嗽两年余，复发 1 周。

【病史】近两年反复感冒，咳嗽，1 周前复发。现症：畏寒，咽喉痛，咳嗽，痰多，色黄白。舌质淡红，苔黄白厚腻，脉滑。

【中医诊断】感冒、咳嗽。证属卫外不固，痰热蕴肺。

【治法】益气固表，化痰止咳。

【方药】生黄芪 25g，防风 10g，软柴胡 10g，嫩黄芩 15g，杏仁泥 10g，浙贝母 20g，射干 10g，天竺黄 6g，胆南星 9g，前胡、延胡索各 12g，炒莱菔子 20g，炙枇杷叶 20g。10 剂，水煎服。

6 月 9 日二诊：服药有效，咳嗽减轻，痰多色白。上方去浙贝母、前胡、延胡索，加半夏 10g，广陈皮 9g，川厚朴 7g，黄芪 10g。10 剂，水煎服。

6 月 26 日三诊：畏寒、咳痰明显减轻，自觉咽痒，大便干燥。

处方：炒莱菔子 20g，川贝母 10g，秋桔梗 10g，生黄芪 30g，防风 10g，软柴胡 10g，清半夏 10g，嫩黄芩 12g，青礞石 12g，化橘红 12g，胆南星 8g，炙枇杷叶 15g。10 剂，水煎服。

【按语】该患者卫外不固，则易感外邪，畏寒怕冷，反复感冒；肺气不利，上逆为咳；痰湿蕴肺，入里化热，则痰多色黄白。舌质淡、苔黄白厚腻、脉滑为表虚兼有痰热之虚实夹杂表现。治疗以黄芪、防风实卫固表，取"玉屏风散"之意，但此处去白术，防其温燥太过。以柴胡和解表里，透表泄热，黄芩清热燥湿，凉血解毒，杏仁泥、浙贝母、射干、止咳化痰平喘，天竺黄、胆南星清热化痰，前胡、延胡索、炒莱菔子、炙枇杷叶宣肺止咳。至三诊更加川贝母、清半夏、胆南星化痰止咳，青礞石坠痰下气，兼可平肝；化橘红止咳化痰，理气健脾。

医案 3：阴虚感冒

赵某，男，32 岁。2009 年 11 月 21 日初诊。

【主诉】感冒、咳嗽 10 天。

【病史】10 天前感冒,咳嗽,自服"感冒药"后,症状稍减。现咽干咽痒,口干,咳嗽,咯痰量少,鼻通气不畅,涕黄。面部疖肿。舌边尖红,苔白,脉稍数。平素经常感冒、干咳,咽喉不适。

【中医诊断】阴虚感冒。证属风热袭肺,阴虚火旺。

【治法】滋阴清热,化痰止咳。

【方药】加减葳蕤汤增损。明玉竹 15g,秋桔梗 12g,白薇 20g,淡豆豉 12g,薄荷叶 6g,南沙参、北沙参各 30g,川贝母 12g,辛夷花 8g,鱼腥草 30g,金银花 20g,净连翘 20g,广藿香 12g,佩兰叶 12g,粉甘草 6g。7 剂,水煎服,日 1 剂,分 2 次口服。

12 月 5 日二诊:感冒大愈,鼻窍已通,咳嗽有痰,夜间失眠,面部起疖肿。

处方:明玉竹 15g,细石斛 15g,麦门冬 15g,炒山药 20g,鸡内金 20g,南沙参、北沙参各 30g,炒枣仁 30g,焦远志 12g,金银花 30g,净连翘 30g,川贝母 10g,春砂仁 6g。10 剂。

以上方为主调理半月,诸症皆愈。

【按语】该患者反复感冒,肺气不利,常服"感冒药",发散太过,伤及肺阴,故咽干、咽痒、咯痰量少等均为肺阴亏虚之征。阴虚火旺,上炎于面,则面部疖肿。治以加减葳蕤汤滋阴清热,并加南沙参、北沙参养阴生津,川贝母润肺化痰,辛夷宣通鼻窍,鱼腥草、金银花、净连翘清热解毒,辛凉解表,广藿香、佩兰芳香化湿。二诊更加石斛、麦门冬滋阴,鸡内金消积滞、健脾胃,春砂仁化湿和胃,培土以生金;枣仁、远志安神定志,兼可化痰。此案特点在于滋阴勿忘清热解毒,以防滋腻太过,湿聚化热,反可能使病势缠绵难愈。而清热解毒之剂与养阴药合用,则清热与养阴并举,

二、咳 嗽

医案 1:急性支气管炎

李某,女,41 岁,干部。1997 年 9 月 8 日初诊。

【主诉】咳痰 8 天。

【病史】8 天前患者出现咳嗽,咳黄白色黏痰,不易咯出,咳甚则胸痛,口唇干燥,咽喉干痛,舌质淡红,舌尖红,舌苔薄黄,少津,脉浮数。

【中医诊断】咳嗽。证属风燥伤肺，肺失清润。

【西医诊断】急性支气管炎。

【治法】清肺疏风，润肺止咳。

【方药】生桑叶10g，杏仁泥9g，苏薄荷8g，淡豆豉12g，南沙参、北沙参各20g，天门冬、麦门冬各15g，川贝母10g，净连翘20g，生石膏20g，生栀子12g，天花粉12g，粉甘草7g。水煎服，每日1剂，分2次温服。

9月12日二诊：服药3剂，咳嗽，吐黄白色黏痰量较前减少，咽干咽痛减轻，舌质淡红，舌苔薄黄，脉数。守原方去生石膏，加鱼腥草20g，续服6剂。

9月20日三诊：诸症大轻，咳嗽吐痰已止，间有少量黄黏痰，易咯出，上方再加鱼腥草10g，再服6剂。

9月27日四诊：诸症消，舌质淡，舌苔薄白，脉滑。上方继服5剂，巩固疗效。

【按语】本案因受风燥之邪而致温燥咳嗽，近代名医何廉臣云："六气之中，唯燥气难明，盖燥有凉燥、温燥、上燥、下燥之别：凉燥者，治以温润，杏苏散主之；温燥者，治以清润，清燥救肺汤主之；上燥治气，桑杏汤主之；下燥治血，滋燥养营汤主之。"兹从叶氏"上燥治气，辛凉宣泄"之意，使肺之燥热，逐渐清解。方中生桑叶苦甘寒，归肺肝经，轻清凉散，能清疏肺经及在表的风热；苏薄荷疏散风热，善解风热之邪；淡豆豉、生栀子辛甘微苦，善于消泻心、肺、胃经之火邪而除烦；生石膏清泄肺热作用较强，并有平喘之效；川贝母清热润肺，化痰止嗽；天花粉清热润燥，化痰止咳；南沙参、北沙参、天门冬、麦门冬养阴清火，润肺止咳；杏仁泥肃降肺气，化痰止咳；鱼腥草辛微寒，归肺经，善清肺经热邪；诸药相合，共奏清热润肺，化痰止咳之效。

医案2：急性支气管炎

赵某，男，88岁。2012年1月30日初诊。

【主诉】咳喘、咯痰1周。

【病史】1周前受凉后出现咳嗽，闷喘，咯痰色白，畏寒怕冷，胃脘胀满，四肢酸困。自服"感冒止咳"药物(名量不详)，效差。夜眠欠佳。舌淡苔白腻，脉弦硬。

【中医诊断】咳嗽。证属气虚痰阻，蕴肺化热，虚实夹杂。

【西医诊断】急性气管炎。

【治法】清热化痰，止咳平喘。

【方药】姜半夏 10g，广陈皮 10g，云茯苓 20g，猫爪草 30g，川贝母 12g，太子参 40g，软柴胡 12g，嫩黄芩 20g，生黄芪 40g，金银花 40g，荆芥、防风各 10g，粉葛根 30g。4 剂，水煎服。

2 月 17 日复诊：上方为主调治 10 剂，诸症已愈，停药 1 周。近两天活动后又感心慌、闷气，轻咳，乏力，腰痛，腹泻。脉弦硬。调整治疗以健脾益气为主。

处方：太子参 30g，云茯苓 15g，白术 10g，扁豆 30g，广陈皮 9g，莲子肉 15g，薏苡仁 30g，春砂仁 9g，远志 12g，柏仁、枣仁各 15g，防风 10g，生龙骨、牡蛎各 30g。3 剂，水煎服。

2 月 20 日五诊：诸症均明显好转。仍咳，喉中有痰。上方去扁豆、广陈皮、薏苡仁，加生黄芪 30g，川黄连 6g，川贝母 10g，4 剂。

2 月 24 日六诊：心悸好转，咳嗽减轻，食欲稍差，进食时出汗。脉弦硬，舌质暗，苔白厚根腻。

处方：太子参 40g，薏苡仁 30g，土茯苓 30g，清半夏 10g，广陈皮 9g，远志 12g，柏子仁 12g，川贝母 12g，春砂仁 9g，生龙骨、生牡蛎各 30g，广藿香、佩兰叶各 10g，炒枳壳 12g。4 剂，水煎服。

【按语】患者本身年事已高，肺肾俱虚，感受风寒之邪，则使肺失清肃，肺气上逆，发为咳嗽；脾虚失运，水液酿湿成痰，上犯于肺，则咯痰色白；气虚及阳，阳虚失于温煦，则畏寒怕冷；痰湿中阻，则胃脘胀满，四肢酸困。方以云茯苓、广陈皮、半夏健脾渗湿，猫爪草清热化痰散结，川贝母润肺化痰，太子参益气扶正，柴胡和解少阳，黄芩清肺泄热，生黄芪温阳补气，金银花清热解毒，荆芥、防风疏风解表，葛根解热生津。对于老年患者咳喘的治疗，在止咳化痰的同时，勿忘培补肺脾。"脾为生痰之源，肺为贮痰之器"，脾气健则水湿得运痰无所生，肺气充则营卫调和痰无所存。故本案在治疗始终重用太子参、生黄芪以补肺健脾，扶正达邪；重用金银花，该药性甘寒气芳香，甘寒清热而不伤胃，芳香透达又可祛邪，既能宣散风热，又善清解热毒；葛根解表退热，生津透疹，升阳止泻。

医案 3：慢性支气管炎急性发作

郭某，女，54 岁。2012 年 2 月 25 日初诊。

【主诉】间断闷喘 40 年，再发伴咳嗽 1 周。

【病史】近40年来每遇冬季或受凉后即发胸闷气喘，1周前感寒后症状复发，胸闷喘息，气短乏力，动则尤甚，伴咽痒咳嗽，痰少，头痛，纳眠尚可，二便尚调。舌质暗，苔白，脉缓滑。

【中医诊断】咳嗽、喘证。证属肺肾两虚，痰湿阻滞。

【西医诊断】慢性支气管炎急性发作。

【治法】化痰止咳平喘，补肾纳气。

【方药】自拟方咳平汤合喘平汤加减。生麻黄6g，桃仁、杏仁各10g，生桑皮15g，川贝母9g，山茱萸20g，枸杞子20g，地龙20g，云茯苓20g，姜半夏10g，广陈皮9g，炙枇杷叶15g，炙紫菀12g。6剂，水煎服，日1剂。

3月5日二诊：服上方6剂，胸闷、气喘减轻，但仍咳嗽，咳则两胁疼痛，痰量不多，夜眠不安，多梦，大便稍干，舌脉同前。上方去山茱萸、枸杞子、地龙、川贝母，加炒枣仁30g，合欢皮30g，前胡12g，延胡索12g，川厚朴6g，五味子6g。6剂，水煎服，以化痰止咳，安神助眠。

3月12日三诊：咳喘大减，夜眠欠安。上方去前胡、延胡索，加远志12g，继进10剂，以固疗效。

【按语】该患者素有慢性咳喘病史近40年，素体虚弱，感寒易发咳喘，风寒上受，内合于肺，肺气不宣，则喘咳逆；肺脾两虚则气短乏力，动则尤甚；肺窍不利，则咽痒咳嗽；舌质暗，脉缓滑，为痰湿壅肺之象。对此久病咳喘者，余专门立咳平汤及喘平汤治疗（详见经验方医案部分）。方中麻黄辛温散寒，宣肺平喘，生桑皮泻肺平喘，炙紫菀、炙枇杷叶润肺止咳，山茱萸、枸杞子培补下元，补肾纳气平喘，地龙化痰、平喘、通络，又加川贝母化痰止咳平喘。全方肺肾同调，扶正祛邪，表里兼顾。

咳喘一病主要涉及肺、肾两脏，同时与脾也有关，对此风寒袭肺之证，以麻黄散寒平喘，为常规之法，此案特点在于治疗咳喘同时，据"久病入络"之理，以桃仁、地龙化瘀通络，二诊时肺病及脾，心神失养，故加炒枣仁、合欢皮安神助眠，前胡疏风止咳，延胡索理气通络止痛，川厚朴理气降逆，消痰宽中，五味子敛肺止咳。

医案4：慢性支气管炎急性发作

乔某，男，58岁，工人。2002年10月17日初诊。

【主诉】间断咳嗽8年余，加重9天。

【病史】近8年来间断咳嗽，反复发作，入冬为甚；9天前出现咳嗽短促，

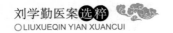

呈阵发性，干咳无痰，咽部发痒，咳甚时痰中带有血丝，口干舌燥，面部潮红，舌质偏红，苔少，脉细数。

【中医诊断】咳嗽。证属肺阴亏虚，燥热伤津，肺失润降。

【西医诊断】慢性支气管炎急性发作。

【治法】滋养阴液，润肺化痰，生津止咳。

【方药】南沙参、北沙参各30g，天门冬、麦门冬各12g，川贝母12g，炒知母8g，生百部10g，炙紫菀12g，天花粉30g，细石斛15g，明玉竹12g，款冬花15g，生百合15g。水煎服，每日1剂，分2次温服。

10月27日二诊：服药8剂，咳嗽次数明显减少，口渴缓解大半，舌质淡红，舌苔薄，脉略数。咯痰甚时痰中带血丝，加粉丹皮12g，藕节12g，以凉血止血；继服6剂。

11月3日三诊：咳嗽已愈，痰中血丝消失，舌质淡，舌苔薄，脉平。守上方再进6剂，间日1剂，巩固疗效。

【按语】本案为老年男性，咳嗽日久，导致肺阴亏耗，虚热内生，肺气失于润降所致。肺燥阴虚，多见干咳无痰，口干舌燥；咳伤肺络，则痰中带血丝；面部潮红，舌质偏红，苔少，脉细数，均为阴虚内热之象。方中南沙参、北沙参甘微寒，归肺、胃经，清肺热，补肺阴，生津液；天门冬、麦门冬润肺养阴，益胃生津，清心除烦，滋阴润燥；明玉竹、细石斛、生百合三药均有滋阴润肺，生津止咳，清心解烦之效；生百部、炙紫菀、款冬花甘苦微温，润肺止咳，化痰下气，三者相伍，有增强止咳平喘的功效；川贝母、炒知母性凉而甘，化痰止咳，兼可润肺；全方以滋养阴液，润肺化痰，生津止咳之剂，使病祛、咳止、痰除、津生而病愈。

医案5：支气管炎

曹某，女，22岁，学生。2000年4月3日初诊。

【主诉】咳嗽1月余。

【病史】1个月前因感受风寒后出现咳嗽，吐白黏痰，咯之不利，咽部不适，自服抗生素等药，效果不佳。现干咳，连声作呛，喉痒，咽干痛，唇鼻干燥，痰少而黏连成丝，不易咯出，口干苦。舌质偏红，少津，舌苔薄黄略腻，脉略滑数。胸片示：支气管炎。

【中医诊断】咳嗽。风燥伤肺。

【西医诊断】支气管炎。

【治法】清燥润肺止咳。

【方药】桑杏汤加减。冬桑叶 10g，南沙参 20g，炙枇杷叶 15g，炙紫菀 12g，杏仁泥 10g，麦门冬 12g，生百部 12g，胆南星 8g，浙贝母 15g，明玉竹 12g，青礞石 10g，炙甘草 6g。

上方为主共进 10 剂，诸症消，舌脉平，继进 5 剂，间日 1 剂，巩固疗效。

【按语】本案青年患者，因风寒袭肺，肺气不宣，清肃之令失常，冲而上逆作咳，故程国彭曰："肺体属金，譬如钟然，钟非叩不鸣。风寒暑湿燥火，六淫之邪，若外击之则鸣。"只因久治不愈，迁延月余，风寒入里伤热，燥热之邪最易伤津耗液，表现干咳少痰，痰黏难咯或痰中带血等症。余治以桑杏汤加减清燥润肺止咳。方中冬桑叶、紫菀宣肺散邪；杏仁泥、炙枇杷叶、生百部宣肺化痰止咳；南沙参、浙贝母、明玉竹、炙甘草润肺止咳；胆南星清泄胸膈之痰热。并加用性烈质重之青礞石，功专镇坠，善下气消痰，《本草纲目》言其："治积痰惊痫，咳嗽喘急。"诸药合用，清、宣、润、镇备具，故获佳效。

医案 6：慢性支气管炎急性发作

王某，女，55 岁。2008 年 11 月 11 日初诊。

【主诉】间断咳痰半年，复发 1 周。

【病史】半年前感冒后咳嗽，治未彻底，咳嗽间断发作。1 周前受凉后咳嗽复发并加重，咯吐黄白痰，质黏，咽痒，纳食可，口干，便秘。舌质红，苔薄，脉滑。胸片提示：支气管炎。原有"慢性支气管炎"病史两年余。

【中医诊断】咳嗽。证属燥痰阻肺，阴虚内热。

【西医诊断】慢性支气管炎急性发作。

【治法】滋阴润肺，化痰止咳。

【方药】清燥救肺汤加减。南沙参、北沙参各 20g，炙枇杷叶 14g，杏仁泥 10g，黑芝麻 30g，麦门冬 15g，桑叶 8g，鱼腥草 30g，前胡 12g，化橘红 12g，秋桔梗 12g，云茯苓 15g，法半夏 10g。6 剂，水煎服，日 1 剂，分 2 次温服。

11 月 21 日二诊：咳痰减轻，便秘好转。昨日再次感冒，鼻塞明显，流涕。

处方：山柰 10g，鹅不食草 10g，辛夷 9g，薄荷 8g，清半夏 10g，百部 12g，云茯苓 15g，广陈皮 8g，杏仁泥 10g，白芷 9g，浙贝母 12g，炙甘草 6g。6 剂，水煎服，日 1 剂，分 2 次温服。煎药时以蒸汽熏鼻窍。

2009 年 1 月 30 日三诊：口服并以上药熏蒸鼻窍后通窍作用明显。鼻塞、咳嗽好转。4天来再发咳嗽喑哑，咽痒，白痰多。舌质淡红，苔白稍腻，脉滑。自拟咳平汤（方见"常用验方及医案1.咳平汤"）加五味子5g，青礞石12g，秋桔梗12g，射干10g，鱼腥草30g，前胡、延胡索各12g，6剂，水煎服，日1剂，分2次温服。

2月2日四诊：咳痰已轻，仍咽痒，上方加鱼腥草10g，炒苏子9g，3剂，水煎服，日1剂，分2次温服。

2月6日五诊：咳嗽明显减轻，上方去苏子，加浙贝母15g。服药6剂，病愈。

【按语】患者感冒后治未彻底，导致久咳不愈，肺金受损，咽喉为肺之门户，肺气不利，则咽痒；肺气上逆则为咳；痰湿蕴肺，化火化热，则咯痰黄白；火热伤阴，则口干，痰黏难咳。余以为，久咳的治疗，应注意从"救肺阴"入手。故初诊取"清燥救肺汤"之意，一方面以南沙参、北沙参、炙枇杷叶、黑芝麻、麦门冬等滋阴清火，另一方面以前胡、橘红、秋桔梗、云茯苓、法半夏降气化痰，止咳平喘，做到"清""化"结合。二诊以宣肺气、通鼻窍治疗为主，三诊时咳嗽再发，证属痰湿蕴肺为主，故以咳平汤加鱼腥草、青礞石、前胡、延胡索、炒苏子等清热化痰，止咳平喘。同是治咳，同一患者，初诊与三诊治咳用药思路却有差别，原因在于"法随证变、方从证行"。

医案7：胆汁反流性咳嗽

吴某，女，73岁。2012年5月28日初诊。

【主诉】咳嗽、乏力4年余，复发1周。

【病史】近4年来间断咳嗽，咳而痰少，乏力，口干，口辣，食欲不佳，四肢困倦，时轻时重。1周前无明显诱因上述诸症复发，程度加重。现症：干咳，身困，口干，口辣，无食欲，胃脘不适，忧思郁怒，情绪不畅。脉沉弦，舌质偏暗，苔黄厚腻。有"胃炎、胃下垂、咽炎"病史5年，"肝下移"病史4年，胃镜示"胃内胆汁反流"。脉沉弦，舌质偏暗，苔黄厚腻。

【中医诊断】咳嗽。证属胆胃不和，痰热内扰。

【西医诊断】咽炎、胃内胆汁反流。

【治法】清胆和胃，化痰止咳。

【方药】温胆汤加味。云茯苓15g，清半夏10g，广陈皮8g，淡竹茹10g，炒枳壳12g，广郁金16g，金银花30g，嫩黄芩15g，太子参40g，广藿香、佩兰叶各12g，川贝母10g，甘草3g。6剂，水煎服，日1剂。

6月18日二诊：乏力、身困、咳嗽均减轻。上方去黄芩、广藿香、佩兰叶，加杏仁泥 10g，川贝母 2g，金银花 10g，麦门冬 20g。6 剂。

6 月 29 日三诊：服药有效，干咳、口干减轻，自感胃脘不适，餐前胃痛，口辣，乏力，舌质淡红，苔薄，脉沉弦。温胆汤加郁金 16g，香附 16g，金银花 30g，白檀香 12g，甘松 20g，春砂仁 9g。6 剂，煎服。

7 月 13 日四诊：诸症悉减，守上方 10 剂，煎服，巩固疗效。

【按语】患者间断咳嗽 4 年余，从病程来看，为久咳，久病体虚，故乏力身困；咳久耗伤肺阴，则干咳少痰，口干欲饮；咳甚病进，肺金子盗母气，则胃脘不适，食欲不振，乏力；阴虚化热，与痰浊交织，则苔黄厚腻。治以温胆汤清热化痰散结。方中广陈皮、半夏、云茯苓保脾燥湿化痰，枳实行气除痰，竹茹化痰祛湿兼可降逆止呕，更加郁金疏肝理气和胃，金银花清热解毒，黄芩清泄肺热，太子参益气养阴，广藿香、佩兰叶芳香化湿，川贝母润肺化痰止咳。

体会：该患者主诉的"口辣"临床不多见。结合其咳嗽、肢困、舌脉等表现，按"怪病多从痰证治"着手，以温胆汤加味治之。病变脏腑责之肺与脾，病理关键在于痰与热，故其治重在化痰清热，宣肺健脾。病程 4 年，迁延不愈，气阴两亏为本，故祛邪同时不忘益气养阴扶正，伍以太子参、麦门冬、春砂仁等，使邪祛而不伤正。此处以该方加减清化燥痰，由脾着手治咳，三诊时又加甘松，春砂仁、白檀香健脾理气化湿之品，四诊加海蛤壳意在助其清化热痰之力。

医案 8：支气管扩张

冯某，男，39 岁。2012 年 10 月 19 日初诊。

【主诉】反复感冒、咳嗽 10 余年。

【病史】10 年前感冒后出现发热、咳痰、乏力、背痛等症，某医院诊为"支气管扩张"，治疗后症状暂时缓解，之后仍反复发作，经常咳嗽，咯吐白痰，痰中有块，易发热。近 1 周咳痰发黄，流浊涕。脉沉弦缓，舌质淡、体大、边有齿痕，苔白湿面大、较厚。

【中医诊断】咳嗽。证属肺卫不固，痰热内蕴。

【西医诊断】支气管扩张。

【治法】益气固表，清热化痰。

【方药】玉屏风散合二陈汤加减。防风 10g，白术 10g，生黄芪 30g，太子参 30g，清半夏 10g，橘红 12g，云茯苓 20g，天竺黄 15g，胆南星 8g，猫爪草 30g，川贝母 10g，黄芩 15g，6 剂，水煎服，日 1 剂。

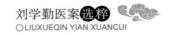
以上方为主调治半个月，感冒已愈，遇冷则咳嗽、咯痰，色黄白。

处方：太子参40g，姜半夏10g，橘红12g，云茯苓20g，焦白术10g，防风10g，生黄芪40g，天竺黄6g，胆南星9g，川贝母10g，鱼腥草40g，甘草6g。14剂。

2013年1月3日复诊：咳痰已愈，咽中不适，上方去鱼腥草、甘草，加五味子6g，射干10g。14剂，水煎服，以巩固疗效。

【按语】患者10年前涉水复加冒雨后始患咳嗽、易感冒，为肺卫受邪失固，肺气上逆，则反复咳嗽；肺失宣肃，痰浊蕴结，则咳嗽痰出；痰浊蕴肺，日久化火生热，则痰黄涕浊，易于发热。苔白湿面大为痰湿内蕴之象。方中玉屏风散（防风、白术、生黄芪）益气固表，兼祛风邪，补中寓散；二陈汤（清半夏、橘红、云茯苓）去乌梅，以燥湿化痰止咳，天竺黄、胆南星清热化痰，猫爪草化痰散结，解毒消肿，川贝母清热、化痰、止咳，黄芩清热燥湿，解毒化痰。

支气管扩张在中医学中，可归属于"肺痿、劳咳、咳嗽、喘症、咯血"等范畴。本病的病因主要与体质因素、外邪侵袭及嗜好烟酒有关，其病机可概括为"火热、痰湿、阴虚"。本案即以痰热为主，治疗在清热化痰祛湿的同时，兼顾益卫固表。

医案9：慢性支气管肺炎

张某，男，24岁。2012年2月24日初诊。

【主诉】间断咳嗽3个月。

【病史】3个月前受凉后咳嗽，在外院诊为"慢性支气管肺炎"，应用"消炎药"（名量不详）后症状暂时缓解。之后间断发作，痰少，伴纳呆，四肢发凉，双侧头痛，乏力，口干，咽痒，进食油腻食物则腹泻。舌质淡。苔薄白，脉沉小滑。

【中医诊断】咳嗽。证属气阴两虚，肺脾损伤。

【西医诊断】慢性支气管肺炎。

【治法】益气养阴，补肺健脾。

【方药】太子参30g，明玉竹15g，炒枳壳12g，降香6g，百部10g，粉甘草3g。4剂，水煎服，每日1剂。

2月24日二诊：药后咳嗽减轻。手足发凉好转，食欲较前增加，进食油腻食物后易发腹胀。上方去百部、甘草，加佛手10g，桂圆肉10g。

3月12日三诊：共服上药10剂，咳嗽、口干消失，四肢发凉、乏力、头痛均明显好转，腹胀减轻，未再腹泻，大便日1～2次，黄色成形。舌质淡红，苔白稍厚，脉沉滑，上方去石斛、明玉竹，加广陈皮9g。10剂，水煎服，日1剂。

1个月后随访，诸症未再反复。

【按语】患者咳已3月余，迁延不愈，干咳痰少，为肺阴亏虚之象；纳呆食少，为脾胃气虚之证；气虚及阳，温煦失职，则四肢发凉，乏力身困。脾虚失运，则易发腹泻；阴亏失濡，则口干；气虚则精微难以上达头窍，则头痛。辨证结论为咳嗽之气阴两虚证。方中太子参益气养阴，明玉竹、百合滋养肺阴，莲子性平，入心、脾肾经，具有补脾止泻、益肾涩精、养心安神之功。麦门冬、石斛滋阴润燥，白术、春砂仁健脾化湿，炒枳壳、降香降气止咳，百部杀虫镇咳，甘草止咳，兼可调和诸药。二诊咳减，故去百部、甘草，加桂圆肉补益气血，益智宁心，加佛手理气和胃消胀。三诊诸症大减，口干消失，可见阴亏已愈，则去石斛、明玉竹之滋腻，加广陈皮理气降逆，调中开胃，兼能燥湿，以防滋补太过。全方用药简洁，思路清晰，攻补得当，每诊必效，且扶正祛邪之总体方向不变，仅根据不同病理阶段稍微做调整，体现了中医"效不更方"的特点。该病日久，正气大亏，故扶正之力大于祛邪，而对于"正""邪"之间的评估判断、扶正与祛邪分寸的掌握，则需多年临床积累才可能有所心得。

医案 10：间质性肺炎

缑某，男，76岁。2013年4月15日初诊。

【主诉】咳嗽、盗汗、乏力1年余。

【病史】1年前无明显诱因出现咳嗽、盗汗、气短、乏力等症，在某医院诊断为"间质性肺炎"，治疗后症状间断发作。在我院用中药调理半年，症状减轻。近1周再次出现咳嗽，咯痰，痰色白质黏，胸闷气喘。脉弦滑偏硬，舌质稍红，无苔。

【中医诊断】咳嗽、喘证。证属痰湿阻肺。

【西医诊断】间质性肺炎。

【治法】理气化痰，止咳平喘。

【方药】炙枇杷叶15g，炙紫菀15g，广陈皮9g，云茯苓15g，杏仁泥10g，清半夏10g，川厚朴6g，川贝母10g，生百合20g，全当归30g，天花粉30g，猫爪草30g。10剂，水煎服，日1剂，分2次口服。

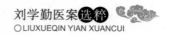
5月27日二诊：上方增损调理20余剂，症状减轻。停药后稍有复发，咽痒，咳嗽，便溏，后半夜前胸出汗，上方去川厚朴，加生龙骨、生牡蛎各20g。

另开中药颗粒处方：浙贝母180g，夏枯草80g，生龙骨、生牡蛎150g，龟甲、鳖甲各150g，当归150g，清半夏50g，橘红60g，丝瓜络30g，川贝母60g，杏仁泥60g，猫爪草150g，鱼腥草150g，穿山甲50g，鸡内金100g，麦门冬100g，生百合100g，生百部80g。1剂，装胶囊，分90天服完。

8月2日三诊：服上药3个月，症状减轻。近10天盗汗、燥热、咳嗽无痰，脉弦硬，舌质红，苔少。

处方：生龙骨、生牡蛎各30g，生百部12g，猫爪草30g，地骨皮10g，明玉竹15g，石斛15g，天门冬、麦门冬各15g，南沙参、北沙参各30g，焦白术10g，川贝母10g，春砂仁9g，净萸肉30g，6剂，水煎服。

8月9日四诊：盗汗减轻，咳嗽有加重，自觉燥热稍减。上方去南沙参、北沙参、春砂仁，加杏仁泥10g，炙紫菀15g，炙枇杷叶20g，6剂，煎服。

【按语】患者咳嗽年余，久病肺损，又加年事已高，肾气不足，致肺肾俱虚。肺气虚弱，肃降不利，则上逆为咳；肺失宣降，宗气不利，则胸闷、气短、乏力；气虚津液失于输布，不能上荣于口，则口干；肾阴不足，则夜间盗汗。方中以咳平汤加味。紫菀、炙枇杷叶化痰平喘，兼可祛风；广陈皮宣肺降逆，止咳化痰；云茯苓健脾祛湿，和胃宽中；杏仁泥化痰止咳，润肠通便；清半夏燥湿化痰；川厚朴化痰、燥湿，宽中止呕；川贝母润肺止咳；百合滋阴润肺，当归养血活血，润肠通便；天花粉解热生津；猫爪草清热解毒，化痰散结。

间质性肺炎属于中医"肺痹""肺痿""咳嗽""喘证"等病范畴。肺为邪痹，气血不通，脉络瘀阻，病久则肺叶痿弱不用，气血不充，络虚不荣，则可发展至"肺痿"。临床治疗应分清虚实主次，轻重缓急。着重化痰活瘀散结、养阴益肺、活血通络。

三、肺　胀

医案1：肺气肿、肺大泡

李某，男，62岁。2009年2月16日初诊。

【主诉】胸闷、气喘、乏力8个月，伴咳痰1周。

【病史】8个月前不明诱因出现胸闷、气喘，活动后明显加重，不能上楼，伴乏力，CT 检查提示：两肺肺大泡、慢支、肺气肿，右侧胸膜炎。近 1 周晨起咳嗽，吐青色块状黏痰，四肢酸困乏力，嗜睡，无发热、胸痛等症。舌质淡苔薄白，根稍腻，脉弦。

【中医诊断】肺胀。证属痰湿蕴肺，肾虚失摄。

【西医诊断】两肺肺大泡、慢性支气管炎、肺气肿，右侧胸膜炎。

【治法】宣肺化痰，理气平喘。

【方药】云茯苓 10g，清半夏 10g，广陈皮 8g，杏仁泥 10g，炙枇杷叶 15g，炙紫菀 12g，前胡、延胡索各 12g，川厚朴 6g，百部 12g，炒苏子 10g，青礞石 12g，生麻黄 7g，生桑皮 15g，五味子 5g，粉甘草 5g。6 剂，日 1 剂，分 2 次口服。

2 月 27 日二诊：服药后，块状黏痰已化，动则胸闷。调方以平喘为主。

处方：地龙 25g，山茱萸 20g，枸杞子 20g，桃仁、杏仁各 10g，次沉香 8g，生麻黄 7g，生桑皮 15g，前胡、延胡索各 12g，射干 10g，青礞石 12g，半夏 10g，广陈皮 9g，云茯苓 20g。

3 月 19 日三诊：服药 12 剂，症状大减，活动后有时闷喘，大便不成形，舌质暗红，苔白。

处方：瓜蒌 20g，地龙 30g，薤白 8g，半夏 10g，山茱萸 30g，枸杞子 30g，桃仁、杏仁各 10g，青礞石 14g，天竺黄 5g，胆南星 8g，黄芪 40g，前胡 15g。10 剂。

上方增损调理 1 月余，闷喘明显减轻，可上一层楼，下蹲时无明显胸闷、心慌。大便质黏。舌质淡红，舌边暗，苔薄白。后用苍术 20g，川厚朴 8g，广陈皮 10g，桂枝 6g，半夏 10g，青礞石 14g，天竺黄 6g，胆南星 9g，黄连 9g，黄芪 60g，桃仁、杏仁各 10g。10 剂量，制水丸，每服 9g，每日 2 次，口服。

【按语】患者"肺胀"（肺气肿）日久，形成肺大泡，造成闷喘难愈。其本为肺肾两虚，其标为痰湿蕴肺，为本虚标实之证。初诊以二陈汤化痰止咳，加前胡、延胡索、百部、炒苏子止咳平喘，青礞石清热化痰，生麻黄、生桑皮肃肺平喘，五味子敛肺止咳；复诊中先后加山茱萸、枸杞子、地龙、黄芪、太子参益气扶正，补肾培元，天竺黄、胆南星清热化痰。调理 3 月余，诸症大减，继服丸剂以固疗效。

医案 2：慢性支气管炎合并肺气肿、心功能不全

丁某，男，69 岁。2009 年 11 月 20 日初诊。

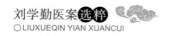

【主诉】闷喘6年。

【病史】原有"慢性支气管炎"病史10余年，经常遇冷咳喘。近6年来胸闷、气喘，动则更甚，有时伴乏力、心慌、咯痰。心电图检查：右心房肥大；下壁心肌供血不足。胸片示：慢性支气管炎；肺气肿。舌质淡暗，舌体胖苔白，厚腻，脉弦偏数，寸脉弱。

【中医诊断】肺胀、喘证。证属肺气上逆，肾虚失摄。

【西医诊断】慢性支气管炎、肺气肿、心功能不全。

【治法】益肾填精，降气平喘，化痰祛瘀。

【方药】清半夏10g，地龙20g，生麻黄7g，生桑皮15g，桃仁、杏仁各10g，山茱萸20g，枸杞子20g，菟丝子30g，广陈皮9g，川厚朴6g，云茯苓20g，甘草6g。6剂，颗粒剂，每日1剂，分2次冲服。

11月27日二诊：闷喘减轻，上方去云茯苓、菟丝子、甘草，加广藿香、佩兰各10g，薏苡仁30g，土茯苓30g，枸杞子10g，山茱萸10g。15剂，颗粒剂，每日1剂，分2次冲服。

2010年1月8日三诊：服上药后闷喘减轻，停药后又有反复，稍腹胀。舌质淡暗，体胖，苔白厚面大。脉弦偏数。上方加沉香纳气平喘，黄芪益气扶正。

处方：枸杞子30g，山茱萸30g，桃仁、杏仁各10g，地龙20g，次沉香8g，清半夏10g，川厚朴9g，云茯苓20g，广陈皮9g，生麻黄7g，生桑皮15g，黄芪15g。15剂，颗粒剂，每日1剂，分2次冲服。

1月25日四诊：药后闷喘、腹胀已轻，激动后仍闷气，乏力，喉中痰鸣，休息后好转，舌质淡暗，苔中白厚。上方加地龙5g，西洋参3g，黄芪5g。15剂，颗粒剂，每日1剂，分2次冲服。

半年后其女来诊他疾，诉其父服上药后，闷喘至今未发。

【按语】患者年高肾亏，且久患咳喘，肺气不利，上逆为喘；肾虚失于摄纳，故动则喘甚；气虚血瘀，心脉失养，则心慌；气虚痰湿蕴结，则咯痰色白。方中云茯苓、广陈皮、半夏理气化痰，生麻黄、生桑皮宣肺平喘，桃仁活血化瘀，杏仁肃肺、化痰、止咳。山茱萸、枸杞子、菟丝子补肾益精，固本纳气；地龙纳气、平喘、通络。二诊时加广藿香、佩兰叶、薏苡仁、土茯苓利湿泄浊，三诊时加次沉香纳气平喘，生黄芪益气扶正。整个治疗攻补兼施，肺肾同调，平喘、化瘀、扶正兼顾，数载顽疾得愈。

医案3：慢性支气管炎合并肺气肿

吴某，女，64岁。2009年3月23日初诊。

【主诉】间断咳痰、闷喘十余年。

【病史】近十余年来患者一直咳嗽、痰少，胸闷，气喘，晚上不能平卧，现动则闷喘，舌质暗红苔薄白，脉滑数。X线检查：慢性支气管炎合并肺气肿。

【中医诊断】肺胀。证属肺肾两虚，肺失肃降，肾失摄纳。

【西医诊断】慢性支气管炎合并肺气肿。

【治法】补肾摄纳，化痰平喘。

【方药】枸杞子20g，地龙25g，桃仁、杏仁各10g，沉香8g，山茱萸20g，射干10g，生麻黄7g，生桑皮15g，半夏10g，云茯苓20g，橘红12g，炙枇杷叶15g。9剂，水煎服。

4月3日二诊：咳嗽已轻，仍喘。地龙30g，山茱萸30g，枸杞子30g，桃仁、杏仁各10g，黄芪20g，半夏10g，生麻黄7g，生桑皮15g，秋桔梗10g，射干10g，炙枇杷叶15g。6剂。

另外制胶囊口服。处方：蛤蚧2对，西洋参20g，山茱萸150g，枸杞子150g，沉香30g，地龙120g，生麻黄35g，生桑皮60g，射干40g，川贝母60g。上药颗粒剂装胶囊分40天服完。

4月24日四诊：服药闷喘已轻，煎剂加鱼腥草30g，川贝母9g。12剂。胶囊剂继服。

6月22日五诊：闷喘大减，间断咳嗽。

处方：地龙30g，山茱萸30g，枸杞子30g，桃仁、杏仁各10g，黄芪30g，半夏10g，生麻黄7g，生桑皮15g，秋桔梗10g，射干10g，炙枇杷叶15g，鱼腥草30g，川贝母9g。12剂。

【按语】余治顽固性喘证常用蛤蚧。该药味咸、性平，归肺、肾二经，功可益肾补肺，定喘止嗽。主治肺肾两虚气喘咳嗽、虚劳咳嗽、咯血、肾虚阳痿等。《本草纲目》谓其可："补肺气，益精血，定喘止嗽，疗肺痈、消渴，助阳道。"《本草经疏》云："蛤蚧，其主久肺劳咳嗽、淋沥者，皆肺肾为病，劳极则肺肾虚而生热，故外邪易侵，内证兼发也。蛤蚧属阴，能补水之上源，则肺肾皆得所养，而劳热咳嗽自除。肺朝百脉，通调水道，下输膀胱；肺气清，故淋沥水道自通也。"如成对应用效佳。尤其对于老年咳喘病久者，制水丸或胶囊口服，常获佳效。

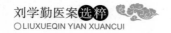
四、哮 喘

(一) 虚 证

哮喘虚证多为肺肾虚损所引起。其病机为肺气不降,肾气不纳,精气内虚。该病治疗时总的原则应标本同治:培补摄纳以治本,定喘止咳以治标。细分之,虚证哮喘又有肺虚为主、肾虚为主或肺肾两虚为主之不同。

医案 1：肺气虚弱哮喘

贺某,男,38 岁,业务员。1996 年 9 月 23 日初诊。

【主诉】间断咳喘 10 年,复发 1 周。

【病史】咳嗽闷喘,咯吐白痰,时轻时重,间断发作,已 10 余年。1 周前感冒后咳喘复发,咳吐黄痰,胸闷气短,偶有低热,脉象小滑而数,舌质淡红,舌体稍大,舌苔白黄而薄。

【中医诊断】哮喘。证属肺虚哮喘。

【治法】定喘止咳,补益肺气。

【方药】三拗汤加味。生麻黄 4.5g,杏仁泥 9g,生桑皮 10g,南沙参 12g,五味子 2g,麦门冬 12g,清半夏 8g,云茯苓 12g,炙甘草 5g。3 剂,水煎分 2 次温服,每日服 1 剂。

9 月 23 日二诊：连服 3 剂,症状稍轻,原方加生黄芪 12g,继服 6 剂。

9 月 30 日三诊：喘咳基本缓解。唯动作快时仍有气短,遂改方培补肺气为主,佐以益肾。

处方：野党参 10g,麦门冬 12g,焦远志 10g,杏仁泥 9g,生黄芪 12g,化橘红 6g,云茯苓 12g,山茱萸 12g,女贞子 12g,炙甘草 5g。5 剂,喘咳完全缓解,临床治愈。

【按语】肺气虚弱哮喘,临床症状一般不特别严重,多有咳嗽、吐痰,用三拗汤合生脉散再选加黄芪、明玉竹、贝母等多能收到满意效果。平日加强锻炼,防止外感,间或服用培补肺气之品可望完全根治。

医案 2：肾气不纳哮喘

李某,女,31 岁。2007 年 11 月 26 日初诊。

【主诉】发作性哮喘 18 年,复发半个月。

【病史】患者哮喘 18 年,时犯时止,秋冬季节每每犯喘。半个月前产后旧疾复发，喘闷不已，张口抬肩，遇寒则重，夜不能寐，偶咳白痰，胸胁胀满，食欲减退，四肢乏力，脉沉，似有滑意，舌苔白薄。

【中医诊断】哮喘。证属肾气不纳，脾肺气虚。

【治法】补肾纳气，定喘止咳，兼顾产后。

【方药】自拟喘平汤（方见经验方医案部分）加减。生麻黄6g，杏仁泥9g，生桑皮12g，净萸肉15g，五味子1.5g，辽细辛1.5g，生黄芪12g，当归身9g，炮姜炭5g，枸杞子15g，粉甘草5g。

以上方为基础，先后酌情加减：白果仁10g，焦白术6g，干地龙15g，焦远志5g，补骨脂4.5g。共服中药22剂，期间配服：红参40g，蛤蚧2对，（去头足，黄酒浸泡一昼夜，烘干）共研细面装胶囊，服20天，每日早晚分服两次。获临床治愈。为了防止复发，嘱其每晚食服焦核桃肉。

【按语】肾虚哮喘多为久病及肾，症见呼多吸少，张口抬肩，动则喘甚，汗出肢冷，舌质多淡，脉多沉细，治疗大法或选肾气丸阴阳双补，或选吉林参、红参、补骨脂、五味子、蛤蚧粉、核桃肉等以补肾纳气，但二者均配服三拗汤，定喘止咳以治标。余自拟喘平汤，治疗虚证哮喘，尤其肾虚哮喘，屡用屡效。肾虚哮喘，一则病久，再则难愈，一旦症状控制，每用中药丸剂或膏剂缓缓收功，以期疗效巩固。凡肾虚哮喘临床治愈，防止每年秋冬季节复发，均应于农历八月十五日以后开始食服焦核桃肉（制法：将带皮核桃放置木炭火旁，缓缓烧烤，至核桃外皮烧黑，核桃肉烧焦，去皮取肉备用）每晚睡前吃1~3个，最多5个，一定要细嚼慢咽，最好食至来年农历2月15日。数十年验证，此法疗效肯定，多能达到巩固疗效的目的。

医案3：肺肾双虚哮喘

王某，男，46岁，农民。1999年1月6日初诊。

【主诉】反复喘闷20年。

【病史】患者近20年来反复喘闷咳嗽，动则加重，腰腿酸沉，身困乏力，吐痰色青，脉沉滑，舌淡红，舌苔薄白。

【中医诊断】喘证。证属肺肾两虚，纳气失司。

【治法】调补肺肾，纳气平喘。

【方药】自拟喘平汤（方见验方医案部分）加味。生麻黄4g，杏仁泥8g，粉甘草3g，生桑皮10g，净萸肉12g，五味子1.5g，焦远志9g，生黄芪12g，干地龙12g，枸杞子12g。

上方连服 2 剂，喘缓咳轻，原方继服 2 剂，症状递减，又加南沙参 12g，再服 3 剂，症状基本控制，体征基本消失。改方四君子汤加助肾之品，以巩固疗效。

处方：野党参 9g，焦白术 8g，云茯苓 12g，炙甘草 5g，生黄芪 12g，净萸肉 15g，枸杞子 15 克，五味子 2g，川续断 9g。间日服 1 剂，用 10 天，哮喘临床治愈。嘱其服用蜜桃膏以期根治。

【按语】肺肾双虚哮喘，既有肺气虚弱的症状，又有肾不纳气的表现，所以治疗时应两脏同治。常用巩固疗效的蜜桃膏，即体现了这一原则。蜜桃膏的组成及配置方法：选白蜂蜜、核桃肉各等份。先将核桃肉捣碎如泥，再加入白蜂蜜拌匀存放在瓷缸内，隔水蒸熟，装瓶密闭备用，每次服一汤匙，白开水冲服，每日服 2～3 次。蜜桃膏不仅对肺肾双虚之哮喘有巩固疗效，防止复发的作用，对于各类虚证哮喘均有相当效果，特别是老年性虚喘患者服用此膏，既治喘又润喉，既补肾又润肺，实为理想佳品。

医案 4：肺阴亏虚哮喘

武某，女，27 岁。1999 年 4 月 18 日初诊。

【主诉】间断咳嗽、咯痰、闷喘 7 年余，加重半个月。

【病史】7 年前因外感风寒致咳嗽、咳痰，后渐加重且闷喘，症状时轻时重。半个月前，无明显诱因又出现咳嗽，咯白黏痰、闷喘，手心发热，神疲乏力，舌质红，无苔，脉小滑数。

【中医诊断】喘证。证属肺阴亏虚。

【治法】养阴清热，宣肺平喘。

【方药】三拗汤加味。麦门冬 15g，嫩黄芩 9g，嫩青蒿 12g，生麻黄 6g，生桑皮 14g，杏仁泥 10g，广藿香 12g，炙甘草 6 克。水煎服。

上方服 5 剂后诸症大轻，舌质淡红，舌苔薄，脉小滑，效不更弦，守上方再进 5 剂后诸症消，舌质淡，舌苔薄白，脉小滑，改用养阴润肺，补肾平喘之剂。

处方：生麻黄 60g，生桑皮 140g，杏仁泥 100g，麦门冬 150g，明玉竹 120g，生百合 150g，细石斛 120g，净萸肉 150g，五味子 20g，炙甘草 60g，上药共研细面，炼蜜为丸，每丸 9g 重，每次服 1 丸，每天服 3 次，温开水送服，以收全功。

【按语】《素问·脏气法时论》曰："肺病者，喘咳逆气。""肺为水之上源。"本案初为外邪风寒袭表，肺气被阻，失于宣降，故咳嗽，久则耗伤肺阴，而致虚热内生，肺失宣降，不能输布水液，虚火煎灼津液，则生成痰，痰热壅阻于肺，肺失宣肃，肺气上逆则气喘，治宜滋阴清热，宣肺平喘。药用青蒿清热透络，引邪外出；黄芩苦寒燥湿清热，两药相配育阴清热，使得阴固而水能制火，热清则耗阴无由。麦门冬入肺经，养阴生津，滋液清热；麻黄、杏仁泥、桑白皮三药相配宣肺定喘止咳，妙在广藿香味辛而微温，一则防麦门冬生湿之弊，二则化湿解表。后改用养阴润肺，补肾平喘之丸剂，较长时间服用，缓缓收功，以期根治。

（二）实　证

实证哮喘，分为风寒夹痰和痰浊壅肺两大类型。总为风寒痰浊所引起，致使邪气壅滞，肺失宣降。"脾为生痰之源，肺为贮痰之器"。或风寒袭肺，或肺虚积痰，或痰浊壅滞于肺，肺气不降，遂成哮喘。治法总当祛邪为主，宜宣泻并施，开散兼用。

经验方：豁痰喘平汤

组成：姜半夏6～10g，广陈皮5～9g，云茯苓10～20g，天竺黄2～6g，胆南星4～9g，生麻黄4～10g，杏仁泥4～10g，生桑皮8～20g，青礞石6～12g，粉甘草3～6g。

功效：健脾燥湿，豁痰平喘。

主治：实证哮喘。

方解：方中广陈皮辛散苦降，其性温和，燥而不烈，为脾、肺气分之药，行气健脾燥湿，止咳化痰平喘；姜半夏体滑性燥，能走能散，能燥能润，具有燥湿化痰之功；云茯苓甘平而淡，为健脾渗湿之要药；生麻黄宣肺平喘，其性刚烈；杏仁泥降利肺气，其性柔润，二者合用，一宣一降，刚柔相济，以增强止咳平喘之功；天竺黄为清热化痰要药，对痰热壅肺的咳喘尤为擅长；胆南星清化痰热；青礞石下气消痰，《本草纲目》载："治积痰惊痫，咳嗽喘急。"生桑皮泻肺平喘；粉甘草清热解毒，止咳化痰，诸药合用，有突出一个"清"字的，有侧重一个"燥"字的，一清一燥，相得益彰。本方宣肺定喘而不温热，止嗽化痰而不燥烈，乃用药之大妙也。

加减：痰浊壅盛者选加前胡、川厚朴、焦白术；风寒者选加辽细辛、款冬花、

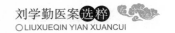

淡干姜等；热证明显者选加生石膏、嫩黄芩、鱼腥草等。

医案1：风寒夹痰

郭某，女，51岁，农民。1996年2月5日初诊。

【主诉】间断咳喘5年，复发1周。

【病史】患哮喘宿疾5年余，近1周感受风寒再次发作，喘息咳嗽吐白痰特多，遇冷更甚，舌质淡，舌苔白滑，布满全舌，脉象弦滑无力。

【中医诊断】喘证。证属风寒袭肺，湿痰壅阻。

【治法】祛湿化痰，平喘止咳。

【方药】豁痰喘平汤加减。生麻黄6g，杏仁泥9g，生桑皮10g，姜半夏8g，秋桔梗8g，炒枳壳9g，云茯苓12g，粉甘草4.5g，青礞石10g，广陈皮8g。

上方连服3剂，痰少喘轻，布满全舌的白滑苔已退大半，原方加五味子1.5g以止咳化痰，收敛肺气，又诊两次，原方连服6剂，症状基本消失，再取3剂，巩固疗效。

【按语】风寒夹痰哮喘治应祛邪为主，故重用大队祛痰宣肺之品，特别选用秋桔梗、炒枳壳同用行气，一升一降，理气开胸，使升降有序，开阖自如，喘嗽平息。该案历时十余日，选药了了数味，哮喘重证竟霍然缓解，可谓平中出奇。

医案2：痰浊壅肺哮喘

郭某，男，13岁，学生。1970年9月13日初诊。

【主诉】哮喘7年。

【病史】患者哮喘7年，每年夏末秋冬极易发作，症见喘息不已，张口抬肩，咳嗽阵作，随咳吐出大量白色黏痰，舌质淡，舌苔薄白腻，脉象滑。

【中医诊断】哮喘。证属宿痰伏肺，宣降失司。

【治法】宣敛并施，开泻并用。

【方药】豁痰喘平汤加味。生麻黄4.5g，杏仁泥6g，粉甘草3g，生桑皮18g，五味子3g，辽细辛1g，广陈皮5g，姜半夏8g，天竺黄4g，胆南星8g，青礞石10g，葶苈子3g（包），大红枣3个焙烤干焦，打碎后入药。3剂。

上方连用3日，痰量大减，喘嗽大轻，又服3剂，喘止痰消，效不更弦，原方再取3剂，间日口服1剂，巩固疗效。终获临床治愈。

【按语】该案选豁痰喘平汤宣肺止咳，祛痰平喘，特别用葶苈泻肺消痰，配合五味子，辽细辛协同应用，达到"开泻""宣敛"之目的。方中大枣焙烤干焦，打碎入药者，既能缓和葶苈子之猛，又避甘缓腻脾之虞。药中病的，一方不变，9剂获临床治愈。

（三）寒　证

哮喘不论寒热，皆与气候有关，年老哮喘，遇冬则剧，是其验也。《证治汇补》曰："内有壅塞之气，外有非时之感，膈有胶固之痰，三者结合，闭拒气道，搏击有声，发为哮喘。"寒证哮喘，多为寒痰壅肺，遇风或寒邪，随时发作。治应宣肺散寒，豁痰平喘为先。临床多选小青龙汤为主治疗。

医案1：寒痰束肺哮喘

边某，女，10岁，学生。2003年1月27日初诊。

【主诉】哮喘8年。

【病史】患者两岁时因受寒发病，咳喘痰稀，多方治疗，时轻时重，近年喘咳逐渐加重。诊见喉间哮鸣，入夜更甚，呼吸急促，咳痰少稀，面色晦滞，脉细稍滑，舌质淡，舌苔白湿滑。

【中医诊断】哮喘。证属寒痰蕴肺。

【治法】平喘化痰，温肺散寒。

【方药】小青龙汤加味。生麻黄4.5g，淡干姜4.5g，辽细辛2.5g，桂枝尖5g，五味子2g，炒白芍5克，姜半夏5克，杏仁泥6g，炙甘草3g。上药凉水浸泡1小时，连煎两次，分别取汁，兑后每日分3次温服，每次服50～100mL，每日1剂。

1月30日二诊：喘鸣渐止，原方稍有加减，共诊四次，服药12剂，病情基本控制，属显效。

【按语】方中生麻黄宣畅肺气，平喘止咳；辽细辛、淡干姜辛温散寒，温阳蠲饮；姜半夏、杏仁泥燥湿化痰止咳降浊；桂枝宣肺化痰以助麻黄；炒白芍、五味子宁嗽定喘，酸收敛肺，以防耗气；甘草调和诸药，以缓辛温刚烈。诸药相伍，一开一阖，散中有敛，既可制约麻、桂耗散太过，又可防姜、夏温燥伤阴，共奏平喘化痰，宣肺散寒之功。余以为：选用本方关键在用量，特别是辽细辛，不可拘泥"细辛不过钱"之说，观《伤寒论》《金匮要略》两书有关辽细辛之条文，其用量均为2～6两,折合现今分量为2～6钱,即 6 ~ 18g。余临证,辽细辛用量一般为 2 ~ 8g。现代药理研究证实:生麻黄、桂枝尖可松弛支气管平滑肌,解除平滑肌痉挛;五味子改善血液循环,减轻黏膜充血和水肿,减少分泌物,改善支气管阻塞,解除支气管哮喘。小青龙汤全方对支气管痉挛有明显的解痉作用。

医案 2:寒湿困脾哮喘

卢某,男,30 岁,农民。1999 年 5 月 21 日初诊。

【主诉】咳嗽闷喘 10 年余。

【病史】10 年前因感风寒,致咳嗽,咳痰,未彻底治疗,后每感风寒即咳嗽,闷喘,逐年加重,近日又因外感,痼疾复发,现咳嗽、闷喘、咳白色泡沫痰,纳差,舌质淡,舌苔薄白,脉沉细而紧。

【中医诊断】咳喘。证属寒湿困脾,肺失宣降。

【治法】温肺化饮,止咳平喘。

【方药】小青龙汤加减。生麻黄 7g,杏仁泥 10g,生桑皮 8g,姜半夏 10g,全瓜蒌 12g,五味子 6g,淡干姜 3g,辽细辛 1.5g,炒白芍 9g,粉甘草 5g。

5 月 26 日二诊:服 3 剂后,咳喘大轻,但纳差,时有腹胀,舌质淡,舌苔薄白,脉沉细而缓,上方去姜半夏、五味子、辽细辛,加山茱萸 12g,焦神曲 8g。

6 月 3 日三诊:咳嗽止,诸症消,改用温肺散寒,健脾补肾之剂。

处方:生麻黄 60g,杏仁泥 100g,姜半夏 100g,五味子 30g,淡干姜 50g,辽细辛 30g,炒白芍 90g,净萸肉 120g,枸杞子 120g,上沉香 30g,菟丝子 10g,焦白术 90 克,春砂仁 40g。上药共研细面,水泛为丸,每次服 9g,每日服 2 次,温开水送服。以期缓缓收功。

3 年后来诊他疾,诉哮喘未再复发。

【按语】《灵枢·五阅五使》曰:"故肺病者,喘息鼻张。"《丹溪心法·喘》曰:"有脾肾俱虚,体弱之人,皆能发喘。又或调摄失易,为风寒暑邪气相干,则肺气胀满,发而喘。"本案患者素体不强,未能及时散邪,邪蕴于肺,加之中阳不足,积湿成痰,上干于肺,肺失宣降,故咳嗽,气喘,吐白色黏痰。往往复遇风寒而诱发,因痰浊与风寒相搏,肺失宣降引动停积之痰,致呼吸困难,胸闷。故治宜温化脾湿,宣肺平喘,方选小青龙汤加味,生麻黄宣肺,杏仁泥降肺,桑白皮泻肺,一宣一降一泻,恢复肺脏宣降之职,粉甘草调和诸药,淡干姜、辽细辛温肺化饮,五味子滋肾水而敛肺气,姜半夏燥湿化痰降浊，炒白芍养阴，以防耗伤肺气，温燥伤津。此处瓜蒌一药，一则宽胸散结化痰，二则润肠通便，因肺与大肠相表里。二诊时去姜半夏、辽细辛防其辛燥太过以伤阴，去五味子防其收敛太过而闭门留寇，加山茱萸补肾，宗肾主纳气焉，焦神曲健脾消食，哮喘止，诸症消，后改用温肺散寒、健脾补肾之丸剂以缓缓收功，以求根治。

（四）热 证

热证哮喘，每逢春末、交秋或遇热而易发作，多因哮喘迁延，寒邪久郁化热，痰热蕴肺，肺失清肃，痰气搏结，壅阻气道而发。治疗总当宣肺清热，化痰降逆为主。方多选麻杏石甘汤或三拗汤加蒿芩之辈。

医案 1：热郁（瘀）痰阻哮喘

武某，女，27 岁，工人。2001 年 6 月 22 日初诊。

【主诉】哮喘 10 余年。

【病史】近 10 余年间断哮喘，发作时喘息哮鸣，胸中烦热，咳喘阵作，痰稠黄黏，咳吐不利，自汗喜饮，舌质红，舌苔黄腻，脉滑数。

【中医诊断】咳喘。证属痰热阻肺。

【治法】宣肺清热，化痰平喘。

【方药】三拗汤加味。生麻黄 4.5g，杏仁泥 6g，生桑皮 9g，嫩黄芩 7g，嫩青蒿 8g，清半夏 6g，秋桔梗 6 克，粉甘草 4g。连服 2 剂，喘咳见轻，又服 6 剂，获成效。

【按语】本案以生麻黄宣肺散邪以平喘；生桑皮、嫩黄芩清泻肺热，止咳平喘，对热证哮喘尤为适用；杏仁泥、秋桔梗有较强的祛痰止咳作用。通过排痰，通畅气道，从而达到降气平喘的效果。

医案 2：外寒内热哮喘

张某，男，31 岁。2003 年 9 月 6 日初诊。

【主诉】反复哮喘 9 年，再发 3 天。

【病史】哮喘 9 年，月发数次，甚达十余次，今复感冒 3 天，哮喘不已，引动旧病，呼吸困难，一日发作数次，呼吸严重困难，胸中烦满，精神萎靡，吐白黏痰，喘息抬肩，喉有水鸡声，痛苦不堪。舌苔白薄而润，脉象沉而略紧。

【中医诊断】哮喘。证属内有伏痰，外感风寒。

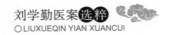

【西医诊断】支气管哮喘。

【治法】宣肺定喘，略以辛散。

【方药】麻杏石甘汤加味。生麻黄 4.5g，浙贝母 9g，桑白皮 9g，生甘草 4.5g，生石膏 9g，杏仁泥 9g，薏苡仁 15g，紫苏叶 4g，香甘松 12g。3 剂，水煎服。

9 月 9 日二诊：服药 3 剂，喘闷已减，风寒已罢，诸症已缓，惟脉象沉弱不振，此系本象，法当治本，补肾纳气，燥湿化痰。

处方：参蛤散合二陈汤加味。清半夏 6g，广陈皮 5g，云茯苓 9g，生甘草 4.5g，浙贝母 9g，女贞子 9g，淫羊藿 4.5g，瓜蒌仁 9g，西洋参 6g（另煎），蛤蚧尾 1 对（研粉冲）。

另方：硼砂 1.5g，孩儿茶 1g，共研细面等分 4 包分服。二陈汤加浙贝母、瓜蒌仁燥湿化痰，宣肺理气；孩儿茶，硼砂清热收湿以除痰，他药补益肝肾，以助纳气归肾之功。

后随症加减参蛤散、五味子、山芝麻根、姜厚朴等共服药 30 余剂，历时两月余，病告痊愈，追访年余，未见复发。

【按语】哮喘发病，内因积痰，外因诱发，时多在冬，治则应宗明·张介宾曰："未发时以扶正为主，既发时以攻邪为主……当眷眷以元气为念。"（《景岳全书·喘促篇》）。"诸气膹郁，皆属于肺"，盖脾为生痰之源，肺为贮痰之器，脾湿酿痰，痰随气升，上贮于肺，郁积化热，渐成顽痰，气被痰阻，气道不畅，肺气升降失司，致使呼吸困难，咳闷喘促。加之外感风寒，肺失清肃，其气不宣，新感引动陈痰。方中麻杏相合治喘利水，生麻黄、生石膏宣肺除热，粉甘草补中调和诸药，生桑皮泻肺定喘，薏苡仁清肺理脾，香甘松理气醒脾，浙贝母宣肺化痰，紫苏叶发散表寒。

故此案首投宣肺定喘，略以辛散，标本兼顾，待风寒罢，随转扶正，因其顽痰未化，气机仍塞，故佐以燥湿化痰之品，以奏全效。宿痰久伏，反复发作，必伤肺肾，肺肾既伤，短期之内，难以求全，故喘止证消，亦当续服补益肺肾之品，以绝其根。

（五）通下法治喘

朱某，男，50 岁，农民。2002 年 3 月 23 日初诊。

【主诉】间断闷喘 20 年，复发伴便秘 8 天。

【病史】素有哮喘病史 20 余年。近 8 日喘促痰鸣，张口抬肩，气憋欲绝，口唇青紫，大便秘结，舌苔黄厚而干，脉弦数。

【中医诊断】喘证。证属痰热闭肺，腑实内结。

【治法】通腑泻肺平喘。

【方药】生大黄（后下）、川厚朴各 15g，瓜蒌仁 30g，葶苈子、炒枳实各 10g，急煎顿服。

药进腹鸣，遂下干粪三团，喘促渐平。

【按语】该患宿疾复发为先病、本病，而便结则是所生后病、标病。故宗《内经》"急则治其标""小大便不利治其标"之旨，师仲景"通下治喘"之法，变吴鞠通宣白承气汤之方，通腑泻肺，"开门驱贼"，使肠腑一通，肺气自降，喘促自愈。

治喘的体会：

1. 根治：哮喘迁延，不仅肺功能受损，亦常累及脾肾，致使抗病能力日趋减弱，尤其更易感受外邪。因此，当哮喘缓解后，更应注意固本，以培补元气，防止复发，这往往比定喘更为重要。此理至明，惜诸多病者，往往忽略，即使注意，也多不能坚持长期服药，故每每不能根治。脾为肺之母，肺虚则子盗母气而致脾虚，因脾胃为后天之本，气血生化之源。脾胃得健，则正气旺盛，并可杜绝生痰之源。培土可生金，培土还有资助肾脏元气的作用，肾为气之根，久病不已，势必及肾，肾虚不能摄纳而上逆作喘，又须补肾纳气。故通过调补脾肾，扶助正气，增强机体内在的抗病能力，以祛除病邪，促进生理机能的修复，以期根治哮喘，实为治本之道。

2. 调养："调养"是巩固疗效，根治哮喘的重要环节。起居有时，寒温调适，预防感冒，以免外感引动内饮；饮食有节，清淡为佳，膏粱厚味最易导致湿热而诱发痼疾；适其劳逸，坚持深呼吸，以改善肺功能；远离房帏，顾护本元，树立信心，战胜哮喘。以上均为"调养"内容，患者应持之以恒。

3. 服用激素：总的来说，余不主张应用激素治喘，即使一些病人来诊之前，一直服用激素维持，并介绍效果立竿见影，如何如何！殊不知久服激素，疗效愈来愈差，用量势必递增，以至于最终形成激素依赖，难以停药。同时，应用中医中药治喘后，决不可贸然骤停激素，可用补肾定喘法经过一段治疗，待病情缓解后，在坚持服用中药的同时，逐渐递减激素用量，直至停服。实

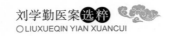

践证明，若能守法守方较长时间坚持治疗，病情会日渐减轻，甚至最终获临床治愈。凡此者，停用激素后的复发率均可大大降低。

4. 辨病辨证相结合：临证还应注意辨证与辨病相结合，这样可使我们对疾病的认识更微观化、系统化。治疗哮喘在辨证分型的前提下，也可鉴别是过敏性还是感染性，过敏性哮喘有典型的季节性，多发于春、秋季，且反复发作，此类病人多见于儿童或青少年。感染性哮喘常与上呼吸道反复感染有关。此时，可考虑加入辨病用药。抗过敏可加用炒灵脂、乌梅肉等；抗感染可加鱼腥草、净连翘、生百部等。若因支气管痉挛，气道壅塞，络脉瘀痹，发为哮喘。可选用具有祛风解痉、活血化瘀作用的全蝎、地龙、水蛭等虫类药物，以期疏通气道壅塞，缓解支气管痉挛而达到提高疗效的目的。实践证明，以辨证为主，适时考虑辨证与辨病相结合，可大大提高临床疗效。

五、鼻 鼽

医案 1：过敏性鼻炎

杨某，男，42 岁，公务员。2012 年 7 月 30 日初诊。

【主诉】间断鼻塞、流清涕 10 余年。

【病史】患者于 10 余年前感冒后渐出现晨起鼻塞，流清涕，严重时额头及面部不适，遇冷、遇风加重。平素畏寒怕冷，进食生冷或受凉后易腹泻。腰以下怕冷，双下肢发凉。饮食及睡眠尚可。舌质淡，苔黄白厚腻面大，脉沉。

【中医诊断】鼻鼽。证属肺肾阳虚，卫外不固。

【西医诊断】过敏性鼻炎。

【治法】益肾填精，宣肺开窍。

【方药】续断 20g，杜仲 20g，广藿香 12g，佩兰 12g，辛夷 10g，白芷 10g，炒白蒺藜 12g，苍耳子 9g，地龙 20g，山茱萸 20g，桃仁 10g，杏仁泥 10g，枸杞子 20g，次沉香 10g。6 剂，颗粒剂，每日 1 剂，分 2 次冲服。

8 月 6 日二诊：服上药后，诸症减轻，自感腰酸。

处方：菟丝子 20g，山茱萸 30g，枸杞子 30g，次沉香 10g，地龙 20g，全蝎 10g，辛夷 10g，广藿香 20g，佩兰 20g，白芷 10g，石菖蒲 10g，续断 20g，草豆蔻 9g。6 剂，颗粒剂，每日 1 剂，分 2 次冲服。

8 月 27 日三诊：鼻塞流涕、怕冷、怕风等症状好转，仍腰部酸痛，平卧时明显。

处方：菟丝子20g，山茱萸30g，枸杞子30g，鹅不食草12g，地龙20g，全蝎10g，山柰10g，辛夷10g，广藿香10g，佩兰10g，白芷10g，春砂仁9g。6剂，颗粒剂，每日1剂，分2次冲服。

9月24日复诊：上方为主治疗20余日，鼻炎、腰痛、胃胀均愈。时感乏力。上方加太子参40g，10剂，水煎服，以善其后。

【按语】鼻鼽（过敏性鼻炎）的发生，多因于肺肾两虚。该患者禀赋不足，长年肢凉怕冷，为肺肾俱虚之象，肺开窍于鼻，肺气亏虚，卫外不固，则鼻窍遇冷塞滞不通，且流清涕；阳虚湿困，中焦失运，则遇冷腹泻；肾阳亏虚则腰以下怕冷，双下肢发凉；脉沉、舌淡为肺肾两虚、卫外不固之象。故治以温阳补肾、宣肺开窍、芳香化湿为主。初诊方中续断、杜仲补肾益精，强筋壮骨；广藿香、佩兰芳香化湿；辛夷、苍耳子祛风通窍；白芷、白蒺藜祛风、胜湿、止痛；地龙祛风通络，利尿平喘；山茱萸、枸杞子滋肾填精，桃、杏仁泥化瘀肃肺，润肠通便，沉香降气活血。三诊更加鹅不食草、山柰温通肺卫，宣通鼻窍；地龙、全蝎祛风平喘，现代研究二者均有抑制组胺释放、调节免疫、抗过敏的作用，对于过敏性鼻炎有较好疗效。

医案2：过敏性鼻炎

朱某，女，32岁。2012年5月11日初诊。

【主诉】反复打喷嚏、流清涕7年。

【病史】7年前受凉后开始出现打喷嚏，外院诊为"过敏性鼻炎"，晨起及遇冷即发，畏寒怕冷，伴失眠，易醒。偶有头痛。二便调。脉沉，舌质淡，苔薄白。

【中医诊断】鼻鼽。证属肺肾气虚，卫外不固。

【西医诊断】过敏性鼻炎。

【治法】益肾补肺，固表止嚏。

【方药】辛夷10g，白芷10g，苍耳子9g，炒白蒺藜12g，细辛3g，夏枯草12g，山茱萸20g，枸杞子20g，地龙20g，山柰10g，鹅不食草30g。6剂，水煎服。

5月25日二诊：药后症状减轻，凌晨醒后仍打喷嚏，流清涕，咳白痰，失眠，易醒。上方去薄荷、夏枯草，加枸杞子10g，山茱萸10g，赤芍、白芍各20g，甘草9g。6剂，水煎服。

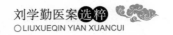

上方为主治疗1月余，诸症均好转，

【按语】过敏性鼻炎，西医又称变态反应性鼻炎，在《中医病症诊断疗效标准》中称为"鼻鼽"，是指因禀质特异、邪犯鼻窍所致，以阵发性鼻痒、连续喷嚏为特征的疾病。其发生主要与肺脾肾阳气亏虚、体质特异、卫外不固关系密切。故不任风寒异气或花粉等不洁之气侵袭，致阵发性鼻痒、喷嚏、清涕川流，且反复发作，临床可分为肺经实寒证、肺气亏虚证、脾气亏虚、肾阳亏虚、郁热内蕴证等。本案患者自幼体弱，易患感冒，肺卫不固，肺开窍于鼻，肺虚则鼻窍不利，易发鼻塞，喷嚏；感受寒邪，尚未入里化热，则流清涕；气虚在心，心神失养，则失眠、早醒；气虚络脉不通，太阳经气不利，则颈、肩疼痛，肾气不足，中气下陷，则经来腹痛，下坠。故首诊治以宣肺通窍、温经散寒，兼以解毒祛风，方中辛夷、苍耳子归肺、胃经，辛散温通，芳香走窜，上行头面，善通鼻窍，白芷、薄荷、白蒺藜等祛风、清热、止痛；细辛温经散寒，夏枯草平肝清火散郁，山茱萸、枸杞子温阳滋阴补肾纳气，地龙平喘通络，山柰具有温阳、化湿、行气作用，鹅不食草可祛风散寒到温通鼻窍。本案总体以肺肾两虚为主，患病日久，非短期能获大效，需长期调理，缓以求功。

医案3：过敏性鼻炎

郭某，男，26岁。2009年11月6日初诊。

【主诉】间断鼻塞、流涕两年，复发10天

【病史】近两年来间断鼻塞、流清涕，早晨或遇冷时易发，曾诊断为"过敏性鼻炎"。10天前受凉后症状复发，鼻塞不通，打喷嚏，流清涕，有时鼻痒，伴闷喘，口干，纳可，二便尚调，舌质淡红，苔薄黄，脉滑。

【中医诊断】鼻鼽。证属风寒袭表，肺窍不固。

【西医诊断】过敏性鼻炎。

【治法】祛风化痰，宣肺通窍。

【方药】杏仁泥10g，川贝母10g，辛夷10g，薄荷8g，香白芷10g，节菖蒲10g，鹅不食草12g，山柰10g，苍耳子9g，生麻黄6g，蝉蜕12g，全蝎10g。6剂，水煎服，煎药时熏鼻窍，每日1剂，分2次口服。

11月20日二诊：服药后闷喘已消失，仍交替一侧鼻塞。

处方：杏仁泥10g，川贝母10g，辛夷10g，鹅不食草12g，生麻黄6g，蝉蜕12g，全蝎10g，炒灵脂12g，乌梅肉12g，山茱萸25g，枸杞子25g，防风 10g，生黄芪 30g。10 剂，用法同前。

12 月 11 日三诊：闷喘已愈，鼻塞已轻，舌质红苔少，上方加黄芩 12g。6 剂，用法同前。

【按语】对于鼻炎患者，余常要求患者本人亲自煎药，待中药煮沸、药气蒸腾后，以小火煎煮之，以药气熏蒸鼻窍，再配以内服，往往可起到事半功倍之疗效。而对于有鼻痒、喷嚏等过敏症状者，则常用蝉蜕、全蝎等祛风通络之品，在本案二诊中，又以山茱萸、枸杞子益肾填精，纳气平喘，肺肾同调，使金水相生。

医案 4：鼻窒（慢性鼻炎）

马某，男，43 岁。2013 年 4 月 19 日初诊。

【主诉】鼻塞、流鼻涕伴头痛 1 年余。

【病史】近 1 年鼻塞不通，流清涕，喷嚏，遇冷加重，伴头痛，无规律，伴夜眠尚可，纳食一般。平素性急易怒，血压不稳。大便干，1~3 天 1 行。无视物旋转、耳鸣等症。舌质红，苔黄，脉弦。

【中医诊断】鼻窒。证属风寒阻窍，肝阳上亢。

【西医诊断】慢性鼻炎。

【治法】祛风散寒，化痰通窍。

【方药】全当归 15g，炒白芍 15g，山柰 10g，辛夷 10g，苍耳子 10g，白蒺藜 12g，夏枯草 12g，细辛 3g，石菖蒲 10g，金银花 30g，姜半夏 10g，薄荷 6g。6 剂，水煎服，日 1 剂，分 2 次温服。

5 月 31 日复诊：以上方为主调理 1 月余，鼻塞、流涕消失，头痛缓解，随即停药。3 天前遇风寒后再次出现打喷嚏、流清涕、头痛等症，持续 1 天方缓解。上方加鹅不食草 20g，白芷 12g，川芎 15g。6 剂，水煎服。

【按语】患者平素性情急躁，肝气郁结，肝阳易亢，肝火上炎，血随气逆，髓海有余，则头痛时作，且随情绪变化而发；肝火伤津，津枯肠燥，则便干；肺胃不固，外窍不通，则遇冷鼻塞、流清涕；舌红、苔黄、脉弦为肝火内盛之象。治宜外散风寒，内清郁火。方中当归、白芍养血活血，滋肝柔肝；山柰（又称沙姜）有行气温中、消食、止痛之功；辛夷、苍耳子辛散温通，芳香走窜，上行头面，善通鼻窍，为治鼻渊头痛要药；白蒺藜平肝解郁，祛风明目；夏枯草清肝散瘀；细辛通络止痛；石菖蒲化湿通窍，薄荷、金银花解毒祛风；姜半夏清热燥湿，理气降逆。

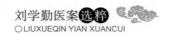

六、鼻　渊

医案：鼻窦炎

刘某，女，32 岁。2010 年 1 月 18 日初诊。

【主诉】间断鼻塞、流黄涕伴头晕 1 年，再发 4 天。

【病史】近 1 年来间断鼻塞、流涕，色黄，稍头痛、头晕，外院诊断为"鼻窦炎"，曾应用西药抗菌治疗，症状缓解。4 天前感冒后上症复发，鼻塞，流黄浊涕，头晕，头痛，咽干，轻咳，痰少，心慌，夜眠不安。舌质红，苔薄黄，脉滑稍数。

【中医诊断】鼻渊。证属风热袭肺，痰热蕴结。

【西医诊断】鼻窦炎。

【治法】辛凉解表，清热解毒，化痰开窍。

【方药】百部 12g，川贝母 10g，杏仁泥 10g，鱼腥草 30g，金银花、连翘各 20g，辛夷 10g，山柰 10g，鹅不食草 12g，苍耳子 9g，天麻 12g。6 剂，水煎服，煎煮时闻药，熏蒸鼻窍，每日 1 剂，分 2 次口服。

1 月 25 日二诊：服药后鼻塞、心慌已轻，黄涕减少，仍头晕，上方加天麻 3g，薄荷 7g，金银花、连翘各 5g。6 剂，水煎服，煎煮时闻药，每日 1 剂，分 2 次口服。

2 月 1 日三诊：服上药后鼻塞、流涕、心慌好转，昨日再次感冒，咽部不适再发。上方加芦根 30g，牛蒡子 12g，4 剂，用法同前。

【按语】鼻渊是以鼻流浊涕、鼻塞、嗅觉减退，头痛为特征的病证，又称脑漏。相当于西医学之化脓性鼻窦炎。本案以肺经风热为主，兼痰热内扰，故在以辛夷、苍耳子、鹅不食草、山柰宣肺通窍同时，更以鱼腥草、金银花、连翘、薄荷疏风、清热、解毒，百部、川贝母、杏仁泥化痰止咳；天麻平肝熄风。三诊时更加芦根清热解毒，除烦止呕，牛蒡子疏散风热，利咽散结，解毒消肿。且要求煎煮时熏蒸鼻窍，起到局部治疗的作用。

七、悬　饮

医案：胸腔积液

赵某，女，15 岁，学生。2012 年 10 月 5 日初诊。

【主诉】发现胸水半个月。

【病史】半个月前体检发现结核菌素试验阳性，胸部 CT 提示："双侧少量胸腔积液"，化验血常规、血沉、肝肾功能等均正常。纳食、睡眠均可，大便稍干，排便不畅，1～2 天 1 行，脉滑，舌质淡，舌尖红，苔白稍腻。

【中医诊断】悬饮。证属痰湿蕴肺，饮停胸胁。

【西医诊断】胸腔积液。

【治法】清热化痰，活血通便。

【方药】全当归 20g，炒白芍 20g，川黄连 6g，嫩黄芩 10g，广木香 6g，马齿苋 30g，金银花 30g，生百部 12g，猫爪草 30g，炒枳壳 12g，川贝母 9g，粉甘草 6g。12 剂，颗粒剂，每日 1 剂，分 2 次冲服。

10 月 26 日二诊：药后便秘好转，背部经常起痘疹，近日复发。另开方以益气化痰散结为主。

处方：山茱萸 20g，枸杞子 20g，女贞子 20g，旱莲草 20g，生首乌 20g，全当归 10g，太子参 30g，生黄芪 30g，马齿苋 30g，焦槟榔 5g，川贝母 10g。30 剂，颗粒剂，水冲服，每日 1 剂。

12 月 3 日三诊：痘疹、便秘均好转。上方去槟榔、首乌，余药加量。

处方：山茱萸 30g，枸杞子 30g，女贞子 30g，旱莲草 30g，全当归 10g，太子参 30g，生黄芪 30g，马齿苋 40g，金银花 40g，川贝母 12g。30 剂，颗粒剂，水冲服，每日 1 剂。

2013 年 1 月 18 日其母来诊，诉患儿复查 CT 胸水消失，便秘等症已好转。

【按语】患者虽值少年，但禀赋欠佳，正气不足，易于感邪，且感邪后因正气亏虚而祛邪无力，病邪稽留日久，气机不畅，津液输布失常，大肠失于濡润则便干；气滞津停，留于胸胁，发为悬饮。悬饮指饮停胸胁而见咳唾引痛的病证。该患儿感邪尚轻，故虽有饮邪停滞而无咳嗽、胸痛等症状。其病机在于痰湿中阻，血行不畅，兼有肾气亏虚。故初诊以清热化痰、活血通便为主。药用全当归、炒白芍养血活血，化瘀通络；川黄连、嫩黄芩清热解毒；广木香化湿和中；马齿苋清热利湿，解毒消肿，兼可止渴、利尿，尚有通便之功；金银花解毒凉血；生百部润肺止咳，杀虫、止痒；猫爪草化痰散结，解毒消肿；炒枳壳行气宽中，川贝母清热化痰，粉甘草调和诸药。二诊后病邪已祛，治则调整为益肾填精为主，兼顾化痰散结，润肠通便。

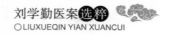

第二节 心系病证

一、心 悸

医案1：主动脉瓣及二尖瓣关闭不全

石某，男，33岁，工人。2009年2月25日初诊。

【主诉】胸闷、心悸26天。

【病史】26天前过度劳累后出现胸闷、心慌，伴疲乏无力，稍微活动后则喘气，两下肢肿胀，麻木发凉，纳食差，舌质淡红，舌苔薄白，脉虚弱无力。2个月前在河南大学第一附属医院确诊为"二尖瓣狭窄关闭不全"，1个月前在河南省人民医院诊断为"主动脉瓣及二尖瓣关闭不全"。

【中医诊断】心悸。证属脾肾阳虚，心脉失养。

【西医诊断】主动脉瓣及二尖瓣关闭不全。

【治法】温肾健脾，活血利水通络。

【方药】真武汤加减。全当归15g，猪苓、茯苓各20g，建泽泻15g，制附子9g，淡干姜6g，川芎片9g，炒白芍12g，焦白术12g，生黄芪20g，春砂仁6g（后下），炙甘草8g。水煎服，每日1剂，分2次温服。

3月4日二诊：服上药8剂后，诸症减轻，稍感头晕，去干姜，加杭菊花12g，以疏风平肝；柏子仁12g，以补益脾气兼养心。

3月8日复诊：症虽见轻，仍时有胸闷，两腿发困沉无力，麻木，舌质淡红，舌苔薄滑，脉细涩无力，考虑为气血亏虚所致，继以补益气血、养心安神为治则。

处方：全当归15g，炒白芍12g，川芎片10g，生黄芪30g，焦远志12g，云茯苓12g，柏子仁9g，杭菊花10g，浮小麦30g，焦神曲12g，白豆蔻8g（后下）。

守上方加减服用半月余，胸闷、心慌、乏力症状消失，纳食正常，治以益气健脾、燥湿和胃为主，以加强脾胃功能，助气血生化之源。

处方：川厚朴6g，茅苍术12g，广陈皮10g，川牛膝12g，川木瓜10g，太子参20g，生黄芪15g，焦山楂9g，焦神曲9g，焦麦芽9g，粉甘草5g。

4月9日复诊：自诉回家探亲，往返八十里，坐车亦未感不适，原述症状全部消失，据此当属临床治愈。守上方6剂，间日1剂，以巩固疗效。

【按语】《丹溪心法·惊悸怔忡》曰:"怔忡者血虚,怔忡无时,血少者多。"《伤寒明理论·悸》曰:"其气虚者,由阳气内弱,心下空虚,正气内动而悸也。"患者胸痹日久,气血不足,气虚则无以行血,血虚则脉络不利,均可使血行不畅,故见胸闷。心脉失养,故见心悸,气虚稍微活动则短气。患者脾胃虚弱,故见纳食少。阴损及阳,肾阳不足,致两下肢肿胀,麻木发凉。舌质淡,舌苔薄白,脉虚弱无力,均为气血不足之象。治以全当归、炒白芍滋养阴血;云茯苓、焦白术健脾益气,以助气血生化之源;川芎片行气活血止痛;建泽泻、制附子、淡干姜以温阳利水,诸药合用,药证相符,诸症见轻,后去淡干姜、制附子,以防其燥,后又以补益气血,养心安神为治法,症状大减,胸闷、心悸症状消失,腿部麻木缓解。后以平胃散加减,以益气健脾,燥湿和胃来加强后天之本,以杜生病之源,经治月余,病告痊愈。

医案2:房室传导阻滞

周某,女,16岁,学生。2006年2月28日初诊。

【主诉】心悸、胸闷1月余。

【病史】近1月来时感心慌、胸闷,近日病情加重,伴气短乏力,面色萎黄,精神倦怠,食少无味,寐差、多梦,时惊悸易醒,醒后不易入睡,大便干,2~3日一行,量少,舌质淡,舌苔薄白,舌边齿痕,脉细弦稍滑、结代。心电图检查:2度Ⅰ型房室传导阻滞。

【中医诊断】心悸。证属胸阳不振,心脉失养。

【治法】温通心阳,安神定志。

【方药】瓜蒌薤白桂枝汤加减。全瓜蒌20g,薤白头7g,桂枝尖5g,炒白芍12g,杏仁泥9g,建泽泻12g,生黄芪20g,京赤芍15g,云茯苓12g,紫苏梗9g,紫丹参20g,粉甘草6g。水煎服,每日1剂,分2次温服。

3月6日二诊:服上药7剂,诸症消失,结脉消失,脉律整齐,上方加生黄芪10g,京赤芍10g,紫丹参10g,又进7剂。

3月19日三诊:临床症状完全消失,脉舌趋平,再复查心电图示:窦性心动过缓。守原方7剂,间日1剂口服,巩固疗效。

4月29日回访:上症痊愈,病情稳定,未再复发。

【按语】心悸是自觉心跳,惊悸不安,甚则不能自主的一种病证。病位在心,其病因主要由于阴阳失调,气血失和,心神失养所致。《素问·平人气象论》曰:"胃之大络,名曰虚里,贯膈络肺,出于左乳下,其动应衣,脉宗气也。"《景岳全书》曰："怔忡之病，心胸筑筑振动，惶惶惕惕，无得宁者是也。然古无是名，其在《内经》则曰：胃之大络，名曰虚里，出于左乳下，其动应衣，宗气泄也。"《济生方》则谓："夫怔忡者，此心血不足也。"本案胸阳不振，心神失养，以瓜蒌薤白桂枝汤加减，宣痹通阳，温化痰浊，佐以活血通络理气以祛邪。全瓜蒌、薤白头、桂枝尖、生黄芪温心阳，行气血，京赤芍、紫丹参、苏梗理气兼以活血，杏仁泥宣通上焦，建泽泻、云茯苓通利下焦，是以上下分消，痰饮之邪自化，诸症较快缓解，短期内病告痊愈，则心电图也有所恢复。

医案 3：冠心病

张某，女，62 岁。2012 年 6 月 22 日初诊。

【主诉】心悸伴水肿 13 年。

【病史】13 年前开始出现心悸、消渴、腿肿诸症，外院诊为"冠心病、糖尿病、高血压"等，尿蛋白阳性，间断服药，症状时轻时重。现症：阵发心悸，面肿，消渴，头晕，神疲乏力，入睡困难，口苦，纳可。血糖控制良好，夜间血压偏高（最高 170／90mmHg）。现服"稳心颗粒，氨氯地平"等药物，舌质嫩红，苔黄燥而厚，脉沉滑无力。

【中医诊断】心悸；水肿。证属痰湿内蕴，心神失养。

【西医诊断】冠心病；糖尿病肾病。

【治法】清化痰热。

【方药】姜半夏 10g，猪苓、茯苓各 30g，广陈皮 10g，炒枳壳 12g，淡竹茹 10g，焦远志 12g，柏仁、枣仁各 15g，建泽泻 30g，焦白术 10g，太子参 30g，春砂仁 6g，粉甘草 3g。6 剂，水煎服，每日 1 剂，分两次服用。

6 月 29 日二诊：面肿稍减，余症同前，上方去粉甘草，加苍术 10g，天麻 15g，太子参 10g。6 剂，煎服

7 月 6 日三诊：心悸明显好转，仍觉乏力，头目不清，颜面水肿，左侧为甚。

处方：苍术 20g，白术 20g，猪苓 30g，云茯苓 30g，川牛膝 20g，怀牛膝 20g，泽泻 30g，防己 30g，焦远 12g，柏子仁 15g，炒枣仁 30g，太子参 40g，天麻 15g，钩藤 30g。12 剂，煎服。

7 月 23 日四诊：诸症均减。上方加黄芪 30g，6 剂。

【按语】该患者年逾六旬，患病十余载，症状繁多，患病数种，临证应抓住其"痰湿内蕴"的主要矛盾。痰湿蒙蔽清窍，心神失养则心悸，头晕；

痰湿困脾则精微失布，四肢无力。水液运行障碍则面肿、消渴。故以涤痰汤加减温化痰湿。方中焦白术、太子参健脾益气，泽泻清热利湿通淋；姜半夏燥湿降逆，猪苓、云茯苓健脾渗湿，利水，广陈皮化痰祛湿，炒枳壳行气宽中，竹茹化痰止呕，远志化痰安神，柏仁、枣仁养心安神，春砂仁化湿和中，粉甘草调和诸药。二诊更加苍术、白术健脾化湿，天麻祛风定惊，三诊、四诊以利湿消肿为主。整个治疗有攻有守，补泻有度。

医案 4：甲状腺癌术后、糖尿病

田某，女，55 岁。2012 年 8 月 24 日初诊。

【主诉】心慌 20 天。

【病史】20 天前开始时觉心悸不适，不能自制，舌头发麻，多食后反酸，经常便秘，大便 2 日 1 行，质干，排便困难。曾服中药 50 余剂，效欠佳。既往有糖尿病史 5 年，现服糖尿康片控制血糖，现餐前血糖 6.8mmol／L，餐后 2 小时血糖：8.7mmol／L，10 个月前曾因"甲状腺占位"行手术治疗。舌质淡暗，苔白，脉沉细弱。

【中医诊断】心悸。证属气阴两虚，瘀血内组。

【西医诊断】甲状腺癌术后、糖尿病。

【治法】养心安神，活血通络。

【方药】柏仁、枣仁各 15g，天门冬、麦门冬各 10g，生地黄 10g，全当归 15g，太子参 30g，丹参 20g，五味子 5g，远志 12g，川黄连 6g，炒栀子 10g，春砂仁 9g（后下），制马钱子 0.8g，粉甘草 6g。6 剂，煎服，日 1 剂，分 2 次口服。

8 月 31 日二诊：反酸消失，心慌、便秘好转。仍有舌麻，下午为甚。

处方：天门冬、麦门冬各 15g，生地黄 20g，远志 12g，太子参 30g，丹参 30g，五味子 5g，全当归 15g，穿山甲 6g，全蝎 9g，白僵蚕 12g，制马钱子 0.9g，粉甘草 6g，6 剂。

9 月 24 日三诊：服药有效，症平。脉沉弱，舌淡红，苔薄。初诊方去柏仁、枣仁，加甘草 6g，太子参 10g，10 剂。

10 月 25 日四诊：症状减，烦躁汗出，烧心。初诊方加炒栀子 2g，五味子 1g，生地黄 5g，6 剂。

11 月 1 日五诊：燥汗及烧心均减轻，胃脘部稍热。舌脉同上。上方加吴茱萸 3g，蒲公英 20g，生地黄 5g，马鞭草 30g，6 剂。

【按语】患者年逾五旬，肾气渐衰，复加平素饮食不节，脾胃受损，运化升降失职，则反酸、便秘；脾虚精微失布，心神失养，则心悸；舌为心之苗，心血亏虚，舌之络脉亦失濡润，故舌麻。方中柏、枣仁安神养心，兼可润肠通便；天门冬、麦门冬、生地黄养阴生津，润肠清心；全当归养血活血，润肠通便；太子参补气养阴，丹参活血宁心，安神；五味子敛肺、滋肾、生津；远志安神健脑；川黄连、栀子清心除烦，春砂仁化湿和胃；马钱子散结消肿，通络止痛，甘草缓和药性，调和诸药。本案即气阴两虚、心神失养所心悸，其伴有舌麻，与中医"心开窍于舌"有关。二诊时加穿山甲、全蝎以增强活血通络之功。肝胃郁热致烧心、烦躁，四诊时予以吴茱萸、马鞭草以和胃降逆，解毒散结。

医案 5：心动过缓、心肌缺血

李某，女，48 岁，工人，2005 年 7 月 7 日初诊。

【主诉】心悸、胸闷 2 月余。

【病史】近 2 月来阵发性心悸怔忡，胸部憋闷，自觉热气从胸腹上攻头面，麻木走串，咽喉辣胀，眩晕旋转，烦躁难忍，抓狂欲死，一日数发，发则欲绝，面色微白、语声低微，闭目平卧，难以辗转，口服硝酸甘油片 2～3 分钟左右可缓解，平日眠差多梦，血压多波动在 180～220／90～110mmHg，脉弦细而迟，舌质暗红，舌体较瘦，舌苔微薄，心电图示：心率 50 次／分，ST（Ⅰ、Ⅱ、V_3、V_5）水平压 > 0.05 m V，提示为"窦性心动过缓，冠状动脉供血不足"。

【中医诊断】心悸。证属心肾不交，相火妄动，胸阳不运，气血遏阻。

【西医诊断】冠心病、心动过缓、心肌缺血。

【治法】交通心肾，引火归原，兼以养血化瘀。

【方药】全当归 12g，草红花 9g，焦远志 9g，柏子仁 12g，干荷叶 12g，川黄连 6g，上肉桂 3g（后下），蒸熟地黄 18g，怀牛膝 12g，紫丹参 18g，川芎片 9g，炙甘草 9g。水煎服，每日 1 剂，分 2 次温服。

7 月 10 日二诊：经服上方 1 剂，仅发病一次，又服 2 剂未再发作，且食增，眩晕减轻，舌质暗红稍有好转，脉仍弦细而缓，夜梦较多，照上方去干荷叶，加生龙骨、生牡蛎各 24g，以生龙骨入肝安魂，生牡蛎入肺定魄，生龙骨、牡蛎同用收敛心气，安定魂魄。

7 月 14 日三诊：上药服用 3 剂，诸症基本消失，脉弦象已见缓解，仍细，舌质稍红，舌苔薄白，血压：135／90mmHg，方宗上意，稍有出入。以增强解郁宽胸之力。

处方：全当归12g，草红花9g，上肉桂2g（后下），柏子仁12g，紫丹参18g，生地黄、熟地黄各12g，怀牛膝12g，川芎片9g，广郁金9g，紫苏梗9g，汉防己18g，炙甘草9g。

此方为主治疗1月余，临床症状全部消失，未再复发，嘱上方3日1剂。又继服3剂，如无发作，可停药观察。

1年后随访，患者精神饱满，正常工作。4年后复查心电图仍正常。

【按语】冠状动脉粥样硬化性心脏病大致属于中医学"胸痹""真心痛""厥心痛"的范围。本案怔忡胸憋，热气上冲，眩晕烦躁，发作欲死，一日数发，舌瘦暗红，脉弦细而迟，证属阴血不足，心肾不交，肝失所养，相火妄动之候。治宜：交通心肾，引火归原为先。以全当归、川芎片、草红花、紫丹参、怀牛膝等多味活血养血之剂为主药，更选上肉桂一味因势利导，协同诸药而入阴分，以期引火归原，桂、连相合，交通心肾，兼清上焦浮游之火，合怀牛膝以助引火归原之力，使相火复位，难以轻动，心悸、怔忡，胸部憋闷等症顿然消失，余症亦较快痊愈。心电图在较短时间内恢复正常，远期疗效巩固。特别提示：此案心电图异常，虽能较快恢复正常，恐与"相火妄动""妇女更年期"有关，未必属于真正的高血压病和冠心病，按照中医辨证施治，相火一经归原，临床症状顿时好转，且很快痊愈。犹如阳光普照之下，阴霾瞬间消散。临床所见，凡更年期妇女，患此症者，绝非个案，常常可以遇到。也有一些患者，经常服用西药降压，和扩张冠状动脉血管的药物，症状虽能暂时缓解，但往往缠绵不愈，少则数月，甚至数年。医者当细究其因。

医案6：心功能不全

李某，女，65岁。2008年2月12日初诊。

【主诉】心慌、胸闷伴下肢水肿1月余。

【病史】"心功能不全"病史两年。1月前出现心悸胸闷、疲乏无力、心下痞满，渴不欲饮，下肢浮肿，按之凹陷，畏寒肢冷，夜眠多梦，易醒，舌质淡，舌苔白腻，脉沉细弱无力。

【中医诊断】心悸。证属脾肾阳虚，水饮内停。

【西医诊断】心功能不全。

【治法】温阳化气，利水消肿，兼以养心安神。

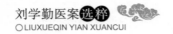

处方：桂枝尖 7g，炮附子 8g，猪苓、茯苓各 20g，川牛膝、怀牛膝各 20g，炒白芍 12g，焦白术 9g，生黄芪 20g，焦远志 12g，柏仁、枣仁各 12g，琥珀粉 10g，炙甘草 5g。水煎服，每日 1 剂，分 2 次温服。

此方为主治疗 1 个月，病人症状已经全部消除，疗效满意，为使疗效进一步巩固，在上方的基础上，加西洋参 20g，配成水丸，每次 6g，1 天 2～3 次，服用 1～2 个月，以期痊愈。

【按语】本案证属脾肾阳虚，水饮内停者。方中用桂枝尖、炮附子、猪苓、茯苓、焦白术具有温阳利水的同时，配伍炒白芍酸寒益阴，一则可制约桂枝尖、炮附子、焦白术辛烈温燥之性，使利水而不伤阴；二则酸敛护阴，既不损已伤之阴血，又有阴阳互根，阴中求阳之妙；三则借其"止痛，利小便"之功；川牛膝、怀牛膝、建泽泻有利小便，引药下行的目的；生黄芪补气健脾，有助于加强利小便，消退浮肿，使气行则血行；焦远志、柏仁、枣仁、生龙骨、生牡蛎、琥珀粉以养血宁心，镇心安神；炙甘草调和诸药。综观全方，以温阳化气，利水不伤阴，滋养心阴，安心神而达到痊愈的目的。

医案 7：心肌缺血

聂某，女，63 岁，退休工人。2012 年 3 月 19 日初诊。

【主诉】心慌伴胸痛两年。

【病史】近两年来间断心悸，心前区疼痛，伴汗出量多，胆怯，胸痛向后背部放射，嗳气，盗汗，手足心出汗，夜间失眠，多梦，入睡困难，纳呆，大便秘结，右脉弦细，左脉稍弦滑，舌质淡红，苔黄面大。

【中医诊断】心悸、胸痹。证属痰热扰心，瘀血阻络。

【西医诊断】心肌缺血。

【治法】解郁安神，化瘀通络。

【方药】全当归 15g，草红花 15g，川牛膝 20g，生龙骨、生牡蛎各 30g，降香 9g，炒枳壳 12g，琥珀 10g，炒枣仁 30g，合欢皮 30g，炒栀子 12g，防风 10g，远志 12g。6 剂，水煎服，日 1 剂。

3 月 26 日二诊：药后汗出次数减少，失眠多梦较前稍有好转，大便秘结减轻。舌苔稍厚。守上方去牛膝、栀子，加广藿香、佩兰叶各 15g，6 剂煎服。

4 月 2 日三诊：出汗减轻，仍有心悸，面部烘热，嗳气，头脑昏沉，下肢酸困无力。尿常规：WBC 234HP/mL，红细胞阳性。上方去降香，加代赭石 20g，怀牛膝 20g，炒黄柏 9g，春砂仁 9g，炒枣仁 10g。6 剂，水煎服。

【按语】患者平素经常生气，肝气抑郁，肝火扰心，则心中悸动不安；肝火灼伤心阴，心脉失养，则心前区疼痛；肝气犯胃，胃失和降，则嗳气；肝阴不足，阴不敛阳，虚阳外越，则盗汗、失眠。该患者以胸痛、心悸、汗出为主要表现，结合其盗汗、手足心热、失眠多梦症状，考虑为瘀血阻络所致。初诊以当归、红花、炒枳壳、川牛膝理气活血，生龙骨、生牡蛎、琥珀、柏子仁平肝潜阳，降逆除烦；二诊舌苔增厚，汗出减少，提示痰湿内蕴，故加广藿香、佩兰叶芳香化湿；三诊化验尿常规提示有感染存在，结合其舌脉为下焦虚火，则加代赭石平肝潜阳，黄柏清解虚热，春砂仁燥湿和胃。同时嘱其调畅情志，以利康复。

医案 8：心肌缺血

于某，女，35 岁，干部。2002 年 4 月 22 日初诊。

【主诉】心慌、头痛 3 天。

【病史】3 天前出现心悸、头痛、恶心、疲乏无力、夜眠多梦，烦躁易怒，午后低热，舌质暗红，无苔，脉沉细而结代。原有"心肌缺血、颈椎病"病史 1 年余。

【中医诊断】心悸。证属气阴两虚。

【西医诊断】心肌缺血、颈椎病。

【治法】补气养血，滋阴复脉。

【方药】炙甘草汤加减。炙甘草 12g，太子参 15g，桂枝尖 5g，天门冬、麦门冬各 12g，干生地黄 18g，阿胶 8g（烊化），炙黄芪 15g，紫丹参 15g，焦远志 12g，柏仁、枣仁各 12g，生龙骨、生牡蛎各 24g，佛手片 12g。6 剂，水煎服，每日 1 剂，分 2 次温服。

5 月 7 日复诊：服药 12 剂，自觉上述症状减轻，午后低热已退，睡眠好转，脉细，律齐，舌质淡暗，苔薄白。调整治则为补中益气，养血安神。

处方：炙黄芪 15g，太子参 15g，焦白术 12，软柴胡 12g，升麻 6g，广陈皮 10g，紫丹参 15g，焦远志 12g，柏仁、枣仁各 12g，炙甘草 12g，当归身 12g，佛手片 12g。服药 6 剂后，诸症皆消，为巩固疗效，原方再服 5 剂。

【按语】《伤寒论》载："伤寒脉结代，心动悸，炙甘草汤主之。"本案是以心血不足，不能养心，故致惊悸。心血亏耗，不能上荣于脑，见头晕、头痛。阴亏于内，虚火内动，见于多梦，烦躁易怒。阴亏内热，见午后低热。心气不足，心血亏耗，见疲乏无力。舌质暗红、无苔为阴虚内热，血行郁滞之象。故用炙甘草汤加减，以益气养血，滋阴复脉，理气安神为治；炙甘草甘温复脉，生黄芪、太子参以补气，桂枝尖通阳，干生地黄、天门冬、麦门冬、阿胶、焦远志、柏仁、枣仁以滋阴补血，养心阴；生龙骨、生牡蛎以安心神；佛手片以理气，紫丹参以活血。全方以养心阴，补心气，使脉律较快恢复，症状较快消失。后以补中益气汤合炙甘草汤两方加减合用，以补益中气加强后天，巩固疗效，以收全功。

医案 9：心律不齐

李某，女，22 岁。2012 年 4 月 16 日初诊。

【主诉】心悸、气短、乏力 7 年余。

【病史】7 年前与人生气后始发心悸，伴气短，四肢无力，月经量少，大便秘结。未正规治疗。1 周前心电图提示：1. 窦性异位心律；2. 频发室早（2 联律）。心脏彩超：左室增大，二尖瓣反流（少量），主动脉瓣，肺主动脉瓣少量反流。舌淡苔滑，脉结代。

【中医诊断】心悸。证属痰瘀互阻，腑气不通。

【西医诊断】心律不齐、左室增大。

【治法】化痰祛瘀，导滞通便，安神定惊。

【方药】桃仁、杏仁各 10g，川贝母 12g，秋桔梗 10g，全当归 30g，炒白芍 30g，嫩黄芩 15g，川黄连 9g，马齿苋 30g，焦槟榔 6g，广木香 6g，蝉蜕 12g，炒莱菔子 20g。10 剂，水煎服，每日 1 剂。

4 月 27 日二诊：药后心悸稍减，便秘明显好转，现为每日 1 行，咽部不适，声音嘶哑。上方去秋桔梗、炒白芍、蝉蜕，加炒莱菔子 10g，金银花 30g，10 剂。水煎服，每日 1 剂。

5 月 18 日三诊：停药 1 周后大便不畅再发，心悸、气短、乏力、音哑均较前明显好转。守上方加生百部 12g，赤芍 30g。12 剂，水煎服。

【按语】患者因情绪波动引发上症，之后每遇情志失调易发。心气不足，难以接续，则心悸、气短；脾气虚弱，水谷精微不能荣于四肢，则四肢无力；脾肾不足，冲任失养，则月经量少；脾胃失和，通降不利，则便秘。此病为痰瘀互阻之心悸。方中桃仁、杏仁活血化瘀，润肠通便；秋桔梗理气宣肺，开上通下；全当归、炒白芍补血养心，柔肝祛火；嫩黄芩、川黄连清热解毒；马齿苋、焦槟榔导滞通便；广木香燥湿化痰，与川贝母共奏化痰祛湿之效；

蝉蜕疏风解表，炒莱菔子健脾除痞。该病案抓住"血瘀、痰凝、气滞"的病机关键，步步为营，逐一解决问题，思路较为清晰，用药针对性强，故可获效。

医案 10：心动过速

陈某，男，40 岁。2012 年 5 月 4 日初诊。

【主诉】心悸半个月。

【病史】近半月来自感心悸，先后 5 次检查心电图，均提示"心动过速"，心率 92 ~ 98/ 分，曾在外院按"肝郁化火"服中药治疗，效差。现心悸，心烦，失眠，头蒙。近日生气，夜眠不安，舌质暗，苔白湿面大，舌下脉络粗紫，脉小滑数。

【中医诊断】心悸。证属气滞血瘀，痰浊扰心。

【西医诊断】心动过速。

【治法】安神定志，活血化痰理气。

【方药】北五加皮 12g，柏子仁 12g，焦远志 12g，炒枣仁 30g，紫丹参 30g，川芎 9g，生龙骨、生牡蛎各 30g，茯神 20g，全当归 15 g，炒栀子 12g，广陈皮 9g，川黄连 6g。6 剂，水煎服。

以上方为主加减治疗 2 周，心慌减轻，夜眠稍差，续用下方。

处方：清半夏 10g，广陈皮 9g，茯神 20g，焦远志 10g，炒枳壳 12g，炒栀子 15g，五加皮 12g，葛根 30g，炒枣仁 40g，合欢皮 30g，川黄连 6g，炙甘草 6g。6 剂，水煎服。

【按语】患者虽值中年，但喜卧懒动，气阴暗耗，脾胃受损，心脉失养，则心中悸动；心阴亏虚，心神失养则失眠；脾气受损，升清之职失于发挥，清窍失荣，则头目不清；生气后肝气郁滞，化火扰心，则夜眠不安。舌暗、苔白湿、舌下脉络粗紫，为气滞血瘀痰凝之证。首诊时以酸枣仁汤去知母养心安神定志，黄连、栀子等清心除烦；后诊曾加天门冬、麦门冬滋阴清热，合欢皮养血安神解郁，葛根滋阴养血，活血通络。全程益气补血，行气解郁，安神定志。

二、胸　痹

医案 1：冠心病、心绞痛

张某，女，65 岁。2006 年 5 月 21 日初诊。

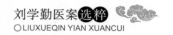

【主诉】胸痛、气短1个月。

【病史】1月前不明诱因出现心前区疼痛，胸闷，气短，动则较甚，夜间时有胸部刺痛，固定不移，心悸不宁，时口干、涩苦；食后腹胀，胃纳欠佳，眠差，大便正常，舌质偏暗，苔黄白略腻，边齿痕，脉沉稍滑。原有心前区疼痛病史2年，每次发作时均服异山梨酯、心痛定、冠心苏合香丸等药缓解。心电图示：前侧壁心肌供血不足，（aVR、V₃、V₄、V₅、V₆）ST段下移0.2mv；动态心电图提示：冠心病、心绞痛、广泛性心肌缺血。

【中医诊断】胸痹。证属痰瘀互阻，心脉不通。

【西医诊断】冠心病、心绞痛。

【治法】温化痰湿，活血化瘀安神。

【方药】全瓜蒌15g，薤白头8g，姜半夏10g，全当归12g，京赤芍20g，紫丹参30g，川芎片6g，炒枳壳12g，广郁金12g，川黄连6g，炒枣仁30g。水煎服，每日1剂。

服药4剂后，心前区疼痛稍缓解，胸闷气短略有减轻，再进6剂，临床症状明显减轻。

三诊述诸症皆减，上方加南沙参、北沙参各30g，生黄芪20g，又服10剂。查心电图提示：前侧壁心肌供血不足（aVR、V₃、V₄、V₅、V₆）ST段下移0.15mv，自觉诸症大减。因病人家事缠身，要求配中成药，以巩固疗效。

处方：西洋参30g，广郁金12g，春砂仁6g，西红花10g，田三七15g，焦槟榔10g。1料，研面装胶囊，每日3次，每次3粒，连服40天。

并嘱患者节情志，勿劳累，少食辛辣生冷食品，忌肥甘油腻之品，保持心情舒畅豁达，遇事不躁的心态。

2个月后复诊：临床症状皆无，未诉特殊不适，查心电图检查大致正常，前侧壁心肌供血不足，aVR、V₃、V₄、V₅、V₆、ST段下移0.05mv，缺血程度已得到改善，照方又配中成药1料，服法同前。半年后，随访病人已基本康复，病情得到控制，未再复发。

【按语】本方组成的药物具有良好的温阳活血化瘀作用，方中用全瓜蒌甘寒滑润，既能荡胸涤痰，又善于利气散结，使肺气清肃，以行治节之令，助心行血，涤痰散结；薤白头辛温而润，通阳最捷，兼有行气、活血之能；以通心阳，阳气振奋，则阴翳自散，胸阳得复，气化有力；姜半夏燥湿化痰，湿邪难以停聚，既可断生痰之源，又可旺盛血液运行，使气机畅通，为方中君药；辅以全当归补血活血，减少心肌耗氧量，增强心脏的缺氧耐受性；方中的紫丹参、川芎片、京赤芍等活血通瘀之品，现代药理研究证实，具有增加冠状动脉血流量，减少血管张力，改善微循环，改善血液黏稠度，降低血小板聚集，增强纤维蛋白溶解的作用活性，以助气血运行、疼痛得以缓解，共为臣药；炒枳壳、次沉香、广郁金以行气止痛，鼓舞肾气，使气行则血行，行则痛减；怀牛膝既活血祛瘀又引血下行为佐药；粉甘草缓急止痛，调和诸药为使药；共同达到温化痰瘀，散结止痛的目的。临证时，瘀血与痰浊大多同时并见，在治疗用药时，活血通阳，化瘀豁痰亦经常并用，但必须根据两者的偏盛而有所侧重。

医案 2：胸痹血瘀证

林某，女，51 岁。2009 年 1 月 16 日初诊。

【主诉】间断胸闷、胸痛伴气短 5 年。

【病史】近 5 年来时发胸前胀闷刺痛，阵发性热气自少腹上冲，心悸气短，痰多，阵汗，腰膝酸软，大便干结，舌质暗红，苔黄稍腻，脉滑数。

【中医诊断】胸痹。证属痰瘀互阻，络脉不通。

【治法】活血通络，通阳散结。

【方药】生龙骨、生牡蛎、丹参、怀牛膝各 30g，全瓜蒌 20g，当归、红花、代赭石各 15g，炒栀子、炒枳壳各 12g，薤白 8g，半夏 10g，肉桂 3g。6 剂。

1 月 23 日二诊：服药症减，守上方加栀子 3g，6 剂。

1 月 30 日三诊：胸闷气短已轻，乏力身困，心烦易怒，口苦纳差，舌质淡胖、苔白腻，守上方去怀牛膝、肉桂，加川芎 10g，广藿香、佩兰各 12g，黄芩、郁金各 15g，黄芪 30g，三七 8g。6 剂。

3 月 4 日四诊：心慌胸闷已大轻，燥汗已少，口苦已轻，继守上方加三七 2g。再进 6 剂，以收全功。

【按语】中医诊断为胸痹，辨其病机为痰热结胸于上，脾肾亏虚于下，该方活血通络，降逆安神，通阳散结，祛痰宽胸。方中丹参宁心安神，活血化瘀，半夏力能下达，为降胃安冲之主药，能止呕吐，引湿痰下行，纳气定喘。生龙骨能收敛元气、镇惊安神、固涩滑脱。生牡蛎性善收敛有潜阳之力，胆得其助而惊恐自除，肝得其平而恚怒自息。二诊症减，效不更方，加量应用炒栀子清心除烦，栀子既入肺胃而泻火，又入心肝而凉血，所以热病心烦，胸中懊憹，眠不宁，是为主治。三诊热去湿恋，则加川芎、广藿香、佩兰等

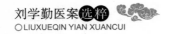

行气活血，燥湿化痰，黄芪补中益气，扶正祛邪。

医案3：心肌供血不足

李某，男，36岁，公务员。2010年1月11日初诊。

【主诉】左侧胸痛3个月余，伴右侧大腿肌肉酸痛2个月余。

【病史】3个月前开始感左侧胸痛，本市某西医院诊断为"心肌供血不足"，平板运动试验未见异常。彩超示：二尖瓣肥厚。2个月前开始伴右侧大腿肌肉酸痛，入睡困难，饮食可。形体肥胖，身高170cm，体重91kg，舌质淡白，苔白腻，脉小滑。

【中医诊断】胸痹。证属湿热阻络，血行不畅。

【治法】清热利湿，活血通络。

【方药】薏苡仁30g，土茯苓30g，板蓝根30g，桂枝7g，穿山甲9g，柴胡10g，赤芍30g，当归15g，桃仁10g，杏仁泥10g，川牛膝20g，怀牛膝20g，制草乌5g，甘草6g。6剂，每日1剂，早晚服。

1月18日二诊：服药后全身轻松，头痛，右腿肌肉沉困，心前区劳累时疼痛。

处方：当归15g，红花15g，黄芪30g，穿山甲6g，豨莶草20g，海桐皮20g，金银花30g，净连翘30g，板蓝根30g，天麻15g，白蒺藜12g，川牛膝20g，怀牛膝20g，川断20g。6剂，每日1剂，早晚服。

1月25日三诊：服药平稳，胸痛及腿部肌肌肉疼痛已轻，时有胃脘部不适，肠鸣、大便稀，每日3~4次。上方加杜仲20g，6剂，日1剂，早晚服。

2月1日四诊：服药肌肉疼痛减轻，肩背酸沉，前胸不适，出汗多。自拟方胸痹汤（方见经验方医案部分）加川芎10g，怀牛膝30g，川牛膝30g，钩藤30g，防风10g，豨莶草15g，海桐皮15g。10剂，每日1剂，早晚服。

2月19日五诊：肌肉酸痛减轻，全身轻松，出汗明显减轻。

处方：柴胡8g，赤芍30g，当归15g，穿山甲8g，桃仁10g，杏仁泥10g，红花15g，炒枳壳12g，炒王不留行30g，钩藤30g，怀牛膝30g，川牛膝30g，白豆蔻6g，春砂仁6g，降香9g。7剂，每日1剂，早晚服。

3月1日六诊：右腿酸痛好转，胸痛已去七八，口干，上方加柴胡10g，穿山甲1g，石斛12g。15剂，每日1剂，早晚服。

3月29日七诊：诸症好转，体重已减10kg左右，上方加槟榔6g，制水丸口服，巩固疗效。

【按语】该患者形体肥胖，喜静懒动，湿困中焦，气血不畅，阻于胸膺发为胸痛，滞于脉络发为下肢酸困、疼痛。初诊时以薏苡仁、土茯苓、板蓝根清热解毒，利湿泄浊；制草乌祛风除湿、温经止痛，川牛膝、怀牛膝补肝肾、强筋骨、引血下行。因制草乌有毒，不可久用，复诊时改豨莶草、海桐皮祛风湿、利筋骨。四诊时出汗多，汗为心之液，故以自拟方胸痹汤化胸中瘀滞，行心脉痰凝，使血行气顺，其痛自消。

三、不 寐

医案 1：肝郁气滞、失眠

郝某，女，58 岁。2012 年 2 月 24 日初诊。

【主诉】失眠 10 余年，加重 8 天。

【病史】10 年前无明显诱因出现入睡困难，多梦早醒，8 天来症状加重，整夜不能入睡。平素烦躁易怒，头目不清，大便质干，偶伴头晕，头痛。纳食减少，两胁不适，舌质淡红，舌边齿痕，苔白湿，脉沉。

【中医诊断】不寐。证属肝郁气滞，肝火上炎，血行不畅。

【西医诊断】失眠。

【治法】疏肝理气，活血化瘀。

【方药】草红花 15g，炒枳壳 12g，软柴胡 9g，川芎片 9g，炒枣仁 30g，合欢皮 30g，全当归 15g，细生地黄 20g，京赤芍 20g，桃仁泥 10g，生龙骨、生牡蛎各 30g。6 剂，水煎 400mL，每日 1 剂，分 2 次口服。

3 月 2 日二诊：药后睡眠稍有改善，仍多梦，易早醒，大便稍溏，上方去全当归，加赤芍 10g，首乌藤 10g，丹参 30g。6 剂，水煎服。

3 月 12 日三诊：药后诸症大减，夜眠明显改善，大便趋于正常。停药 2 天后失眠复发，大便 3 日 1 行，质干，口干欲饮。上方去柴胡，加麦门冬 15g。6 剂，水煎服。

【按语】患者 10 余年来时感心情抑郁，气郁日久化火，肝火上炎，则烦躁易怒，头目不清；气滞血瘀，则两胁疼痛不适；肝胃不和，则纳差、便干；清窍失养，则头晕、头痛；舌淡、脉沉为脾虚湿困之象。方中草红花、全当归、京赤芍、桃仁泥活血化瘀，兼可通便；炒枳壳、软柴胡、川芎片疏肝理气，行气止痛；炒枣仁、合欢皮、生龙骨、生牡蛎安神助眠，兼可平肝潜阳，川牛膝调补肝肾，兼可引血下行，以平上炎之火。全方共奏理气化瘀、平肝息风、安神助眠之功。

失眠一病主要责之于心神失养或心神不安，其中情感所伤为主要病机之一。传统肝郁化火之失眠以龙胆泻肝汤为主加减。而本案则兼有肝郁脾虚之症，且有胁痛之表现，气滞血瘀日久，久治无效。故治疗中一改常法，以活血安神为主，以桃仁、红花、当归等化瘀以养心，四物以养血安神，再加炒枣仁、生龙骨、生牡蛎、合欢皮以安神定志，二诊时更加丹参、首乌藤宁心安神，终获佳效。

医案 2：失眠、黄褐斑

贾某，女，40 岁。2012 年 1 月 30 日初诊。

【主诉】反复失眠 3 年，伴面部起斑 1 年余。

【病史】近 3 年来无明显诱因出现失眠多梦，入睡困难，服"助眠药"后稍有缓解，停药后容易反复，近 1 年余伴面部色斑，眼周发黑，纳食欠佳，口干不多饮，大便干，2～3 日 1 行，间断心中不适，心电图检查未见异常。月经周期正常，经色暗有血块。舌质暗红，苔白，舌下脉络增粗，脉缓。

【中医诊断】不寐、面斑。证属瘀血阻络，心神失养。

【西医诊断】失眠、黄褐斑。

【治法】活血化瘀，养心安神。

【方药】紫丹参 30g，京赤芍 30g，桃仁泥 10g，杏仁泥 10g，草红花 15g，炒枳壳 12g，软柴胡 10g，川芎片 10g，全当归 20g，细生地黄 20g，炒枣仁 30g，合欢皮 30g，粉甘草 6g。12 剂，水煎服，日 1 剂，分 2 次口服。

2 月 20 日二诊：睡眠稍有改善，有时仍多梦，大便 1～2 日 1 行，有时仍干，精神状态有所好转。上方加炒枣仁 10g，合欢皮 10g，12 剂，水煎服。

3 月 5 日三诊：饮食、睡眠均较前好转，面部色斑变淡，发痒，大便每日 1 行，软便。精神、体力均大好。上方去枣仁、合欢皮，加白鲜皮 15g，香白芷 10g。12 剂，水煎服。

4 月 2 日四诊：面部色斑较前明显减轻，食、眠、二便均正常。上药制水丸口服以善后。

【按语】患者素性沉静，忧思多虑，劳伤心脾，气机不畅，则血行瘀滞，心神失养，气血不和，则失眠多梦；瘀血内停，津液不亏，则口干不多饮；血行不畅，肠失濡润，则便干，舌质暗红，舌下脉络增粗为瘀血内阻之象，面部色斑为肾虚血瘀之症。方中丹参凉血活血，宁心安神；京赤芍、桃仁、杏仁、红花活血化瘀；炒枳壳、软柴胡疏肝理气，调和气机；川芎为"气中之血药"，具活血理气、祛风止痛之功效；全当归、细生地黄养血活血、润肠通便；炒枣仁、合欢皮养心安神助眠，兼可通便。全方以活血、理气、安神为主。

失眠，中医病名为"不寐"，中医辨证可分肝气郁结、肝阳上亢、心脾两虚、心胆气虚、瘀血内阻等方面，以"血瘀"为突出病机，不寐同时又见面部色斑，余治疗上以"治其气、活其血"为主，而未仅仅着眼于祛斑。瘀血得化，气血畅通，心神得养，则睡眠正常，心悸之症消；大便通畅，肠毒得清，人体新陈代谢功能逐渐恢复正常，则面部色斑渐消。此举不治心而眠已愈，不治斑而斑已消，实宗中医"治病求本"之旨。

医案3：不寐（失眠）、胃痞

陈某，女，56岁。2012年4月13日初诊。

【主诉】失眠伴胃胀4月余。

【病史】4个月前轻度"脑中风"后出现入睡困难，多梦，胃脘痞满，大便秘结，腿酸无力，面黄目困，嗳气，面部烘热。头颅核磁示"多发腔梗"。脉弦滑稍硬，舌质淡红，边瘀点，苔黄薄面大。平素心情不佳，体弱多病。

【中医诊断】不寐、胃痞。证属肝胃不和，心神失养。

【治法】疏肝和胃，安神通腑助眠。

【方药】全当归30g，炒白芍30g，嫩黄芩15g，川黄连6g，焦槟榔6g，广木香6g，炒枳壳12g，马齿苋20g，合欢皮30g，首乌藤30g，炒枣仁30g，炒栀子10g。6剂，水煎服。

4月20日二诊：服上药后诸症均有好转。自服"辛伐他汀片"后夜间兴奋，腹胀，嗳气。上方去合欢皮，加炒枣仁10g，金银花30g，6剂，煎服。

4月27日三诊：服上方后夜间睡眠改善，仍觉餐后腹胀，饮食难下，大便不畅。上方去首乌藤，加炒莱菔子30g，12剂，煎服。

1个月后其家人来诊，诉其药后饮食、睡眠及二便均较前明显好转。

【按语】患者素因体弱多病而肝气抑郁，化火扰心，则失眠多梦；肝木横克脾土，则胃痞；胃气上逆则嗳气；肝胃不和，脾运失职，水液失运，则便秘；肝火上炎则面部烘热；脉弦硬、苔黄为肝郁化火之证。方中全当归、炒白芍养血柔肝以制上炎之火；嫩黄芩、川黄连清热燥湿，清心泻火；焦槟榔、

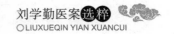

马齿苋清热护胃，兼可通便；广木香、炒枳壳理气调中，兼可消胀；合欢皮、首乌藤安神助眠；炒枣仁养心安神，润肠通便，炒栀子清心除烦，清肝泻火。该患者以脘腹胀满、失眠多梦、大便秘结为三大主要症状，其病机主要为肝胃不和、肝胃郁热。总体病机为本虚标实。本虚在于久病缠身，肝肾不足，肝气虚则两目酸困，肾气虚则腿酸无力。标实在于肝郁化火，上扰心神，横克脾土。脾升胃降失常，脾气不升，脑窍失养，又加肝火上扰，则失眠多梦；胃气不降反逆，则嗳气、脘腹胀满、大便秘结。二诊加金银花清热解毒，三诊加炒莱菔子理气消胀，通里导滞，以解除"胃不和则卧不安"之虑。

四、多　寐

医案：多眠症

赵氏，女，70岁，农民。2010年7月25日初诊。

【主诉】神困多寐3个月。

【病史】患者近3个月神困多寐，唤醒后睁眼困难，随即又睡，昼夜皆然，睡后常流口水，精神倦怠，痞满纳差，形体肥胖，四肢困重，大便黏腻不爽，时而溏薄，每日1～2次，小便可。舌质淡，舌苔白厚腻，脉滑稍弦。

【中医诊断】多寐。证属湿盛困脾，浊蒙清窍。

【治法】燥湿健脾，醒神开窍。

【方药】苍术、白术各15g，姜半夏10g，桂枝尖9g，广陈皮9g，石菖蒲10g，胆南星10g，青礞石15g，姜厚朴9g，云茯苓25g，粉甘草6g。水煎分两次温服。

8月1日二诊：服药5剂，嗜睡减轻，精神稍好，痞满好转大半，饮食增加，仍身困重，舌质淡，舌苔薄白略腻，脉滑。嘱清淡饮食，效不更方，原方加石菖蒲2g，云茯苓5g，继服6剂。

8月8日三诊：家人来述，基本恢复正常，白天可不睡，能干轻微家务活，精神、饮食、大便均正常，舌质淡，舌苔薄白，脉小滑。调整药物剂量，以祛湿和胃，化痰醒神。

处方：姜半夏10g，苍术、白术各10g，滑石粉12g，桂枝尖7g，广陈皮10g，姜厚朴8g，石菖蒲10g，云茯苓15g，白蔻仁6g（后下），粉甘草6g。续服6剂，间日1剂。

【按语】嗜睡，又称"多寐""欲卧"或"欲眠"等。《灵枢·大惑论》云："其气不清，则欲瞑，故多卧矣。"《伤寒论·辨少阴病脉证并治》曰："少阴之为病，脉微细，但欲寐。"患者形体肥胖，过食肥甘，损伤脾胃，运化失司，聚而成湿，湿困脾土，脾失健运，胃失和降，气机不利，清阳不升，浊阴不降，在上发为嗜睡，在中发为痞满，在下发为大便黏腻不爽。治宜健脾化湿、醒神开窍。药用茅苍术芳香燥烈，燥湿健脾；桂枝尖辛甘温，发汗解肌，温经通阳，温化湿浊；姜厚朴苦燥辛散，温能祛寒，长于行气、燥湿消胀；炒枳壳行气宽中祛湿；姜半夏、广陈皮燥湿和中；云茯苓健脾利湿；胆南星、青礞石清利消痰，平肝镇惊；石菖蒲化湿和胃，豁痰辟秽、醒脾开窍；因病在暑湿季，加用滑石粉质重体滑，滑能利窍，使三焦湿邪从小便排出；粉甘草和中，与滑石粉相配，以甘寒生津，利小便而津液不伤。全方共奏温阳燥湿，健脾醒神，使常睡之人，得以复常。

五、癫 痫

医案 1：原发性癫痫

张某，男，22 岁，农民。1998 年 4 月 3 日初诊。

【主诉】间断突然昏倒、不省人事、口吐白沫 5 年余，加重半年。

【病史】患者 5 年前无明显诱因出现突然昏倒，不省人事，口吐白沫，四肢抽搐，两目上视，2 ~ 3 分钟即止，渐渐苏醒，醒后自觉乏力，以后每 20 天左右发作 1 次，症状逐渐加重，某医院确诊为"癫痫"，近半年发作渐趋频繁，每月发作 2 ~ 3 次，服苯妥英钠等抗癫痫药治疗，日久失效，前来就诊。症见：神情呆滞，记忆力减退，舌质淡，舌尖红，舌苔黄白厚，脉滑稍数。脑电图示：癫痫。

【中医诊断】痫证。证属痰浊阻窍，肝风内动。

【西医诊断】癫痫。

【治法】化痰开窍，平肝熄风，安神定志。

【方药】广陈皮 10g，焦远志 10g，炒枳壳 12g，焦白术 9g，云茯苓 20g，天竺黄 5g，姜半夏 9g，胆南星 8g，淡全蝎 10g，白僵蚕 10g，石菖蒲 10g，大蜈蚣 3 条。

上方稍有出入，服药 1 个月后发作 1 次，但症状较前轻，发作时间较前短，

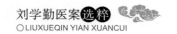

又服上方 30 剂未复发，西药逐渐减量，又配胶囊口服。

处方：淡全蝎 30g，大蜈蚣 30 条，石菖蒲 20g，青礞石 20g，姜半夏 20g，天竺黄 10g，胆南星 20g，西红花 10g，羚羊角粉 10g，广郁金 15g，小白花蛇 3 条，焦槟榔 10g。共研细面，羚羊角粉另入，装胶囊，分 90 次口服，每日 3 次。连服 3 月余，西药已停服，病未发，又服上方 3 个月余，以巩固疗效。随访 1 年，未复发。

【按语】临证时对从未服过西药的初诊者，应单独使用中药治疗；对常服抗痫西药，采用中药治疗同时，不能立即停用西药，宜逐步减量直至停药，或服维持量，但中西药服用时间，可以隔开 1 小时左右。若患者发作时间有一定规律，服药时间应做特殊安排，中午发作者，可早上 8 点、睡前各服药 1 次；傍晚发作者，可早上 9 点、下午 3 点各服药 1 次；夜间发作者，可下午服药 1 次，睡前服药 1 次。根据不同的情况，规定不同的服药时间，有利于药效充分发挥。癫痫的服药特点是持久而不能骤然停药，否则容易影响治疗效果，就是症状消失后，一般需巩固服药半年至 1 年。临证时还应嘱患者避免精神刺激，注意劳逸结合，忌食生冷、油腻、浓茶、烟酒等以免助湿生痰。

医案 2：癫痫（脑梗死后遗症）

杨某，男，53 岁。2012 年 10 月 26 日初诊。

【主诉】右侧偏瘫、言语不利 1 年余，伴发作性意识丧失 7 个月。

【病史】1 年前患"脑梗死"后遗留右侧肢体偏瘫、言语不利，现右下肢拄拐勉强行走，右上肢不能上抬，7 个月前及 2 天前出现两次意识丧失，发作时伴四肢抽搐、两目上翻、口吐白沫，持续约 3 ~ 5 分钟，可自行缓解。纳食可，夜眠不安，大便干结难排。舌质淡暗，苔白湿，脉弦滑。

【中医诊断】癫痫、便秘。证属痰热互结，上蒙清窍，下阻肠腑。

【西医诊断】脑梗死后遗症。

【治法】化痰开窍，清热通腑。

【方药】导痰汤加减。姜半夏 10g，天竺黄 5g，胆南星 9g，广郁金 20g，侧柏叶 15g，草红花 15g，云茯苓 20g，广陈皮 9g，川黄连 9g，马齿苋 30g，全蝎 10g，瓜蒌仁 30g，火麻仁 30g，莱菔子 30g。6 剂，水煎服，每日 1 剂，分 2 次口服。

11 月 2 日二诊：服药平稳，排便及夜间睡眠均较前改善，服药后癫痫未再发作。以通腑泻下法治之。

处方：全当归 30g，炒白芍 30g，嫩黄芩 20g，川黄连 9g，熟大黄 9g，焦槟榔 6g，广木香 6g，炒枳壳 12g，郁李仁 30g，马齿苋 30g，瓜蒌仁 30g，火麻仁 30g，莱菔子 30g。12 剂，水煎服，日 1 剂，分 2 次口服。

11 月 12 日三诊：排便困难进一步改善，癫痫未发。上方去郁李仁，加金银花 30g。12 剂，水煎服，每日 1 剂，分 2 次口服。

上方为主加减调理 1 月余，2013 年 9 月 10 日又因便秘来诊，诉癫痫始终未发，再服上方 10 剂后，便秘获愈。

【按语】中风患者多为久病缠身，许多合并肝气郁结，急躁易怒，气郁化火，痰火交结，易致便秘；复加肢体不遂，行动不便，多静少动，更易致大便干结难下，终致浊气不降，清气不升，脑窍被蒙，发为癫痫。该患者罹患中风偏瘫年余，邪气久滞经络，络脉痹阻，则右侧肢体不遂；气滞日久，痰湿阻滞，上蒙清窍，则发癫痫、抽搐；痰热内盛，化热生毒，壅滞肠腑，则便干难排。治疗以导痰汤为主，方中以川黄连、清半夏、瓜蒌仁宽胸散结，天竺黄、胆南星清热涤痰，广郁金疏肝解郁，活血利胆；侧柏叶化瘀泄浊，兼有醒神之功；草红花活血化瘀；云茯苓、广陈皮健脾燥湿，全蝎祛风通络，熄风定惊；瓜蒌仁、火麻仁、郁李仁、炒莱菔子理气通便，以起"釜底抽薪"之功。该病病机重点在于浊邪上犯，清窍不利，故治疗重在升清降浊，采用通腑泻下法，内含"上病下治"之意。

医案 3：痫证

李某，女，21 岁，农民。2008 年 5 月 22 日初诊。

【主诉】发作性昏仆 10 年，加重 1 月。

【病史】10 年前无明显诱因出现突然昏倒，不省人事，口吐白沫，在当地县人民医院诊为"癫痫"，近 1 月发作频繁，每月 4～5 次，服苯妥英钠等药治疗，日久效差。现发作持续 5 分钟左右。脑电图示：癫痫。就诊时神情呆滞，舌质淡暗，舌苔薄白，脉沉细弦。

【中医诊断】痫证。证属肝风内动，痰浊蒙窍。

【西医诊断】癫痫。

【治法】化痰开窍，平肝熄风，安神定志。

【方药】姜半夏 10g，侧柏叶 14g，广陈皮 10g，石菖蒲 10g，炒白蒺藜 12g，草红花 12g，云茯苓 15g，天竺黄 5g，双钩藤 14g，淡全蝎 9g，胆南星 6g，大蜈蚣 2 条。6 剂。水煎服，每日 1 剂，分 2 次温服。嘱患者保持心情舒畅，

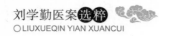

避免情志刺激。

5月29日二诊：精神有所好转，过去经常夜间做梦，醒后即易发病，现夜间做梦醒后亦不发病。上方加淡全蝎1g，大蜈蚣1条。

6月22日三诊：连服22剂，病情一直稳定，昨日因生气后发病，但较前明显减轻，1～2分钟即醒，醒后乏力。改方如下。

处方：柏仁、枣仁各14g，姜半夏10g，淡全蝎10g，白僵蚕15g，焦远志12g，大蜈蚣3条，天竺黄6g，胆南星9g，生龙骨、生牡蛎各30g，草红花12g，石菖蒲10g，侧柏叶15g，6剂。

另配水丸：石菖蒲30g，淡全蝎30g，大蜈蚣20条，天竺黄20g，侧柏叶50g，姜半夏50g，广陈皮50g，胆南星40g，白僵蚕70g，西红花10g，乌梢蛇80g，白花蛇3条。共研细末，装胶囊，每日3次，每次6粒，温开水送服。

7月31日复诊：未再发病，精神饮食可，舌质淡，苔薄，脉沉细弦，继服胶囊。

8月28日复诊：患者诉未犯病，脉舌同上。照6月22日胶囊方一料。每日2次，每次6粒，温开水送服，以巩固疗效。

【按语】本病系痰随风动，风痰上扰，心神被蒙所致。《丹溪心法·痫证》中"无非痰涎壅塞，迷闷心窍"。方中天竺黄、胆南星、石菖蒲以清热化痰开窍；侧柏叶以平肝热；姜半夏能除湿化痰，配合云茯苓除湿；广陈皮理气，气顺湿除，痰浊自消；炒白蒺藜归肝经，配钩藤、淡全蝎、大蜈蚣以平肝熄风；久病多瘀，方中加以活血化瘀之草红花以祛其瘀。诸药合用，则癫痫得到控制。

六、狂　证

医案：精神分裂症

姬某，男，30岁。2013年3月7日初诊。

【主诉】心烦、急躁3年。

【病史】患者于3年前逐出现情志异常，心烦意乱，急躁易怒，渐至狂躁无法自控，在开封市精神病医院诊断为精神分裂症，经治疗效果差。3年来时有行为失控，暴怒，伤人毁物。平时患者沉默寡言，不喜见人，自闭抑郁。纳眠可，右上肢屈曲而不愿意下垂，平时喜欢把手指放在嘴里掏动，唾液较多，大便 4 天一排。舌质淡，稍暗，舌苔白湿，脉小滑。

【中医诊断】狂证。证属痰热内扰，心神错乱。

【西医诊断】精神分裂症。

【治法】清热化痰，安神定志。

【方药】半夏 10g，广陈皮 8g，云茯苓 15g，炒枳壳 12g，甘草 6g，竹茹 10g，炒栀子 12g，全蝎 10g，柴胡 9g，黄芩 15g，炒莱菔子 30g，远志 12g。6 剂，每日 1 剂，水煎服。

3 月 14 日二诊：大便稍改善，两天一排。余症无明显变化。上方加炒栀子 3g，生龙骨 30g，生牡蛎 30g。6 剂，每日 1 剂，水煎服。

3 月 21 日三诊：大便 1 日一行，双上肢屈曲、掏嘴等动作明显减轻，偶有不自主呆笑，或自言自语，睡眠良好，现在对答如常。上方加僵蚕 12g。6 剂，每日 1 剂，水煎服。

3 月 18 日四诊：偶有双上肢屈曲、掏嘴等动作，呆笑及自言自语症状消失。余无明显不适。守方 12 剂，每日 1 剂，水煎服。

【按语】狂证多因情志过极，导致痰火内盛、蒙蔽心神，神机错乱而致使，以精神兴奋，狂躁不安，骂人毁物为主要临床表现《素问·至真要大论》曰：诸躁狂越，皆属于火。因此治疗上多采取清泄痰热，安神化痰的治疗方法。本案患者平素沉默寡言，不喜见人，自闭抑郁，属痰湿蒙神之征，大便干结，四日一排，为燥热内结所致。因此首诊用温胆汤和小柴胡汤加减治疗清化痰热，和解表里，泄热通便。大便得通，则痰热得泄，则心神自敛。二诊加炒栀子、生龙骨、生牡蛎，清热镇心，安神定志，符合"惊者平之"之旨。上肢屈曲，掏嘴为内风旋动之征兆，故三诊加僵蚕息风止痉。

第三节 脾胃系病证

一、胃 痞

医案 1：全胃炎

胡某，男，50 岁，农民。2012 年 5 月 15 日初诊。

【主诉】胃脘胀满半年余。

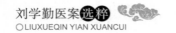

【病史】近半年来自感胃脘胀满，喜按，饭后早饱，食欲尚可，曾在外院按"胃炎、消化道溃疡"治疗，应用"泮托拉唑胶囊、果胶铋胶囊、曲美布丁片"等药物，症状时轻时重。现胃胀，消瘦，纳差，便溏，排便有不净感，大便3～4日一行。舌质淡，偏红，苔白湿面大较厚，脉沉弦。

【中医诊断】胃痞。证属脾气亏虚，湿困中焦。

【西医诊断】胃炎、消化道溃疡。

【治法】益气健脾，化湿和胃消胀。

【方药】马齿苋30g，炒枳壳12g，广木香6g，槟榔9g，当归30g，炒白芍30g，黄芩15g，川黄连6g，降香9g，太子参30g，黄芪30g，金银花30g。6剂，颗粒剂，每日1剂，分两次冲服。

5月21日二诊：胃胀减轻，纳食增加，仍失眠，便溏。胃镜检查提示：HP（阳性），慢性浅表性全胃炎。上方加太子参10g，6剂。

5月28日三诊：诸症均明显减轻。饭后稍感腹胀。上方加降香1g，炒莱菔子20g，6剂。

上方增损调理半月，诸症悉愈。

【按语】患者饮食不节，伤于脾胃，久病脾胃气虚，故胃胀喜按；胃虚失于和降，稍进食则通降不利，故痞满、饱胀；脾虚失于健运，输布精微失常，则消瘦、便溏；脾虚湿困，痰湿蕴结，则排便不净。方中马齿苋清热解毒，并有止痢之功；炒枳壳、木香行气健脾，燥湿和胃；槟榔理气化积，消滞除胀；当归、白芍养血和血，调肠通便；黄芩、黄连燥湿解毒；降香和胃通降消痞；太子参、黄芪益气补中，金银花有解毒消痈之功。本案之本虚在于脾胃虚弱，标实在于气郁积滞，故重用马齿苋并加槟榔、降香等解毒凉血，化积降气，清肠导滞，使腑气得通，则痞满自消，同时以太子参、黄芪益气扶正，以防祛邪同时正气受损，本病自除。

医案2：胃炎、便秘

孙某，女，71岁。2012年1月13日初诊。

【主诉】胃胀、左下腹隐痛、排便不畅1月余。

【病史】近1月来时感胃脘胀满不适，左下腹隐痛，阵发性，无规律，食量减少，排便不畅，大便1～2日一行，有时便干，夜间多梦，易醒。脉缓、弦滑，舌质淡红，苔白面大。拒绝结肠镜检查。

【中医诊断】胃痞、便秘。证属气郁化热，肠腑不通。

【西医诊断】胃炎、便秘。

【治法】疏肝理气，清热解毒，润肠通便。

【方药】川黄连6g，黄芩15g，槟榔5g，广木香6g，马齿苋30g，全当归20g，炒白芍20g，炒枳壳12g，炒栀子20g。6剂，水煎服，每日1剂，分2次口服。

1月30日二诊：胃胀好转，左下腹偶有隐痛，自感烧心，排便不畅，有下坠感，多梦。

处方：当归30g，炒白芍30g，黄芩15g，黄连9g，酒大黄6g，槟榔6g，木香6g，马齿苋30g，上肉桂2g，炒枳壳12g，太子参30g，炒莱菔子20g。10剂，水煎服。

2012年10月8日三诊：服上药后诸症渐消。近日劳累后症状复发，口舌颤动，不能自制。胃脘胀满不适，夜眠不安，多梦，有时步态不稳，脉弦细，舌质淡，偏暗，体稍大，苔薄。

另开方：温胆汤加红花15g，郁金20g，全蝎10g，蜈蚣4g，生龙骨、生牡蛎各20g，焦远志10g。6剂，颗粒剂，冲服。

10月15日四诊：药后症减。近1年来经常出现行走时头晕，静止时无头晕现象。上方去酒大黄、木香，加太子参30g，天麻12g。6剂，颗粒剂，冲服。

【按语】患者年逾七旬，平时情志不畅，导致肝用失职，疏泄调达不利，胃脘胀痛；肝失疏泄，气机不利，则时感腹痛；肝血不足，肠燥失润，则便秘；气郁日久化热，上扰心神，则多梦易醒。方中黄连、黄芩清热解毒，味苦且能降泄；槟榔行气导滞，降气消积；木香化湿温中，燥湿止呕；马齿苋解毒化湿，清热治痢；全当归、白芍养血活血，润肠通便。炒枳壳疏肝理气，宽中除痞；炒栀子清热凉血，清心除烦，兼可退黄。该案之胃痞实属气郁化热，腑气不通所致。此处不治"痞"而治"便"，实有"釜底抽薪"之意。前两诊均取归、芍之柔润，芩连之清解，苋、槟之通降以通便清腑，腑气既通，其胀自消。三诊时主症有变，除胃痞外，尚有步态不稳，舌体颤动之症，为痰湿阻络，肝风内动之象，故以温胆汤化痰祛湿、全蝎、蜈蚣等通络搜风，四诊时加天麻祛风活络，平肝潜阳，太子参补脾生津，养心安神，以固根本。

医案3：胃炎、十二指肠炎

董某，女，46岁，工人。2012年7月6日初诊。

【主诉】纳呆、头晕、胸闷4个月。

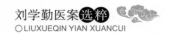
【病史】4个月前生气后渐出现胃脘胀痛，纳呆，无食欲，恶心，在当地医院求治，具体诊断及用药不详，效差。现症：胃脘胀痛，纳呆，恶心，两乳胀痛。电子胃镜示：十二指肠球部及降部近端黏膜粗糙，绒毛水肿。彩超示：双侧乳腺增生。舌质淡红，苔白，脉沉弦。

【中医诊断】胃痞。证属肝郁脾虚，湿困中焦。

【西医诊断】胃炎、十二指肠炎。

【治法】疏肝健脾，化痰祛湿。

【方药】柴胡9g，当归10g，炒白芍20g，薄荷6g，炒白术8g，云茯苓20g，川贝母10g，海蛤壳30g，春砂仁9g，清半夏10g，炒枳壳12g，太子参30g。6剂，水煎服，每日1剂，分2次口服。

7月16日二诊：药小效。乏力，心中不适，进食后胃脘胀痛，大便不畅，以自拟方胃平汤（见验方医案部分）加槟榔6g，草豆蔻、春砂仁各6g，柴胡9g，瓜蒌15g，穿山甲6g，10剂。

7月27日三诊：药小效，胃胀减轻，上方加降香10g，瓜蒌5g，10剂，水煎服。

8月13日四诊：服药有效。胃胀已不明显，仅进食过饱后胃胀。生气后乳胀痛、头晕、胸闷、失眠、大便平结。上方加瓜蒌10g，炒莱菔子30g，穿山甲3g，10剂。

【按语】患者经常情志不遂，肝气不疏，疏泄失职，横克脾土，致脾失健运，胃失和降，则胃脘胀痛；两乳为肝经所过之处，气滞痰阻，则发为乳胀、乳痛。方中主要以逍遥散加味，既有柴胡疏肝解郁，又有当归、白芍养血柔肝，尤其当归之芳香可以行气，味甘可以缓急，更是肝郁血虚之要药。白术、云茯苓健脾祛湿，使运化有权，气血有源；川贝母、蛤粉化痰散结，春砂仁健脾化湿，和胃宽中，炒枳壳行气消胀，太子参补气生津。该病案痞满、纳呆为肝郁脾虚所致，患者中气受伤，脾、胃、大肠、小肠功能失调，寒热互结其中，清浊升降失常，其症状为心下痞满、干呕，或伴肠鸣下利。二诊胃平汤中半夏、干姜辛温除寒，草豆蔻、春砂仁化湿和胃，柴胡疏肝解郁，瓜蒌清热化痰，软坚散结；穿山甲化瘀散结。四诊加量应用瓜蒌通便泄热。总之本病的发生及波动与情志因素密切相关，虽治后缓解，但易因情志刺激而复发。

医案4：慢性浅表性胃窦炎伴糜烂

范某，男，56岁，农民。2009年8月22日初诊。

【主诉】胃胀 2 月余。

【病史】原有乙肝病史 10 年余，近 2 个月以来胃脘痞满，嗳气泛酸，纳差腹胀，右胁胀痛，全身乏力，舌质红，苔薄腻，脉沉滑数。胃镜检查：慢性浅表性胃窦炎伴糜烂。

【中医诊断】胃痞。证属肝郁犯胃，气机升降失常，湿阻中焦。

【西医诊断】慢性浅表性胃窦炎伴糜烂。

【治法】疏肝和胃，理气化湿。

【方药】自拟方刘氏逍遥散（软柴胡 6g，紫丹参 30g，京赤芍 30g，土茯苓 30g，薏苡仁 30g，薄荷叶 6g，粉甘草 6g）加旋覆花（包煎）15g，代赭石 15g，槟榔 9g，降香 9g，檀香 12g，春砂仁 6g。6 剂。水煎服，每日 1 剂。

8 月 29 日二诊：服药后胁痛轻，胃痞减，食欲增，乏力改善，上方去春砂仁，加郁金 16g，香附 16g 以增加行气解郁的作用。6 剂。

9 月 5 日三诊：服药后胃脘痞满已愈。半年后复查胃镜：胃黏膜光滑。

【按语】脾胃五行属土，最易受肝木影响，肝气郁结，横逆犯胃，则胃气上逆，而发嗳气泛酸，甚则胃脘部痞满。刘氏逍遥散是余从脏腑横向联系出发，根据肝胃乘侮关系创制出的经验方，治疗肝气横逆犯胃之胸胁苦满、胃痛、纳呆、嘈杂、嗳气、泛酸等症。该患者原有乙肝病史，以右胁胀痛，胃脘痞满，嗳气泛酸腹胀纳差为主，证属肝胃不和。本方柴胡疏肝解郁，丹参、赤芍养血柔肝，薏苡仁、土茯苓健脾清热祛湿，使运化有权，气血有源。甘草益气补中，缓肝之急，为佐使之品，薄荷少许，助柴胡疏肝郁，加旋覆花、代赭石、槟榔降逆和胃，降香、白檀香理气解郁，春砂仁化湿醒脾。二诊即见大效。三诊即告痊愈。

医案 5：反流性胃炎

刘某，女，70 岁，家庭妇女。2011 年 11 月 14 日初诊。

【主诉】胃胀、反酸 1 月余，加重 5 天。

【病史】1 个月前开始无明显诱因出现胃脘胀痛、烧心、反酸等症状，未治疗。5 天前生气后症状加重，伴食欲差，饥不欲食，嗳气频作，两胁胀满，口干口苦，牙痛，多饮，大便质干，下肢酸困，腰酸乏力。舌质暗红无苔，脉弦细稍微。1 年前胃镜提示"反流性胃炎"。血流变提示"高黏血症"。

【中医诊断】胃痞。证属胃阴亏虚，肝郁气滞。

【西医诊断】反流性胃炎。

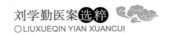
【治法】滋养胃阴，疏肝解郁，理气除胀

【方药】玉女煎加减。南沙参、北沙参各30g，生山药30g，生石膏60g，知母10g，香附16g，郁金16g，川楝子10g，降香9g，细生地黄20g，麦门冬20g，细石斛15g，大腹皮15g，粉甘草6g。6剂，水煎服，日1剂，分2次口服。

11月28日二诊：服上方12剂，自感两胁胀满消失，腹胀、牙痛减轻，食欲稍有改善，食后仍有吐酸、烧心，下肢酸困，口干多饮，便溏，每日1行，无腹痛。舌质暗红，脉细稍数。

处方：细生地黄30g，石斛15g，麦门冬20g，降香9g，北沙参30g，生山药30g，生石膏60g，知母10g，牡丹皮15g，广陈皮10g，粉甘草6g。6剂，水煎服，日1剂，分2次口服。

1月10日三诊：服上方15剂，诸症好转，2天前感冒后咳痰，胃胀、烧心稍有反复。上方加女贞子20g，川贝母9g。6剂，水煎服，日1剂，分2次口服。

【按语】患者平素经常抑郁、烦躁，肝气不舒，横克脾土，脾失健运，故胃脘胀满；情志郁结，气郁化火，灼伤胃阴，故出现饥而不欲食，牙痛便干。肝郁化火犯胃，则烧心、反酸；胃气上逆则嗳气。此处以"玉女煎"（石膏、知母、麦门冬、生地）为主方以治胃阴亏虚、肝郁气滞之症，更加沙参、石斛益胃生津，滋阴清热，川楝子、香附、郁金疏肝理气解郁，降香理气降逆，大腹皮下气宽中除胀。生山药补脾肺肾，且有开胃之功，益气扶正。该病例为之"胃痞、吐酸"之症。病起于肝气郁滞，化火犯胃，火盛伤阴，胃阴亏虚，故一诊以滋补胃阴以泻火、疏理肝气以除胀治疗为主；二诊首战获效后，缓缓收功，去香附、郁金，防其过燥更加伤阴，而加牡丹皮清热凉血活血。三诊复感外邪，肺卫受邪，痰热蕴肺，稍加川贝母清热化痰以止咳。肝肾亏虚，两目失于濡润，则目干目昏，故加女贞子滋阴明目。此案虽为治"吐酸"之症，但始终未用"乌贼骨、煅瓦楞"之类以制酸，而是着眼于胃阴亏虚，肝郁气滞之病机，体现"治病求本"的特点。

二、胃　痛

医案1：寒凝胃痛

徐某，男，49岁，农民。2009年5月23日初诊。

【主诉】胃痛 2 周。

【病史】2 周前因食寒凉食品后,出现胃脘疼痛,遇温则痛减,遇寒则痛增,胸闷胁痛,纳差,咽部壅塞,口不渴,喜食热饮,舌质淡,舌苔薄白,脉弦细。

【中医诊断】胃痛。证属气滞寒凝,阳气被遏。

【治法】温胃祛寒,行气止痛。

【方药】良附丸加味。高良姜 6g,淡干姜 3g,吴茱萸 2g,制香附 12g,广陈皮 8g,台乌药 8g,姜半夏 9g,茅苍术 10g,小茴香 6g,醋延胡索 15g,草豆蔻、春砂仁各 6g(后下),粉甘草 5g。水煎服,每日 1 剂,分 2 次温服。

5 月 28 日二诊:服上药 3 剂后,胃脘痛减,胸闷胁痛减轻,咽不塞,饮食增,舌质淡,舌苔薄白,脉弦。原方去广陈皮,加广郁金 12g,再进 5 剂。

6 月 3 日三诊:病人自述胃脘痛已基本消失,胸闷胁痛减轻过半,精神好,已不怕风寒,饮食增加,舌质淡,舌苔薄白,脉滑,为使病情更加稳定,又按照原方续进 3 剂,以巩固疗效。

【按语】《素问·举痛论》曰:"寒邪客于肠胃之间,膜原之下,血不得散,小络引急,故痛。"本案因过食生冷,寒湿内侵,寒主收引,寒邪内客于胃,则阳气被寒邪所遏而不得舒展,致气机阻滞,故胃痛;寒邪得阳则散,遇阴则凝,所以得温则痛减,遇寒则痛增。寒阻气机,影响肝的疏泄功能,肝失疏泄,气机不利,故见胸闷胁痛;肝气郁滞,胃有寒凝,故见气滞痰凝壅塞咽部。用高良姜、小茴香,以温中暖胃,散寒止痛;广郁金、醋香附疏肝开郁,行气止痛;台乌药、吴茱萸行气疏肝,散寒止痛;春砂仁以消食和胃,以防食滞胃脘;姜半夏、广陈皮以健脾行气消痰。全方共奏温胃散寒,行气止痛,使寒得散,胃得和,病霍然。

医案 2:胃痛

杨某,女,35 岁,工人。2001 年 7 月 14 日初诊。

【主诉】胃痛半个月。

【病史】患者在半月前生气后渐出现胃脘胀痛,以右胁肋为甚,遇情志不遂,症状加重,易发脾气,泛酸,嗳气,大便不爽,舌质淡红,舌苔薄黄,脉弦滑。

【中医诊断】胃痛。证属肝胃不和。

【治法】疏肝理气,和胃止痛。

【方药】软柴胡 9g,炒白芍 30g,炒枳实 8g,制香附 10g,秋桔梗 10g,

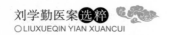
乌贼骨 15g，广郁金 12g，佛手片 12g，醋青皮 7g，白檀香 12g，炮川楝 12g，生甘草 9g。水煎服。

7月18日二诊：服上药 3 剂后，右胁肋胀痛明显减轻，胃酸稍有好转，发脾气也能控制，精神可，舌质淡略红，舌苔薄黄，脉弦稍滑。在原方基础上加软柴胡 3g，制香附 5g，煎服方法同上。

7月25日三诊：服上药 6 剂后，自述右胁肋胀痛消失，胃酸，腹胀已减过半，精神可，舌质淡略红，舌苔薄，脉弦稍滑。上方加炒枳实 3g，浙贝母 12g，仍照上方服用 6 剂，以巩固疗效。

【按语】《内经》曰："木郁达之。"忧思恼怒，情怀不畅，气郁伤肝，疏泄失职，横逆犯胃，胃失和降而致胃脘疼痛。痛虽在胃，病源在肝，此即"肝乃起病之源，胃为传病之所"，沈金鳌在《沈氏尊生书·胃痛》篇中论述颇具见解曰："胃痛，邪干胃脘病也……唯肝气相乘为尤甚，以木性暴，且正克也。"唐容川在《血证论》中对此论述甚精，曰："食气入胃，全赖肝木之气以疏泄。"此乃"治肝可以安胃"。方中软柴胡和解少阳，不仅善于达邪外出，而且是疏肝解郁的要药；炒白芍、生甘草和营止痛；炒枳实消食导滞，更加强了行气解郁的效能，且炒枳实、软柴胡合用升清降浊；广郁金、白檀香疏肝理气止痛；佛手片、醋青皮、炮川楝三药相配治肝气郁结所致胃痛效佳。妙在选加了宣泄肺气的秋桔梗。此即《内经》所云"诸气膹郁，皆属于肺"又"肺主一身之气"，肺气宣，肝郁解，胃安和。

医案 3：湿热胃痛

陈某，男，40 岁，工人。2001 年 5 月 30 日初诊。

【主诉】胃痛、胃胀 3 个月。

【病史】患者近 3 月来胃脘疼痛、满闷，时轻时重，恶心欲吐，头脑昏沉，伴口干苦黏腻，渴不欲饮，纳呆，小便色黄，量少，大便有解不净的感觉，舌质淡红，舌苔黄白厚腻，面大，脉滑数。

【中医诊断】胃痛。证属湿热壅滞，气机不利。

【治法】清热利湿，芳香化浊，调畅气机。

【方药】薏苡仁 30g，川厚朴 8g，炒枳壳 9g，杏仁泥 10g，清半夏 10g，嫩黄芩 10g，广藿香、佩兰叶各 12g，广陈皮 9g，白檀香 12g，春砂仁 5g（后下），粉甘草 6g。水煎服，每日 1 剂，分两次温服。

6月2日二诊：服上药 3 剂，胃脘疼痛满闷减轻，自觉身体较前有力，口苦黏腻好转，饮食增加，舌质淡，舌苔薄黄白，脉滑。上方加炒枳壳 3g，嫩黄芩 2g。继服 7 剂。

6 月 10 日三诊：上药服后，病人自觉胃痛已减半，精神好，口苦已不黏腻，饮食增多，舌质淡，苔薄黄白，脉小滑。为巩固疗效，嘱咐病人间日服 1 剂，再进 7 剂。

6 月 26 日四诊：病人自述胃脘痛已经痊愈，唯食寒凉物品后，胃脘部稍有不适，上方去嫩黄芩，加茅苍术 10g，川厚朴 8g。续服 6 剂，以收全功。

【按语】本案是湿热壅滞，中阻脾胃，升降失常，气机不利所致胃脘痛，湿热之邪，黏滞、重浊、壅滞气机、不通则痛。薛生白说："太阴内伤，湿饮停聚，客邪再至，内外相引，故病湿热。"方中薏苡仁利湿清热而健脾，以疏导下焦，渗泄湿热，使湿热从小便而去；白蔻仁开中焦以化湿舒脾，杏仁泥宣利上焦肺气，盖肺主一身之气，气化则湿亦化；春砂仁、广藿香、佩兰叶、白檀香芳香化湿，行气宽中，畅中焦之脾气；川黄连清热燥湿，清半夏、炒枳壳、广陈皮行气化湿，散结消痞；嫩黄芩以清热利湿；诸药合用，共奏芳香化浊，宣上畅中渗下，使湿热之邪从三焦分消，湿除热清，清升浊降，诸症自解，疾病告愈。

医案 4：气滞血瘀胃痛

王某，男，57 岁，工人。2008 年 3 月 27 日初诊。

【主诉】胃痛 2 个月。

【病史】患者 2 个月前与家人发生矛盾后，出现胃脘疼痛如针刺，疼痛固定不移，按之痛甚，且不缓解，食后加重，入夜尤甚，舌质暗，舌边有瘀点，舌苔薄黄，脉弦涩。平素有高血压病史 10 年余，"慢性胃炎，十二指肠球部溃疡"病史 3 年。

【中医诊断】胃痛。证属气滞血瘀，胃络失和。

【治法】化瘀通络，和胃止痛，行气活血。

【方药】失笑散合丹参饮加味。生蒲黄 12g（布包），炒灵脂 12g，紫丹参 24g，白檀香 12g，春砂仁 8g（后下），制香附 15g，制乳香、制没药各 8g，醋延胡索 15g，九香虫 9g，炒枳壳 12g，粉甘草 8g。水煎服，每日 1 剂，分 2 次温服。嘱咐病人节情志，勿劳累，按时休息。

4 月 1 日二诊：服用上药 3 剂，胃脘痛稍有减轻，但仍时有疼痛，时轻时重，舌质暗，舌边瘀点，舌苔薄黄，脉弦涩。效不更方，加大药物剂量，紫丹参

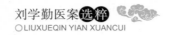

6g，草红花 12g，再进 6 剂。

4 月 8 日三诊：上药服后，胃脘痛明显减轻，疼痛次数减少，精神好转，心情比前 2 次来舒畅，时口干咽燥，纳眠可，舌质淡暗，舌边瘀点渐少，舌苔薄黄，脉弦滑。在上方基础上加南沙参、北沙参各 30g，以滋阴润燥，继服 6 剂。

4 月 15 日四诊：胃脘痛减轻大半，疼痛次数逐渐减少，精神好，心情愉快，口干咽燥好转，纳眠可，舌质淡暗，散在瘀点，舌苔薄，脉弦滑，因病人原有慢性胃炎，十二指肠球部溃疡病史，故在原方基础上去生蒲黄、制乳香、制没药、九香虫，加乌贼骨 15g，煅瓦楞 15g，以抑酸和中、止痛。

5 月 8 日复诊：前后又服用 15 剂，胃脘痛消失，精神好，心情愉快，口干咽燥已好，纳眠可，舌质淡稍暗，舌苔薄，脉滑。为增强疗效，建议病人间日 1 剂，续进 6 剂；同时，按照上方配服水丸，每次 9g，坚持服用 2 个月，以巩固疗效。

【按语】本案患者素有胃病，复因情志不舒，肝气郁结，引动痼疾，新病旧疾，瘀阻胃络，隧道失畅，血瘀明显，胃痛日重。正如《类证治裁》在论述胃痛时曰："初痛邪在经，久痛必入络。经主气，络主血也，初痛宜温散以行气，久痛则血络亦痹。"阳明为多气多血之腑，气痛入络，不通则痛。方中炒灵脂活血散瘀而能止痛，为治血滞诸痛要药，生蒲黄祛瘀血，紫丹参活血补血，白檀香温中理气，善治心腹诸痛；春砂仁行气宽中，疏散胸中郁闷；制乳香、制没药活血止痛，一偏于气，一偏于血，二药相合，相得益彰；九香虫、炒枳壳疏肝理气止痛，使气行则血行，全方共奏化瘀通络，理气活血之效，使气畅、瘀祛、血行、胃安。

医案 5：肝胃郁热胃痛

王某，男，53 岁。2012 年 2 月 6 日初诊。

【主诉】间断胃痛 1 年余，加重 1 周。

【病史】患者近 1 年来间断胃脘灼痛，泛酸，烧心，餐前及夜间加重，口苦口干，脘胀，纳差，渴不欲饮，性情急躁易怒。大便如常，服多种西药治疗效果不佳，行胃镜检查提示"糜烂性胃炎"，舌边尖红，苔白面大，根部黄厚，脉弦稍数。

【中医诊断】胃痛。证属肝胃郁热兼血瘀。

【西医诊断】糜烂性胃炎。

【治法】疏肝和胃，制酸止痛，化瘀解毒。

【方药】浙贝母20g，乌贼骨20g，广郁金16g，制香附16g，炒白芍40g，川黄连12g，吴茱萸3g，田三七10g，蒲公英40g，炒白术10g，白及20g，春砂仁9g（后下），甘草6g。10剂，水煎服，每日1剂。

2月17日二诊：胃痛、泛酸减轻，仍夜间胃脘不舒，伴两胁隐痛，晨起口苦，食欲不佳，舌脉同前。守上方加柴胡6g，田三七2g，10剂，水煎服。

2月27日三诊：胃痛好转，胁痛、口苦基本消失，大便稍溏。上方减白芍20g，10剂，水煎服。

【按语】患者平素性情急躁易怒，肝气郁结，化火犯胃，胃火上炎，则口干口苦，反酸烧心；气机不通，则胃痛；胃失和降，脾失健运，水湿不化，津液失布，则渴不多饮，苔白面大，腹胀纳差。久病及血，血行不畅，瘀血内结，则表现为，胃脘灼痛，入夜痛甚；肝胃不和，则泛酸口苦，腹胀纳差，故治疗中以疏肝和胃，制酸止痛，化瘀解毒为主。方中以浙贝母以清胃内郁热，乌贼骨制酸止痛，郁金、香附疏肝解郁，炒白芍以柔肝；黄连、蒲公英燥湿解毒泄热；三七、白及化瘀止痛；炒白术、春砂仁健脾和胃，吴茱萸理气降逆，甘草调和诸药，又与杭芍同用缓急止痛。此方特色在于重用公英清胃泄热，重用炒白芍柔肝，又防黄连、吴茱萸、浙贝母过燥伤阴，稍佐田三七、白及活血化瘀。全方从胃痛着手，应用理气止痛、化瘀止痛、缓急止痛诸法于一体，主次分明，疏肝、清热、理气、制酸、活血诸法合用，相得益彰，二诊获效，更加柴胡疏肝，且引诸药归肝胆脾胃之经，以增疗效。

医案6：寒热互结胃痛

郝某，男，49岁，工人。2009年5月7日初诊。

【主诉】间断胃痛两年，复发1个月。

【病史】患者平素饮食饥饱无常，两年前无诱因出现胃脘部闷痛，时轻时止；1个月前因劳累后胃痛再次发作，胃脘部闷痛，疼痛喜按，两胁胀满，纳差，泛酸，口中黏腻，时有恶心，心下痞满，神倦肢软，纳呆食少，易醒，大便溏，舌质淡红，舌苔薄黄，脉弦滑数。

【中医诊断】胃痛。证属寒热互结，虚实夹杂，升降失常，湿热阻滞。

【治法】辛开苦降，和胃降逆，开结散痞。

【方药】姜半夏10g，川黄连6g，嫩黄芩9g，淡干姜4g，太子参15g，淡吴茱萸1g，广郁金12g，制香附15g，干荷叶12g，草豆蔻、春砂仁各6g（后

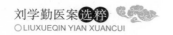

下），粉甘草 5g。水煎服，每日 1 剂，分 2 次温服。

5 月 10 日二诊：服上药 3 剂，症大减，仍胃胀，上方去吴茱萸、川黄连，加广陈皮 6g，焦神曲、麦芽各 12g。

5 月 13 日三诊：服上药 3 剂，诸症大减，上方加天花粉 12g。

5 月 15 日四诊：诸症消，精神爽。上药又进 3 剂，以巩固疗效。

【按语】本案多见于寒热互结，虚实夹杂，升降失常，及湿热阻滞，致中焦气机失畅，脾胃失运而发胃痛。方中川黄连、嫩黄芩苦寒降泄，以消中焦之热；姜半夏、淡干姜温中燥湿，以除中焦之湿；太子参、粉甘草益气和中，以补中焦之虚；吴茱萸辛温，开郁散结，下气降逆；川黄连苦寒清热，二药相配，一寒一热，辛开苦降，相反相成，共奏清肝泻火，降逆止呕，和胃制酸之功；干荷叶升清降浊。全方温寒并用以调其阴阳，补泻兼施以调其虚实，使脾胃和，升降顺，寒热调，痛自止。诸药合用，药证合拍，效如桴鼓。

医案 7：食滞胃痛

赵某，男，48 岁，工人。2006 年 5 月 13 日初诊。

【主诉】胃痛 3 天。

【病史】3 天前因饥饿过甚后，过食油腻之品，出现胃脘疼痛，胀满拒按，嗳腐吞酸，打饱嗝，纳呆，大便干，舌质淡，舌苔厚腻，脉弦滑。

【中医诊断】胃痛。证属饮食积滞，胃气不和。

【治法】消食导滞，理气止痛。

【方药】焦三仙各 12g，清半夏 10g，川厚朴 8g，广陈皮 10g，云茯苓 20g，净连翘 20g，炒莱菔子 30g，生大黄 6g（后下），炒枳实 10g，焦槟榔 5g，广藿香、佩兰叶各 12g，粉甘草 8g。水煎服，每日 1 剂，分 2 次温服。

5 月 16 日二诊：服药 3 剂，胃脘疼痛减轻，胀满拒按已缓解，嗳腐吞酸，打饱嗝，纳呆也见效，矢气多，大便已通，但不爽，有解不净的感觉，日 1 次，舌质淡，舌苔薄厚腻，脉弦滑，仍守上方加马鞭草 30g，继进 6 剂。

5 月 23 日三诊：药后，胃脘疼痛已消失，胀满拒按已解，饮食较好，大便正常，日 1 次，舌质淡，舌苔薄白，脉滑，又服 3 剂，间日 1 剂，以痊愈告终。

【按语】本案以饥饱无常，暴饮暴食，损伤脾胃，而致消化受阻，腐食停积，胃气窒塞，不通则痛。《医学正传·胃脘痛》论述颇为中肯曰："致病之由，多因纵恣口腹，喜好辛酸，恣饮热酒煎熬，复餐寒凉生冷，朝伤暮损……故胃脘疼痛。"《素问·痹论》又曰："饮食自倍，肠胃乃伤。"方中焦三仙（焦山楂、炒神曲、炒麦芽）以消一切饮食积滞，山楂尤擅消肉食油腻之积，神曲消食健脾，以消酒食陈腐之积；炒麦芽下气消食，长于消谷面之积，三药同用，可消各种食物积滞。清半夏、广陈皮、川厚朴行气化滞，云茯苓健脾利湿；净连翘清热散结，生大黄泻热通便，荡涤肠胃，炒枳实行气散结，消痞除满；全方以消食和胃，使积得消，滞得除，热得清，湿得祛，胃安和。

医案8：阴虚胃痛

刘某，女，68岁，农民。2005年10月27日初诊。

【主诉】胃痛、纳差1个月。

【病史】1个月前不明原因出现胃脘部隐隐作痛，时作时止，口干渴，气短懒言，精神倦怠，五心烦热，身体消瘦，饥不欲食，纳呆不欲食，眠差，多梦，大便干，舌质红，无苔，少津，脉细数。

【中医诊断】胃痛。证属胃阴不足，虚火扰神。

【治法】养阴生津，和胃止痛。

【方药】南沙参、北沙参各15g，麦门冬15g，生百合20g，明玉竹12g，乌梅肉10g，炒白芍20g，细石斛10g，白蔻仁5g（后下），粉甘草9g。水煎服，每日1剂，分2次温服。

11月3日二诊：服药6剂，自述胃脘隐痛程度减轻，发作次数减少，纳呆好转，仍有口干渴，气短懒言，乏力，眠差，多梦，大便干，舌质红，苔少，少津，脉细数，原方加炒枣仁30g，南沙参、北沙参各15g，天花粉20g，续服6剂。

11月10日三诊：上药服完，胃脘痛隐痛已基本消失，口干但不渴，饮食增加，眠6~7小时，梦少，大便正常，每日1次，稍有乏力，舌质淡红，舌苔薄，脉细稍滑，上方加生黄芪20g，又进6剂。

11月17日四诊：病人来诊，喜形于色，高兴难以表达，胃脘痛已经彻底消失，口干渴、乏力、饮食、睡眠、舌脉均已正常，上方继服3剂，间日1剂，以巩固疗效。

【按语】本案为老年妇女，因胃痛日久，胃热化火，而致肝阴虚，阳邪上亢，迫灼胃阴，胃络失于濡养发为胃痛。治遵叶天士所谓："胃宜降则和者，非用辛开苦降，亦非苦寒下夺，以损胃气，不过甘平或甘凉濡润以养胃阴，则津液来复，使之通降而已矣。"方中麦门冬生津益胃，《草本正义》云："麦门冬，其味大甘，膏脂浓郁，故专补胃阴，滋津液，本是甘药补益之上品。"南沙参、北沙参补五脏之阴，特别是对养肺胃之阴效果最为明显；乌梅肉、

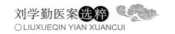

炒白芍、粉甘草酸甘化阴，细石斛、生百合、明玉竹、滋阴养胃生津。全方功专清养胃阴，生津滋液，使阴得滋，虚得补，胃自安。

医案9：少阳阳明合病胃痛

刘某，女，52岁，工人。2001年5月25日初诊。

【主诉】胃痛6天，伴发热2天。

【病史】患者6天前受凉后出现胃痛，近2天伴发热，呈阵发性寒热，汗出，背部畏寒，饥不饮食，食入即吐，口干苦，测体温39℃，大便干，小便黄，脉沉细数，舌红，无苔。查血常规：WBC：10.75×10^9/L。

【中医诊断】胃痛。证属风温在表，内伤脾胃、邪犯少阳、枢机不利。

【治法】和解少阳退热，化湿和胃止痛。

【方药】软柴胡12g，嫩黄芩14g，清半夏12g，太子参14g，生石膏30g，生姜片5片，姜竹茹9g，广藿香15g，炙甘草8g。水煎服，每日1剂，分2次温服。

5月28日二诊：服上药3剂后，病人家属代述，发热已止，胃脘痛也不痛，但食不香，上方生石膏量减至12g，加草豆蔻、春砂仁各6g（后下）。

5月31日三诊：又服3剂，病人自述，体温：36.8℃，诸症全消，唯食差，脉滑缓，舌质偏红，少苔。

处方：南沙参、北沙参各20g，天门冬、麦门冬各12g，干生地黄14g，乌梅肉9g，炒白芍18g，细石斛12g，明玉竹12g，焦三仙各12g，佛手片12g，炙甘草8g。

6月13日六诊：上药先后服用10剂，一切症状消失，舌质淡红，舌苔薄白，脉滑。为进一步调理胃脘功能，在上方基础上去干生地黄，加焦三仙各3g，草豆蔻、春砂仁各6g（后下），再进3剂，以使巩固。

【按语】本案为肝胆气郁，横逆犯脾，故腹中痛。邪气滞留少阳半表半里，枢机不利，正邪分争，正胜则热，邪胜则寒，寒热交替出现，寒热往来是少阳病的主要证型，胆火内郁，影响脾胃，则不欲饮食，胆火上炎，灼伤津液，故见口干口苦，投以小柴胡汤加减，药证相对，故胃痛止，发热退。由于患者素体胃阴虚，又拟滋阴养胃之剂，以调理善后。

医案10：痰阻气逆胃痛

葛某，女，57岁。2012年5月7日初诊。

【主诉】胃脘疼痛、恶心1月余。

【病史】患者 1 个月前开始无明显诱因出现胃脘疼痛，恶心，呕吐，呕吐物为胃内容物，胸骨后不适。市一人民医院胃镜提示：食管黏膜下肿物。稍活动则心慌、胸闷、眠差。少腹痛，小便频数，脉沉，舌尖暗红，边齿痕，苔白较厚。

【中医诊断】胃痛。证属痰湿中阻，胃气上逆。

【西医诊断】胃炎、食管炎。

【治法】降逆和胃，化痰散结。

【方药】旋覆花 15g（包煎），代赭石 20g，姜半夏 10g，川芎 10g，海蛤壳 30g，焦白术 10g，炒枳壳 12g，春砂仁 9g，白檀香 12g，小香橼 12g，甘松 20g，降香 9g。6 剂，水煎服，每日 1 剂，分 2 次口服。

5 月 14 日二诊：药后胃痛好转，大小便次数均有减少。仍后背痛，双目昏沉，舌涩，口苦。上方去旋覆花、代赭石，加川黄连 6g，淡吴茱萸 3g。6 剂。

5 月 20 日三诊：舌脉同上。间断胃脘刺痛。大便日 2～3 次，小便正常。当归 15g，炒白芍 30g，软柴胡 9g，焦白术 15g，云茯苓 20g，炒枳壳 12g，石菖蒲 12g，蒲公英 30g，白檀香 12g，甘松 20g，樟木 15g，小茴香 6g。6 剂，水煎服。药后诸症好转。

【按语】患者平常饮食不规律，饥饱失常，损伤脾胃，脾伤则运化失职，水湿内停，痰浊中阻；气机不畅，不通则痛；胃伤则降浊失常，胃气上逆，则恶心、呕吐；脾虚精微输布失常，宗气不足，则心慌，胸闷，胸骨后不适；心神失养则眠差；痰凝成核，则表现为食管黏膜下肿物。方中旋覆花消痰行水，降气止呕，善治痰涎蓄结，胸膈痞闷，噫气呕吐之症；代赭石可平肝潜阳，降肺胃之逆气；半夏降逆止呕化痰；川芎、蛤粉化痰散结；白术健脾益气，炒枳壳、春砂仁和胃降逆，白檀香行气散寒，宽胸止痛；香橼、甘松舒肝解郁，理气宽中，化痰止呕；降香理气止痛化瘀。

胃脘痛是以上腹胃脘部近心窝处疼痛为主症的病证，常见于急慢性胃炎、胃及十二指肠溃疡病、功能性消化不良、胃黏膜脱垂等病见上症者。中医病因包括外邪犯胃、饮食伤胃、肝气犯胃、脾胃虚弱。病机包括气滞、血瘀、寒凝、（痰）湿阻等。而本案初诊以痰湿内阻为主，给予和胃降逆，化痰散结治疗后症状大减，痰湿得化，胃气得降；二诊目昏、舌涩、口苦，为肝气犯胃之症，故加左金丸疏肝、和胃、止痛。三诊见胃脘刺痛、便结之症，为肝胃不和之象，故以逍遥散疏肝健脾，加炒枳壳、樟木、小茴香、甘松温中理气，散寒活血

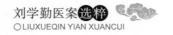

通络，菖蒲、公英清热解毒，化湿和胃。

三、吐　酸

医案 1：胆汁反流性胃炎、胃下垂

薛某，女，45 岁。2012 年 2 月 3 日初诊。

【主诉】嗳气吞酸，胃脘胀满不适 3 年余。

【病史】患者近 3 年来时感脘腹撑胀，嗳气频作，反酸烧心，失眠，痰多、色黄白，纳差食少，二便尚调，形体虚满，舌暗淡可见瘀点，苔根部黄厚腻，脉弦细。胃镜检查示：胆汁反流性胃炎。钡餐透视示：胃下垂。

【中医诊断】吐酸。证属气滞痰阻，胃气上逆。

【西医诊断】胆汁反流性胃炎。

【治法】理气化痰，降逆和胃。

【方药】云茯苓 20g，姜半夏 10g，姜竹茹 10g，炒枳壳 12g，广陈皮 10g，川黄连 6g，春砂仁 9g，琥珀 9g，防风 10g，广郁金 16g，旋覆花 15g（包煎），代赭石 20g。10 剂，每日 1 剂，水煎服。

2 月 17 日二诊：烧心、胃胀大减，晨起腹痛消失，吐痰减少，黄厚舌苔较前消退，已变为薄黄苔，但感夜眠不安，乏力身困。上方去竹茹、广陈皮，加焦白术 8g，炒枣仁 30g，太子参 30g，粉甘草 6g，继服 10 剂。

半年后复诊，至今未发。

【按语】该病例从吐酸、痞满、易怒、多痰，诸症不难看出，"痰浊"与"气郁"二者悉备，兼有血瘀，为本虚标实之证，而以气郁痰阻之实邪为主。故以黄连温胆汤化痰开郁；春砂仁化湿和胃；琥珀清心安神；防风祛风解表，宣肺通经。肺与大肠相表里，肺气宣发，肃降复常，则肠腑传导通畅，气血和调则腹痛自消。郁金疏肝解郁兼可活血；再加旋覆代赭汤消痰行水，理气降逆。二诊时湿邪渐退，正气大虚，故加太子参、白术、枣仁益气扶正，健脾，安神助眠；甘草调和诸药。

医案 2：浅表性胃炎、反流性食管炎

徐某，男，68 岁。2012 年 4 月 23 日初诊。

【主诉】吐酸、恶心 4 个月。

【病史】2011 年胃镜提示"反流性食管炎"。4 个月前开始出现吐酸、恶心、纳差等症。淮河医院查胃统提示"浅表性胃炎"，口服西药（名量不详）后症状减轻，停药后反复。化验肝肾功能均正常，肝、胆、脾、胰、肾B超正常。舌淡、齿痕、苔白面大较厚，脉滑。

【中医诊断】吐酸。证属肝郁脾虚，胃气上逆。

【西医诊断】浅表性胃炎、反流性食管炎。

【治法】疏肝健脾，理气降逆。

【方药】降香10g，当归20g，炒白芍20g，柴胡6g，白术10g，土茯苓30g，川贝母12g，海蛤壳30g，炒枳壳12g，春砂仁9g，菖蒲10g，姜半夏10g，生姜10g，甘草6g。6剂，颗粒剂，每日1剂，分2次冲服。

4月30日二诊:恶心减轻。自感发冷畏寒，口苦，晨起明显，心下胀满，稍感烧心，夜间多梦，出虚汗。自拟方胃平汤（方见验方医案部分）加降香10g，槟榔9g，蔻仁、砂仁各6g，郁金16g，香附16g，广藿香、佩兰叶各15g，6剂。颗粒剂。

5月7日三诊:药后腹胀、肠鸣减轻，餐后仍早饱，吐酸症状消失，稍恶心，头懵。

处方：全当归30g，炒白芍30g，柴胡10g，猪苓、茯苓各30g，焦白术10g，乌贼骨20g，浙贝母20g，降香10g，炒枳壳12g，姜半夏10g，旋覆花15g，代赭石20g。6剂，颗粒剂，以巩固疗效。

【按语】患者平素情志不遂，肝气不舒，肝木犯胃，胃失和降而上逆，而发为吞酸、恶心；肝木克于脾土，则食欲不振，食量减少；舌淡、齿痕，为脾气虚弱之症，苔白厚、脉滑，为脾虚痰阻之象。

方以柴胡、白芍、当归、云茯苓、白术疏肝养血健脾，降香和胃降逆，川贝母、蛤粉、菖蒲、半夏燥湿化痰，降气止呕，炒枳壳、春砂仁健脾理气，和中止呕除胀。以土茯苓易云茯苓，以增其到利湿泄浊之功。

吞酸是指酸水自胃上激于咽喉之间，未及吐出又复吞咽，酸味有如刺心之感，病名首见于《诸病源候论·脾胃病诸候》。《寿世保元·吞酸》载："饮食入胃，被湿热郁遏，食不得化，故作吞酸。"常见病因为肝气犯胃、饮食积滞、寒湿中阻。肝气犯胃易化热化火，常以左金丸为首选方。而该病案热象不著，以肝郁脾虚兼有痰湿为主，故以逍遥散为主加川贝母、菖蒲等祛湿化痰，炒枳壳、春砂仁理气宽中。二诊则换用胃平汤健脾和胃，加香附、郁金疏肝解郁。三诊仍以逍遥散加降香、旋覆花、代赭石理气降逆，消痰行水。

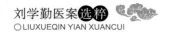

四、呃 逆

医案 1：呃逆

李某，男，58 岁。2010 年 10 月 15 日初诊。

【主诉】呃逆 1 周。

【病史】原患鼓胀重症（肝硬化晚期合并腹水）两年余，近 1 周来呃逆不止，日夜连声不断，饮食难进，苦不堪言，遍服中西药无效，脉沉细弦。

【中医诊断】呃逆。证属肝阴不足，胃气上逆。

【治法】滋阴柔肝，和胃止呃。

【方药】芍药甘草汤合丁香柿蒂汤。炒白芍 30g，炙甘草 9g，丁香 3g，柿蒂 9g，炒枳壳 9g，沉香 7g。1 剂知，3 剂愈。

【按语】《内经》云："肝苦急，急食甘以缓之。"芍药甘草汤酸甘化阴，制肝气上逆，正所谓"肝为刚脏，非柔不克"，而丁香柿蒂汤又为治胃虚呃逆之要方，两方和用，一缓一降，故取效甚捷。芍药用量，非重无功。

医案 2：顽固性呃逆（肺霍杰金淋巴瘤）

王某，男，49 岁，工人。2011 年 12 月 2 日初诊。

【主诉】间断呃逆半年。

【病史】9 个月前因发热伴全身淋巴结肿大在外院确诊为"肺霍杰金淋巴瘤"，病理学检查提示"弥漫大 B 细胞淋巴瘤"。近半年来经常呃逆不止，伴烧心、多痰、失眠，自感"内热"，排气减少，无明显腹胀。舌质红，苔厚，面大，脉沉小滑偏数。

【中医诊断】呃逆。证属肝胃不和，气逆痰阻。

【西医诊断】肺霍杰金淋巴瘤。

【治法】顺气降逆，化痰和胃。

【方药】施覆代赭汤加味。旋覆花 15g（包煎），代赭石 20g，清半夏 10g，太子参 40g，降香 9g，炒枳实 12g，金银花 40g，白花蛇舌草 30g，柿蒂 10g，郁金 16g，香附 16g，广藿香 15g，佩兰 15g。6 剂，水煎服，每日 1 剂。

12 月 9 日二诊：药后痰量稍减，仍呃逆频繁，口干，大便不畅。上方去香附、郁金、金银花、白花蛇舌草，加炒白芍 30g，丁香 4g，地骷髅 30g，春砂仁 9g。6 剂，水煎服。

12 月 16 日三诊：诸症大减，呃逆减轻，大便基本正常，原脘腹不适感减轻。

舌质稍红，苔白，脉沉滑。上方去郁金，加炒白芍 10g，粉甘草 9g。10 剂，水煎服。

2012 年 2 月 24 日四诊：诸症大愈，以此方制水丸巩固治疗。

【按语】患者素喜肥甘厚味，性情急躁易怒，形体壮硕，痰湿内盛，肝气不疏通，郁而化火，横克脾土则烧心、吐酸、自感"内热"；肝火扰心则失眠；肝脾不和，胃气上逆则呃逆不止；脾失健运则多痰。治疗以旋覆代赭汤顺气降逆，化痰和胃，以降香降气和中，柿蒂理气降逆止呃，金银花、白花蛇舌草清热解毒，兼可凉血；半夏降气化痰，香附、郁金疏肝理气，广藿香、佩兰芳香化浊，太子参清补中焦，兼可安神助眠。二诊加白芍养肝柔肝，地骷髅顺气消胀，丁香配柿蒂取"丁香柿蒂散"之意顺气止呃，三诊则取"芍药甘草汤"之意和中缓急。四诊获效，制水丸继续口服，以图缓功。

五、呕　吐

医案 1：呕吐

王某，女，62 岁。2012 年 5 月 21 日初诊。

【主诉】恶心、呕吐 10 余日。

【病史】10 余日前无明显诱因出现恶心、呕吐，伴心慌、口苦、心烦，右后背痛，双下肢无力，"冠心病"病史两年。"高血压"病史半年。"关节炎"病史半年，服药治疗后出现白细胞下降。脉沉细，舌质淡红，苔白湿，面大。

【中医诊断】呕吐。证属脾虚湿阻，胃气上逆。

【治法】健脾化湿，和胃降逆。

【方药】六君子汤加减。太子参 30g，焦白术 10g，云茯苓 20g，姜半夏 10g，广陈皮 9g，旋覆花 15g（包煎），代赭石 20g，降香 9g，当归 15g，川芎 9g，怀牛膝 30g，生黄芪 20g。6 剂，水煎服。

5 月 28 日二诊：恶心、呕吐好转，晨起有时发作，口干苦，痰白黏难咯，乏力，多梦。胃镜检查：浅表性胃炎。上方去白术、当归、川芎、降香、牛膝、生黄芪，加生山药 20g，黄芩 15g，金银花 30g，炒枳壳 12g，竹茹 10g，郁金 16g，太子参 10g。6 剂，水煎服，每日 1 剂。

1 月后电话随访，共服上方 20 剂，诸症大愈。

【按语】患者年老体弱，肾气渐衰，饮食不节，伤于脾胃。胃气不足，和降失职，则恶心、呕吐；脾虚精微失布，心神失养，则心慌；四肢不荣，则乏力；肝气亏虚，筋脉失濡，则关节肿痛，发为"痹证"。方中太子参补气健脾，白术、云茯苓健脾利湿，半夏、广陈皮燥湿化痰，旋覆花、代赭石、降香理气降逆，当归、川芎行气活血，养血祛风；怀牛膝补肝肾，强筋骨；黄芪补中盖气，扶正祛邪。全方健脾化湿，和胃降逆之功。

六君子汤可益气健脾，燥湿化痰，主治脾胃气虚兼痰湿证，多见食少便溏、胸脘痞闷、呕逆等，临床用于治疗浅表性胃炎、萎缩性胃炎，消化性溃疡、神经性呕吐、妊娠呕吐、功能性消化不良。本案脾胃虚弱为本，脾虚失运，致痰湿中阻，气机升降失常，发为恶心，呕吐。首诊以益气健脾、和胃降逆为主，偏于扶正，二诊更加山药、太子参以助扶正，金银花、竹茹、炒枳壳行气化痰散结。平稳服药 10 余剂，诸症痊愈。

医案 2：神经性呕吐

刘某，男，67 岁，农民。2001 年 9 月 17 日初诊。

【主诉】呕吐 20 余日。

【病史】近 20 余日无明显诱因呕吐不止，伴胃中嘈杂，嗳气吞酸，舌质稍红，苔薄黄腻，脉弦稍滑。

【中医诊断】呕吐。证属肝木伐土，胃虚气逆之候。

【西医诊断】神经性呕吐。

【治法】清热疏肝，降逆止呕。

【方药】左金丸合旋覆代赭汤加味。旋覆花 9g（布包），太子参 12g，吴茱萸 2g，代赭石 12g，广郁金 12g，姜半夏 9g，黄连 9g，炒枳壳 9g，厚朴花 12g，炙甘草 6g。水煎 1 剂，呕吐渐止，3 剂而安。

【按语】清代黄元御著《伤寒悬解》曾曰："胃本不呕，肝木贼之则呕。"故以左金丸辛开苦降，清泻肝火。然木实则土必虚，脾虚生痰，痰阻气逆，故又以旋覆代赭汤降逆化痰，益气和胃，使中焦健运，痰浊涤除，则清升浊降，诸症可解。吴禹载谓本方"治反胃噎食气逆不降神效"，信不怠也。

六、纳 呆

医案 1：厌食症

楚某，女，20 岁，大学生。2012 年 7 月 23 日初诊。

【主诉】纳呆、恶心 20 天。

【病史】20 天前失恋后出现心烦、急躁易怒，纳呆，无食欲，稍进食物则恶心，嗜睡。大便时干，1～2 日 1 行。月经基本正常。脉小滑，舌尖瘀点，苔白湿。

【中医诊断】纳呆。证属痰湿中阻，肝郁脾虚。

【西医诊断】厌食症。

【治法】化痰除湿，健脾和胃。

【方药】云茯苓 15g，清半夏 10g，广陈皮 8g，淡竹茹 12g，炒枳壳 12g，炒栀子 12g，春砂仁 9g（后下），炒苍术 9g，川厚朴 6g，广郁金 16g，制香附 16g，粉甘草 3g。6 剂，水煎 400mL，日 1 剂，分两次口服。

7 月 30 日二诊：饮食稍增，恶心消失，仍有烦躁。

处方：当归 10g，白芍 20g，柴胡 9g，云茯苓 15g，炒白术 10g，薄荷 6g，炒栀子 12g，春砂仁 9g，郁金 16g，香附 16g，姜半夏 10g，炒枳壳 12g，粉甘草 6g。6 剂，水煎服。

8 月 10 日三诊：诸症均减，夜眠不安。首诊方去春砂仁、苍术、川厚朴，加菖蒲 10g，枣仁 30g，合欢皮 30g。10 剂，水煎服。

8 月 20 日四诊：晨起仍觉阵发性心烦，食欲不佳，夜眠不安，程度较就诊前减轻。

处方：清半夏 10g，广陈皮 9g，竹茹 10g，炒枳壳 12g，茯神 30g，川黄连 6g，炒栀子 15g，炒枣仁 40g，合欢皮 40g，首乌藤 30g，珍珠母 30g，甘草 3g。10 剂，水煎服。

【按语】患者因情志刺激造成肝气郁结，气滞痰阻，上扰心神，则夜眠不安；肝木失于条达，横克脾土，脾失健运，则纳呆；胃失和降，则恶心欲吐；痰浊蒙窍，则嗜睡；脾胃失运，则大便失畅。方以温胆汤清热化痰，炒栀子清心除烦，春砂仁化湿、和中、燥湿、安胎；炒苍术、川厚朴健脾燥湿，行气化痰；郁金疏肝解郁，祛湿利胆，兼可活血；香附行气除胀。

"纳呆"亦为中医症状名，指胃的受纳功能呆滞，主要表现为消化不良、食欲不振，亦称"胃纳呆滞"。中医病因主要有肝气抑郁、湿困脾胃、食伤脾胃、肝火犯胃等。本案即属前二者。因肝气郁结，失于疏泄而致不欲饮食，甚至食则恶心欲吐。初诊给予温胆汤化痰清心，化湿健脾止呕。复诊时痰热证减，以烦躁为主，属肝郁化火之象，即改用逍遥散加栀子、郁金清肝解郁，春砂仁、

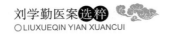
香附和胃理气消胀，稍作增损，终能获效。

医案2：胃炎、食管炎

张某，女，80岁，市民。2012年5月21日初诊。

【主诉】纳呆两年余，加重3个月。

【病史】近两年来食欲不振。食量减少，3个月前因乘车颠簸后出现恶心、呕吐，在河大一附院住院治疗后症状缓解。之后仍有间断发作。现症：纳呆，无食欲，夜间吐白黏痰，量多，眠少，大便2～3日1行，质干。"脑萎缩"、骨质疏松病史20余年。舌质淡，苔薄白，脉弦滑。

【中医诊断】纳呆。证属脾胃气虚，痰湿中阻。

【西医诊断】反流性胃炎、食管炎。

【治法】健脾和胃，化湿降逆。

【方药】香砂六君汤加减。太子参30g，生白术30g，云茯苓20g，姜半夏10g，广陈皮9g，旋覆花15g（包煎），代赭石20g，降香9g，炒枳壳12g，春砂仁9g，鸡内金20g，粉甘草6g。4剂，水煎服，每日1剂。

5月25日二诊：食欲改善，吐白黏痰减轻，未再恶心。胃镜检查提示：①慢性浅表性胃窦炎。②反流性食管炎A级。③轻度胃内胆汁反流。HP阳性。上方去粉甘草，加苍术10g，6剂。

6月1日三诊：食量稍有增加，欲吐白黏痰，昼轻夜重。另开方：太子参40g，茅苍术、焦白术各10g，半夏10g，云茯苓20g，川厚朴8g，降香9g，桂枝8g，春砂仁9g，广陈皮9g，郁金16g，甘草3g，6剂，水煎服。

6月8日四诊：吐白黏痰症状好转。饮食较前改善。上方加桂枝2g，炒莱菔子15g，6剂，水煎服。

【按语】患者高龄，肾气衰惫，中气不足，脾气虚弱，胃失和降，则恶心、呕吐；脾升胃降失职，则食欲不振；脾失健运，水湿内阻，困于中焦，"脾为生痰之源，肺为贮痰之器"，则咯吐白黏痰。舌淡、苔薄、脉滑，为脾虚失运之证。方中太子参、白术、云茯苓健脾益气，化湿和胃；半夏、广陈皮、燥湿化痰，旋覆花、代赭石消痰行水，和胃降逆；炒枳壳、春砂仁、燥湿、理气、宽中，鸡内金消食化积，粉甘草调和诸药。

本案纳呆与呕吐并见。呕吐的发病机理为胃失和降，胃气上逆。其病理表现不外虚、实两端。实证因外邪、食滞、痰饮，肝气等邪气犯胃，以致胃气痞塞，升降失调，气逆作呕；虚证为脾胃气阴亏虚，运化失常，不能和降。

本案即属后者，在脾胃虚弱的基础上，更兼湿邪内蕴，故咯吐白痰，或吐白黏条。湿为阴邪，夜间阴气偏盛，故吐白痰则昼轻夜重。所以选用香砂六君汤、半夏厚朴汤之类加减变化以治疗。

七、腹　痛

医案 1：肠痉挛

连某，女，29 岁，职员。2012 年 10 月 5 日初诊。

【主诉】间断少腹疼痛 4 年。

【病史】4 年前开始无明显诱因出现间断少腹疼痛，或左或右，位置不定，隐痛不适，怕冷喜按，每次持续数分钟可自行缓解，平时饮食稍有不慎则易发胃脘疼痛、便溏泄泻，腰痛，纳食及睡眠尚可。月经周期、经量正常，色暗有血块，经期腰痛。脉小弦滑，舌质淡，舌尖红有瘀点，苔黄白面大、剥脱。胃镜示：浅表性胃炎，HP（阳性）。

【中医诊断】腹痛。证属肝郁脾虚，痰湿阻滞。

【西医诊断】肠痉挛。

【治法】疏肝健脾，化湿止痛。

【方药】逍遥散加味。全当归 10g，炒白芍 30g，软柴胡 9g，焦白术 10g，云茯苓 20g，春砂仁 9g（后下），炒枳壳 12g，防风 10g，姜半夏 10g，海蛤壳 30g，川贝母 10g，粉甘草 6g。6 剂，水煎服，日 1 剂，分 2 次口服。

10 月 12 日二诊：左侧腹部及下腹部阵发性隐痛，每日发作 2～3 次，每次 1 分钟左右，失眠。调整治则为理气化痰，安神助眠。

处方：云茯苓 20g，姜半夏 10g，广陈皮 10g，炒枳壳 12g，淡竹茹 10g，焦白术 10g，春砂仁 9g（后下），炒枣仁 30g，广郁金 16g，合欢皮 30g，生龙骨、生牡蛎各 20g。10 剂，水煎服，日 1 剂。

10 月 22 日三诊：药后腰痛好转。左下腹间断疼痛。恶心，白带色黄，无异味。诉原有附件囊肿病史。调整治疗以利湿化浊为主，藿香正气散加减。

处方：广藿香 12g，佩兰叶 12g，大腹皮 15g，紫苏梗 12g，秋桔梗 12g，川黄连 5g，广陈皮 9g，土茯苓 20g，薏苡仁 30g，川厚朴 7g，姜半夏 10g，香白芷 10g，春砂仁 9g（后下），广木香 6g。10 剂，水煎服，日 1 剂。

2013 年 4 月 18 日因感冒来诊，诉服上药后腹痛好转，至今未发。

【按语】患者平素易怒，性情急躁，肝气不疏，气滞不通则痛，发为腹痛；因气滞而痛，故走窜不定，时发时止；肝木克土，受纳腐熟失常，则饮食不慎易发胃痛；脾失健运则便溏泄泻；肝病及肾，肾阳亏虚，腰府失于温煦，则腰痛怕冷。初诊以逍遥散为主方，既有软柴胡之疏肝解郁，又有全当归、炒白芍之养血柔肝；尤其全当归之芳香可以行气，味甘可以缓急，更是肝郁血虚之要药。焦白术、云茯苓健脾祛湿，使运化有权，气血化生有源。春砂仁化湿和胃，炒枳壳行气宽中，防风益气固表，且引药归于脾经；姜半夏、川贝母、海蛤壳清热化痰散结，粉甘草既可益气健脾，又可缓急止痛。全方使肝气得疏，脾气得健，故腹痛缓解，腰痛好转。二诊时治疗重点转为理气化痰，清胆和胃，故以温胆汤为主，加焦白术健脾益气，春砂仁化湿和胃，兼可止呕；炒枣仁、合欢皮安神解郁；生龙骨、牡蛎平肝潜阳，镇惊安神；广郁金疏肝解郁，兼可活血通经。三诊腹痛仍发，恶心，带下，为湿浊下注之征，即以藿香正气散为主加减，以芳香化湿，调和脾胃，燥湿止带。

医案 2：直肠炎

杨某，女，50 岁，市民。2013 年 4 月 22 日初诊。

【主诉】左下腹疼痛 20 年。

【病史】20 年前无明显诱因出现左下腹疼痛，似有积块，时隐时现，夜间加重。检查：电子肠镜提示"直肠炎"。口苦，后半夜时感心前区不适，心电图大致正常。大便 1～2 日一行，性质正常。舌质暗，苔少，干燥。脉沉小滑，左寸脉弱。断经两年余。

【中医诊断】腹痛。证属肝气郁结，气血瘀滞。

【西医诊断】直肠炎。

【治法】疏肝解郁，理气止痛。

【方药】三核汤加减。荔枝核 12g，橘核 12g，山楂核 12g，广木香 6g，川黄连 6g，佛手片 12g，小香橼 10g，乌梅肉 12g，全当归 15g，京赤芍 20g，延胡索 15g，粉甘草 6g。6 剂，水煎服，每日 1 剂，分 2 次口服。

5 月 3 日二诊：药后左下腹疼痛略有减轻，现感胃脘胀满，饱嗝时作，纳食及睡眠尚好，夜间安静时自觉左下腹不适。上方去乌梅、甘草，加全当归 5g，京赤芍 10g，乌药 6g，小茴香 6g。10 剂，水煎服。

5 月 20 日三诊：左下腹大痛已减，十去其八，想起则痛，不想则不痛。夜间多梦，心悸，胸闷，呈发作性，每夜发作 2～3 次左右。治以自拟方胸痹汤（方见验方医案部分）加延胡索 15g，京赤芍 30g，小茴香 12g，小香橼 12g，炮川楝子 12g，穿山甲 6g，广郁金 20g。10 剂，水煎服。

9 月 15 日电话随访，诉服上药后诸症均好转，至今未发。

【按语】患者平素忧思郁怒，损及肝胆，肝气不舒，导致经气不和而发腹痛；触之似有包块，时隐时现，类似"聚证"表现；夜间邪盛正虚，故其痛加重；肝胆失和则口苦，气滞血瘀则胸痛；左寸脉弱，为肝病及心（母病及子）之象。治宜理气活血，通络止痛。初诊以三核汤为主治疗，方中山楂核、橘核、荔枝核疏肝解郁，祛寒止痛；佛手、香橼行气解郁；木香黄连燥湿和中；乌梅酸甘敛阴，性专入肝；当归、赤芍养血活血，化瘀止痛。

该案主要表现为腹痛，后出现胸痛，从其情志波动、疼痛时有时无、腹部包块时隐时现及其发作与情志相关等临床特点来看，其病机关键在于"气机郁滞"，导致血行不畅、经气不和、不通则痛。又逢绝经不久，天癸已竭，正气不足，邪气留恋，故病延日久不愈。治疗以三核汤及佛手、香橼等大队理气散结、解郁止痛之剂，配以当归、赤芍活血止痛之品，既可行血，又可防止理气药温燥太过。至三诊时则以经验方胸痹汤加味治疗，治法重点由理气为主转为活血化瘀通络为主。

八、泄　泻

医案 1：水湿泻

毕某，男，17 岁，学生。1981 年 9 月 15 日初诊。

【主诉】腹泻 1 天。

【病史】今日晨起腹泻 3 次，便下如水，腹内隐痛，脉滑数，舌淡苔薄黄。

【中医诊断】水湿泄泻。

【治法】健脾利湿止泻。

【方药】五苓散加减。淡猪苓 15，云茯苓 15，焦白术 9，上肉桂 3（后下），建泽泻 12g，茅苍术 9g，车前子 12g（布包），广陈皮 9g，广木香 2g，川黄连 3g，炙甘草 5g。

水煎 1 剂泻止，再服 2 剂，巩固疗效。

【按语】经云："湿胜则濡泄。"方用二苓甘淡分利，泽泻渗泄助二苓，术桂健脾补肾助气化；又平胃燥湿以佐之，车前子"止泻利小便令"以辅之，

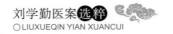

余药顾及兼症以厚肠，径取病所，药到告捷。

医案 2：脾虚泻

魏某，女，77 岁。2012 年 10 月 22 日初诊。

【主诉】腹痛、腹泻 20 天。

【病史】近 20 天来反复腹痛，腹泻，干哕，烧心，口干口涩，纳差，现大便日 2 ~ 3 次，均在早晨，质稀溏，夹黏液；在诊所间断输液 5 次，具体用药不详，曾口服黄连素片、颠茄片等药物，效差。脉细滑数，舌质淡红，苔白腻。

【中医诊断】泄泻。证属脾虚湿困。

【西医诊断】肠炎。

【治法】益气健脾，化湿止泻。

【方药】参苓白术散加减。太子参 30g，焦白术 10g，云茯苓 15g，姜半夏 10g，广陈皮 9g，诃子肉 9g，炒山药 20g，炒扁豆 30g，广木香 6g，川黄连 3g，春砂仁 9g，甘草 6g。6 剂，水煎服，每日 1 剂，分 2 次煎服。

10 月 29 日二诊：药后症状大减，腹痛消失，未再干哕，烧心减轻，仍口干，大便每日 1 ~ 2 次，较前质稠，今晨未排大便。上方去山药、扁豆，加太子参 10g，菟丝子 20g，补骨脂 6g，6 剂。

11 月 9 日三诊：症状均有减轻，食欲增加，食量稍增。上方去菟丝子，加炒枳壳 10g，6 剂，水煎服。

11 月 23 日四诊：诸症均消。未再干哕、恶心、纳食改善，大便日 1 ~ 2 次，软便。守上方，6 剂，水煎服。

【按语】患者年过七旬，脾肾亏虚，复加饮食伤胃，失于调治，迁延 20 余日，久病正气愈虚，脾失健运，气机不畅，则腹痛、腹泻；胃失和降，胃气上逆，则干哕、纳差；脾虚湿困，不能上荣于口，则口干口涩；不能下运于肠，则大便稀溏，夹有黏液。参苓白术散原方是在四君子汤基础上加山药、莲子、白扁豆、薏苡仁、春砂仁、秋桔梗而成，为治脾胃气虚的基础方，兼有渗湿行气的作用，并有"保肺"之效，是治疗脾虚湿盛症及体现"培土生金"治法的常用方剂。方中太子参、焦白术、云茯苓益气健脾渗湿；山药助其健脾益气，兼能止泻；并用白扁豆、春砂仁健脾渗湿，春砂仁且能行脾和胃，兼能化滞；广陈皮、半夏燥湿化痰，兼可行气，木香、黄连燥湿解毒，行气宽中，甘草健脾和中，调和诸药。诃子肉收敛止泻。参苓白术散证是由脾虚湿盛所致。脾胃虚弱，纳运乏力，故饮食不化；水谷不化，清浊不分，故见腹泻；湿滞中焦，气机被阻，故腹痛。治宜补脾益气，兼可渗湿止泻，综观全方，补中气，渗湿浊，行气滞，使脾气健旺，湿邪得去，则诸症自消。

医案3：寒热错杂

赵某，男，50岁，职员。2013年11月25日初诊。

【主诉】间断腹泻13年，复发1年。

【病史】患者于13年前饮食不洁而出现便溏、便血，在开封市第二人民医院查结肠镜诊为"溃疡性结肠炎"。后服中药汤剂治愈。1年前因饮酒症状再发。现每天排便3～4次，有轻微腹痛，下坠，小腹发凉，肠鸣，后重，排解不畅，纳食一般，易胃胀，夜眠不安。舌淡红，苔黄薄面大，脉左弦细、右滑弦。

【中医诊断】泄泻。证属寒热错杂，正气亏虚。

【西医诊断】溃疡性结肠炎。

【治法】清上温下，寒热并调。

【方药】乌梅丸加减。太子参30g，炮附子6g，川椒8g，干姜5g，细辛3g，肉桂5g，黄芩10g，川黄连6g，炒黄柏6g，乌梅15g，木香6g，香橼12g。6剂，水煎服。

12月2日二诊：大便已成形，偶有小腹发凉，腹胀痛消失，大便每天2～3次。上方去黄芩，加炒山药20g，干姜4g。12剂，水煎服。

12月16日三诊：诸症均除，大便一天1～2次，已成形。守方继服12剂善后。

【按语】溃疡性结肠炎是一种主要累及直肠、结肠黏膜的慢性非特异性炎症，以腹痛、腹泻、黏液血便、里急后重为主要临床表现，病程迁延不愈，可长达十几年甚至几十年，亦有癌变的可能性。该病属于中医"肠澼""泄泻""痢疾"范畴。余治疗该病遵柯琴"久利则虚，调其寒热，扶其正气，酸以收之，其利自止"的论述，以及叶天士关于久泻"阳明胃土已虚，厥阴肝风振动内起，久病而为飧泄"和"饥不能食，干呕腹痛，全是肝病，肝为至阴之脏，内寄相火，仲景治法，不能用纯刚燥热之药，以肝为刚脏故也"的观点，采用乌梅丸加减治疗。方中乌梅酸收敛肝，以制肝木之横逆，附子、干姜、川椒、肉桂、细辛，辛热以助其阳，温以祛寒；黄连、黄柏之苦寒以坚其阴，清以泄热，太子参甘味温益脾胃，调和气血，培土升木，因当归滑

肠活血故舍之，加木香、黄芩、香橼取芍药汤之意清热燥湿调和气血。以上诸药合用具有清上温下，补虚泻实之功。

医案 4：脾虚湿困泄泻

黄某，男，36 岁，工人。2002 年 7 月 13 日初诊。

【主诉】腹泻半个月。

【病史】近半个月晨起腹泻多次，呈水样便、肠鸣不痛，口渴欲饮，饮后腹泻，舌质淡，舌苔白滑，脉濡。

【中医诊断】水湿泄泻。证属脾虚湿困，清浊不分。

【治法】健脾燥湿，利水分清。

【方药】平胃散加味。茅苍术 9g，姜川朴 9g，广陈皮 9g，云茯苓 15g，车前子 12g（布包），广木香 6g，黄连 3 克，上肉桂 3g，炙甘草 5g。水煎取浓汁，分两次温服。

7 月 14 日二诊：腹泻止，诸症消，上方再服 1 剂，巩固疗效。

7 月 17 日特来告知，大便正常，无不适，表谢意。

【按语】《素问·阴阳应象大论》曰："清气在下，则生飧泻……湿盛则濡泄。"此证水湿内盛，脾不运化，以致清浊失判，水走肠间，水谷不别，故见泄泻水样便；津液不化，清阳不升，故口渴欲饮，饮而又泻；用平胃散加味，药证相对，1 剂而愈。说明：辨证准确的重要和中医疗效的神速以及中药治病的价廉。

九、痢疾

医案 1：白痢

乔某，男，32 岁，农民。2003 年 3 月 5 日初诊。

【主诉】排脓血便半年。

【病史】半年前不明诱因出现腹泻，排脓样便，日 2～4 次，腹中肠鸣，少腹痛即欲便，经中西医治疗，病情时有反复，近 2 周脓便次数增加，每日 4～10 次不等，开始粪便夹脓，继而脓便增多，近 2 日脓便多于粪便，且腹痛，肠鸣，肛门灼热，腹痛欲便，腹胀纳呆，面黄乏力，舌质红，舌苔黄白厚腻，面大，脉滑稍数。

【中医诊断】痢疾。证属湿浊蕴结，熏灼肠道，致气血壅滞。

【治法】清肠化湿，调气和血。

【方药】芍药汤加味。全当归20g，炒白芍30g，嫩黄芩14g，川黄连10g，酒大黄6g，上肉桂3g，焦槟榔7g，广木香6g，马鞭草30g，防风10g，粉甘草6g。3剂，水煎，分2次饭前温服，每日1剂。

3月8日二诊：脓便明显减少，腹胀，肛门发热亦轻，纳食稍多，舌质稍红，舌苔黄白稍厚，药已对证，上方加全当归10g。3剂。

3月12日三诊：药后排便次数减少，每日大便1~2次，脓便全止，其他症状全部消失，唯食欲稍差，舌质淡红，舌苔薄，脉滑缓。拟方健脾和胃为主，以善其后。太子参20g，焦白术8g，云茯苓15g，姜半夏10g，广陈皮8g，川黄连5g，炒枳壳10g，春砂仁6g（后下），粉甘草5g，续进6剂。

3月19日四诊：病已初愈，舌脉趋平，上方加生山药15g，再服6剂，嘱间日1剂，服完停药，注意饮食调护。

【按语】余善用芍药汤加味治疗，方中炒白芍，酸苦微寒，和血止痛，调和气血之功独优，《本经》谓其"主邪气腹痛，除湿痹，破坚积"。全当归助杭芍药行血和血，行血中瘀滞，二药又能养血润燥和肠，滑可去着，故可除肠中积垢；嫩黄芩、川黄连二味苦寒燥湿，清热解毒，厚肠胃而治痢；酒大黄苦寒通里，又可行瘀血；广木香、焦槟榔调气导滞；少许上肉桂取其温通气血，鼓舞肾气，防止三黄大苦大寒之品，伤及脾胃；马鞭草味苦，微寒，归肝脾肾，清热利湿，有活血之功；炙甘草调和诸药，且能与杭芍药相配，能缓解挛急而止腹痛；防风味辛甘，性温，一则疏风，二则舒肝和脾，为风药中之润剂，治风通用，散湿亦宜，且能散肠中之风。本方调气、行血、清热、解毒、燥湿、祛风六般功能兼备，药证合拍，服药6剂，脓便基本痊愈，又投健脾和胃，清除余邪之剂，以收全功。余认为中医治脓便有其特点和优势，既无副作用，又少后遗症，只要辨证准确，治法切中病机，均可获得满意疗效。

医案2：赤痢

胡李氏，女，67岁，农民。1999年5月10日初诊。

【主诉】腹痛伴脓血便1月余。

【病史】痢疾下血有月余之久，大片鲜血及脓液，大便后腹痛下坠，经多次治疗，效不佳，现又伴见胃满不欲食，舌质淡红，舌苔稍黄，脉虚数。

【中医诊断】赤痢。证属湿热痢兼肠胃虚弱。

【治法】益气健脾，兼清湿热。

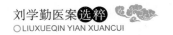
【方药】生黄芪15g，白头翁9g，川黄连3g，焦山楂12g，京赤芍9g，仙鹤草15g，茜草根12g，焦神曲9g，焦麦芽9g。2剂，水煎服，每日1剂。

5月12日二诊：药特效，大便下血明显减少，上方去川黄连、京赤芍，加炒枳壳8g，杏仁泥6g，继服2剂，巩固疗效。

【按语】《景岳全书·痢疾》："凡治痢疾，最当察虚实，辨寒热，此泻痢中最大关系。"患者痢疾下大片血月余之久，便后腹痛下坠，病久耗伤气血，患者胃满不欲饮食乃脾胃虚弱，饮食停滞所致；舌苔薄稍黄，脉虚数，乃湿热余邪未尽之象。本证为脾胃虚弱，兼有湿热的虚实夹杂之证，故治以白头翁、川黄连、仙鹤草、京赤芍、茜草根清热凉血止痢，其中仙鹤草兼能补虚健脾；生黄芪补中益气；焦山楂、焦神曲、焦麦芽以消食健胃兼行气散瘀。诸药合用，虚实并治，切中病机，效如桴鼓，后减川黄连、京赤芍以免苦寒伤胃，加炒枳壳、杏仁泥以调畅气机。

医案3：赤白痢

许某，女，34岁，工人。2002年12月5日初诊。

【主诉】腹痛、痢疾半个月。

【病史】近半个月来腹痛，下脓血，赤白相杂，里急后重，日七八次，不欲饮食，舌质红，舌苔腻微黄，脉滑数。

【中医诊断】赤白痢。证属湿热痢疾。

【治法】清利湿热，调畅气机。

【方药】全当归24g，广木香6g，炒黄柏8g，白头翁10g，炒白芍24g，川黄连6g，焦槟榔6g，秦皮9g，粉甘草5g。水煎取浓汁，分两次温服，每日1剂。

12月10日二诊：服药3剂，脓血消失，大便正常，仍有肠鸣，腹痛，食欲不振，舌质淡红，舌苔薄腻，脉滑。治以健脾和胃，调理气机。

处方：广木香5g，焦白术9g，广陈皮6g，春砂仁4g（后下），云茯苓12g，炒扁豆15g，炒山药15g，炒薏仁15g，炒枳壳9g，川黄连6g，粉甘草6g。续服3剂。

2003年8月9日因他疾来诊，自诉服完上药诸症愈，未再复发。

【按语】此案赤白痢下，为"气血俱伤"之候。患者湿热之邪壅滞肠中，气机不畅，传导失常，故见腹痛，里急后重；湿热熏灼肠道，脉络受伤，气血瘀滞，化为脓血，故下痢赤白。治以白头翁、炒黄柏、川黄连、秦皮苦寒之药，清热燥湿；广木香、全当归、炒白芍、焦槟榔调理气血；粉甘草缓和药性，且防苦寒伤中。待湿热得除，病情好转，再用调理中焦脾胃之品，以善其后。余认为，治痢首当祛邪，若病邪未得清除，切忌固涩、健脾，以免闭门留寇。

医案 4：疫毒痢

严某，女，69 岁，农民。2005 年 5 月 22 日初诊。

【主诉】痢疾 3 天。

【病史】近 3 天大便次频，含赤白黏液，腹痛，里急后重，口渴口苦，小便短赤，不欲饮食，舌质红绛，舌苔黄腻，脉滑数有力。

【中医诊断】疫毒痢。证属热毒蕴结，肠络郁滞。

【治法】清热解毒凉血。

【方药】白头翁汤加味。白头翁 12g，秦皮 9g，黄柏炭 9g，川黄连 6g，广木香 6g，乌梅肉 12g，地榆炭 9g，吴茱萸 1.5g，椿根白皮 10g，生山药 15g，炒山楂 12g，焦神曲 15g。水煎取浓汁，分两次饭前温服。

5 月 26 日二诊：服药 3 剂，下痢赤血止，腹部稍胀不适，舌质稍红，舌苔薄黄，脉稍滑有力。改方以善其后。

处方：全当归 12g，炒白芍 12g，焦山楂 12g，乌梅肉 12g，川厚朴 12g，茜草根 12g。2 剂，水煎服。

1 周后，其子专程致谢，告知病已痊愈。

【按语】大凡湿热伤于气分，则为白痢，伤于血分，则为赤痢，气血俱伤，则为赤白痢。《景岳全书》曰："痢以脂血伤败，病在下焦。"疫毒之气壅滞肠中，气机不畅，传导失常，故腹痛，里急后重；疫毒熏灼肠道，伤及气血，故下痢鲜紫脓血；毒盛于里，助热伤津，故口渴；疫毒蕴结，上攻于胃，食物积滞，故见不欲饮食；湿热下注，故小便短赤；舌质红绛，舌苔黄腻，脉滑数均为实热之象。治以清热解毒凉血，方选白头翁汤加味。以白头翁凉血解毒为主；以秦皮、黄柏炭，椿根白皮以清利湿热；地榆炭、乌梅凉血，止血；广木香行气以除重；生山药平补气阴，其性兼涩，以兼顾气阴耗伤之象；炒山楂、焦神曲以消食化积兼行气化瘀；吴茱萸、川黄连含左金丸之意，辛开苦降，使肝火得清，胃火得降，则口苦得除。诸药合用，药证相符，疫毒速去。又以全当归、炒白芍、乌梅肉、杏仁泥、川厚朴、茜草根调理气血，以善其后。

医案 5：久痢

张某，男，26 岁，农民。2001 年 12 月 10 日初诊。

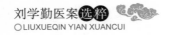

【主诉】痢疾3年余。

【病史】近3年来大便不成形，夹白色黏液，日4～5次，腹痛下坠，食少，体倦怕冷，舌质淡，舌苔腻，脉虚数。

【中医诊断】久痢。证属正虚邪恋，寒热夹杂。

【治法】温中清肠，调气化滞。

【方药】辽细辛3g，上肉桂4g，太子参12g，炮附子8g，川椒4g，川黄连8g，炒黄柏9g，乌梅肉12g，广木香6g，粉甘草5g。3剂，水煎服，每日1剂。

12月13日二诊：大便日3～4次，白色黏液减少，腹痛下坠减轻，舌质淡，舌苔腻，脉虚数，药证相应，拟用乌梅丸合芍药汤加减。

处方：乌梅肉15g，全当归30g，辽细辛4g，上肉桂6g，炒白芍30g，炮附子9g，川椒6g，炒黄柏9g，苦参12g，广木香6g，石榴皮12g，粉甘草7g。续服2剂。

12月15日三诊：大便每日1次，仍有少量白色黏液，食增，体倦怕冷减轻，舌质淡，舌苔白腻，脉虚稍数，药证相投，去川椒，加诃子肉6g，继服6剂。

12月21日四诊：大便已正常，每日1次，守上方再服3剂，隔日1剂，巩固疗效。

【按语】《济生方·痢疾论治》："今之所谓痢疾者，古所谓滞下是也。盖尝推原其故，胃者脾之腑，为水谷之海，营卫充焉。夫人饮食起居失其宜，运动劳役过其度，则脾胃不充，大肠虚弱，而风冷暑湿之邪，得以乘间而入，故为痢疾。"《景岳全书·痢疾》说："凡治痢疾，最当察虚实，辨寒热，此泻痢中最大关系。"患者下痢日久，正虚邪恋，寒热夹杂，肠胃传导失司，故缠绵难愈。用辽细辛、上肉桂、炮附子、川椒辛热之品以温肾暖脾而助运；川黄连、炒黄柏、苦参苦寒之品以清利肠中湿热；乌梅肉味酸涩，涩肠止泻；全当归、炒白芍、太子参、粉甘草益气养血而扶正；刘河间曰："调气则后重自除，行血则便脓自愈。"故加广木香以调气化滞。待正气渐复，邪气渐去，加入诃子肉、石榴皮以温补固涩。本案辨证准确，药证相符，数年痼疾，较快痊愈。

医案6：久痢

杨某，男，24岁，工人。1980年11月10日初诊。

【主诉】间断痢疾3年。

【病史】3年来大便稀溏，夹脓无血，里急后重，日4～5次，头晕口苦，屡治罔效，舌红苔薄，脉弦滑稍数。

【中医诊断】久痢。证属寒热错杂，虚实并见。

【方药】乌梅丸加减。乌梅肉 5 枚，辽细辛 3g，炒黄连 7g，川花椒 3g，炮附子 7g，炒黄柏 8g，广木香 5g，上肉桂 4g，太子参 12g，淡干姜 5g，全当归 12g，粉甘草 5g。

水煎温服 2 剂，大便脓减，又服 2 剂，每日大便一次，再进 8 剂，终获根治。

【按语】仲师曰："蚘厥者，乌梅丸主之，又主久利。"此证 3 年有余，邪气未尽，正气已虚，阴阳失调，寒热错杂，乌梅以酸收为君既有参、附、姜、椒之温补中脏，又有连、柏清热燥湿，酸、苦、辛三法俱备，"调其寒热、酸以收之，下利自止"。

十、便　秘

医案 1：习惯性便秘

郭某，女，19 岁，学生。2012 年 2 月 20 日初诊。

【主诉】便秘 6 年余。

【病史】自 6 年前开始无明显诱因出现便秘，大便 2 ~ 3 日 1 行，质干，排便困难，伴腹胀不适，口干口臭，面部湿疹，食欲欠佳，食量中等，饮水及睡眠一般。舌边尖红，苔白少津，脉滑偏数。

【中医诊断】便秘。证属热毒内蕴，腑气不通。

【中医治则】清热解毒，理气通便。

【方药】焦槟榔 6g，广木香 6g，马齿苋 30g，炒枳壳 12g，炒莱菔子 30g，瓜蒌仁、火麻仁各 30g，全当归 30g，炒白芍 30g，川黄连 9g，嫩黄芩 20g，金银花 40g，生甘草 6g。10 剂，每日 1 服，水煎，分 2 次温服。

3 月 2 日二诊：服上药时便秘好转，大便每日 1 行，排便顺畅，口臭消失，两天前停药后便秘复发，舌脉同前。上方去炒枳壳，炒莱菔子，加秋桔梗 10g，炒枳实 12g，开上通下，消积导滞。10 剂，水煎服，每日 1 剂，分 2 次口服。

3 月 22 日三诊：便秘好转，无不适。上方 10 剂，制水丸，巩固疗效。

【按语】中医"便秘"一病，当先分虚实，实者包括热秘、气秘和冷秘，虚者当辨气虚、血虚、阴虚和阳虚的不同，其基本病变属大肠传导失常，同时与肺、脾、胃、肝、肾等脏腑的功能失调有关，临床当中常肝脾肺胃同病。

正如本医案患者，自少年时饮食偏嗜，喜食辛辣，不喜饮水，胃肠津枯，引发便秘，腑气不通，胃失和降，酸腐之气随胃气上逆，故便秘，口臭，母病及子，肺胃之火上炎，则面部痘疹。虽便秘日久，但仍以实秘，热秘为主，兼有气滞及津亏，故治疗选方以清热解毒之品，方中以槟榔行胃肠之气，消积导滞，缓泻通便；木香燥湿调中；马齿苋善走大肠，清热解毒，炒枳壳、木香、炒莱菔子，行气通便；瓜蒌仁、火麻仁、当归、炒白芍滋阴润肠通便；黄芩清泄肺胃之热；金银花清热解毒；生甘草生津兼能调和诸药，方中总体以金银花、马齿苋、黄芩等为主清热解毒，槟榔、炒枳壳等理气导滞，并以麻仁、当归等润肠通便，二诊去炒枳壳易枳实，加强其消食滞之力，以秋桔梗开上以通下，有"提壶揭盖"之功。

医案2：胃肠积热便秘

李某，女，71岁，退休干部。1997年9月13日初诊。

【主诉】便秘10年，加重两年。

【病史】患便秘10余年，每天服用泻下药1次，能维持排便，近两年来病情逐渐加重，便干难下，燥如羊粪，肛门灼热，多日不便，少则六七日，多则十余日，每次解便，如患大病，痛苦难言，一旦便下，肛肠坠胀，解不净感觉十分突出，小便黄少，有热痛感，伴腹胀、乏力、口臭、纳呆、烦躁失眠，舌质红暗，舌苔黄厚腻面大，脉虚大而数滑。

【中医诊断】便秘。证属热积肠道，耗伤津液，传道失司，濡润无力。

【治法】泻热通便，兼以濡润肠道。

【方药】芍药汤加减。全当归20g，生白芍20g，嫩黄芩15g，川黄连8g，酒大黄9g，焦槟榔4g，广木香6g，马齿苋30g，瓜蒌仁、火麻仁各30g，炒莱菔子20g，郁李仁30g，桃仁、杏仁各10g。上方浸泡1小时，浓煎3次，先后分3次饭前温服。

服上方第1剂未大便，仅有肠鸣，二剂服完，艰难便下，燥结干粪较多，腹胀稍缓，余证依然。脉舌变化不大，仍照上方又服2剂后，开始便下干粪，继而便出大量深黑色粪便，奇臭难闻。此时如释重负，自觉身轻、乏力。

9月18日三诊：神清气爽，脉证均有缓解，唯四肢酸困，乏力明显，改润便和胃，顾护正气法，方用麻子仁丸加减。

处方：全当归20g，瓜蒌仁、火麻仁各30g，炒莱菔子30g，桃仁、杏仁各10g，生首乌30g，肉苁蓉20g，炒枳壳10g，白蔻仁6g（后下），生黄芪

20g，粉甘草 4g，水煎取浓汁，分两次饭前 1 小时温服。

上方服用 3 剂，自觉平稳，但未大便。考虑余热未净，功能未复，上方加川黄连 8g，酒大黄 6g。

9 月 24 日五诊：上药服 3 剂，5 天大便两次，成形，仍有不爽感觉，初诊时症状已基本缓解，舌质稍暗红，苔黄面大较薄，脉滑稍数。嘱上方服 6 剂，服 2 剂停 1 天。

10 月 9 日六诊：脉舌趋平，症状全消。大便 2 日一行，拟健脾和胃润肠法治之。

处方：全当归 30g，生白术 30g，生山药 30g，广陈皮 10g，炒枳壳 10g，瓜蒌仁、火麻仁各 30g，炒莱菔子 30g，川黄连 8g，郁李仁 30g，粉甘草 5g。

上方开始 3 日服两剂，继之间日 1 剂，坚持月余，大便基本正常。此方 10 剂量，共研细面，炼蜜为丸，每丸 9g 重，每天 3 次，每次 1～2 丸，温开水送服，又坚持服药半年。大便正常，每日 1 次，身体健康。

【按语】此案积热肠间，日重一日，年重一年，非轻剂所能取效，所幸患者年虽过七旬，但身体健康，故首投"三黄"等大队清涤积热之品。更加诸多"仁"类油脂润滑泻便之类，更妙用杏仁泥润肺下气，取其肺与大肠相表里，开上通下，使燥粪得下，少量行气消胀之广木香、焦槟榔。诸药合用，热邪得清，积粪得除。病虽缓解，仅获初捷。关键在于较长时间服用健脾和胃，润肠扶正成药蜜丸，终获全胜，且远期效果巩固。

医案 3：气虚便秘

赵某，男，84 岁，离休教师。1999 年 5 月 23 日初诊。

【主诉】便秘 10 年。

【病史】患者中年曾做右肺叶切除术，现患有冠心病、糖尿病等多种慢性疾病，且经常感冒，缠绵难愈，身体虚弱，动则气喘，心悸，胸闷，四肢疲困，周身乏力，纳少眠差。特别是近 10 年便秘，痛苦不堪，少则三五日，多则八九日始便，经常由他人抠出干燥粪块，口服泻下药物通便，药量少则无济于事，药量大必然诱发心绞痛，多医少效，投医无门。诊其脉沉细而弱，观其舌质淡、舌苔薄。

【中医诊断】便秘。证属气虚燥结，毒物壅滞肠道。

【治法】补气润便，兼顾心病。

【方药】补中益气汤加味。生黄芪 30g，生白术 30g，广陈皮 10g，太子参 30g，升麻 6g，软柴胡 10g，全当归 30g，嫩黄芩 12g，瓜蒌仁、火麻仁各 30g，桃仁、杏仁各 10g，肉苁蓉 20g，何首乌 30g，粉甘草 6g。煎煮方法：凉水浸泡 1 小时，中火浓煎，3 次分别取汁兑匀，分 3 次饭前温服。

5 月 25 日二诊，上方服 2 剂，无任何反应，仅感精神稍好，又服 6 剂。

6 月 3 日三诊，诉大便两次，第一次艰难，多为燥粪，第二次燥粪减少，稍顺利，精神见好，心绞痛也未犯。效不更弦，上方加生黄芪 10g，升麻 2g 继续服用，1 周后大便两日一行，继服 1 周，改三日服 2 剂，最后间日 1 剂。

7 月 6 日复诊：大便正常，每日一次晨便，多年难言之隐，终于解除。更可喜的是冠心病基本不犯。感冒也很少出现。嘱其上药 10 剂量共研细面，炼蜜为丸，每丸 9g，每服 1 丸，每日 2 次，巩固疗效。

【按语】该案年老体弱又加久病多病，气血两亏，气虚则大肠传送无力，血虚则津枯肠道失润，实为肺、脾、肾三脏皆虚。由于肺与大肠相表里，肺气虚则大肠传送无力，虽有便感，但须竭力努挣。肾主二便，肾气虚则影响大肠传导，脾虚则运化无权，化源不足。津液受伤，肠道干枯，大便燥结难下。三脏都虚，皆因气虚所致，且以脾虚为主，所以补气健脾，调气润便，为治疗大法。一方到底，药证相合，多年痼疾，老年得愈。特别是患者的冠心病心绞痛及经常感冒等多种慢性疾病均有不同程度好转，进一步证明中医的天人合一，整体观念的正确性和巨大潜力。

医案 4：肝肾阴虚型便秘

王某，女，66 岁，退休干部。1999 年 10 月 18 日初诊。

【主诉】大便秘结 3 年余。

【病史】3 年前无明显诱因出现大便秘结，常 5～7 天一行，排出艰难，粪块干燥，初服用果导片、麻仁丸有效，近来用之，鲜少奏效。伴头晕目眩，视物昏花，面部烘热，舌红少苔，脉弦细。

【中医诊断】便秘。证属肝肾阴虚。

【治法】滋养肝肾，润肠通便。

【方药】全当归 20g，肉苁蓉 30g，瓜蒌仁、火麻仁各 30g，郁李仁 30g，生白芍 20g，生首乌 20g，女贞子 20g，旱莲草 20g，枸杞子 20g，炒莱菔子 20g，粉甘草 9g。水煎服，每日 1 剂，分两次温服，并嘱其多食果蔬，适当运动，定时登厕。

服药 4 剂，大便稍畅，诸症轻，效不更方。上方加全当归 10g，生首乌

10g，又进 12 剂，大便 1 ~ 2 日一行，诸症轻，脉舌平。上方又进 6 剂，大便每日一行，排出顺利。再进 6 剂，两天 1 剂，每晚只服 1 次，以巩固疗效。

3 年后因外感来诊，述便秘治愈后未再复发。

【按语】本案舌质红少苔，脉弦细，当属阴血不足，又见面部烘热，眩晕眼昏，证属肝肾虚损无疑，故选用二至丸、枸杞子补肝肾；何首乌补肾润便；肉苁蓉双补肾之阴阳，又能通利大便；全当归补血养血润燥，合炒白芍养肝柔肝；炒莱菔子既能润便又能行气消胀使肠胃功能尽快恢复，更有大队油脂药物清利下行，油润滑下。诸药合用，滋补肝肾，润肠滑利，大便自通，3 年痼疾，彻底根除。

十一、二便失禁

医案：二便失禁

刘某，男，60 岁，汽车司机。1981 年 5 月 25 日初诊。

【主诉】二便失禁 10 余日。

【病史】因连日过劳，遂致二便失禁旬余，伴见下肢困软，步履艰难，两胯及右足跟痛，休息仍痛，西医疑为脊髓病变，多方治疗无效，舌淡苔薄，脉弦滑。

【中医诊断】二便失禁。证属肾精亏虚，下元不固。

【治法】补肾填精，固摄下元。

【方药】缩泉丸合右归饮加减。益智仁 12g，五味子 6g，金樱子 12g，升麻 5g，覆盆子 15g，菟丝子 12g，枸杞子 12g，柴胡 9g，炙甘草 7g，桑螵蛸 12g，炒知母 7g，熟地黄 15g。1 剂轻，3 剂二便能自控，又进 3 剂巩固疗效。

【按语】"肾司二便"，此人素体肾虚，年近"八八"，肾元亏虚，强劳努力，下焦失固。加之过劳伤肾，致使二便失禁，治疗紧扣"填""摄"，俾肾精充，则诸恙平。

十二、口 疮

医案 1：脾胃湿热型口疮

李某，女，31 岁，工人。1978 年 3 月 28 日初诊。

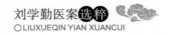

【主诉】反复口腔溃烂3年。

【病史】近3年反复口腔溃疡，时轻时重，反复发作。现口腔内侧、舌前半部及舌下，可见多个大小不等、呈圆形或椭圆形溃疡面，最大一个在舌右边约3mm，周围红晕，突起患处痛甚，说话吃饭加剧，感觉胃热，口干牙痛，月经先期，量多，无双眼睑及阴部溃疡史。舌质淡红，舌边有齿痕，舌苔薄白，脉沉弦细。

【中医诊断】口疮。证属脾胃湿热。

【治法】清热祛火，凉血止痛。

【方药】生石膏30g，青黛粉8g，淡竹叶6g，薏苡仁30g，香白芷10g，怀牛膝12g，重楼20g，川黄连6g，炒知母8g，广藿香12g，上肉桂2g（后下），粉甘草6g。水煎取浓汁，分两次温服，每日1剂。

4月1日二诊：服药2剂，溃疡疼痛缓解，创面收敛，胃热口干、牙痛减轻。效不更方，继服上方4剂。

4月7日三诊：溃疡面基本愈合，余症全消，原方再服4剂，间日1剂，以收全功。

【按语】"口疮"一病，青壮年多见，往往反复发作，严重者影响说话、进食，此病虽小，痛苦大矣!《诸病源候论》曰："足太阴，脾之经也，脾气通于口，脏腑热盛，热乘心脾，气充于口与舌，故令口舌生疮也。"此证多由脾胃中焦湿热所致，治用生石膏、淡竹叶清脾胃湿热；香白芷入胃经，芳香化湿，生肌止痛；青黛粉、重楼、粉甘草清热解毒凉血止痛；薏苡仁利湿而不伤阴，配伍生石膏，可防生石膏寒凉伤胃；怀牛膝引火下行；川黄连、炒知母苦寒清泄脾胃之火；天花粉清润而不腻，配广藿香芳香快脾，振动气机，少佐上肉桂"引火归原"，促使溃疡早日愈合。诸药配合辛散苦降治湿热郁火，祛邪而不伤正，药证相符，多年病痛，数日即瘥。

医案2：心火上炎型口疮

王某，男，11岁，小学生。2008年8月25日初诊。

【主诉】反复口腔黏膜溃烂半年，复发1周。

【病史】近半年反复口腔溃疡，口腔黏膜及舌尖溃烂，疼痛，近1周复发，纳食可，大便干。舌质偏红，苔薄，脉滑稍数。有"慢性鼻炎"病史1年余。

【中医诊断】口疮。证属营血热盛，心火上炎。

【西医诊断】口腔炎。

【治法】清热泻火，凉血解毒。

【方药】清营汤加减。淡竹叶 5g，生地 20g，春砂仁 9g，丹皮 10g，水牛角粉 7g，金银花 25g，莲子心 8g，栀子 9g，净连翘 30g，黄连 8g，赤芍 15g，甘草 6g。6 剂，颗粒装胶囊，分 30 天服完，每次 4 粒，每日 2 次。

2009 年 1 月 9 日二诊：服上药 1 个月后口疮好转，未再复发。2 天前咬破下唇后，又见溃疡，上覆白膜，周围发红，口干欲饮，大便稀，容易感冒。舌质淡红，舌尖稍红，苔白缺津，脉细稍数。

处方：黄芪 15g，石斛 12g，麦门冬 12g，女贞子 15g，旱莲草 15g，青黛 8g，儿茶 8g，莲子心 10g，炒栀子 10g，白芍 15g，春砂仁 6g，甘草 6g。6 剂，颗粒剂，每日 1 剂，分 2 次冲服。

1 月 16 日三诊：口腔溃疡明显减轻，无新发溃疡面。口干好转，咽部不适，平时反复感冒。上方去女贞子、旱莲草，加大青叶 20g，净连翘 20g，甘草 6g。6 剂，颗粒剂，每日 1 剂，分 2 次冲服。

2 月 6 日四诊：服药后口疮已愈。舌边尖红。

处方：黄芪 60g，炒栀子 30g，白芍 50g，青黛 35g，莲子心 30g，大青叶 70g，石斛 60g，春砂仁 20g，甘草 20g。6 剂，颗粒装胶囊，分 30 天服完，每次 4 粒，每日 2 次。

【按语】口疮是因心脾积热，或阴虚火旺，灼伤口腔肌膜，以口腔唇内、颊、舌、齿龈等处肌膜见豆大溃疡，周围红晕、表面凹陷，灼热疼痛，反复发作为主要表现的疮疡类疾病。本病在临床上有实证与虚证两类。类似于西医复发性口疮。口疮最早见于《内经》，《素问·气交变大论》说："岁金不及，炎火乃行，民病口疮。"《素问·五常政大论》说："少阳司天，火气下临，肺气上从，鼻窒口疡。"

口疮中医病机多分虚实，以心、脾、肾三经失调为主。明代薛己《口齿类要·口疮》说："口疮，上焦实热，中焦虚寒，下焦阴火，各经传变所致。"上焦实热多心脾积热相兼，下焦阴火乃肾亏阴虚火旺，中焦虚寒多脾肾阳亏互见。临床以前二者居多，也可虚实夹杂出现，正如本案。初诊以凉血解毒为主，二诊病机为气阴两伤，故以黄芪益气扶正，石斛、麦门冬、女贞子、旱莲草滋阴凉血，莲子心、炒栀子凉血清心除烦。使补中有清，泻中有养，最终达到气血阴阳的平衡状态。

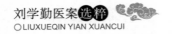

第四节 肝胆系病证

一、胁 痛

医案 1：慢性乙型肝炎

耿某，男，38 岁，农民。2011 年 12 月 23 日初诊。

【主诉】间断胁痛半年，伴腹胀 1 周，胸闷、咳痰 2 天。

【病史】半年来无明显诱因间断右胁隐痛，化验示乙肝标志物阳性（具体不详），肝功提示 TB48.5mmol/L，ALT69U/L，AST259U/L，彩超示：肝损伤，胆囊壁水肿。近 1 周自感腹胀，尿黄，伴咳嗽、咯痰色白、胸闷 2 天，大便日 1 行，稍干，舌红稍暗，苔淡黄稍厚，脉沉。

【中医诊断】胁痛；咳嗽。证属气滞血瘀，湿毒蕴结。

【西医诊断】慢性乙型肝炎、气管炎。

【治法】化湿解毒，活血理气。

【方药】紫丹参 30g，京赤芍 30g，软柴胡 10g，薄荷叶 6g，土茯苓 30g，炒白术 10g，板蓝根 30g，净连翘 30g，重楼 30g，嫩茵陈 30g，广郁金 16g，焦槟榔 6g。10 剂，水煎服，日 1 服，分 2 次口服。

2012 年 1 月 2 日二诊：药后胁痛、腹胀、尿黄均大减。胸闷、咳痰已愈。自感乏力，夜眠不安，大便稍溏，日 2 行。上方去净连翘，加太子参 30g，炒苍术 10g，10 剂，水煎服，以化湿健脾，扶正祛邪。

1 月 16 日三诊：诸症减轻，仍觉夜眠不安，晨起尿黄，原黄苔已退。上方加炒栀子 12g，10 剂，水煎服。

2 月 10 日四诊：诸症已不明显，复查肝功能：TB25.2mmol/L，ALT40U/L，AST112U/L，GGT70U/L。继服上方 30 剂，复查肝功能基本正常。

【按语】患者感受湿毒之邪，留连肝胆经络，气血运行不畅，不通则通，则发胁痛；肝失疏泄，横克脾土，致脾失健运，则腹胀、纳差；脾虚则酿湿生痰，复加肺卫受邪，肺失清肃，则胸闷、咳嗽、咯痰色白；舌质暗、苔黄厚为气滞血瘀、湿热内蕴之象。该患者来诊时症状繁多（胁痛、腹胀、胸闷、咳痰、便干等），化验检查提示肝胆受损明显。此时医者如不能理清头绪，抓住重点，则会感觉无从下手施治。余抓住慢性乙型肝炎（先辨病）以"湿、热、毒、瘀、虚"为主要中医病机的实质（再辨证），此案初诊就体现了"湿、热、毒、瘀"为主之病机，故治疗以丹参、赤芍活血祛瘀，柴胡、薄荷疏肝理气，炒白术健脾化湿，土茯苓化湿解毒；板蓝根、净连翘、重楼清热解毒，重楼兼可活血；茵陈郁金清肝利胆，祛湿退黄，郁金兼可疏肝解郁；槟榔理气除胀，消食化滞。首战告捷，效不更方，二诊去净连翘之苦寒，以免伤及脾土，加太子参兼顾其虚之本，扶正以达邪。整个治疗思路清晰，用药严谨，故能收获佳效。

医案2：慢性乙型肝炎

洪某，男，35岁，工人。2011年7月12日初诊。

【主诉】右胁胀痛1个月。

【病史】原有"慢性乙肝"病史10年，1个月前出现右胁胀痛，脘腹胀满，恶心纳差，小便黄少等症状。查体：肝区叩击痛明显。舌质偏红，舌苔黄厚面大，脉弦滑。化验肝功：TB9.7μmol/L，ALT46U/L，GGT38U/L。彩超：肝实质弥漫性损伤。

【中医诊断】胁痛。证属热毒蕴结，气滞血瘀。

【西医诊断】慢性乙型肝炎。

【治法】清热解毒，理气化瘀。

【方药】生栀子10g，嫩茵陈30g，板蓝根30g，制香附16g，广郁金16g，紫丹参20g，佛手片12g，制鳖甲30g（先煎），炒枳壳10g。6剂，水煎400mL，日1剂，分两次口服。

2011年7月19日二诊：药稳症缓，宗上方加土茯苓30g，草豆蔻6g。6剂，用法同前。

7月26日三诊：腹胀、腹痛减轻，饮食增加，小便量较前增多，色稍黄，舌质偏红，苔黄稍厚面大，脉弦滑。

7月30日四诊：效不更方，守方6剂，用法同前。

8月8日五诊：症状基本消失，仍守上方7剂。另配丸药：柴胡50g，茵陈180g，制鳖甲300g，丹参120g，板蓝根150g，重楼150g，广郁金90g，焦白术60g，炒枳壳30g，姜半夏45g，上沉香10g，川黄连30g。1料，研粉制水丸，每服5g，每日3次，口服。

12月12日六诊：服上药3个月，胁痛、纳差、尿黄等症状均好转，未再复发，肝区叩击痛阴性，复查肝功能均正常，彩超：肝胆脾未见异常。

【按语】患者患慢乙肝10余年，久病入络，气滞血瘀，不通则痛，故右胁胀痛；肝木克土，脾失健运，胃失和降，则恶心、纳差；湿热重蒸肝胆，胆液不循常道，下注膀胱，则小便黄少。舌红苔黄、脉弦滑为肝胆湿热之象。肝为刚脏，性喜条达，最恶抑郁，肝病经久，缠绵不愈，郁结之气，必累及血而瘀于脉络，肝脉瘀阻，疏泄失司，肝气更郁，瘀血更盛，助湿生热，故方中以生栀子清热凉血，嫩茵陈清热利湿，利胆退黄；板蓝根解毒利咽，兼可活血；制香附、广郁金、佛手、炒枳壳疏肝解郁，理气除胀，行气活血；紫丹参凉血活血，宁心安神；制鳖甲平肝潜阳，软坚散结，活血化瘀。整个治疗清热解毒、活血软坚、疏肝理气兼顾，而主次有别，故可用药中的。

医案 3：慢性丙型肝炎

张某，女，29 岁。1997 年 6 月 26 日初诊。

【主诉】胁痛、乏力、纳差 1 年，加重 1 个月。

【病史】6 年前因手术而输血 400mL。1 年前感乏力、纳差、右胁疼痛，即到开封市第一人民医院就诊，确诊为"慢性丙型肝炎"。经中西医治疗疗效不佳。近 1 个月上述症状加重，右胁胀痛，四肢困倦乏力，食欲不佳，食量下降，两目多眵，大便黏滞不爽，小便稍黄。查：巩膜、皮肤轻度黄染，肝区叩击痛阳性，舌质稍红，苔黄白厚腻，脉弦滑稍数。化验肝功能，TB38.7μmol/L，ALT112U/L，麝香草酚浊度试验 8U，抗 HCV 阳性，HCV-RNA 阳性。上腹部 B 超示：肝光点增粗。

【中医诊断】胁痛。证属肝胆湿热，湿重于热。

【西医诊断】慢性丙型肝炎，中度。

【中医治则】清肝利胆，健脾化湿清热。

【方药】嫩茵陈 15g，草豆蔻 6g（后下），云茯苓 15g，建泽泻 20g，广藿香 215g，佩兰叶 15g，广郁金 15g，金钱草 30g，板蓝根 30g，重楼 30g，薏苡仁 30g，净连翘 15g，嫩黄芩 12g。10 剂，水煎服，日 1 剂。

上方稍有出入，服药 30 天，临床症状基本消失，复查肝功能：ALT22U/L，麝香草酚浊度 3U。又以上方为基础方，加大药量，配水丸，每日 3 次，每次 9g，又服半年余，复查肝功能、B 超均正常，HCV-RNA 阴性。

【按语】慢性丙型肝炎从中医病因病机来讲，与慢性乙型肝炎有相似之处，均责之正气不足，复感外邪（包括输血、不洁注射等途径），病理因素均与"湿""毒""瘀"有关。而相比之下，丙型肝炎似与湿邪关系更为密切，湿性黏滞，缠绵难愈，导致丙肝病毒感染后更易形成慢性化病变。故慢性丙型肝炎的治疗以"化湿"为要，兼顾解毒、理气、活血等法。

方中嫩茵陈苦泄下降，功专清利湿热而退黄疸，为治黄疸之要药，凡阳黄、阴黄、表湿、里湿诸证均可应用；云茯苓有利水渗湿、健脾安神之功，为利水渗湿要药；建泽泻利水渗湿，泄热通淋；广藿香、佩兰芳香化湿，和胃止呕；草豆蔻、广陈皮燥湿健脾；薏苡仁清热解毒，利湿化浊；重楼苦寒，入肝经血分，清热解毒；广郁金性寒，味苦辛，芳香宣达，有活血止痛、行气解郁、凉血清心、利胆退黄之功，入气可以疏肝行气解郁，并能入血活血化瘀以止痛；净连翘性微寒，味苦，入肺、心、胆经，有清热解毒、消痈散结之功，余治疗急性肝炎或慢性肝炎急性发作属实属热，血清 ALT 特高者，以净连翘配败酱草、龙胆草、板蓝根等同用，并随症加味，能使血清 ALT 下降。嫩黄芩性寒，味苦，可清热燥湿，泻火解毒，既清热解毒，又清肝利胆。金钱草、广郁金疏肝利胆，理气止痛。现代药理研究证实：金钱草有促进肝细胞分泌胆汁，冲刷胆管结石，收缩胆囊，促进胆管排石，松弛奥狄括约肌，使胆管内结石易于排入肠道，阻断胆色素结石形成等药理作用；郁金能促进胆汁分泌和排泄、利胆退黄、排石消炎。黄芩、黄连均有不同程度的抗菌、抑菌作用。其中黄芩还有利胆、保肝、解热、利尿、镇静、降血脂、抗氧化作用。

医案 4：慢性丙型肝炎

王某，女，52 岁。2004 年 12 月 20 日初诊。

【主诉】发现丙型肝炎 10 年，右胁胀痛 2 月余。

【病史】26 年前因产后大出血有输血史。10 年前体检发现丙肝抗体阳性，因无明显症状，未进一步检查及治疗。2 个月前劳累后自感右胁胀痛，或为刺痛，生气或活动后加重，进食后胃脘部胀满不舒，夜眠尚可，大便调，断经 3 年。脉沉弦涩滞，舌质暗红，可见瘀斑，舌下脉络增粗，苔薄淡黄。1 个月前在郑州大学一附院化验肝功能：ALT86U/L，AST91U/L；抗 HCV 阳性，HCV–RNA 阳性。B 超：早期肝硬化、脾大（厚 50mm）。胃镜：食管静脉曲张（重度）、门脉高压性胃黏膜病变。

【中医诊断】胁痛。证属气滞血瘀，热毒蕴结。

【西医诊断】慢性丙型肝炎，中度。

【中医治则】活血理气，清热解毒。

【方药】全当归 10g，草红花 10g，川芎片 9g，京赤芍 20g，紫丹参 10g，

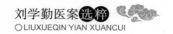
广郁金 15g，制香附 15g，重楼 20g，板蓝根 20g，川牛膝 15g，净连翘 20g，炒莱菔子 30g。6 剂，每日 1 剂，水煎分 2 次温服。同时给舒肝健胃丸口服。

2005 年 1 月 10 日二诊：胃脘胀满稍减，右胁下仍胀，活动后胀甚，纳食量少，乏力身困。上方去炒莱菔子，加太子参 30g。10 剂，每日 1 剂，水煎，分 2 次温服。

2005 年 4 月 4 日三诊：上方加减调理近 3 个月，乏力及右胁疼痛基本消失，仍感胃脘隐痛不舒，排便不畅。守上方之意，加扶正解毒之品。

处方：生黄芪 30g，净连翘 30g，巴戟天 8g，白花蛇舌草 30g，重楼 30g，紫丹参 20g，制首乌 30g，苦参 20g，太子参 30g，草豆蔻 9g，炒枳壳 12g，京赤芍 20g。10 剂，每日 1 剂，水煎，分 2 次温服。

2005 年 5 月 13 日复诊：服药有效，胃脘隐痛消失，排便基本正常。上方去巴戟天、京赤芍，加板蓝根 20g，制鳖甲 15g。10 剂，每日 1 剂，水煎分 2 次温服。

上方稍有出入，服药 3 个月余，临床症状基本消失，2005 年 10 月 10 日复查肝功能：ALT22U/L，麝香草酚浊度 3U，又以上方为基础方，配水丸，每日 3 次，每次 9g，又服 4 个月，2006 年 3 月 18 日复查肝功能，B 超均正常，HCV-RNA 阴性。

【按语】方中全当归、草红花、川牛膝养血活血，兼可润肠通便；川芎行气活血；紫丹参、京赤芍活血祛瘀，除烦安神，消肿止痛；制香附、广郁金疏肝解郁，利胆活血；板蓝根清热解毒，凉血止血；净连翘清热解毒，消痈散结；重楼清热解毒，消肿止痛，凉肝定惊；莱菔子消食除胀，降气化痰。全方紧扣"活血、理气、解毒"三大要素。2005 年 4 月 4 日复诊时更加生黄芪扶正祛邪；巴戟天补肾壮阳，祛风除湿；白花蛇舌草清热解毒，活血利尿；制首乌解毒，消痈，润肠通便。全方具有解毒化湿、理气活血之功效，可起到保肝降酶、抑制丙肝病毒复制的作用。余临床常用重楼、板蓝根、白花蛇舌草等解毒之品治疗病毒性肝炎，无论对乙肝还是丙肝病毒，均有较好的抗病毒作用。

二、肝 著

医案 1：慢性乙型肝炎

姬某，女，43 岁。2013 年 3 月 29 日初诊。

【主诉】发现乙肝5年，乏力、小腿酸痛半年，加重1个月。

【病史】5年前体检发现"乙肝小三阳"，因无症状，未重视。近半年时感乏力，小腿酸痛发困，症状逐渐加重。月经量多，色鲜红，有血块，经前有腹痛，纳眠及二便正常。原有"食道反流，胃窦炎"病史。舌质淡体大，苔白湿，脉弦滑。检查：彩超：脾厚43mm，HBV-DNA：1.52×10^6copies/mL。

【中医诊断】胁痛。证属肾虚血瘀，湿浊蕴结。

【西医诊断】慢性乙型肝炎。

【治法】化瘀泻浊，除湿散结。

【方药】紫丹参20g，京赤芍20g，制首乌20g，淡猪苓30g，净连翘30g，巴戟天8g，海桐皮15g，豨莶草15g，桑寄生30g，独活30g，威灵仙15g，鸡血藤30g。6剂，水煎服，日1剂，分2次温服。

4月15日二诊：共服上方12剂，服药有效，自感乏力身困、小腿酸痛较前减轻，精神较前改善，纳食可，二便尚调。上方加紫丹参10g，京赤芍10g。10剂，水煎服。

5月20日三诊：又服上方10剂，症状基本消失，因家事繁忙未继续治疗。停药20余日，近两天感乏力、小腿酸痛等症状又有反复，舌质淡，苔白稍腻，脉缓滑。上方加鸡血藤10g，豨莶草5g，海桐皮5g。10剂，水煎服，每日1剂，分2次温服。

【按语】该患者正气不足，感受毒邪，留滞肝胆，肝失疏泄，脾失健运，精微失布，故乏力；湿性趋下，蕴结下焦，则小腿酸困；气虚血行不畅，结于胁下则为积块，经水不利则发腹痛。治宜化瘀泄浊、祛风除痹、通络止痛：方中丹参、芍药活血化瘀；制首乌益肾填精；猪苓清热利湿，净连翘清热解毒散结；巴戟天温阳补肾，豨莶草、海桐皮、独活、寄生祛风除湿，补肝益肾，强筋壮骨；威灵仙，鸡血藤养血通络，祛风止痛。全方攻补兼施，不忘化瘀散结，故能获效。

该案体会有三：一是从诊断而言，虽大范围可划归"胁痛"诊断，但该患者实则并无胁痛症状，故与"肝著"诊断之更为恰当。二是从病机而言，该患者为虚实夹杂，虚证有肝虚、脾虚、肾虚。肝为"罢极之本"，肝气虚可表现为肢体酸困，脾气虚可因精微失布，导致乏力，也可因湿阻而至肢困；肾虚则下元亏乏，以腰膝、足跟酸困为主要临床表现。三是从用药而言，因其为湿困下焦，络气不通，故以豨莶草、海桐皮、独活、桑寄生等补肾气、

强筋骨，祛风、除湿、通络。

医案 2：慢性乙型肝炎

陈某，女，21 岁。2012 年 10 月 12 日初诊。

【主诉】发现乙肝 3 年余。

【病史】3 年前体检发现乙肝"大三阳"，DNA（+）。手足心热，心情急躁，月经每月 2 行，经量一般，易出汗，时感腰痛，化验肝功能正常，DNA1.06×10^{8}copies/mL，AFP 正常，肝胆脾彩超检查无异常。脉弦细，可见"地图舌"。其母患"乙肝大三阳"。

【中医诊断】肝著。证属肝郁化火，湿毒蕴结。

【西医诊断】慢性乙型肝炎。

【治法】治宜清热疏肝，化湿解毒。

【方药】丹栀逍遥散加减。牡丹皮 10g，炒栀子 10g，当归 10g，炒白芍 20g，柴胡 6g，薄荷 6g，炒白术 8g，猪苓 40g，土茯苓 30g，败酱草 15g，重楼 30g，炒枳壳 12g，10 剂。颗粒剂，每日 1 剂，分 2 两次口服。

11 月 2 日二诊：手足心热及腰痛均消失，仍有烦躁。月经一月 2 次，近 3 天干咳，平时易感冒，发则咽痛，扁桃体发炎。上方加白术 2g，太子参 30g，10 剂，颗粒剂。

11 月 23 日三诊：今晨又觉感冒，鼻塞声重，咳嗽，咽痛，流清涕，舌质红。

处方：金银花、连翘各 30g，竹叶 9g，荆芥 9g，防风 9g，牛蒡子 10g，薄荷 6g，淡豆豉 10g，秋桔梗 10g，杏仁泥 10g，芦根 30g，明玉竹 15g，甘草 6g。6 剂颗粒剂，冲服。

11 月 30 日四诊：感冒已愈。有"过敏性鼻炎"病史。眼圈发黑，面色发黄。二便调。舌质暗红，裂纹。

处方：地龙 20g，山茱萸 20g，枸杞子 20g，女贞子 30g，旱莲草 30g，生地 20g，辛夷 10g，白芷 10g。太子参 30g，炒栀子 10g，防风 10g，生黄芪 10g。10 剂，颗粒剂，冲服。

2013 年 1 月 7 日五诊：月经正常，"地图舌"消失，未再感冒，黑眼圈变淡，鼻炎减轻。咽部不适，如有异物。化验血常规、肝功及彩超检查均正常，两对半仍为"大三阳"，DNA1.29×10^{6}copies/mL。

处方：制首乌 30g，紫丹参 30g，赤芍 20g，猪苓 30g，女贞子 30g，重楼 30g，防风 10g，生黄芪 40g，太子参 30g，川贝母 9g，桃仁、杏仁各 10g，山茱萸 30g，枸杞子 30g。10 剂，颗粒剂，冲服。

【按语】患者有"乙肝"家族史，自幼感邪，禀赋不足，正虚邪恋，留滞肝胆，致肝失疏泄，则急躁易怒；肝郁化火，则手足心热；热迫津泄，则易汗出；肝病及肾，则腰痛；肝经疏泄失职，则月经不调。总为肝胆湿热，毒邪内蕴之症。方中丹皮凉血活血，解毒散结；栀子清热凉血，解毒退黄；当归、白芍养血活血，柔肝养肝；柴胡疏肝解郁，和解少阳；薄荷辛凉解表，疏肝理气；白术、猪苓、茯苓健脾益气，化湿解毒；败酱草、重楼清热解毒，炒枳壳行气疏肝，宽中和胃。

体会：该患者先天感邪，肝肾不足，正气大伤，肝木受邪，反侮肺金，故体虚易感，肺卫不固。在给予解毒、化痰、疏肝治疗同时扶正祛邪亦起到重要作用。二诊及三诊均以治疗感冒为主，体现了"急则治标，缓则治本"的主导思想。

医案 3：慢性乙型肝炎

刘某，女，49 岁。2012 年 6 月 8 日初诊。

【主诉】发现乙肝两年余。

【病史】两年前体检发现乙肝表面抗原阳性，未治疗。2 个月前化验肝功能异常，在我院住院治疗，肝功好转出院。3 天前复查肝功 ALT55U／L，故来诊。近 3 月自感咽干，纳少，二便调。月经正常。舌质淡红，苔白稍滑，脉弦细滑。B 超：肝实质损伤性改变，肝内胆管结石。

【中医诊断】肝著。证属肝胆湿热，瘀毒留滞。

【西医诊断】慢性乙型肝炎。

【治法】清热祛湿，活血解毒。

【方药】赤芍 20g，丹皮 20g，柴胡 9g，炒枳壳 12g，薏苡仁 30g，土茯苓 20g，重楼 30g，板蓝根 20g，败酱草 15g，怀牛膝 20g，天花粉 20g，甘草 6g。10 剂，水煎服。

6 月 22 日二诊：药稳症平。上方去甘草，加天花粉 10g，赤芍 10g，土茯苓 10g。12 剂，水煎服。

7 月 2 日三诊：效。上方减丹皮 8g，加薏苡仁 10g，焦白术 6g，12 剂。

7 月 16 日四诊：症平。进冷食后腹中不适。舌脉同上。

处方：丹参 30g，赤芍 20g，柴胡 9g，焦白术 15g，土茯苓 20g，郁金 16g，香附 16g，炒枳壳 12g，金钱草 30g，浙贝母 30g，夏枯草 15g，生牡蛎

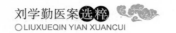
30g。14 剂。

8 月 6 日五诊：药稳。上方加太子参 30g，赤芍 10g，14 剂。

8 月 31 日六诊：无不适。上方加重楼 20g，14 剂。

9 月 21 日七诊：尿黄减轻，感口干。上方加天花粉 30g，14 剂。

10 月 5 日八诊：诸症皆除。

处方：太子参 40g，重楼 30g，赤芍 30g，丹参 30g，柴胡 9g，焦白术 15g，土茯苓 20g，广郁金 16g，制香附 16g，炒枳壳 12g，浙贝母 30g，夏枯草 15g，生牡蛎 30g，15 剂。

10 月 19 日九诊：又觉口干，早醒，上方去柴胡、白术，加生山药 20g，天花粉 30g，15 剂。

【按语】慢乙肝中医属"肝著、胁痛"范畴，为感受瘟疫之毒，留滞肝脉，损及肝胆，肝失疏泄，轻者可无症状，重者或有胁肋不适，或有黄疸，或有腹胀，纳差，乏力等症。并易致结石形成。其发生多与"湿热""浊邪""病毒"有关。

体会：方中赤芍、丹皮活血凉血，柴胡、炒枳壳疏肝理气，薏苡仁、土茯苓化湿泄浊解毒，重楼、板蓝根、败酱草清热解毒，凉血散瘀，怀牛膝滋补肝肾，以防祛邪太过而伤正；天花粉清热生津，现代研究该药是非特异性免疫增强剂，并有抗病毒作用。

余认为乙肝病毒属于"湿热疫毒"的邪气。而湿性黏腻，缠绵难去，更易造成病程延长，迁延难愈，形成慢性化。而湿邪又分"湿热"和"寒湿"两种，无论属寒、属热，湿邪不祛，则他邪难消。故对该类患者而言，"祛湿法"应贯穿治疗始终，湿热为主者清热利湿，寒湿为主者温化寒湿，兼顾活血、理气、解毒。

医案 4：慢性乙型肝炎

李某，男，32 岁。2012 年 10 月 26 日初诊。

【主诉】体检发现乙肝 10 年，右胁不适两年。

【病史】10 年前体检发现"乙肝小三阳"，无症状，未治疗。两年前渐出现右胁不适，化验 ALT44U/L，10 天前复查 ALT72U/L，HBV-DNA6.926 × 10^3copies/mL，肝胆脾彩超无异常。舌质淡红，可见瘀点，苔白面大，脉沉。7 年前有"IgG 肾病"病史，未系统治疗，偶觉腰酸。

【中医诊断】肝著。证属湿瘀互阻，浊毒阻滞。

【西医诊断】慢性乙型肝炎。

【治法】化瘀泄浊，解毒祛湿。

【方药】京赤芍 20g，紫丹参 20g，片姜黄 10g，薏苡仁 30g，土茯苓 30g，苦参 15g，女贞子 30g，制首乌 20g，巴戟天 7g，大腹皮 12g，紫草 10g，春砂仁 9g（后下）。20 剂，颗粒剂，日 1 剂，分 2 次冲服。

11 月 16 日二诊：复查肝功能均正常。上方去巴戟天、大腹皮，加金银花 30g，枸杞子 30g，太子参 30g。20 剂，颗粒剂，用法同前。

12 月 7 日三诊：外院复查肾病，化验尿常规提示"尿蛋白阳性，潜血阳性"，肾小球病理检查提示"肾小球肾炎"。

处方：京赤芍 30g，紫丹参 30g，片姜黄 10g，薏苡仁 30g，淡猪苓 30g，苦参 20g，金银花 30g，枸杞子 30g，太子参 40g，菟丝子 20g，炒栀子 10g，川贝母 9g，生百部 10g，春砂仁 9g（后下）。20 剂，颗粒剂，日 1 剂，分 2 次冲服。

2013 年 1 月 14 日四诊：两周前复查 HBV–DNA6.75×10³copies/mL，肝功能正常。右胁不适好转。

处方：太子参 30g，金银花 30g，苦参 15g，土茯苓 30g，淡猪苓 30g，薏苡仁 30g，京赤芍 30g，紫丹参 30g，紫草 10g，春砂仁 9g（后下），炒枳壳 12g。30 剂，颗粒剂，用法同前。

2013 年 3 月 10 日五诊：共服上方 30 余剂，无不适。复查 HBV–DNA＜500copies/mL，尿常规：白细胞 1～3/HP，余均正常。脉小滑偏数，舌质淡，苔白湿面大。治以八正散利湿通淋。

处方：细木通 3g，车前子 20g（布包），萹蓄 9g，滑石 10g（布包），瞿麦 12g，淡竹叶 8g，石韦 12g，广郁金 20g，菟丝子 20g，太子参 40g，川贝母 9g，粉甘草 6g。10 剂，颗粒剂，用法同前。

【按语】患者罹患肝病 10 年，肝经受邪，肝失疏泄，则右胁不适，化验肝酶升高；肝气不疏，气滞血瘀，则舌部瘀点；湿毒蕴结，缠绵难愈，故病延十载；肝病及肾，子病犯母，则腰痛偶发，肾脏亦病。方中京赤芍、紫丹参凉血活血；片姜黄活血通络；薏苡仁、土茯苓化湿泄浊；苦参燥湿解毒；女贞子滋阴益肾；巴戟天温阳补肾；制首乌补肾润肠，且三者均有抑制乙肝病毒复制的作用。大腹皮行气消胀，紫草清热活血，兼可解毒，春砂仁化湿调中。

目前慢性乙型肝炎（肝著）的抗病毒治疗一直被认为是西医的强项，但对于部分低病毒载量或西医抗病毒疗效不理想的乙肝患者来说，合理的中医

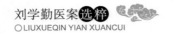
治疗同样能获得较好的疗效，这一点在本案中就得到了很好的印证。

医案 5：慢性乙型肝炎病毒携带

顾某，女，24 岁，大学生。2009 年 10 月 23 日初诊。

【主诉】右胁不适 10 余年。

【病史】10 余年前体检发现"乙肝大三阳"，间断右胁不适，未系统治疗。其母亲患"乙肝"。现症：右胁不适，有时胁胀，伴隐痛或刺痛，口干不多饮，口苦，眠差，痰多，纳食尚可，大便干，每日 1 行。脉沉弦，舌质红偏暗，舌尖瘀点，苔黄白面大、较厚。化验肝功能：TB9.5μmol/L，ALT36U/L，AST34U/L，ALP81U/L，GGT10U/L。彩超：肝光点增粗增强，脾大 40mm。HBV-DNA1.06×10^{4}copies/mL。乙肝五项中 HBsAg、抗 HBc 阳性。

【中医诊断】肝著。证属痰瘀互结，毒邪阻络。

【西医诊断】慢性乙型肝炎，携带病毒。

【中医治则】化痰活瘀，解毒散结。

【方药】（因在外地就学，要求带中药颗粒，方便服用）淡猪苓 300g，败酱草 150g，紫丹参 200g，京赤芍 200g，炒栀子 100g，三七粉 60g，败龟甲 300g，制鳖甲 300g，川贝母 120g，春砂仁 60g，制首乌 200g，女贞子 200g，川黄连 60g，粉甘草 30g。1 料，颗粒剂，分装胶囊，均分于 90 天服完。

2010 年 3 月 1 日二诊：药稳症平，稍觉口干，饮水多，大便稍干。2010 年 2 月 21 日复查：HBV-DNA1.24×10^{3}copies/mL，较前下降。治疗仍以化痰活瘀、解毒散结为主。

处方：淡猪苓 30g，败酱草 15g，紫丹参 20g，京赤芍 20g，全当归 10g，益母草 30g，制首乌 20g，天花粉 30g，细石斛 15g，麦门冬 15g，重楼 30g，广陈皮 6g。6 剂，颗粒剂，每日 1 剂，分 2 次开水冲服。

3 月 8 日三诊：口渴减轻，大便仍干，平素月经提前 5～6 天，经常痛经。舌质红，苔薄，脉沉细弦。要求带药返校继续治疗。脉证相参，治则稍有变动，加龟甲、鳖甲、穿山甲等化瘀软坚通络之品。

处方：软柴胡 60g，生地黄、熟地黄各 150g，全当归 150g，京赤芍 200g，制香附 150g，牡丹皮 120g，益母草 300g，草红花 120g，春砂仁 60g，马齿苋 200g，败龟甲 300g，制鳖甲 300g，川芎片 90g，天花粉 200g，西洋参 30g，穿山甲 90g，莱菔子 200g，炒枳壳 120g，粉甘草 30g。1 料，颗粒剂，分装胶囊，均分于 90 天服完。

11 月 15 日四诊：口渴、口苦、便干等症状均消失，月经提前 3 ~ 4 天，未再痛经。舌质红，苔薄，脉沉弦。复查肝功能均正常，乙肝五项 HBsAg、抗 HBe 及抗 HBc 阳性，HBV-DNA < 500copies/mL。彩超：肝、胆、脾无异常，脾厚 38mm。临床治愈。继服上药 3 个月，以固疗效。

2011 年 4 月 2 日五诊：再次复查肝功能、彩超，均无异常。两对半仍为"小三阳"，HBV-DNA < 500copies/mL。无自觉症状。

【按语】慢性乙型肝炎病毒携带状态而乙肝病毒载量检测阳性者，临床治疗较为棘手。西医尚无有效治疗措施，现有的西医抗乙肝病毒治疗方案也是主要针对活动性乙型肝炎（转氨酶升高、HBV-DNA 阳性）有一定疗效。更何况本案患者有乙肝家族史（母亲患乙肝），治疗难度更大。余对此病从中医辨治，效果颇为理想。本案患者结合病史、舌脉，为痰瘀互结，毒邪阻络，故其治用：淡猪苓性味甘、淡、平，淡能渗利，偏于利水渗湿，还有泄热止渴、止痢之功。败酱草清热解毒，消痈排脓，活血行瘀；紫丹参活血凉血，祛瘀止痛；京赤芍行瘀，止痛，凉血，消肿；炒栀子泻火除烦，清热利湿，凉血解毒；三七粉性味甘凉，具有清热、平肝、降压之功效；败龟甲、制鳖甲滋阴潜阳，益肾强骨，养血补心；川贝母清热润肺，化痰止咳；春砂仁化湿开胃，温脾止泻；制首乌有益肝肾、补精血、抗衰老的作用，解毒消痈，润肠通便；女贞子滋阴清热，补肝明目；川黄连清热燥湿，泻火解毒；粉甘草缓急和中，调和诸药。全方共奏活血化瘀、解毒利湿、祛痰散结、补益肝肾之效。调理中加西洋参扶正祛邪，并以川芎片、全当归、京赤芍、益母草等通经活血，清热解毒，使冲任调和，肝柔肾旺，正气得复，则毒邪自消，月事以时下。据现代药理研究结果表明，方中猪苓主要化学成分为猪苓多糖，具有较为肯定的调节自身免疫力、抑制乙肝病毒复制、促进 HBeAg 转阴的作用；制首乌、女贞子对于肝炎患者来说，则具有改善临床症状、体征，促进肝功能恢复及乙肝病毒标志物转阴等作用；紫丹参、京赤芍、败龟甲、制鳖甲等药物则具有改善肝脏微循环、降低门脉高压、抑制肝纤维化进展、缩小肿大脾脏的作用。由此可见，该方配伍既符合中医辨证原则，又契合西医辨病法度，一举两得，故能获得较好疗效。

医案 6：慢性丙型肝炎

张某，女，50 岁。2012 年 5 月 24 日初诊。

【主诉】发现丙肝 4 年。

【病史】20年前产后有输血史。4年前常规体检发现丙肝抗体阳性，未做进一步检查及治疗。3个月前体检CT提示：①肝内低密度灶（小囊肿？）；②子宫增大。彩超提示：①乳腺小叶增生；②子宫肌瘤（36mm×30mm）。现觉胁肋及两乳胀痛，纳呆腹胀，口苦，口干不多饮，腰酸，大便稍干。体质消瘦，身高162cm，体重50kg。舌质暗，可见瘀点，舌体大，苔白厚腻。脉弦缓涩。父亲故于"肝病"，哥哥故于"肝癌"，姐姐故于"肺癌"。

【中医诊断】肝著（痰瘀交阻型）；乳癖。

【西医诊断】病毒性肝炎（丙型，慢性）；乳腺增生。

【中医治则】化痰散结，活血祛瘀。

【方药】软坚散结汤加减。败龟甲20g，制鳖甲20g，穿山甲6g，浙贝母20g，夏枯草12g，生牡蛎30g，全瓜蒌20g，姜半夏10g，紫丹参15g，京赤芍20g，淡猪苓30g，何首乌20g，软柴胡6g。6剂，水煎400mL，每日1剂，分2次温服。

6月1日二诊：食欲、精神较前好转，食量增加。化验肝功能正常，HCV-RNA定量$5.07×10^3$copies/L，血常规：WBC$3.69×10^9$/L，余正常。肿瘤标志物CA153：25.18，轻度升高。CA125、CA199等均正常。因外出探亲，要求制水丸口服。

处方：败龟甲300g，制鳖甲300g，穿山甲90g，紫丹参300g，淡猪苓300g，京赤芍300g，重楼300g，何首乌300g，女贞子200g，全瓜蒌200g，薏苡仁300g，败酱草150g，草红花30g，三七粉150g，焦槟榔90g，金银花300g，川黄连60g，软柴胡100g，炒枳壳120g，西洋参30g。1料，制水丸，日服20g，分2次冲服。

2013年10月14日三诊：共服上药9个月，药稳症平，精神、体力良好，体重增加，断经半年。半月前复查：肝功能正常，HCV-RNA定量：＜500copies/mL，血常规：WBC$4.52×10^9$/L，余正常。肿瘤标志物：CA153、CA125、CA199及AFP、CEA等指标均正常。彩超提示：①脂肪肝；②子宫肌瘤（22mm×16mm）。纳食可，偶觉心慌。治则仍以清热利湿、解毒散结为主。

处方：败龟甲300g，制鳖甲300g，穿山甲90g，淡猪苓300g，重楼300g，京赤芍300g，紫丹参300g，何首乌300g，女贞子200g，薏苡仁300g，败酱草150g，怀牛膝200g，三七粉150g，焦槟榔90g，金银花300g，川黄连60g，代赭石200g，全瓜蒌200g，炒枳壳120g，西洋参30g，上肉桂15g。

1料，制水丸，每日服20g，分2次冲服。

【按语】在病毒性肝炎中，乙型病毒性肝炎与丙型病毒性肝炎占绝大多数。二者在所感染病毒方面有所差别，但在临床特征方面，除丙肝更容易并发脂肪肝、形成肝硬化之外，并无显著差异。在中医辨病辨证中，二者多有类似，均可从"湿、热、毒、瘀、虚"立论。本案患者有肿瘤家族史，初诊时虽丙肝病毒载量尚低，但部分肿瘤标志物高于正常，白细胞减少，且合并乳腺增生、子宫肌瘤等病变，大有由"积"致"瘤"之趋势。现代研究表明，中药浙贝母、牡蛎、败龟甲、鳖甲、穿山甲等具有不同程度的抑制结节增生、降低肿瘤标志物、阻止或预防肿瘤发生的药理作用。此处投以化痰活瘀、软坚散结之品（败龟甲、制鳖甲、穿山甲、浙贝母、生牡蛎等）治之，既有化瘀软坚之效，又可降低肿瘤标志物，并制丸剂，便于长期服用。1年后丙肝病毒转阴，乳腺增生也随之好转，子宫肌瘤缩小，此疗效源于痰浊得化、瘀血得行、气滞得散、瘀毒得解。可见中医的治疗特色在于把握病机，纠正失衡，关键问题一旦解决，诸症随之皆愈，这也正是中医"整体观念""辨证论治""病证结合"思想特色的实践应用。

三、黄　疸

医案1：急性黄疸型肝炎

李某，男，53岁，工人。1998年4月16日初诊。

【主诉】胁痛、腹胀、乏力1个月，加重伴身目皆黄两天。

【病史】1个月前无明显诱因出现右胁胀痛，腹胀纳差，外院确诊为乙型病毒性肝炎，中西药治疗效不佳，两天前上述症状加重，且伴身目皆黄，黄色鲜明，恶心呕吐，纳差，小便短黄，大便干结，舌质偏红，苔黄面大，脉弦滑数。查肝功能。胆红素29.7μmol/L，麝香草酚浊度12.3U，ALT419U/L。乙肝五项检查：HBSAg阳性，抗HBS阴性，HBeAg阳性，抗HBe阴性，抗HBc阳性。B超显示：肝实质弥漫性损伤。

【中医诊断】黄疸。证属阳黄，热重于湿型。

【西医诊断】急性黄疸型肝炎。

【治法】清热利湿，解毒化瘀。

【方药】嫩茵陈40g（后下），金钱草30g，炒栀子12g，龙胆草8g，重楼

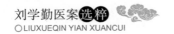

30g，广郁金 15g，净连翘 15g，生大黄 6g（后下），嫩黄芩 8g，淡猪苓 15g，泽兰叶 12g。水煎分两次温服，每日 1 剂。

4月23日二诊：服药后胁痛、腹胀轻，小便量稍多，上方加板蓝根30g，草豆蔻 5g（后下）。

4月30日三诊：身目黄染渐消，诸症缓解，舌质淡红，舌苔黄白，脉弦滑，上方加牡丹皮 12g。

5月7日四诊：上方共服药 18 剂，身目黄染消，恶心呕吐愈，大小便正常，舌质淡，苔薄，脉弦滑，上方继服 12 剂。复查肝功能：胆红素 9.1 μmol/L，麝香草酚浊度 8.5U，ALT49U/L。稍有口疮。

处方：青黛粉 10g，当归尾 15g，牡丹皮 12g，紫丹参 30g，重楼 30g，净连翘 30g，板蓝根 20g，怀牛膝 15g，广郁金 15g，焦槟榔 8g，焦白术 9g，生黄芪 30g。

此方稍有加减，间日 1 剂，又服用 1 个月后，复查肝功能均正常。后改用丸剂：生黄芪 300g，紫丹参 200g，嫩茵陈 150g，片姜黄 100g，姜半夏100g，怀牛膝 150g，草豆蔻 80g，焦白术 100g，全当归 150g，广陈皮 80g，重楼 200g，广郁金 120g。共研细末，水泛为丸，每日服 2～3 次，每次服9g，以期远期疗效巩固。

2002 年来看他病，诉该病治愈后未复发，身体健康。

【按语】此案乃湿热熏蒸，蕴结肝胆，阻滞肠胃，升降失常所致，故以茵陈清热利湿退黄。《医学衷中参西录》载："善清肝胆之热，兼理肝胆之郁，热消郁开，胆汁入小肠之路毫无阻隔也。"金钱草、龙胆草清热除湿，利水退黄；炒栀子凉血解毒，清心除烦；重楼苦寒，入肝经血分，清热解毒；炒栀子、重楼二药合用，清热解毒利湿，抗病毒之力大增；广郁金体轻气窜，其气上行而下达，入于气分以行气解郁，达于血分以凉血破瘀；净连翘清热解毒，消痈散结；生大黄泻热毒，破积滞，行瘀血；黄芩清热燥湿，凉血解毒；猪苓利水渗湿；妙在用泽兰叶，能活血祛瘀消痈，利水消肿，此处以活血之泽兰用意有二：其一活血即可祛瘀，有利于肝脾的回缩；其二利水作用可加速退黄。诸药相伍有清热利湿、解毒化瘀之效。

医案 2：急性黄疸型肝炎

贺某，男，22 岁。1972 年 5 月 23 日初诊。

【主诉】身目黄染伴右胁胀痛 7 天。

【病史】7 天前无明显诱因出现身目黄染，急剧加深，伴肝区胀满，腹胀乏力，发热烦渴，头痛，眠差，恶心食少，尿黄便秘等症状。曾服加味保和丸、舒肝健胃丸，未见显效。查体：烦躁不安。巩膜中、重度黄染，肤色发黄且鲜。腹软，肝大锁骨中胁下 3cm，质软，有明显压痛和叩击痛。脉弦数，舌质较红，舌苔黄厚而干。肝功能示：黄疸指数 30U，血清 ALT250U/L，麝香草酚浊度 10U；B 超：肝脏肿大、胆囊壁增厚。

【中医诊断】黄疸、阳黄。证属湿热毒邪，蕴结中焦，疏泄失司。

【西医诊断】急性黄疸型肝炎、重度。

【治法】清热解毒，祛湿退黄。

【方药】茵陈蒿汤合黄连解毒汤加味。嫩茵陈 30g，炒栀子 12g，生大黄 8g，炒黄柏 10g，嫩黄芩 9～15g，金银花 30g，野菊花 15g，蒲公英 15g，板蓝根 30g，紫丹参 30g，炒枳壳 12g，广郁金 14g。6 剂，水煎服，每日 1 剂，分 2 次口服。

5 月 30 日二诊：身目黄染较前稍淡，肝区胀痛轻，饮食增，小便量较前增多，舌质淡红，舌苔黄面大，脉弦细，效不更方，上方加重楼 30g，清热解毒。

6 月 7 日三诊：身目黄染渐消，诸症缓解，舌质淡，舌苔黄白，脉弦细，上方加冬葵子 15g，利胆退黄。

6 月 14 日四诊：身目黄染消净，诸症消除，精神饱满，体重增加，复查肝功能在正常范围内，肝大回缩。为巩固疗效，另配丸药。

丸药：嫩茵陈 90g，制鳖甲 90g，软柴胡 45g，紫丹参 60g，板蓝根 60g，广郁金 30g，生麦芽 60g，次沉香 20g，重楼 60g。上药共研细面，炼蜜为丸，每丸重 9g，每日服 2 次，前 10 日每次服 2 丸，以后每次服 1 丸。温开水送服。

服药后，先后化验 3 次，肝功能均在正常范围内。追访至今，身体健康，疗效巩固。

【按语】本案属黄疸阳黄证热毒炽盛型，故选用茵陈蒿汤合黄连解毒汤清热解毒，利胆退黄，加板蓝根、炒黄柏清热解毒；广郁金、紫丹参疏肝解郁，化瘀退黄；炒枳壳宽中下气；共达热毒可清、黄疸消退的目的。肝功能各项指标均正常后，又配服清热化瘀、舒肝散结之丸剂，巩固疗效，这一环节至关重要。余认为病治至此，决不能贸然停药了事，必须在化验三次肝功能并且每次都正常，疗效才能巩固。实践告诉我们：一些患者贸然停药后，少者三五年，多者十年左右要么复发，要么已成肝硬化，甚至肝腹水，这样的教

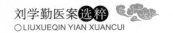

训临床经常见到，医者应尽力说服患者，坚持服药，巩固疗效，以绝后患。本案患者严遵医嘱，治疗彻底，以后多次化验肝功能均正常，至今已 40 余年，其人仍健在，肝病已愈，未再反复。

医案 3：急性黄疸型肝炎

张某，男，41 岁。2006 年 6 月 26 日初诊。

【主诉】身、目、尿黄伴烦躁、纳差 1 周。

【病史】1 周前劳累后出现目黄，身黄，小便黄，伴烦躁不安，神情恍惚，纳差，食后易嗳气，查体：身目皆黄，黄色鲜明，小便黄如浓茶，嗳气频作，舌质红，苔白厚，脉弦数。肝功能示：总胆红素 94.5μmol/L，直接胆红素 68.1μmol/L，ALT1152U/L，AST325U/L，ALP213U/L，谷氨酰转肽酶 121U/L，麝香草酚浊度 6U，总蛋白 69.2g/L，白蛋白 42.7g/L，球蛋白 26.5g/L。两对半示：HBsAg 阳性，抗 HBs 阴性，HBeAg 阴性，抗 HBe 阳性，抗 HBc 阳性。彩超示：胆囊壁增厚。

【中医诊断】黄疸（急黄、热毒内陷型）。

【西医诊断】急性黄疸型肝炎、重度。

【治法】清热解毒，通腑开窍。

【方药】口服汤剂配合中药灌肠治疗。

口服汤剂：嫩茵陈 60g（后下），炒栀子 15g，广郁金 12g，冬葵子 15g，土茯苓 30g，炒枳壳 12g，嫩黄芩 12g，重楼 30g，草豆蔻 6g（后下），春砂仁 6g（后下），草红花 15g，姜半夏 10g，粉甘草 5g。水煎分两次温服。每日服 2 剂，每 6 小时温服 1 次。

灌肠方：嫩茵陈 30g（后下），生大黄 10g（后下），紫丹参 30g，京赤芍 30g，重楼 24g。

上药加适量清水浸泡 1 小时，武火煎熬，取汁 150 毫升，第二煎再加清水适量，武火煎熬，取汁 150 毫升，两煎药汁兑匀，40℃左右保留灌肠。灌肠前嘱患者排尽大便，灌肠后让患者转动体位且尽量屏住不解大便，使灌肠液与肠道充分接触，隔日 1 次。

治疗 1 周，身目俱黄，乏力，小便色黄较前稍淡，饮食稍增，继续用药 1 周，身目黄染已消退，精神好，饮食可，小便淡黄，舌质淡红，边齿痕，苔薄白，脉弦，效不更方，仍按上方治疗。7 月 12 日复查肝功能示：总胆红素 17.3μmol/L，直接胆红素 3.4μmol/L，ALT80U/L，AST20U/L，ALP87U/L， γ–GT64U/L，麝香草酚浊度 5U，均较半个月前明显好转。邪去其半，加太子参、黄芪以增扶正之功。

处方：嫩茵陈 30g（后下），炒栀子 12g，广郁金 12g，紫丹参 30g，冬葵子 15g，炒枳壳 12g，重楼 24g，草豆蔻 6g（后下），春砂仁 6g（后下），生黄芪 30g，太子参 15g，焦白术 8g，粉甘草 5g。

上方稍有出入，服药 20 余天后再次复查肝功能示：总胆红素 16.6 μmol/L，ALT19U，AST10U，ALP61U/L，γ–GT27U/L，麝香草酚浊度 3U，总蛋白 67.1g/L，白蛋白 40.6g/L。病情进一步好转，患者未诉特殊不适，活动后感较前有力，舌质淡红，舌边齿痕，舌苔薄白，脉弦，暂停中药直肠灌注。以上方为主增损调理 2 个月，8 月 16 日复诊：诸症皆消，舌质淡，舌边齿痕，舌苔薄，脉弦。复查肝功能示：总胆红素 12 μmol/L，ALT18U，AST25U，ALP50U/L，γ–GT16U/L，麝香草酚浊度 3U。以上方 10 倍量，共研细末，水泛为丸，每日 3 次，每次 9g。以后连续 3 个月化验三次肝功能，均在正常范围内。

2013 年陪同其儿子来诊癫痫病，张某本人身体健康，精神饱满，复查肝功能、B 超等指标均正常，黄疸病未再复发。

【按语】本案属黄疸重症，始终以中医治疗，上用中药口服，下用中药灌肠，内外结合，上下互通，纯中药治疗痊愈，疗效巩固。本案病机为湿热蕴结，气滞血瘀，湿热为致病之因，血瘀为病变之本。故治疗重在利湿，贵在化瘀。内服方和灌肠方均遵循此法则：内服方中嫩茵陈、重楼、嫩黄芩、炒栀子、冬葵子清热利湿，解毒退黄；紫丹参、广郁金、草红花、草豆蔻、春砂仁芳香化湿；炒枳壳行气除胀；诸药共奏清热利湿解毒、凉血活血退黄之功。而灌肠方中之大黄通腑泄热，化瘀解毒，利胆退黄，能改善肝功能微循环，促进细胞再生，抗菌，抗病毒，减少肠道内毒素的吸收；嫩茵陈、重楼清热解毒，利湿退黄，现代药理研究证实：茵陈含有促进胆红素与葡萄糖醛酯结合成分，能促进实验大鼠胆汁分泌。紫丹参、京赤芍凉血活血，化瘀退黄，可明显改善血液微循环，使肝脏血流增加，改善肝脏的缺血缺氧，同时增强肝细胞超氧化歧化酶活力，减轻肝细胞炎性损伤。诸药配伍，共奏清热利湿、活血通腑之功。现代研究证实：直肠黏膜具有较强的吸收功能，且药物吸收后直接进入血液循环而不经肝脏代谢即发挥作用，可以提高药物的疗效。在传统治疗的基础上，加用中药保留灌肠，对黄疸重症有明显提高疗效的作用。

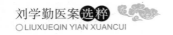

医案 4：胆汁性肝硬化

郭某，女，49 岁，农民。1992 年 12 月 7 日初诊。

【主诉】全身黄染伴消瘦 1 年余。

【病史】1 年前无明显诱因开始出现身目俱黄，黄色晦暗，脘闷腹胀，食欲减退，右上腹疼痛，恶心厌油，乏力，消瘦，大便溏薄，至某医院诊断为"胆汁性肝硬化"，住院治疗半个月，用药不详，症状暂时缓解，之后间断发作。查其畏寒怕冷，舌质淡体胖，苔白腻，脉沉滑。肝功能示：总胆红素 101.3μmol/L，直接胆红素 72.1μmol/L，总胆汁酸 60.4μmol/L，ALT68U/L，AST55U/L，ALP121U/L，γ-GT119U/L，B 超：肝硬化、脾大。

【中医诊断】黄疸、阴黄。证属寒湿困脾。

【西医诊断】原发性胆汁性肝硬化。

【治法】温阳健脾，化湿退黄。

【方药】茵陈术附汤加味。嫩茵陈 20g，焦白术 10g，炮附子 9g，淡干姜 6g，川厚朴 6g，茅苍术 15g，云茯苓 15g，紫丹参 15g，泽兰叶 10g，炙甘草 6g。6 剂，水煎服，日 1 剂，分 2 次口服。

12 月 14 日二诊：诸症减轻，饮食稍增。上方去泽兰，加太子参 20g，补气健脾。

12 月 21 日三诊：续服 7 剂后，诸症继减，体力稍增，上方加太子参 10g，7 剂。

上方为主加减调理 3 个月余，1993 年 2 月 28 日复诊：精神、饮食均好，黄疸明显消退，肝功能示：总胆红素 56.1μmol/L，直接胆红素 42.5μmol/L，总胆汁酸 28.9μmol/L，ALT50U/L，AST49U/L，ALP78U/L，γ-GT74U/L，复查 B 超示：肝实质弥漫损伤、脾大。上方 10 倍量，共研细面，水泛为丸，如梧桐子大，每服 9g，每日 2 次，温开水送服。

半年后随访，患者身体健康，无任何不适，复查肝功能基本正常。B 超示：肝、胆、脾未见异常。

【按语】对于阴黄的治疗，余常采用"温化法"，即温阳化湿之意。阴黄系黄疸的变证，为湿从寒化，寒湿凝滞所致，多与脾肾阳虚、正气亏损有关。故温化退黄常与健脾、补肾、温阳、益气诸法同用。本案以茵陈术附汤加味。其中焦白术健脾渗湿；炮附子、干姜温阳散寒；川厚朴化湿行气；苍术可健脾，燥湿，解郁，辟秽；云茯苓健脾燥湿。更加丹参、泽兰活血化瘀，以利退黄。

退黄虽有"清热、利尿、活血、化痰、利胆、温化、健脾、软坚"八法，而对慢性肝胆病、黄疸长期不退者，活血法应配合其他诸法应用，无论对阳黄、阴黄，都有较好疗效。

医案 5：肝炎后肝硬化

李某，女，56 岁，农民。2011 年 5 月 7 日初诊。

【主诉】目黄、尿黄伴右上腹不适两年。

【病史】两年前患"肝炎后肝硬化"，治疗好转后，仍间断目黄、尿黄，伴右上腹不适，乏力，纳差，口苦，心悸气短，便溏。查体：面目及肌肤发黄，黄色较淡，舌淡苔薄，脉濡细。肝功能示：总胆红素 45.3μmol/L，直接胆红素 30.2μmol/L，总胆汁酸 30.7μmol/L，ALT45U/L，AST52U/L，ALP168U/L，γ-GT58U/L。B 超：肝硬化，胆囊壁增厚。

【中医诊断】黄疸、阴黄。证属脾虚血亏型。

【西医诊断】肝炎后肝硬化。

【治法】健脾温中，补气养血。

【方药】黄芪建中汤加味。生黄芪 40g，太子参 20g，桂枝 6g，炒白芍 15g，饴糖 10g，全当归 15g，焦白术 15g，嫩茵陈 20g，熟地黄 10g，粉甘草 5g，生姜 3 片，大枣 5 枚。6 剂，水煎服，每日 1 剂，分 2 次口服。

5 月 14 日二诊：服药 6 剂，诸症明显减轻，上腹不适感消失，仍乏力气短。上方生黄芪加至 50g，12 剂。

5 月 28 日三诊：饮食改善，乏力、尿黄减轻，太子参加至 30g，嫩茵陈加至 30g，12 剂。

6 月 14 日四诊：诸症基本消失，上方继服 12 剂，间日服 1 剂，巩固疗效。

7 月 16 日 5 诊：诸症均除。复查肝功能示：总胆红素 20.8μmol/L，直接胆红素 8.1μmol/L，总胆汁酸 9.7μmol/L，ALT28U/L，AST31U/L，ALP80U/L，γ-GT36U/L，给予补中益气丸及逍遥丸口服巩固疗效。

【按语】黄疸的发生，从病邪来说主要是湿邪。如《金匮要略·黄疸病脉证并治》曰："黄家所得，从湿得之。"脾胃主水湿之运化，如脾气不运则易导致瘀毒内结，发生黄疸。如黄疸日久，易发残留黄疸，缠绵难愈，多为脾虚湿困所致。治疗更应健脾退黄。方中黄芪健脾益气，补气生血；太子参补脾生津，扶正祛邪；桂枝配姜枣辛甘合而生阳；白芍配甘草酸甘化阴；饴糖缓中健脾；更加全当归养血活血；焦白术健脾以生血，熟地黄补肾，养血

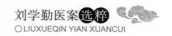

滋阴。全方使阴阳既济，中气自主，脾胃健旺，气血滋生，黄疸即消退。残留黄疸患者病程较长，皮肤多萎黄少泽或晦暗，伴明显乏力、腹胀纳差等临床表现，当属阴黄。《临证指南医案·疸》篇中指出"阴主晦，治在脾"。据此，应用健脾法治疗残留黄疸长期不退者，疗效较好。

四、肝　积

医案 1：早期肝硬化

刘某，女，49 岁，农民。2011 年 3 月 17 日初诊。

【主诉】乏力、纳差、右胁胀痛 1 周。

【病史】原有"乙肝"病史两年。平素性情急躁易怒。1 周前生气后出现乏力，纳呆，右胁胀痛，口苦口黏，尿黄，便溏，脉弦滑而细，舌质红，苔白腻。肝功：TB30.1μmol/L，ALT75U/L，AST81U/L，GGT72U/L；两对半 HBsAg、HBeAb 阳性，HBV-DNA7.82×103copies/mL。彩超：早期肝硬化。

【中医诊断】肝著。证属肝郁脾虚。

【西医诊断】肝炎肝硬化。

【治法】疏肝健脾，清利湿热。

【方药】自拟方刘氏逍遥汤加减。软柴胡 9g，紫丹参 20g，京赤芍 20g，土茯苓 15g，薏苡仁 30g，广郁金 9g，嫩茵陈 20g，重楼 30g，制香附 12g，粉甘草 3g。6 剂，每日 1 剂，水煎服。

上方为主调理 1 个月余，诸症减，食量增，唯夜梦多，苔薄。肝郁日久多夹血瘀，治宜疏肝、清热、活血通络。调整处方。

处方：京赤芍 20g，土茯苓 30g，生薏苡仁 30g，紫丹参 24g，草红花 9g，重楼 30g，广郁金 12g，板蓝根 30g，生龙骨、生牡蛎各 30g，制香附 12g，合欢皮 30g，首乌藤 30g。

以此为基本方，加减治疗 2 个月，症消。复查肝功能：TB25.1μmol/L，ALT40U/L，AST45U/L，GGT52U/L，HBV-DNA8.06×10²copies/mL，均好转。上方去生薏苡仁，加净连翘 30g，炒枳壳 12g，以清热解毒，行气除痞。继续调理年余，诸症悉除。2012 年 6 月 2 日复查肝功能正常，两对半示"小三阳"，HBV-DNA＜500copies/mL，彩超：肝实质弥漫损伤。临床治愈。

【按语】刘氏逍遥汤由逍遥散化裁而来，逍遥散原方疏肝解郁，健脾和营，余结合慢性肝病多见血瘀证的特点，在其原方基础上，以丹参（热象明显者可用牡丹皮）易当归，赤芍易白芍，一可疏肝养血，养肝柔肝，二可增其活血通络之功，三可降低 HBV-DNA 含量及 HBsAg、HBeAg 滴度；以土茯苓易云茯苓，生薏苡仁易白术，一增化湿清热之力，二避白术助湿生热之嫌，三可降低 HBV-DNA 含量。余认为，该变方特点在于既补肝体，又助肝用，气血兼顾，肝脾同治，使肝体得畅，血虚得养，脾虚得补，湿热皆清，诸症自愈。既不失原方之意，于慢性肝病而言在化湿解毒方面又更具针对性，正如此案。余以此方治疗该型各个时期、各类肝病，屡用屡效，且疗效巩固。

医案 2：乙肝肝硬化

陈某，女，46 岁。2012 年 10 月 12 日初诊。

【主诉】发现乙肝 28 年，面肿、失眠半年。

【病史】28 年前体检发现乙肝"大三阳"，10 个月前肝功能异常，ALT120U/L，HBV-DNA2.61×10^{8}copies/mL，服恩替卡韦治疗至今。近半年自觉乏力，颜面微肿，口中异味，口苦，失眠，心烦易怒，四肢酸困，排便不畅，月经量少，脉沉滑，舌质淡红，苔白腻。昨日复查彩超提示"肝弥漫性损伤、脾大、早期肝硬化、胆囊壁毛糙"。化验肝功能 ALT 正常，GGT70U/L，两对半仍为"大三阳"，HBV-DNA < 500copies/mL。

【中医诊断】肝积。证属痰热内扰，胆胃不和。

【西医诊断】乙肝肝硬化。

【治法】清热化痰，清心安神。

【方药】清半夏 10g，广陈皮 10g，猪苓、茯苓各 30g，炒枳壳 12g，淡竹茹 10g，太子参 40g，金银花 30g，广郁金 16g，炒枣仁 30g，合欢皮 30g，川黄连 6g，粉甘草 6g。20 剂，水煎，日 1 剂，分 2 次口服。

11 月 2 日二诊：颜面浮肿、乏力、烦躁好转，仍有口苦、失眠、排便无力。

处方：浙贝母 30g，夏枯草 12g，生龙骨、生牡蛎各 20g，炒枣仁 30g，首乌藤 30g，合欢皮 30g，龟甲、鳖甲各 20g，川黄连 6g，太子参 40g，广郁金 16g，制香附 16g，炒枳壳 12g，大腹皮 15g。15 剂，水煎，日 1 剂，分 2 次口服。

11 月 30 日三诊：上周拔牙后停药，现感口苦，上火，头晕，排便无力，夜间多梦，易醒。

处方：浙贝母 30g，夏枯草 15g，生龙骨、生牡蛎各 30g，败龟甲、制鳖甲各 20g，黄芩 15g，太子参 40g，郁金 16g，香附 16g，炒栀子 10g，合欢皮

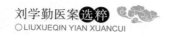

30g，首乌藤 30g，炒枣仁 30g。15 剂，水煎服，日 1 剂，分两次口服。

3 个月后因皮疹求治，面肿、乏力、失眠诸症皆消，复查肝功能均正常。

【按语】患者有慢性乙肝病史近 30 年，毒邪滞留肝胆经络，肝气郁滞，则心烦易怒，月经不调；肝胆相连，胆腑不利，则口干、失眠。肝木克土，脾失健运，精微失布，则乏力；水湿失运，上犯于面，则水肿。方中清半夏、广陈皮燥湿解毒，化湿利水；猪苓、云茯苓利水消肿；炒枳壳行气宽中；竹茹化痰降逆止呕；太子参补气健脾，金银花清热解毒；郁金疏肝解郁，利胆退黄；炒枣仁安神助眠；合欢皮安神解郁；川黄连清热、燥湿、解毒。

早期肝硬化的发生常因情志郁结、酒食不节、湿热内蕴或肝炎失治、误治，肝脾受损，病累及肾，造成肝、脾、肾三脏俱虚，此即《内经》所谓："壮者气行则已，怯者着而成病。"朱震亨《活法机要》也说："壮人无积，虚人则有之。"治疗本病余主张先认症，后用药。但该病多为慢性迁延性疾患，只可缓治，难求速效。

医案 3：肝硬化

赵某，男，42 岁。2005 年 3 月 29 日初诊。

【主诉】右胁不适伴纳差 3 月余，加重 1 周。

【病史】3 个月前无明显原因出现右胁肋疼痛，纳差，口苦，曾服中西药治疗，效差，1 周前上述症状逐渐加重，为求系统治疗，慕名来我院求治。现症：右胁肋部疼痛，纳差，厌食油腻，口干苦，大便干，小便短赤。查体：脉弦稍数，舌质红，苔黄厚腻。面色略暗，可见肝掌、蜘蛛痣，肝于剑突下 4cm、锁中肋下 2.5cm 可触及，脾在肋下 4cm，中等硬度。查肝功能：总胆红素 26.3μmol/L，ALT96U/L，AST102U/L，白蛋白 37.1g/L，球蛋白 32.5g/L，彩超示：肝硬化，脾大 49mm，门静脉内径 14mm。

【中医诊断】肝积。证属湿热蕴结型。

【西医诊断】肝硬化、脾大。

【中医治则】清热化湿，兼以解毒。

【方药】嫩黄芩 15g，滑石粉 15g，重楼 30g，薏苡仁 30g，土茯苓 30g，制香附 10g，广郁金 12g，广藿香 12g，佩兰叶 12g，大腹皮 15g，半枝莲 30g，金银花 30g，净连翘 30g。6 剂，每日 1 剂，水煎服，分 2 次温服。

4 月 4 日二诊：患者口干苦、大便干症状稍减轻，右胁肋部疼痛好转，舌质红，苔白厚腻，脉弦。上方去广藿香、佩兰、金银花、净连翘，加太子参 40g，制鳖甲 30g，败龟甲 30g，醋青皮 9g，白花蛇舌草 30g，穿山甲 8g。

以上方为主稍有出入，连续治疗 5 个月，至 2005 年 9 月 16 日复诊：患者仍偶有右胁肋部疼痛，余症消失，脉弦缓，舌质淡红，苔白薄，面大。复查肝功能：总胆红素 14.7μmol/L，ALT28U/L，AST26U/L，白蛋白 40.2g/L，球蛋白 25.4g/L。彩超示：肝实质性损伤，脾大 41mm，门静脉内径 12mm。上方加紫丹参、京赤芍等软坚化瘀之品，断续服用约年许。

2006 年 10 月 26 日又诊，患者胁痛、纳差均消，食量增多，体重增加，舌质淡红，舌苔白薄，脉小滑，复查肝功能正常。彩超示：轻度脂肪肝，脾脏（38mm），门静脉内径 11mm，随访至今肝功能及超声检查正常。

【按语】此例属肝硬化初期之湿热蕴结型，治疗以清热化湿之剂，重楼、半枝莲、金银花、嫩黄芩、净连翘清热解毒；广藿香、佩兰叶、薏苡仁、滑石粉、土茯苓清热化湿。余以为脾居于中焦，运化水谷精微，化生气血津液，为脏腑经络进行生理活动提供必需的物质和能量，且为气机升降出入、疾病上下传变之枢纽，"脾为后天之本""四季脾旺不受邪"。在治疗肝硬化时应顾护脾气，始终保持脾气健旺，这样使湿热之邪较为局限，防止其由浅入深的传变。脾旺则可使方药能受，药力能行，使水谷精微正常传输布散，协同药力直达病所，加大治疗作用。因此，在遣方用药时，要始终顾护脾气。另外，治疗本病时，待湿热之邪稍减，加用太子参以健脾益气。并用紫丹参、制鳖甲、败龟甲、穿山甲以活血化瘀，软坚散结，从而起到软缩肝脾的作用。

医案 4：结节性肝硬化、脾肿大

刘某，男，41 岁，农民。2012 年 5 月 14 日初诊。

【主诉】间断右胁不适伴腹胀、尿黄 3 年

【病史】患者素性脾气暴躁，近 3 年间断右胁疼痛不适、腹胀、尿黄、伴纳呆、乏力。曾在某医院按"肝硬化腹水"住院治疗，出院后症状时轻时重。现症：腹胀，乏力，右胁疼痛，纳呆，尿黄，尿频，大便尚调。舌质暗，苔白，脉弦。1 周前彩超提示：肝硬化伴肝内实质性结节、胆囊壁水肿、脾大 64mm 伴钙化灶。肝功能：TBIL51.0μmol/L，DBIL13.1μmol/L，ALT56U/L，AST43U/L。

【中医诊断】肝积。证属气滞血瘀型。

【西医诊断】肝硬化、脾肿大。

【中医治则】疏肝理气止痛，行气活血化瘀。

【方药】京赤芍 20g，当归尾 15g，桃仁泥 10g，细生地黄 15g，草红花

10g，川牛膝 20g，穿山甲 6g，生水蛭 8g，软柴胡 8g，广郁金 16g，生黄芪 30g，嫩茵陈 30g，鬼箭羽 15g。6 剂，水煎 400mL，每日 1 剂，分 2 次温服。

5 月 21 日二诊：服药后右侧胁痛减轻，仍有左胁疼痛，原尿频症状减轻。上方加生黄芪 10g，板蓝根 20g。6 剂，用法同前。

6 月 1 日三诊：左胁疼痛消失，尿频好转。上方加广藿香 15g，佩兰 15g。6 剂，用法同前。

6 月 8 日四诊：服药有效，原腹胀、乏力、右胁疼痛、纳呆、尿黄、尿频等症状均消失。要求制成水丸长期服用，以化瘀软坚、解毒散结为治则。

处方：败龟甲 300g，制鳖甲 300g，夏枯草 150g，生牡蛎 300g，川黄连 120g，生水蛭 90g，鬼箭羽 200g，板蓝根 300g，嫩茵陈 300g，炒栀子 120g，生黄芪 400g，茅苍术 300g，炒黄柏 90g，焦槟榔 60g，广郁金 180g。一料，制成水丸，每服 6g，每日 2 次。

10 月 19 日五诊：上药平稳，无不适。稍觉尿频。化验尿常规无异常。复查肝功能：TBIL34.1μmol/L，DBIL10.2μmol/L，ALT28U/L，AST31U/L。彩超提示：肝硬化伴肝内实性结节、胆囊壁水肿、脾大 50mm、左肾囊肿。继续中药调理近半年，胁痛、腹胀、尿黄等症状均消失，2013 年 3 月复查肝功能正常，彩超提示：早期肝硬化（脾大 40mm）。改服强肝软坚丸以固疗效。

【按语】本案主要表现为胁痛，实则病程已进入"肝积"阶段。肝积的形成，总与正气亏虚、气血瘀滞有关。故《素问·经脉别论》曰："勇者气行则已，怯者著而为病也。"肝积的治疗宜分初、中、末三个阶段：初期多属邪实，应予消散；中期邪实正虚，宜消补兼施；后期以正虚为主，应予养正除积。本案属肝积之中晚期阶段，湿热、血瘀、气滞，为实邪，当攻；气虚、脾弱、肾亏，当补，故余采用攻补兼施法治之，攻以嫩茵陈清热解毒，利湿退黄，生水蛭咸、苦、平，有小毒，功效破血通经，逐瘀消癥，主要治疗血瘀经闭、癥瘕积聚、胁腹疼痛诸症，《本经》谓其主逐恶血、瘀血、月闭，破血瘕积聚，无子，利水道。鬼箭羽活血通经，通络止痛，解毒消肿，杀虫，主治癥瘕结块、心腹疼痛、闭经、痛经、崩中漏下、产后瘀滞腹痛等病。《名医别录》曰："（该药）主中恶腹痛，去白虫，消皮肤风毒肿，令阴中解。"现代研究上两药对慢性肝炎具有抑制纤维化作用，对肝硬化患者具有降低门脉高压、软肝缩脾的作用；并以柴胡、郁金疏肝解郁，行气导滞。补以生黄芪健脾益气，扶正祛邪。值得注意的是，在应用破血逐瘀药的同时，务必加用益气固摄之品，以防出血之变。如本案加用黄芪，既可调整免疫力，扶正以祛邪，又可补气摄纳，防止水蛭等破血易致出血的发生。

医案 5：肝硬化、脾大

连某，男，29 岁，工人。2005 年 2 月 21 日。

【主诉】右胁疼痛不适 4 个月。

【病史】2004 年 10 月 25 日在本市第一人民医院体检发现患有"乙肝"，肝功能正常。近 4 个月来时感右胁疼痛，以胀痛或刺痛为主，腹胀，食欲不佳，口苦，口干不多饮，二便尚调。脉弦细涩，舌质暗红，苔厚腻。今化验肝功能：总胆红素 18.5μmol/L，麝香草酚浊度试验 18U，ALT279U/L，AST187U/L，ALP174U/L，GGT165U/L。两对半为"小三阳"，HBV-DNA7.82×10^{5}copies/mL。彩超：肝硬化、脾大（厚 58mm，肋下 20mm）。

【中医诊断】肝积。证属痰瘀交阻型，脉络不通。

【西医诊断】乙肝肝硬化、脾大。

【中医治则】化瘀软坚散结，疏肝理气止痛。

【方药】制鳖甲 20g，败龟甲 20g，浙贝母 20g，生牡蛎 30g，紫丹参 20g，京赤芍 20g，制香附 14g，广郁金 14g，片姜黄 12g，川楝子 12g，重楼 30g，草豆蔻 6g（后下），春砂仁 6g（后下）。4 剂，水煎 400mL，每日 1 剂，分 2 次温服。同时静脉滴注"清开灵注射液"30 毫升，每日 1 次。

2 月 25 日二诊：药稳症减，上方去广郁金、制香附，加净连翘 30g，板蓝根 30g，以清热解毒。3 剂，用法同前。

2 月 28 日三诊：胁痛稍减，自感口干、便干。上方去草豆蔻、春砂仁，加女贞子 15g，细生地黄 15g，凉血滋阴。10 剂，用法同前。

4 月 4 日复诊：上方为主调理 1 个月，诸症明显减轻，复查肝功能：总胆红素 25.5μmol/L，麝香草酚浊度试验 23U，ALT175U/L，AST134U/L，ALP147U/L，GGT162U/L。右胁自觉无明显不适，压之略胀痛，纳食偏少，偶有恶心，大便日 2 行。舌质淡红，苔薄白。

守原方意间断调理近 2 个月，胁痛、纳差、恶心等症状消失。复查肝功能：总胆红素 14.7μmol/L，麝香草酚浊度试验 11U，ALT47U/L，AST44U/L，ALP82U/L，GGT58U/L。较前明显好转。因外出工作，中断治疗。

2008 年 1 月 8 日复诊：与人生气后，右胁疼痛稍有反复，舌质暗，舌下脉络增粗，脉弦缓。复查彩超：肝实质损伤性改变伴肝内实质性结节，脾大

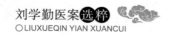

（厚48mm，肋下12mm）。化验AFP1.5ng/mL，CEA14.9ng/mL。照原软坚散结、疏肝活血之治则。拟方如下。

处方：制鳖甲30g，浙贝母30g，夏枯草15g，全当归15g，紫丹参30g，京赤芍30g，草红花15g，川芎片9g，醋青皮8g，土鳖虫7g，炒王不留行25g。

上方稍有出入调理4个月，2008年5月9日复查彩超：肝实质损伤性改变（回声稍增粗），脾大（厚45mm，肋下0mm）。两对半为"小三阳"，HBV-DNA < 500copies/mL。

【按语】该肝硬化患者胁痛症状较明显。余认为，慢性肝病患者常见胁痛症状，"胀痛、窜痛、刺痛、隐痛"四种胁痛最为常见，余分别以"清肝利胆法、疏肝解郁法、活血化瘀法、养血柔肝法"辨治。同时，更强调，临证诸病千变万化，治疗时绝不可死搬硬套，而应视具体情况灵活选用诸法，尤其是上述四种胁痛虽是较常见类型，然临床实践中单一出现者少，两种或几种兼夹出现者多。如本案，痰湿、血瘀和气滞均存在，初诊治以化瘀散结，理气止痛，方中制鳖甲味咸，性平，功效滋阴潜阳，软坚散结，《本经》谓之："主心腹癥瘕坚积，寒热，去痞息肉，阴蚀痔恶肉。"生牡蛎味咸，性微寒，平肝息风，镇惊安神；浙贝母清热化痰，散结消肿；夏枯草清肝、散结、利尿；制香附、广郁金、川楝子疏肝理气，活血解郁；并加片姜黄，该药辛散温通，破血行气，通经止痛，既入血分又入气分，活血行气，通经止痛；重楼清热解毒；草豆蔻、春砂仁芳香化湿。全方化痰散结，活血行瘀，疏肝理气兼顾。《临证指南医案·胁痛》曰："久病在络，气血皆窒。"余在慢性肝病的辨治中，"活血软坚"法贯穿于治疗始终，疗效较为满意。

医案6：肝硬化、脾大

邵某，男，48岁。2012年2月20日初诊。

【主诉】右胁不适伴口苦、尿黄10余年。

【病史】近10余年来间断右胁不适伴口苦、尿黄，9年前外院诊为"乙肝肝硬化"，曾两次"上消化道出血"，今查B超提示"肝硬化、脾大"。化验肝功：TB43.8mmol/L，ALT29U/L，AST28U/L；血常规：WBC2.5×10⁹/L，PLT60×10⁹/L。舌质偏红，舌苔白薄，脉滑弦。CT示：肝硬化、脾大、门脉高压。大量饮酒史10余年。

【中医诊断】肝积、黄疸。证属痰瘀阻络。

【西医诊断】乙肝肝硬化、脾肿大。

【治法】活血祛瘀，软坚散结。

【方药】京赤芍 30g，紫丹参 20g，草红花 12g，制鳖甲 30g，败龟甲 30g，生牡蛎 40g，清半夏 10g，浙贝母 30g，夏枯草 12g，广郁金 20g，焦槟榔 6g，炒栀子 12g，粉甘草 6g。6 剂，颗粒剂，日 1 剂，分 2 次冲服。

2 月 27 日二诊：服上药 6 剂，诸症稍有减轻，纳食改善，稍感乏力。大便基本正常。夜眠欠佳。上方去紫丹参，加草红花 3g，太子参 40g，牡丹皮 12g，12 剂，颗粒剂，日 1 剂，分 2 次冲服。

3 月 19 日三诊：服上药 12 剂后停药，症平，尿黄程度较前减轻，口苦、口涩大减。舌脉同前。上方去牡丹皮，加大腹皮 15g，金银花 30g，15 剂，颗粒剂，日 1 剂，分 2 次冲服。

【按语】患者既往大量饮酒史 10 余年，聚湿生热，复加性情急躁易怒，肝郁化火，湿热与肝火循经上炎，则口苦；湿热熏蒸肝胆，胆液外泄，下注膀胱，则尿黄；湿热阻络，气机不畅，瘀血结于胁下，则胁下积块；舌质偏红、脉滑弦为气滞血瘀之象。方中以京赤芍、紫丹参、草红花凉血活血化瘀，制鳖甲、败龟甲、生牡蛎软坚散结；清半夏、浙贝母燥湿化痰，夏枯草疏肝理气，广郁金化瘀通经，清肝利胆；焦槟榔理气调中，炒栀子利湿退黄，清心除烦，粉甘草调和诸药。

此医案为"肝炎肝硬化、脾亢、门脉高压"患者，中医诊断为"肝积、黄疸"。肝积所伴见黄疸，往往缠绵难愈，且易于反复。对于"黄疸"的治疗，关幼波曾提出"活血、解毒、治痰"三法，即：治黄先治血，血行黄易却；治黄先解毒，毒解黄易除；治黄先化痰，痰化黄易散；而本案即合"活血，解毒，化痰"三法为一，其中又以活血软坚散结为主，即重其"瘀血内结"之病机关键，又兼顾其湿热内蕴之肝胆邪壅，二诊加太子参，助其扶正祛邪；三诊大腹皮可理气除胀，金银花可清热解毒，紧扣其"湿、毒、瘀"之本。

五、肝　癖

医案 1：非酒精性脂肪肝合并高血压

何某，男，38 岁，公务员。2012 年 6 月 8 日初诊。

【主诉】发现脂肪肝 5 年，右胁不适伴耳鸣半年。

【病史】5 年前体检发现"脂肪肝"，近半年来时感右胁不适，耳鸣，血压不稳,波动在 140～150/95～105mmHg,间断口服降压药。无大量饮酒史。现症:右胁胀痛不适,餐后加重,腹胀恶心,形体偏胖,乏力口苦,视物不清,大便不爽,舌质红,苔黄白厚腻,脉弦滑稍数。

【中医诊断】肝癖;耳鸣。证属肝胆湿热。

【西医诊断】非酒精性脂肪肝;高血压病 2 级。

【治法】清肝利胆,祛湿解毒。

【方药】龙胆泻肝汤加减。龙胆草 9g,炒栀子 9g,嫩黄芩 15g,软柴胡 9g,车前草 20g,建泽泻 12g,细木通 3g,全当归 10g,石菖蒲 10g,灵磁石 30g,钩藤 30g。10 剂,颗粒剂,水冲服。

6 月 18 日二诊:服药期间诸症均减轻,停服西药降压药物,仅服中药,血压稳定在 130/85mmHg,停药后又有回升,耳鸣仍发。上方去建泽泻、当归,加川牛膝、怀牛膝各 20g,红花 15g,以益肾活血。6 剂,颗粒剂,水冲服。

6 月 25 日三诊:右胁胀痛大减,耳鸣减轻,血压平稳,大便稍溏,每日 2～3 次,因公出差,拟带药巩固疗效。治则以平肝潜阳、活血软坚为主。

处方:钩藤 30g,夏枯草 20g,生石决 30g,珍珠母 30g,制鳖甲、败龟甲各 20g,生龙骨、生牡蛎各 20g,川牛膝、怀牛膝各 30g,紫丹参 30g,京赤芍 30g,罗布麻 15g,龙胆草 9g,炒枳壳 12g,女贞子 30g。50 剂,颗粒剂,水冲服。

10 月 15 日其母亲来诊,诉该患者耳鸣已愈,未再复发,其余诸症均已好转。

【按语】该患者平素喜食肥甘厚味,聚湿生热,湿热蕴结肝胆,则发右胁胀满不适;湿热循肝胆经络上犯,蒙蔽耳窍,则耳鸣,上扰肝之外窍,则视物不清;肝失疏泄,少阳不利,则口苦;湿热下注肠腑,则排便不爽。治疗以龙胆泻肝汤去细生地,加石菖蒲利湿化浊;灵磁石宁心安神,平肝潜阳,聪耳明目;钩藤清热,平肝,息风,定惊。三诊时加夏枯草清肝火,散郁结,降血压,罗布麻清火降压,败龟甲、制鳖甲平肝潜阳,安神定惊,兼可明目,女贞子滋阴益肾。

医案 2:非酒精性脂肪肝

阎某,女,62 岁,农民。2012 年 8 月 3 日初诊。

【主诉】困倦乏力、周身发胀伴眼花 3 年。

【病史】3 年前开始渐出现困倦乏力、周身发胀、视物昏花、神疲思睡等症。

化验血流变提示"高黏血症"，血糖 7.8mmol/L，三酰甘油 3.6mmol/L，总胆固醇 5.84mmol/L，糖化血红蛋白 6.8%，果糖胺 3.4mmol/L，胰岛素功能五项检查提示"糖尿病、胰岛素分泌水平降低、胰岛素抵抗"。彩超"中度脂肪肝"。脉沉滑，舌质淡暗，舌下脉络增粗，苔黄白厚腻。

【中医诊断】肝癖。证属痰热内扰，上蒙清窍，痰瘀互阻。

【西医诊断】脂肪肝、糖尿病。

【治法】化瘀泄浊，平肝潜阳。

【方药】生水蛭 8g，炒苍术 20g，生黄芪 30g，薏苡仁 30g，广藿香 15g，佩兰叶 15g，鬼箭羽 15g，川黄连 9g，苦参 15g，草红花 15g，杭菊花 15g，代赭石 30g，生龙骨、生牡蛎各 30g。6 剂，水煎服，日 1 剂，分 2 次口服。

8 月 13 日二诊：乏力、周身发胀等症状明显好转，上方加苦参 10g，生黄芪 10g。6 剂，水煎服，日 1 剂。

8 月 20 日三诊：诸症明显好转。上方去代赭石，加太子参 30g。10 剂，水煎服，日 1 剂。

上方出入调理月余，诸症悉愈。巩固治疗 2 月余，复查血黏度、血糖均正常，彩超"轻度脂肪肝"。

【按语】本案为中度脂肪肝合并糖尿病、高脂血症（即代谢综合征）。病因患者数十年来喜食肥甘，多静少动，饮食伤于中焦，肥甘厚味化痰生热，痰湿内阻，气机不畅，故周身困倦、乏力；津停气阻，郁于肌表，则周身发胀；痰湿循肝经上扰清窍，肝开窍于目，故眼花，视物不清；清窍被蒙，则神疲思睡。肝癖（脂肪肝）主要累及肝胆脾胃，病机特点为肝胆不和，脾胃运化升降失常，痰热内阻，气滞血瘀。治疗宜祛湿化痰、活血化瘀、疏肝利胆、调和脾胃。初诊方中生水蛭破血通经，逐瘀消癥，现代研究该药有降低血黏度、血脂的作用；炒苍术燥湿健脾；生黄芪益气健脾，扶正祛邪；广藿香、佩兰芳香化湿；薏苡仁健脾补肺，清热利湿；川黄连、苦参清热燥湿解毒；草红花活血化瘀；鬼箭羽破血通经；杭菊花清肝明目；代赭石、生龙骨、生牡蛎平肝潜阳，重镇安神。有资料表明，最常用的治疗脂肪肝的中药有生山楂、丹参、泽泻、草决明、柴胡、何首乌、茵陈、炒白术、当归等。而余之经验是，生水蛭、生黄芪、薏苡仁、草红花、苦参等不但可降脂降糖，且有较好的保肝作用。改变传统治疗思路，以化湿祛瘀、兼顾益气活血、平肝潜阳为治疗大法，有其新意，疗效较佳。

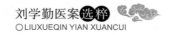
医案 3：脂肪肝、高脂血症

赵某，男，35 岁，业务员。2006 年 12 月 29 日初诊。

【主诉】右胁不适、乏力、腰酸 1 年余。

【病史】近 1 年来体重增加 20 斤，间断右胁不适，乏力身困，腰酸膝软，视物不清，口干，大便溏泻或秘结，形体肥胖，舌质淡红，苔根部白厚，脉沉小滑。化验肝功能：TB22.1μmol/L，ALT65U/L，TG4.2mmol/L，彩超提示"中度脂肪肝"。无大量饮酒史。

【中医诊断】肝癖。证属肝肾亏虚型。

【西医诊断】脂肪性肝炎，高脂血症。

【中医治则】养肝益肾，补益精血。

【方药】六味地黄汤加味。熟地黄 10g，山茱萸 20g，炒山药 20g，云茯苓 10g，牡丹皮 10g，建泽泻 20g，枸杞子 20g，菟丝子 15g，何首乌 10g，全当归 10g，炒白芍 15g，川牛膝 20g，怀牛膝 20g。6 剂，每日 1 剂，水煎400mL，分 2 次温服。嘱节制饮食，适量运动，减轻体重。

2007 年 1 月 12 日二诊：体力稍增，口干好转，仍觉右胁胀满。上方去熟地黄，加浙贝母 20g。10 剂，水煎服。

上方稍有增减，治疗 2 个月余，胁肋胀闷、乏力腰酸等症大减，体重下降近 10 斤。

3 月 22 日复查肝功：TB13.5μmol/L，ALT40U/L，TG2.1mmol/L，化验血黏度偏高。处方增加化瘀之品

京赤芍 20g，紫丹参 20g，草红花 10g，建泽泻 30g，山茱萸 20g，枸杞子 20g，菟丝子 15g，全当归 10g，炒白芍 15g，川牛膝 30g，怀牛膝 30g。10 剂，颗粒剂，每日 1 剂，冲服。

以上方为主加减调理 2 个月余，诸症皆消，复查肝功及血脂均正常。彩超：肝、胆、脾、胰未见异常。

【按语】六味地黄汤方中熟地黄滋肾填精，为主药；辅以山药补脾固精，山茱萸养肝涩精，称为三补。又用泽泻清泻肾火，并防熟地黄之滋腻；云茯苓淡渗脾湿，以助山药之健运，牡丹皮清泄肝火，并制山茱萸之温，共为经使药，谓之三泻。六药合用，补中有泻，寓泻于补，相辅相成，补大于泻，共奏滋补肝肾之效。在此基础上加枸杞子、菟丝子益肾明目，何首乌滋补肝肾；当归、白芍养血柔肝，川牛膝、怀牛膝引血下行，补肝肾，强筋骨。待

肝肾得养，正气来复，调整治则以益肾活血为主，后期加丹参、红花、赤芍凉血活血，化瘀通络，现代研究表明，丹参、赤芍、红花都有良好的降脂减肥的功效。最终使瘀血得行，精血得充，则肝肾得养，肝功能复常，肝脂得消。越是肥胖之人，看似体质壮实，实则亦有虚、实之分，实者固然可通腑、攻下、破气、消积等为治，而对虚者不必顾虑益肾填精、健脾补肝诸法，只有辨证准确，才可避免"虚虚实实"之误。

医案 4：酒精性脂肪肝合并肥胖

赵某，男，49 岁，个体包工头。2011 年 11 月 14 日初诊。

【主诉】右胁胀满 8 年，加重伴胃脘不适 1 个月。

【病史】8 年前饮酒后渐出现右胁胀满不适，脘腹痞满，嗳气，排便不畅，头重头蒙，间断眩晕。彩超及 CT 均提示"中、重度脂肪肝"。饮酒史 30 年。查体：形体肥硕，身高 172cm，体重 138kg，舌体胖大，苔白腻，脉沉滑。化验：ALT56U/L，TB5.2mmol/L。

【中医诊断】肝癖。证属肝郁气滞，肝胃不和。

【西医诊断】酒精性脂肪肝。

【治法】疏肝和胃，辛开苦降。

【方药】柴胡疏肝散合半夏泻心汤加减。软柴胡 6g，炒枳壳 12g，炒白芍 15g，制香附 20g，广郁金 20g，清半夏 10g，川黄连 6g，嫩黄芩 10g，淡干姜 3g，云茯苓 10g，太子参 20g，焦槟榔 6g，春砂仁 6g（后下），粉甘草 3g。10 剂，水煎服。嘱戒除烟酒，清淡饮食，适量运动。

11 月 28 日二诊：服药见效，胸胁疼痛大轻，腹胀亦消，自觉体重减轻。上方去春砂仁，加太子参至 30g，紫丹参 20g。12 剂，水煎服。

12 月 12 日三诊：脘腹胀及胸痛消失，仍有右胁不适。化验肝功能：ALT31U/L，已复常，三酰甘油 2.7mmol/L，较前明显下降。舌脉同前，舌下脉络发紫，在疏肝健脾基础上加用化瘀之品。

处方：紫丹参 30g，京赤芍 30g，软柴胡 10g，焦白术 10g，云茯苓 20g，薄荷叶 6g，太子参 40g，川楝子 12g，焦槟榔 6g，广郁金 16g，制香附 16g，延胡索 15g。15 剂，水煎服。

12 月 30 日四诊：腹胀时轻时重，身困乏力，右胁疼痛已不明显。近 1 个半月体重减轻 9kg。上方加淡猪苓 30g，云茯苓再加 10g，加强健脾利湿之功。10 剂，水煎服。

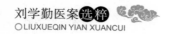

2012年1月9日五诊：胁痛消失。下午腹胀，困倦。仍以胃平汤加减。

处方：太子参40g，清半夏10g，川黄连6g，嫩黄芩15g，淡干姜6g，焦槟榔6g，制香附16g，广郁金16g，春砂仁8g（后下），广木香6g，川棟子12g，粉甘草6g。10剂，水煎服。

1月19日六诊：诸症均减，体重较初诊时减少19kg，复查彩超：轻度脂肪肝。治疗仍以疏肝和胃、健脾渗湿为主。

处方：太子参40g，制香附16g，广郁金16g，草豆蔻6g，春砂仁6g，软柴胡9g，薄荷叶6g，薏苡仁40g，川棟子12g，大腹皮20g，炒枳壳12g，广藿香、佩兰各15g，金银花30g。15剂，水煎服。

【按语】该脂肪肝患者出现肝损伤，且有重度肥胖、高脂血症、大量饮酒史，酒毒伤肝，痰湿阻滞，肝胃不和，初诊应用柴胡疏肝散合半夏泻心汤加焦槟榔破气消积，春砂仁化湿、和胃、止呕；三诊时加紫丹参、京赤芍活血化瘀，延胡索行气以活血，使气行则血行，气血调畅，则胁肋不适自消。本案治疗，余以调和肝脾为主，未单纯应用利尿祛湿、化痰降脂或保肝降酶之品，但疗效理想，原因在于患者肥胖之源虽在痰湿壅滞，而痰湿之源在于气机不和，调畅气机即可化痰祛湿，肥胖自减。由此体现了运用中医"治病求本"思想的神奇之处，临床不可简单停留在"头痛治头，脚痛治脚"的死板阶段。

医案5：酒精性脂肪肝

芦某，男，37岁，工人。2012年6月18日初诊。

【主诉】发现肝功能异常1年余。

【病史】2011年2月体检发现ALT480U/L，未明确诊断，经"保肝降酶"治疗（用药不详）后ALT110U/L，后未复查。纳眠少。二便调。大量饮酒史近20年，平常每天饮酒量300～500mL。原有"脂肪肝"病史3年。脉弦偏数，舌质嫩红，苔黄白厚腻。

【中医诊断】肝癖。证属湿瘀互结，热毒壅盛。

【西医诊断】酒精性脂肪性肝炎。

【治法】清热解毒，利湿泻浊。

【方药】薏苡仁30g，土茯苓30g，广郁金15g，制香附15g，嫩茵陈30g，葛根30g，广藿香、佩兰各15g，金银花、净连翘各30g，重楼15g，竹叶9g，草豆蔻9g。6剂，水煎服，日1剂。

6月25日二诊：复诊肝功能图示ALT78U/L，AST193U/L，GGT400U/L，

血糖 7.14mmol/L，彩超：脂肪肝。上方去广藿香、佩兰，加板蓝根 40g，6 剂。

7 月 2 日三诊：症平。食欲、夜眠改善。上方去重楼、竹叶，加浙贝母 30g，夏枯草 15g，龟甲、鳖甲各 30g。6 剂。

7 月 9 日四诊：症平。上方去草豆蔻，加重楼 30g。6 剂。

7 月 16 日五诊：症平药稳。复查肝功：GGT170U/L，余均正常，另开方：重楼 30g，浙贝母 30g，夏枯草 30g，生牡蛎 30g，板蓝根 30g，葛根 30g，金银花、净连翘各 30g，薏苡仁 40g，太子参 40g，土茯苓 30g，制香附 20g，6 剂，颗粒，冲服。

7 月 23 日六诊：无不适，纳、眠可。舌质淡红，苔白润，脉弦缓。上方去葛根、连翘，加郁金 20g，茵陈 20g。6 剂，冲服。

【按语】患者嗜酒 20 余年，酒为辛烈之品，易化火化热，过度饮酒易致肝胃受损。肝损则化验肝功能异常，肝酶升高；脾胃受损则聚湿生痰，与热毒相挟，则成湿热内扰，故舌质嫩红，苔黄白厚腻。痰热沉积于肝，则成"肝癖"。方中薏苡仁、土茯苓清热利湿，兼可解毒；广郁金、制香附疏肝解郁，行气消胀；茵陈、葛根清肝利湿，金银花、净连翘清热解毒，重楼、竹叶淡渗利湿，草豆蔻健脾燥湿。本案为酒精性脂肪肝，中医诊断属"肝癖"范畴，其病机为酒毒伤肝，痰热内阻，清热利湿泻浊理气为其治疗方法。复诊中先后加浙贝母化痰散结，龟甲、鳖甲化痰软坚散结，牡蛎平肝、软坚。

体会有二：一是必须根据中医病机遣方用药，切不可以大剂降酶药随意堆砌；二是要学会灵活运用利湿、化痰、活血、清热、理气诸法，达到保肝降酶的目的。

六、鼓　胀

医案 1：肝硬化、水肿、失眠

张某，男，53 岁，市民。2004 年 10 月 29 日初诊。

【主诉】乏力、双下肢水肿、失眠 20 天。

【病史】原有"肝硬化腹水"病史 1 年余。近 20 天来自感全身乏力、双下肢水肿，入睡困难，夜眠 3 ~ 4 小时，多梦易醒，纳差，腹胀，不思饮食，大便尚调，小便滴沥不畅。舌质淡红，有齿痕，苔薄，脉滑。化验肝功能：总胆红素 18.0μmol/L，麝香草酚浊度试验 4U，ALT42U/L，AST67U/L，

ALP168U/L，GGT745U/L，总蛋白58g/L，白蛋白31.6g/L，球蛋白27.2g/L。肾功能均正常。彩超：肝硬化、少量腹水。

【中医诊断】①鼓胀；②水肿；③不寐。证属心脾两虚，湿困中焦。

【西医诊断】肝硬化腹水。

【中医治则】健脾益气，利水消肿，养心安神助眠。

【方药】自拟方健脾利湿汤加减。太子参20g，云茯苓15g，焦白术8g，生黄芪30g，炒枳壳10g，制香附10g，广陈皮9g，春砂仁6g（后下），清半夏10g，炒酸枣仁30g，焦远志9g，合欢皮30g，首乌藤30g，粉甘草3~6g。

11月1日二诊：夜眠稍安，仍下肢水肿，大便日3~5次，溏便。上方去合欢皮、首乌藤、焦白术，加苍术、白术各20g，汉防己30g。6剂，水煎400mL，每日1剂，分2次温服。

此方为主调理半月余，诸症皆减，大便日3行，稍溏。在上方基础上，加诃子、菟丝子以涩肠止泻：生黄芪30g，茅苍术20g，炒白术20g，淡猪苓30g，云茯苓30g，川牛膝20g，怀牛膝20g，炒枳壳12g，诃子8g，菟丝子15g，川黄连8g，汉防己30g，春砂仁8g（后下）。6剂，水煎400mL，每日1剂，分2次温服。

12月20日复诊：服药20剂，下肢肿已好转。饮食、睡眠及二便基本正常。舌质淡，苔薄白。复查肝功能：总胆红素11.9μmol/L，麝香草酚浊度试验2U，ALT14U/L，AST14U/L，ALP98U/L，GGT69U/L，总蛋白65.4g/L，白蛋白37g/L，球蛋白28.4g/L。

继服上方半月余，2005年1月28日再次复查肝功能：总胆红素12.1μmol/L，麝香草酚浊度试验4U，ALT7U/L，AST21U/L，ALP130U/L，GGT35U/L，总蛋白72.6g/L，白蛋白40.7g/L，球蛋白31.9g/L。病情稳定，未再复发。

【按语】该患者素有肝硬化腹水病史，此次主要以双下肢水肿及失眠就诊。患者夜眠仅3小时左右，这对于肝损害的恢复极为不利，《黄帝内经》中记载："人卧血归于肝。"治疗时要紧紧抓住"静卧以养肝"的治疗重点，初诊时首选健脾利湿汤加炒酸枣仁、焦远志、合欢皮、首乌藤等安神助眠药物以改善睡眠质量，之后以此方为主，一则巩固疗效，二则又加健脾利水之品，为治肝做好充分准备。《金匮要略》论水肿的治疗原则为："诸有水者，腰以下肿，当利小便；腰以上肿，当发其汗。"该患者以腰以下肿，故治疗以"利小便"

为主，方选自拟方健脾利湿汤为主加减，茅苍术、炒白术、淡猪苓、云茯苓健脾行水，川牛膝、怀牛膝滋补肝肾，引血下行，生黄芪补气利水，炒枳壳、制香附、广陈皮疏肝理气，兼可化瘀通经，春砂仁芳香化湿，和胃消胀。

纵观整个治疗过程，其治法灵活，辨证精准，遣方用药调节有法，开合有度，操作自如，终使脾气得健，水湿得运，心神得养，则其肿自消。调理近2个月，不但水肿消失，且多次复查肝功能明显好转，白蛋白回升。

医案2：肝硬化腹水

来某，男，32岁，农民。2006年4月21日初诊。

【主诉】腹胀、纳差、下肢水肿2月余。

【病史】2个月前无明显诱因开始出现腹胀、纳差、双下肢水肿等症，在当地县医院检查彩超提示：肝硬化合并大量腹水、胆囊炎、脾大，住院治疗1个月，腹水减少、下肢水肿减轻出院。一直服用西药"利尿药"。近1周腹胀再发，下肢水肿又有加重，伴两胁疼痛不适，故来诊。10年前体检发现"乙肝"，未治疗。查体：慢性病容，面色苍黄，形体消瘦，腹部胀大，青筋暴露，肝区叩击痛阳性，腹部移动性浊音阳性，下肢中度水肿。可见"肝掌"。舌质偏红，体大，苔黄较厚，舌下脉络增粗，脉弦稍数。肝功能：TBil27.8μmol/L，TP65.1g/L，ALB31.2g/L，GLB33.9g/L，ALT87U/L，AST72U/L，GGT80U/L，乙肝两对半提示"小三阳"。彩超：①肝硬化；②胆囊壁水肿；③脾大（肋下20mm）；④腹水（阳性，中-大量）。

【中医诊断】鼓胀。证属气滞血瘀，水停腹中。

【西医诊断】肝硬化合并腹水。

【治法】活血化瘀，疏肝理气，利水消肿。

【方药】自拟方化瘀利水汤（当归尾、京赤芍、紫丹参、川芎片、穿山甲、京三棱、蓬莪术、草红花、桃仁泥、制香附、制鳖甲、淡猪苓、云茯苓）加减。

当归尾10g，京赤芍20g，紫丹参15g，川芎片9g，桃仁泥10g，川牛膝30g，京三棱9g，蓬莪术9g，制鳖甲30g，制香附10g，重楼30g，大腹皮15g，淡猪苓30g，云茯苓30g。6剂，煎服。

4月28日二诊：两胁不适、腹胀均减轻，自行停服西药利尿药，出现颜面水肿，余症同前。上方加草豆蔻6g，春砂仁6g，冬瓜子、冬瓜皮各20g，6剂，煎服。

5月5日三诊：诸症均减，夜眠不安，大便不畅。上方去冬瓜子、皮，

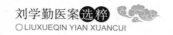
加炒酸枣仁 30g，琥珀 10g。6 剂，煎服。

5 月 12 日四诊：症轻，乏力，左胁不适。上方去琥珀，加太子参 30g，醋青皮 7g。6 剂，煎服。

5 月 19 日五诊：复查肝功能：ALT76U/L，AST59U/L，GGT69U/L，TP67.8g/L，ALB36.6g/L，前 S1 抗原：弱阳性。

上方增损调理 40 余日，患者精神明显改善，体力大增，食欲增加，腹胀偶发，程度明显减轻，其余诸症悉减。6 月 30 日复查肝功能：TBil7.1μmol/L，TP71.3g/L，ALB35.9g/L，GLB33.1g/L，ALT41U/L，AST62U/L，GGT40U/L。复查彩超提示：①肝硬化；②胆囊壁增厚；③脾大（肋下 10mm）；④腹水（±）。

处方：茅苍术 25g，炒白术 25g，制鳖甲 30g，重楼 30g，广郁金 15g，大腹皮 15g，炒酸枣仁 30g，川牛膝、怀牛膝各 25g，土茯苓 40g，太子参 30g，草豆蔻 6g，春砂仁 6g。6 剂，煎服，巩固治疗。

【按语】该患者平素急躁易怒，肝气郁结，导致血行不畅，造成气滞血瘀，结于胁下，津停气阻，聚于腹内，发为鼓胀。患者舌质红，苔黄、脉稍数，有湿郁化热之象，故初诊时以化瘀利水汤活血化瘀，利水消胀，更加重楼清热解毒。全方兼顾活血、散结、理气、利水、清热，四诊后更加太子参扶正以祛邪，养阴利水，防止过下伤阴。调理 2 个月余，腹水基本消失，肝功能较前好转，脾脏肿大减轻，临床诸症明显改善。

医案 3：自免肝肝硬化

朱某，女，58 岁，市民。2012 年 8 月 27 日初诊。

【主诉】肝硬化病史 4 年，腹泻两天。

【病史】4 年前因腹胀、纳差、乏力在外院诊为"肝硬化"，经治症状稍减，之后间断发作。2 周前开始在我院肝病科住院治疗。昨日起腹泻 10 余次，今日仍泻，次数稍减，乏力身困。"自身免疫性肝炎"病史 6 年，曾服泼尼松龙治疗。糖尿病病史 3 年。入院时化验：ALT153U/L，GGT：539U/L，ALP239U/L，ALB35.1g/L，血糖 15.56mmol/L。入院彩超：肝硬化，肝内偏低回声区、脾大，腹水（阳性）。脉弦滑，舌弦滑，舌质红，苔白薄。

【中医诊断】鼓胀、消渴。证属气阴两虚，瘀血阻络。

【西医诊断】肝硬化腹水、糖尿病。

【治法】益气养阴，化瘀利水。

【方药】自拟方消水汤（方见验方医案部分）加生黄芪30g，葶苈子6g，枸杞子30g，山茱萸20g，3剂，水煎服，日1剂。

9月21日二诊：腹泻减轻，日4～5次、复查肝功：TB24.3mmol/L，ALT40U/L，γ-GT476U/L，ALP171U/L，CHE2706mmol/L。彩超：胆囊切除术后，肝硬化，脾大，肝内偏低回声区（建议复查）。腹水、弱阳性。脉弦硬，舌质偏红，苔薄。

处方：川楝子12g，当归16g，枸杞子30g，麦门冬15g，南沙参、北沙参各30g，生山药30g，苍术20g，黄芪30g，川黄连9g，重楼30g，巴戟天8g，板蓝根20g，12剂。

10月8日三诊：腹泻好转。复查肝功：ALT53U/L，γ-GT256U/L，ALP207U/L，CHE2418U/L，GLU：18.31mmol/L。苍术30g，山药30g，黄芪40g，黄连9g，诃子肉9g，巴戟天10g，枸杞子30g，山茱萸30g，郁金16g，香附16g，猪苓、茯苓各30g，槟榔6g，12剂。

10月26日四诊：腹胀消失，乏力仍明显，近2天纳食不佳。肝功：ALT39U/L，AST31U/L，ALP188U/L，γ-GT146U/L，ALB37.9g/L，血糖：18.58mmol/L。上方加木香6g，6剂。

【按语】患者肝积日久，正气大伤，脾胃气虚，水湿失运，肝气不疏，气滞水停，结于腹中，发为"鼓胀"。气滞血瘀，结于胁下，发为肝积。肝脾俱病，饮食不洁，易发泄泻。消水汤中苍术、白术、猪苓、茯苓健脾化湿，利水消肿；汉防己清热利水，祛湿止痛；川牛膝、怀牛膝活血化瘀，补益肝肾；泽泻清热、利湿、消肿。黄芪补气利水，扶正祛邪，枸杞子益肾填精，山茱萸补益肝肾，收敛固涩，固精止带。

体会："鼓胀"的发生，病位主要在肝胆脾胃，故常伴见腹胀、纳差、腹痛、泄泻等消化系统症状。在治疗各个症状同时，应时刻围绕其"气滞、血瘀、水停"之病机核心，并且时刻注意应用生黄芪、太子参之品顾护正气。如本案，攻利亦不可太过，利水同时以枸杞子、山茱萸滋肾养阴，以防过下伤阴。同时复诊时的健脾利尿之法亦起到了止泻作用，这与中医"利小便以实大便"之论恰恰吻合。

医案4：肝硬化腹水——祛水三法（祛水、舒肝、健脾）治鼓胀

薛某，男，40岁，农民。1971年11月17日入院。

【主诉】间断腹胀、纳差、乏力两年余。

【病史】两年前开始出现腹胀、纳差、乏力症状，1969 年 10 月在西安军区医院诊为"肝硬化腹水"，经服西药利尿药，腹水消失，1971 年 8 月腹水又起，至今未消，现腹胀如鼓，胁痛口苦，食少纳呆，每日食五两左右，下肢浮肿，小便短少，大便不畅。查体：面色晦暗无神，心位上移，上腹围 102cm，下腹围 92cm，肝上界四肋间，肝脾触诊不满意，两胁有叩击痛，腹壁静脉怒张，有移动性浊音，下肢凹陷性浮肿（++++），可见肝掌，脉弦数，舌质暗红，舌苔黄厚。

肝功检查：脑磷脂（++），高田氏（++），硫酸锌浊度试验 17U。A 型超声波检查：分隔波。肝厚 6cm，肝上界抬高在第四肋间，肝肋下未探及，剑突下肝大 1cm，脾厚 8cm，脾大肋下 2.5cm，腹水（++++）。

【中医诊断】鼓胀（湿热蕴结型）。

【西医诊断】肝硬化合并腹水。

治疗经过：

1. 祛水阶段：用清热利湿汤［生大黄 6g，板蓝根 20g，泽兰叶 12g，广郁金 12g，净连翘 20g，嫩黄芩 15g，龙胆草 6g，嫩茵陈 20g（后下），牡丹皮 10g，重楼 20g，淡猪苓 30g，云茯苓 20g，建泽泻 20g］，加制香附 12g，薏苡仁 20g，草豆蔻 6g（后下），水煎温服。

服药 21 剂，饮食增加，正气渐复，但腹水消退不够理想，改服祛水丸（京三棱 18g，蓬莪术 18g，广木香 12g，煨甘遂 12g，制大戟 18g，生大黄 24g，川牛膝 18g，草红花 18g，生麻黄 10g，葶苈子 12g，广郁金 18g），每早 5 时许空腹服 12g，约半小时后排稠便，继而稀便，最后水便泻下 5～6 次。连泻三天，病人自觉舒服，腹胀减轻，饮食大增，共服 39 次，腹围降到 78cm，移动性浊音消失，A 超提示：无腹水，病人神清气爽，精神较好，每日能食 2 斤半，胁痛、口苦等症基本消失，治疗进入第二阶段。

2. 舒肝阶段：停服祛水丸改用健脾利湿方［野党参 10g，生黄芪 20g，云茯苓 20g，炒山药 20g，焦白术 8g，茅苍术 10g，炒枳壳 10g，广陈皮 6g，大腹皮 12g，广藿香 10g，佩兰叶 10g，春砂仁 9g（后下），川厚朴 6g，粉甘草 6g］和舒肝健脾丸（制鳖甲 30g，紫丹参 24g，川芎片 12g，全当归 18g，嫩茵陈 24g，生栀子 15g，板蓝根 24g，生大黄 12g，软柴胡 10g，广木香 12g，焦白术 12g，野党参 12g，广郁金 15g，草红花 15g，云茯苓 24g，生黄芪 30g）同时服用，并适当加入全当归、京赤芍、草红花等活血化瘀之品，服用两个月，以期恢复机体，改善循环，纠正肝功。为巩固疗效，最后服肝肾调补丸（制黄精20g，枸杞子18g，熟地黄24g，女贞子15g，墨旱莲15g，菟丝子18g，炒山药24g，淫羊藿18g，山茱萸12g，紫丹参24g，炒白芍18g，次沉香6g），配服舒肝健脾丸，服用两个月，至1972年5月23日出院，腹水未见再起，正气已经恢复，肝功能基本正常，超声波分隔波转变为密集低小波。

【按语】该患者素体健壮，虽患肝腹水近两年，结合其腹胀、口苦、胁痛等症状，以及舌脉（舌苔黄，舌质暗红，脉弦数），为湿热蕴结之象，尚耐攻伐，其治以攻邪祛水为要，故治疗先以清热祛湿、利水消胀为主，强调攻邪同时应掌握好"衰其大半而止"的治疗原则。《素问·六元正纪大论》曰："大积大聚，其可犯也，衰其大半而止，过者死。"待病邪渐去，及时疏肝健脾以扶正，以助正气来复。

医案5：祛水三法同用，治疗肝硬化腹水

韩某，男，34岁，农民。1971年4月24日初诊。

【主诉】腹胀、腿肿5个月

【病史】5个月前开始出现腹部胀大，下肢浮肿，经开封地区人民医院确诊：肝硬化合并腹水。服中西药效果不佳，现长期低热，腹胀尿少，肢肿纳呆，咳嗽闷气进行性加重，转入我院。查体：T37.4℃，血压128/75mmHg，痛苦面容，面色萎黄，前胸有血痣，腹围89cm，移动性浊音，肝脾触诊不满意，下肢重度指陷性水肿，腰痛腰酸，脉弦细，舌质嫩红。肝功能：黄疸指数4U，麝香草酚浊度试验20U，脑磷脂（+++），高田氏（+++）。超声波：密集微波，肝厚9cm，肝上界6肋间，肝大锁中肋下6cm，剑突下8cm，脾厚2.5cm，脾大1cm，腹水（+++）。尿常规：蛋白（+），糖（+），红细胞（+），白细胞少许，颗粒管型0～1个。胸透：右侧肺底部大量积液。

【中医诊断】鼓胀（脾虚湿困型）；悬饮。

【西医诊断】肝肾综合征合并胸腔积液、腹水。

治疗经过：开始交替服用清热解毒、降肺利尿、通泻逐水等方药，病情时轻时重，疗效徘徊。考虑患者虽肝肾俱虚，胸腹积水，但年龄尚好，体质尚可，拟胸腔积液、腹水俱下，祛水三法（开鬼门、洁净腑、去菀陈莝）同用。

处方：葶苈子20g，猪苓、云茯苓各20g，冬瓜子、冬瓜皮各20g，炒黑白丑15g，薏苡仁30g，建泽泻18g，生麻黄6g，煨甘遂5g，制大戟5g，生

大黄 15g（后下），生百部 12g，全瓜蒌 20g，川椒目 4g。上药水煎取浓汁，每日 1 剂，分 2 次温服。

连用 3 剂后，尿多症减，药证既符，原方药量加大：葶苈子 30g，猪苓、云茯苓各 30g，冬瓜子、冬瓜皮各 30g，炒黑白丑 30g，薏苡仁 60g，建泽泻 30g，生麻黄 8g，煨甘遂 8g，制大戟 8g，生大黄 30g（后下），生百部 15g，全瓜蒌 30g，川椒目 6g，次沉香 8g，煎服方法同上。又服 20 剂，胸腔积液、腹水及浮肿基本消失，咳闷、尿痛、腹胀均轻，饮食增加，腹围 75.5cm。改用舒肝健脾、调补肝肾及清热解毒治则，选两组方药，交替服用。

方一：广郁金 12g，板蓝根 30g，败酱草 30g，紫丹参 18g，炒栀子 9g，炒枳壳 9g，野党参 9g，焦白术 12g，菟丝子 15g，枸杞子 15g，嫩茵陈 15g。

方二：生黄芪 30g，全当归 12g，炒白芍 18g，生地黄、熟地黄各 12g，建泽泻 12g，猪苓、云茯苓各 30g，炒山药 30g，焦白术 12g，软柴胡 9g，菟丝子 12g，牡丹皮 9g，山茱萸 9g。

调治 4 个月，临床症状基本消失，胸腹水未见再起，肝功能趋于正常，超声波：较密微波，肝脾大小均在正常范围，腹水（−），尿常规正常。于 1972 年元月 17 日出院。

同年 9 月随访，胸腔积液、腹水未见再起。精神较好，食眠皆佳，能参加轻体力劳动。1981 年 10 月复查肝功能，超声波均正常，常年参加农田劳动。1984 年再访，红光满面，身强体壮。

2013 年 4 月 10 日再次来门诊治疗他病，40 余年后该患者年逾古稀，身体状况良好，仍可田间劳作，可谓奇迹。

【按语】此例既是鼓胀，又兼悬饮，且长期低热，辨证治疗颇感棘手。此案正是在错综复杂的临床表现中抓住主要矛盾，审视病之症结立法遣方。方中葶苈子泻肺逐水，川椒目利气行水，畅通水道；全瓜蒌开胸散结，润通谷道；生麻黄助阳化气，化饮利尿；煨甘遂善泻水，以逐停结于胸腹之间的水饮；黑白丑长于达三焦，走气分，使水湿之邪从二便排出；生大黄荡涤泻下；建泽泻、淡猪苓、云茯苓行水消饮，导水下行由小便而出，祛水三法同用，药证相投，收效较快。此后，依病情变化辨证，紧扣病机，较长时间应用以补为主、以疏为辅的治疗原则，终获痊愈并达到巩固远期疗效的目的。

医案 6：以补为主、攻补兼施，治疗肝硬化腹水

张某，男，50 岁，工人。1977 年 10 月 14 日初诊。

【主诉】腹大胀满两个月。

【病史】1977 年 8 月患"菌痢"后，腹部不舒，纳谷不香，进而脘腹胀满，日渐隆起，随之下肢浮肿。服西药利尿肿减，停药肿起。症见腹大如鼓，坚硬喘息，难以平卧，饮食不下，行走不便，面色黄白，小便短少，下肢浮肿，舌质淡白，舌体胖大，边有齿印，舌苔薄滑，脉弦细无力。查体：痛苦病容，腹部胀大，青筋暴露，面部、颈项蟹爪纹络，下肢重度浮肿，腹围 102cm。超声波：密集微波低小波，肝上界第 6 肋间，下界未探及，肝厚 5cm，脾大肋下 2.0cm，腹水（+++）。肝功能：正常。

【中医诊断】鼓胀。证属脾气亏虚，水湿内阻。

【西医诊断】肝硬化腹水。

【中医治则】以补为主，攻补兼施。

补法：补气健脾、疏肝理气。攻法：逐水行水，宣肺利水。

补方：野党参 20g，汉防己 30g，茅苍术 25g，炒白术 25g，川牛膝、怀牛膝各 25g，大腹皮 15g，生麦芽 30g，淡猪苓 30g，云茯苓 30g，重楼 24g，广郁金 12g，炒枳壳 12g，制香附 12g。

攻方：广陈皮 9g，云茯苓 24g，葶苈子 12g，生桑皮 12g，大腹皮 18g，川椒目 3g，煨甘遂 6g，牵牛子 12g，生大黄 15g（后下），焦槟榔 9g。

服法：补方连用两剂，第三天早 5 时空腹服攻方，泻下五六次即进稀食。

治疗经过：上两方服 7 剂，腹部稍软，浮肿稍减，饮食增加，精神稍好，缓步就诊。效不更方，又服 17 剂，下肢浮肿消净，腹部变软，仍有移动性浊音，腹围 91cm。药证虽应，并非坦途，以其正虚较甚，故以补为主，连服补方加生黄芪 30g，野党参 10g，茅苍术 5g，炒白术 5g，川牛膝、怀牛膝各 5g，连服 40 余剂，症状全部消失，腹围 84cm，遂用攻法，以期腹水消净，攻方加草红花 9g，制大戟 4.5g，生大黄改 30g（后下）。连续攻下两次，移动性浊音消失，食量大增，腹围 78cm。

腹水消退，仅系初捷，恢复机体功能，防止鼓胀再起，更为重要，故以补气健脾、助肾利水法为治。拟方：生黄芪 24g，野党参 18g，焦白术 12g，川椒目 3g，淡猪苓 30g，云茯苓 30g，菟丝子 15g，怀牛膝 18g，焦槟榔 6g，炒枳壳 12g，建泽泻 20g，生桑皮 12g，姜川朴 9g，间日 1 剂，服 20 余剂，超声波检查：肝脾大小正常，腹水（－）。患者精神饱满，全日工作。

原方稍有出入，嘱其三五日服 1 剂。以善其后，患者体重增加 12kg，数

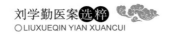
十年来身健体胖，全日体力劳动。

【按语】该患者腹水量大，重度腹胀，属鼓胀重症，单用中药治愈，关键在于始终以"虚"为念。看似实证，因病疾愈后发病，正气已虚，实为虚实夹杂之证。若单纯补虚，则短时间内正气难复，腹水难去，反会壅阻；若单纯攻下，则正气愈虚，必致邪气留恋。故当且补且攻，多补少攻，攻补兼施，初治选用每三天攻补循环一次，三天中补两天攻一天，以扶正为主，兼顾攻下，三天后初见成效，又照此法，继服补方12剂，攻方5剂，果见大效。之后又连服补药1个月余，终收全功。从这里明确体现了余治鼓胀"以补虚为要"的学术思想。补方中以野党参、生黄芪、焦白术、云茯苓为主，补虚祛水；更以大量川牛膝、怀牛膝、茅苍术，既健脾又化瘀，既取苍术明显排钠作用，以改善水钠潴留，又取牛膝以补充因利水而丢失的大量钾盐。

医案7：以补为主，补肾利水，治疗肝硬化腹水

李某，男，35岁，干部。1970年12月29日入院。

【主诉】腹胀、胁痛、纳差1年.

【病史】1969年冬季患肾炎，在通许县人民医院住院，治疗过程中发现腹胀大，胁痛，恶心呕吐，不欲食，面部和下肢浮肿，倦怠乏力，畏寒，大便稀，每日行3～4次，腰酸痛，1970年6月在开封医专医院确诊为"肝肾综合征合并腹水"，服西服药有效果不显，后转入我院。

查体：面色苍白、无神，慢性病容，腹围86cm，有移动性浊音，肝大肋下3cm，剑突下4cm，脾大4cm，质中等硬度，肝脾区，肾区均有叩击痛，脉弦而无力，舌苔白略腻，质淡红。

肝功检查：脑磷脂（＋），高田氏（＋），硫酸锌浊度9U，谷丙转氨酶262U/L。A型超声波：分隔波、肝厚6cm，肝大锁中肋下3cm，脾厚4.5cm，脾大4cm，腹水（＋）。尿常规：蛋白（＋＋＋），RBC（＋＋＋），颗粒型（＋）。

【中医诊断】①鼓胀；②水肿。证属脾虚湿困。

【西医诊断】①肝肾综合征合并腹水；②慢性肾炎。

治疗经过：首用舒肝健脾利水法配合西药利尿药，效果不佳，1971年元月22日服清热祛湿加减，腹围反增至98cm，后经重新辨证，认为属脾肾阳虚，改服健脾祛湿方合肝肾调补丸改汤剂加减，

处方：野党参12g，焦白术10g，云茯苓30g，炒山药20g，广陈皮10g，菟丝子20g，仙茅9g，生黄芪20g，玉米须20g，牡丹皮10g，炒枳壳12g，

广郁金 12g。

以此为基本方稍有加减并配合了两周激素治疗，腹水下肢浮肿很快消失，饮食增加，胁痛腰痛等症减轻，后较长时间服用健脾补肾活血药方：野党参 12g，焦白术 10g，云茯苓 20g，熟地黄 12g，淫羊藿 9g，菟丝子 15g，枸杞子 15g，紫丹参 15g，京赤芍 15g，北柴胡 9g，炒枳壳 10g，粉甘草 5g，间或交替加服疏肝健脾丸和肝肾调补丸。

两个月后症状和体征基本消失，每日能食 1 斤左右。复查肝功基本正常。超声波：轻密微小波，肝上界 6 肋间，肝厚 8cm，肝脾不大。尿复查：蛋白（+），WBC 少许，非晶体（+）。于 1972 年 2 月出院。

【按语】患者久患肝病，同时又患肾病，肝肾俱损，肝失疏泄，肾失气化，肝木克土，脾失健运，水液代谢失常，停聚腹中，发为鼓胀。其乏力、畏寒、便溏、肢肿，均为脾肾亏虚、水湿困阻之征，故初治以清热祛湿方加减，致虚者更虚，腹水不消反增，腹围不减反大。调整治疗为健脾益气、温肾助阳后，两周时间很快收效。可见辨证准确在治疗中起着决定性作用。

七、肝热病

肝热病是指慢性肝病患者伴发的长期发热，一般不伴有血象的升高。该病多出现在鼓胀、积证病中，系由慢性肝病长期不愈所致。《黄帝内经·素问》："肝热病者，小便先黄，腹痛多卧，身热。热争则狂言及惊，胁满痛，手足躁，不得安卧。"

医案 1：肝硬化腹水伴发热——气虚发热

张某，男，62 岁，退休工人。2011 年 10 月 17 日初诊。

【主诉】腹胀、纳差半年，伴发热 1 月余。

【病史】近半年时感腹胀、纳差，外院诊为"肝硬化腹水"，间断治疗，症状减轻。近 1 个月来伴每日发热，从每天上午 9 时开始，到下午 1 时热退，体温在 37.1 ~ 38.6℃，无呼吸道、消化道、泌尿系感染，到西医院治疗，查腹水常规、血常规，未见感染，给予退热治疗，未见好转。查体：舌质淡红，边有齿痕，苔白薄，脉弦细。

【中医诊断】肝热病。证属气虚发热。

【西医诊断】肝硬化。

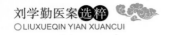

【中医治则】补中益气，甘温除热。

【方药】补中益气汤变方。生黄芪 30g，太子参 30g，焦白术 10g，广陈皮 10g，升麻 15g，软柴胡 9g，全当归 10g，粉甘草 6g。6 剂，水煎至 400mL，早晚分两次温服，每日 1 剂。

连服 6 剂后患者发热最高温度降至 37.2℃，发热时间缩短，从上午 10 时到上午 11 时热退。守上方太子参加至 40g，继续服用 1 周，发热基本消退，守上方加减服用 1 个月以巩固疗效。随访至今，未复发。

【按语】患者肝病日久，损伤脾脏，脾气虚弱，故见上午发热。李东垣《脾胃论》中指出：它是由于"脾胃气虚，则下流于肾，阴火得以乘其土位"而发热。方以生黄芪、太子参、焦白术等益气之品，补其"脾胃气虚"，可谓治本。以当归和血养阴，以补阴火所耗之血，更用升麻、柴胡两风药升举阳气，调达气机。东垣云："升麻引胃气上腾而复其本位，柴胡引清气行少阳之气上升。"两药合用，可助脾升举阳气，截断"阴火"产生的途径，且具"火郁发之"之意。诸药合用，共奏补中益气、甘温除热的作用，本病即除。

气虚发热，后世对其病机的理解，历来说法不一。归纳起来，主要有以下几方面：脾胃气虚，心火内炽说；气虚卫外不固，外感邪气说；气损及阴，阴虚发热说；脾虚失运，血虚发热说；中气下陷，虚阳外越说；脾胃中虚，清气下流，湿郁化热说。肝热病气虚证的发生主要与后者有关。

医案 2：肝硬化腹水伴发热——阴虚发热

罗某，男，56 岁，农民。2012 年 4 月 6 日初诊。

【主诉】发热 2 月余。

【病史】原有"肝硬化腹水"病史两年。近 2 个月来从每天晚上 8 时开始，到早上 6 时热退，体温在 37.5 ~ 38.3℃，无头痛、咳嗽等上呼吸道感染症状，无腹痛、腹泻症状，到多家西医院治疗，查腹水常规、血常规，未见感染，给予对症治疗，未见好转。查体：舌质红，少苔，脉弦细。

【中医诊断】肝热病。证属阴虚发热。

【西医诊断】肝硬化腹水。

【中医治则】滋补肝肾，养阴透热。

【方药】青蒿鳖甲汤加减。嫩青蒿 15g，制鳖甲 15g，细生地 15g，地骨皮 10g，牡丹皮 12g，羚羊角粉 1g（冲服），银柴胡 10g，太子参 30g，春砂仁 9g（后下），粉甘草 6g。6 剂，水煎至 400mL，早晚分两次温服，每日 1 剂。

连服 6 剂后热峰降至 37.6℃，发热时间缩短，从晚上 8 时到 12 时热退。守上方太子参加至 40g，继续服用 1 周，发热好转，守上方加减服用 2 周以巩固疗效。随访至今，未再复发。

【按语】患者肝病日久，导致耗伤阴液，出现夜热早凉。正如吴鞠通所说："夜行阴分而热，日行阳分而凉，邪气深伏阴分可知，热退无汗，邪不出表，而仍归阴分，更可知矣。故曰：热自阴分而来，非上中焦之阳热也。"方中制鳖甲咸寒，直入阴分，滋阴退热，入络搜邪；青蒿苦辛而寒，其气芳香，清热透络，引邪外出。两药相配，滋阴清热，内清外透，使阴分伏热宣泄而解，共为君药。即如吴瑭自释："此方有先入后出之妙，青蒿不能直入阴分，有制鳖甲领之入也；制鳖甲不能独出阳分，有青蒿领之出也。"细生地甘寒，滋阴凉血；助制鳖甲以养阴退虚热，为臣药。银柴胡及地骨皮清热凉血，牡丹皮辛苦性凉，泄血中伏火，为佐药。诸药合用，共奏养阴透热之功。患者以阴虚为主，兼有气虚，方中太子参健脾益气，以助养阴生津之功，能增强上方养阴清热的作用。

八、肝　厥

肝厥，是由肝气厥逆上冲的引起的病证。主要表现为手足厥冷、呕吐昏晕、状如癫痫、不省人事等症状。本病是在肝病症状基础上，出现以神志昏蒙为主要表现的肝病及脑的厥病类疾病。

肝厥之名首见于《证治汇补·眩晕》："肝厥之证，状如痫疾，僵仆不醒，醒则呕吐，头眩发热。"并以二陈汤加柴胡、枳壳、甘菊、钩藤、干葛、山栀、生姜，或钩藤散、石膏汤等方治之。

本病相当于西医学所说的肝昏迷（又称肝性脑病、肝脑综合征）。

医案 1：肝硬化腹水、肝性脑病

程某，男，55 岁，工人。2010 年 2 月 22 日初诊。

【主诉】身目及小便黄染伴神志不清 2 个月。

【病史】原有"乙肝"病史 20 余年，外院确诊"肝硬化"6 年。近 2 个月全身皮肤、两目及小便黄染，在市六院诊为"肝硬化、肝性脑病"，住院治疗 20 余日，症状减轻出院。之后尿黄时轻时重，故来诊。入院症见：身目黄染，其色鲜明，乏力身困，腹胀纳差，夜眠不安，尿黄短赤，大便稍干，每日 1 行，舌质红，苔薄黄，脉弦稍数。查体：神志清，精神差，神疲思睡，反应迟钝，肝病面容，胸前可见蜘蛛痣，腹软胀大，肝上界第 6 肋间，下界于右肋下未触及，肝区有叩击痛，移动性浊音阳性。双下肢中度指凹性水肿。扑翼征阳性。化验肝功能：总胆红素 54.7μmol/L，谷丙转氨酶 38U/L，谷草转氨酶 78U/L，谷氨酰转肽酶 48U/L，胆碱酯酶 3064U/L，前白蛋白 58mg/L，总蛋白 56.5g/L，白蛋白 24.5g/L。血常规：WBC2.2×10^9/L，RBC3.47×10^{12}/L，PLT25×10^9/L。彩超：肝硬化、脾大、腹水（阳性）。

【中医诊断】①肝厥；②黄疸、阳黄；③鼓胀。证属痰热扰神

【西医诊断】①肝炎肝硬化、活动性、失代偿期；②肝性脑病。

【中医治则】清热解毒，化痰开窍，利胆退黄。

【方药】中药口服配合灌肠治疗。

口服方：嫩茵陈 30g（后下），嫩黄芩 12g，清半夏 10g，胆南星 6g，全瓜蒌 15g，石菖蒲 15g，川黄连 6g，猪苓、云茯苓各 20g，建泽泻 15g，川牛膝、怀牛膝各 30g，败龟甲 30g，制鳖甲 30g。水煎分 2 次温服，每日 1 剂。

灌肠方：嫩茵陈 30g（后下），生大黄 10g（后下），川厚朴 10g，紫丹参 30g，京赤芍 30g，虎杖 12g。水煎取汁 300mL，40℃左右保留灌肠。每日 1 次。

住院期间配合醒脑静注射液 3 支静脉滴注，每日 1 次，以及其他常规保肝、调节免疫、抗氧化、营养支持治疗（补充白蛋白、血浆等）及其对症处理。

3 月 1 日二诊：患者神志转清，身目黄染减轻，腹胀缓解，下肢水肿减轻，饮食增加，口干欲饮，夜眠不安，大便每日 3～4 次，每次量少，质稀，无腹痛。

上方稍出入调整继用 1 周，精神较前明显好转，身目黄染较前明显转淡，饮食增，小便色黄较前明显淡，舌质淡红，苔薄，脉弦缓。复查肝功能：总胆红素 40.2μmol/L，谷丙转氨酶 35U/L，谷草转氨酶 83U/L，谷氨酰转肽酶 46U/L，胆碱酯酶 4234U/L，前白蛋白 116mg/L，总蛋白 59.8g/L，白蛋白 29.9g/L，球蛋白 28.9g/L。口服药守方应用，中药保留灌肠改隔日 1 次。再用 1 周，身目黄染已消退，精神好转，饮食较前增加，乏力身困，餐后稍腹胀，未再腹泻，小便淡黄，舌质淡红，苔薄白，脉弦。口服方药调整如下：

处方：嫩茵陈 30g（后下），炒栀子 12g，广郁金 16g，紫丹参 30g，草红花 12g，炒枳壳 12g，大腹皮 15g，蔻仁、春砂仁各 5g（后下），猪苓、云茯苓各 30g，生黄芪 30g，太子参 30g，焦白术 8g，仙鹤草 40g。6 剂，水煎服。中药保留灌肠暂停。

半个月后患者腹胀好转，下肢肿消失，扑翼样震颤阴性。舌脉同前。复查彩超：肝硬化、脾大、腹水（－）。带上方10剂出院巩固治疗。

之后3个月化验两次肝功能，基本正常，黄疸、腿肿等症状未再反复。

至2011年11月，患者因饮食不慎致病情复发，神志时清时昧，腹水再发且合并腹腔感染，在外院行"腹水超滤浓缩回输"等治疗后效果欠佳，于12月5日再次入我院治疗。给以抗感染治疗及输注血浆、白蛋白等营养支持治疗，中药以消水汤（苍术、白术、猪苓、云茯苓、汉防己、川牛膝、怀牛膝、建泽泻）加减，配合中药保留灌肠治疗，住院16天后再次神志清醒，症状缓解出院。

【按语】本案即为慢性肝性脑病。患者既往已有"肝厥"（肝昏迷）病史，又合并黄疸、鼓胀重证，且已属肝硬化晚期。此病机为湿热蕴结，气滞血瘀，热毒已有蒙蔽清窍之势，已出现扑翼样震颤等肝风内动之象。湿热为致病之因，血瘀为病变之本，热毒为病进之征。故治疗重在化痰开窍，解毒利湿退黄。口服方和灌肠方均遵循此法则：口服方中嫩茵陈、嫩黄芩、炒栀子清热利湿解毒退黄；焦白术健脾渗湿，猪苓、云茯苓、建泽泻清热解毒，利湿消肿；川牛膝、怀牛膝、败龟甲、制鳖甲活血化瘀，软坚散结。诸药共奏清热利湿退黄、活血软坚散结之功。

而灌肠方中之大黄通腑泄热，化瘀解毒，利胆退黄，能改善肝功能微循环，促进细胞再生，抗菌，抗病毒，减少肠道内毒素的吸收；嫩茵陈、虎杖清热解毒，利湿退黄，现代药理研究证实：茵陈含有促进胆红素与葡萄糖醛酯结合成分，能促进实验大鼠胆汁分泌。紫丹参、京赤芍凉血活血、化瘀退黄，可明显改善血液微循环，使肝脏血流增加，改善肝脏的缺血缺氧，同时增强肝细胞超氧化歧化酶活力，减轻肝细胞炎性损伤。诸药配伍共奏清热利湿，活血通腑之功。现代研究证实：直肠黏膜具有较强的吸收功能，且药物吸收后直接进入血液循环而不经肝脏代谢即发挥作用，可以提高药物的疗效。余在传统治疗的基础上，加用中药保留灌肠，对黄疸重症有明显疗效。此案病初主要在于邪实，以攻为主；待邪祛大半，则加用黄芪、太子参益气养阴，扶正以祛邪。虽为肝病之重症，亦可获"逆流挽舟"之效。

医案2：慢性重型肝炎

王某，男，50岁，工人。2004年8月23日初诊。

【主诉】发现乙肝4年，身目尿黄、腹胀、纳差伴烦躁半个月。

【病史】4年前体检发现乙肝"大三阳"，曾应用"干扰素针"治疗半年，之后服拉米夫定片治疗1年余，停药半年。近半月发病急速，胸腹胀满，恶心欲吐，身目俱黄，全身乏力，心烦躁扰，纳差，耳鸣，大便秘结，小便黄赤，舌质红绛，干燥乏津，苔黄厚发干，脉弦滑数。化验肝功能：总胆红素86μmol/L，麝香草酚浊度试验13U，ALT310U/L，AST220U/L，ALP189U/L，GGT181U/L，总蛋白73.6g/L，白蛋白31.3g/L，球蛋白42.3g/L。HBV-DNA1.72×10^{5}copies/mL。B超：脂肪肝、脾大（56mm）。既往有大量饮酒史20余年。

【中医诊断】肝厥。证属热毒内陷，心神被扰。

【西医诊断】慢性重型肝炎。

【中医治则】清热泻火，凉血开窍。

【方药】茵陈蒿汤合黄连解毒汤加减。嫩茵陈30g（后下），炒栀子12g，生大黄10g（后下），嫩黄芩10g，炒黄柏10g，水牛角粉10g（冲服），川黄连8g，细生地15g，牡丹皮12g，板蓝根20g，土茯苓30g。10剂，水煎服，每日1剂。同时给以"茵栀黄注射液、甘利欣注射液"静脉滴注。

9月3日二诊：服上方10剂，烦躁、腹胀、恶心及尿黄减轻，仍嗳气，大便日2行，稍溏，上方加牡丹皮3g，白花蛇舌草20g，以凉血解毒。7剂，用法同前。

上方出入调理20剂，体力增加，烦躁、恶心、耳鸣基本消失，2004年9月24日复查肝功能：总胆红素15.6μmol/L，麝香草酚浊度试验8U，ALT21U/L，AST16U/L，ALP150U/L，GGT81U/L，总蛋白75.2g/L，白蛋白39.5g/L，球蛋白35.7g/L。均较前明显好转。化验AFP75.0ng/mL。上方加白花蛇舌草10g，调理月余。

10月25日复查肝功能：总胆红素15.5μmol/L，麝香草酚浊度试验4U，ALT7U/L，AST14U/L，ALP111U/L，GGT54U/L，总蛋白79.5g/L，白蛋白43.1g/L，球蛋白36.4g/L。化验AFP40.1ng/mL。治则调整为清热解毒、软坚散结为主：浙贝母12g，重楼30g，穿山甲10g，青黛10g，半枝莲30g，制鳖甲30g，败龟甲20g，广郁金15g，冬葵子13g，山茱萸25g，白花蛇舌草30g，青皮8g，紫丹参30g。7剂，用法同前。

11月19日复诊：上方稍增损调理20余日，乏力及胁痛减轻。自感空腹胃脘痞塞，泛酸烧心，进食后缓解。此乃肝胃不和，寒热互结于心下，治疗在原软坚散结基础上，加自拟方胃平汤（见验方部分）辛开苦降，消痞散结。

处方：浙贝母 15g，制鳖甲 30g，败龟甲 20g，清半夏 10g，川黄连 8g，嫩黄芩 14g，太子参 30g，吴茱萸 1g，淡干姜 5g，炒枳壳 14g，海蛤壳 30g，制香附 15g，粉甘草 5g。4 剂，用法同前。

12 月 6 日复诊：上方加减服 12 剂，胃脘痞塞，泛酸烧心等症状缓解，复查彩超：轻度脂肪肝、脾大（43mm）。复查肝功能：总胆红素 12.0μmol/L，麝香草酚浊度试验 3U，ALT28U/L，AST21U/L，ALP152U/L，GGT36U/L，总蛋白 76.4g/L，白蛋白 41.5g/L，球蛋白 35.4g/L。化验：AFP10.6ng/mL。HBV-DNA8.55×10^{3}copies/mL。均较 4 个月前明显好转。胃痞已除，治则仍回归清热解毒、活血软坚。

处方：浙贝母 15g，海螵蛸 15g，重楼 30g，降香 8g，川黄连 9g，炒枳壳 12g，青皮 8g，穿山甲 8g，半枝莲 30g，半边莲 20g，吴茱萸 1.5g，制鳖甲 30g，败龟甲 30g。4 剂，用法同前。

2006 年 10 月 20 日陪同家人来诊，诉上药调理后诸症悉愈，近两年 3 次复查肝功能均正常，HBV-DNA 现已转阴，复查彩超：肝光点稍增粗、脾大（38mm）。腹胀、躁扰等症未发。

【按语】该患者从西医角度来看集"慢重肝、脂肪肝、脾大"等于一身，并且经西药干扰素等抗乙肝病毒治疗，效果不理想。虽看似病情繁杂，但从中医病机来看均为"热毒内陷"之证：右胁为肝经所过之处，湿浊浸淫肝胆经络，络气不通，则右胁隐痛；湿阻中焦，脾失健运，则全身乏力，恶心欲吐，纳差；肝胆湿热上犯则耳鸣；心肝火旺，上扰神明，则心烦躁扰；湿性缠绵，故病情时好时坏，迁延十载不愈。对乙肝病毒而言，中医亦多从"湿、毒、瘀、虚"辨治。故余治以茵陈蒿汤及土茯苓、板蓝根清热解毒，利湿退黄；黄连解毒汤清热凉血，泻火解毒；加水牛角粉、细生地、牡丹皮凉血清心，解毒开窍。药证合拍，故诸症缓解，疗效满意。

九、肝中风

肝中风病名，是指风邪入中于肝经而致的症候。又名肝脏中风。症见头目瞤动，胁痛，常伛偻不行，或踞坐不得低头等。《金匮要略·五脏风寒积聚病脉证并治》："肝中风者，头目瞤，两胁痛，行常伛，令人嗜甘。"《诸病源候论·

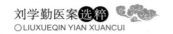

风病诸候》："肝中风，但踞坐不得低头。若绕两目连额色微有青，唇青面黄者可治，急灸肝俞百壮。"此处结合现代医学概念，特指肝性脑病而无昏迷症状的病证。

医案 1：肝硬化、肝性脑病

张某，男，40 岁，农民。2012 年 10 月 24 日初诊。

【主诉】间断反应迟钝、头部及上肢震颤 1 年余，加重 1 周。

【病史】原有"肝硬化、门脉高压水"病史两年，1 年前行"脾脏切除术"，术后近 1 年余间断反应迟钝，头部及上肢震颤，外院诊为"肝性脑病"，近 1 周症状加重，故来诊。长期服用"利尿药"。现右胁不适，自觉身热，体温正常，口干口苦，烦躁盗汗，大便干结，小便短赤，可见扑翼样震颤。舌红绛，苔少，脉弦细数。化验肝功能：TB45.3μmol/L，DB37.4μmol/L，ALT48U/L，AST56U/L，ALB33g/L，血氨 71.5mmol/L。彩超：肝硬化、脾切术后、腹水少量。因家庭经济困难，要求带药回家调理。

【中医诊断】肝中风。证属阴虚风动型。

【西医诊断】①肝性脑病；②肝硬化并少量腹水。

【治法】育阴潜阳，熄风开窍。

【方药】自拟方调补肝肾汤（熟地黄 20g，炒山药 20g，山茱萸 15g，五味子 8g，制黄精 12g，枸杞子 20g，全当归 12g，川芎片 9g，京赤芍 9g，炒白芍 9g，草豆蔻 5g）合镇肝熄风汤加减。

制黄精 15g，五味子 6g，枸杞子 30g，全当归 15g，水牛角粉 10g（冲服），川牛膝 30g，怀牛膝 30g，生龙骨 20g，生牡蛎 20g，细生地黄 10g，败龟甲 20g，制鳖甲 15g，炒白芍 15g，嫩茵陈 20g，炮川楝子 10g。6 剂，每日 1 剂，水煎，分 2 次口服。

11 月 3 日二诊：身热减轻，大便复常，头部及上肢仍震颤，反应迟钝，夜眠不安。上方去水牛角粉、五味子，加明天麻 15g，代赭石 20g，以息风止痉。6 剂，水煎服。

11 月 3 日三诊：精神改善，仍感乏力，震颤稍减，大便每日 1 行，软便，上方加祛风通络之品。

处方：炒山药 15g，枸杞子 30g，全当归 15g，川牛膝 30g，怀牛膝 30g，生龙骨 20g，生牡蛎 20g，细生地黄 10g，炒白芍 20g，败龟甲 20g，制鳖甲 15g，太子参 30g，全蝎 3g，蜈蚣 2 条。6 剂，每日 1 剂，水煎，分 2 次口服。

上方为主增损调理 3 个月余，反应迟钝基本消失，头部、两上肢震颤偶发，程度较前明显减轻，饮食如常，二便尚调，2013 年 3 月 16 日复查肝功能：TB29.1μmol/L，DB18.3μmol/L，ALT43U/L，AST48U/L，ALB34g/L。血氨 38.9mmol/L。上方 10 剂量制水丸口服，巩固疗效。

【按语】该案为慢性肝性脑病患者，久患肝硬化、脾大及门脉高压，后因消化道出血行脾切手术，术后长期血氨升高，渐出现神志障碍，肢体震颤，间断发作，临床易误诊为脑血管病。对该病病名余提出"肝中风"概念，意为病起于肝，而症状类似"中风"表现。病证特点在于虚证居多，或虚实夹杂，以虚为主，主要责之肝肾阴虚，虚风内动，故治以调补肝肾汤滋肾填精，镇肝熄风汤平肝潜阳，并加败龟甲、制鳖甲化瘀软坚，全蝎、蜈蚣祛风通络。整个治疗思路周详，独具特色，疗效较为满意。

医案 2：肝硬化、肝性脊髓病

任某，男，43 岁，公务员。2012 年 8 月 21 日初诊。

【主诉】发现乙肝 10 余年，腿软、失眠、乏力、腹胀半年

【病史】10 年前体检发现"乙肝大三阳"，其余结果不详。半年前因"上消化道出血"在淮河医院诊为"肝硬化并上消化道出血"，后至北京三〇二医院行"TIPS 介入术"，口服恩替卡韦抗病毒治疗至今。近半年来时感两腿酸软无力，勉强行走，乏力，腹胀，间断发作，时轻时重，失眠多梦，有时反应迟钝，下肢轻度水肿。纳食尚可。大便不畅。舌质淡红，舌尖瘀点，苔白厚腻，脉沉弦滑。化验肝功能：TB67.8μmol/L，DB17.2μmol/L，ALB32g/L。血常规：WBC2.52×10⁹/L，N40%，RBC2.98×10¹²/L，HGB10⁸g/L，PLT30×10⁹/L。彩超：肝硬化腹水、脾大。乙肝五项：HBsAg 及 HBcAb 阳性，HBV–DNA < 500copies/mL。血氨 70mmol/L。

【中医诊断】肝中风。证属痰瘀阻络型。

【西医诊断】①肝性脑病（慢性）；②肝性脊髓病；③肝炎肝硬化、失代偿期。

【中医治则】化瘀解毒，豁痰通络。

【方药】自拟方刘氏逍遥汤（软柴胡、紫丹参、京赤芍、土茯苓、薏苡仁、薄荷叶、粉甘草）加减。

紫丹参 15g，京赤芍 15g，软柴胡 9g，薄荷叶 6g，薏苡仁 30g，土茯苓 30g，川贝母 10g，海蛤壳 30g，广藿香 15g，佩兰叶 15g，蒲公英 30g，重楼

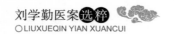

30g，炒枳壳 12g，草豆蔻 9g（后下）。6剂，水煎服，每日1剂，分2次饭后温服。

8月27日二诊：仍觉乏力，下肢痿软，腹胀，眠差，恶心，头蒙，大便不畅。舌质淡红，舌尖瘀点，苔白较厚腻，面大，脉弦滑。治则行气化痰，软坚散结：浙贝母 30g，夏枯草 12g，生牡蛎 30g，制鳖甲、败龟甲各30g，姜半夏 10g，草豆蔻 6g（后下），春砂仁 6g（后下），生黄芪 30g，杭菊花 20g，广郁金 16g，降香 9g，大腹皮 15g，广藿香 15g，佩兰叶 15g。4剂，用法同前。

8月31日三诊：服药有效，恶心、头蒙大为减轻，仍失眠、乏力、头重、大便不畅。上方黄芪加至 40g，马齿苋 30g。14剂，用法同前。

9月17日四诊：恶心、头蒙消失，大便恢复正常。继投行气化痰、软坚散结之剂。

处方：马齿苋 30g，浙贝母 30g，夏枯草 15g，生牡蛎 30g，制鳖甲、败龟甲各 30g，姜半夏 10g，春砂仁 9g（后下），生黄芪 40g，广郁金 16g，降香 9g，大腹皮 15g，薏苡仁 30g，醋青皮 8g。6剂，用法同前。

10月12日五诊：服上药10余剂，诸症大减。睡眠改善，乏力、恶心消失，反应迟钝消失，思维如常人。现无明显不适。仅有时入睡稍慢。上方去春砂仁、降香，加太子参 30g，草豆蔻 9g，紫丹参 20g。6剂，用法同前。

10月29日六诊：症平，未觉不适。巩固治疗。浙贝母 30g，夏枯草15g，生牡蛎 40g，姜半夏 10g，生黄芪 40g，制鳖甲、败龟甲各 30g，紫丹参30g，太子参 40g，醋青皮 8g，广藿香 10g，佩兰叶 10g，枸杞子 20g，片姜黄12g。15剂，用法同前。

11月16日七诊：复查彩超：①肝硬化；②脾大；③肝内门体静脉分流术后改变。面色较前好转。偶觉腹胀。上方去广藿香、佩兰，加大腹皮 15g。6剂，用法同前。

2013年1月11日八诊：服药有效。上方增损，间断服用1个月，化验肝功能恢复正常。近因出差劳累，自感两腿稍胀，轻微水肿，脉沉稍弦，舌质淡，苔白，中根部厚腻。以自拟方消水汤为主利水消肿。

处方：淡猪苓 30g，云茯苓 30g，川牛膝 20g，怀牛膝 20g，茅苍术 20g，焦白术 20g，建泽泻 30g，浙贝母 30g，夏枯草 15g，制鳖甲、败龟甲各 30g，马齿苋 30g，杭菊花 20g，草红花 12g，草豆蔻 6g（后下），春砂仁 6g（后下），大腹皮 15g。10 剂，水煎服。

2013 年 2 月 4 日九诊：药稳，症平，仍步态不稳。上方去菊花、红花、马齿苋，加太子参 40g，炒杜仲 10g，川牛膝 10g，怀牛膝 10g。10 剂，水煎服。

2013 年 2 月 25 日十诊：双下肢无力好转。稍感乏力，腹胀，调整治疗以健脾化湿、软坚散结为主。

处方：广藿香 15g，佩兰叶 15g，茅苍术 20g，焦白术 20g，大腹皮 15g，生牡蛎 30g，夏枯草 15g，浙贝母 30g，粉葛根 30g，炒杜仲 10g，太子参 30g，怀牛膝 30g，淡猪苓 30g，云茯苓 30g，炒枳壳 12g。10 剂，水煎服。

2013 年 5 月 20 日复诊：诸症均缓解，行走如常。脉弦滑，舌质淡红，苔薄。守上方意，制中成药，缓缓收功。

处方：三七粉 50g，水牛角粉 100g，重楼 150g，白花蛇舌草 150g，制鳖甲、败龟甲各 200g，穿山甲 40g，夏枯草 80g，浙贝母 150g，生牡蛎 150g，紫丹参 150g，京赤芍 150g，嫩茵陈 200g，西洋参 15g，川黄连 50g，焦槟榔 30g。1 料，制水丸，每服 6g，每日 3 次，口服，巩固疗效。

【按语】该患者为中年男性，有慢性肝病及肝硬化病史，曾行 TIPS 介入治疗，有慢性脑病症状和体征，血氨升高，缓慢起病，初为双下肢乏力、沉重，走路费力及肌肉发抖，逐渐发展为走路不稳，可能进展为双下肢完全性瘫痪。以上均符合西医"肝性脊髓病"诊断标准。西医认为：该病的发生是与肝硬化对肝脏解毒功能不全，有毒代谢产物通过丰富的门－体血液分流进入体循环，而对中枢神经系统产生毒性作用有关。常发生于门－腔静脉或其他分流术后或肝昏迷后。根据其下肢痿软无力甚至瘫痪的主要表现，以往中医多归于"痿证"辨治。余认为，本病的发生多由肝病日久，肝肾亏损，或湿热浸淫所致。本案患者即以痰湿与瘀血内阻，失眠、反应迟钝、苔腻等均为痰浊扰神之象；水停腹中、下肢水肿，为肝郁脾虚、水湿不运之征；胁下肿块、舌尖瘀点，为痰瘀内阻之证；下肢无力、乏力腹胀，为脾肾两虚所致。治疗初始以刘氏逍遥汤加广藿香、佩兰叶、川贝母化痰祛湿，蒲公英、重楼清热解毒，炒枳壳、草豆蔻理气宽中，行气消胀；二诊后更加浙贝母、夏枯草、生牡蛎、制鳖甲、败龟甲软坚散结，在攻邪同时，加用生黄芪补中益气，升阳举陷；六诊后更以太子参补气生津，扶正祛邪；八诊时又加怀牛膝补肝肾，强筋骨。总体来看，治疗前期以化痰散结等攻邪为主，后期加黄芪、太子参、怀牛膝等扶正以祛邪，终获佳效，避免了下肢瘫痪的恶性后果。

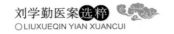
十、胆　胀

医案 1：胆囊炎

梁某，女，46 岁，工人。2008 年 10 月 6 日初诊。

【主诉】间断胁痛 1 年余。

【病史】近 1 年余时感右胁刺痛，夜间易发，伴口干口苦，性急易怒，经行色暗有块，原有"慢性胆囊炎"病史 5 年。面色晦暗，舌质暗，舌边有瘀斑，脉弦细涩。彩超：胆囊炎、胆囊壁增厚。

【中医诊断】胆胀。证属气滞血瘀，脉络不通。

【西医诊断】慢性胆囊炎。

【治法】疏肝理气，活血化瘀。

【方药】四逆散合失笑散加味。软柴胡 8g，炒枳壳 12g，炒白芍 20g，炙甘草 6g，炒灵脂 12g，炒蒲黄 8g，草红花 15g，川芎片 8g，紫丹参 15g，佛手片 15g，广郁金 12g。6 剂，水煎 400mL，分 2 次温服。

10 月 16 日二诊：服药有效。胁痛减轻，仍口干口苦。上方去川芎，加川楝子 10g。继进 10 剂，每日 1 剂，水煎服。

10 月 30 日三诊：诸症减轻，饮食改善，面色转红润，胁痛偶发，自感乏力，上方加广郁金 3g，紫丹参 5g，京赤芍 15g，太子参 20g。10 剂，每日 1 剂，水煎服。

1 个月后电话随访，药后胁痛消失，未再反复。

【按语】患者久患胆病，肝胆经络不和，气滞日久，血行不畅，终导致气滞血瘀，不通则痛，发为胁痛。口干口苦，性急易怒，为肝气郁滞之象；痛如针刺、面色晦暗、月经夹有血块、舌暗瘀斑等，均为瘀血阻络之征。辨证准确，余用四逆散合失笑散治之。四逆散出自《伤寒论》，功可疏肝理气，调和脾胃。方中四味药可分解为两个部分：一是柴胡、白芍为肝药；枳实、甘草为脾胃药，所以能疏肝理气，调和脾胃；二是白芍、甘草相伍，可以除血痹，缓挛痛，有缓急止痛之功。合而论之，本方具有疏肝理脾、和营消满的功效。后世的逍遥散、柴胡疏肝散等，实际都是由四逆散化裁而来，是临床常用的有效之方。余对此方十分推崇，而临床用时，常以炒枳壳代替枳实，益在取炒枳壳行气宽中之效，而避免枳实破气耗气之嫌。失笑散出自《太平惠民和剂局方》，由炒灵脂和炒蒲黄组成，是活血化瘀止痛的常用方剂，在此用之，以化中焦之瘀血，同时更加川芎片、紫丹参行气活血，佛手片、广郁金疏肝解郁。三诊时加太子参补气生津，扶正祛邪。用药虽简，痼疾得愈，源于药证合拍，切合法度之故。

医案 2：慢性胆囊炎合并反流性食管炎

吴某，女，59 岁，市民。2012 年 6 月 22 日初诊。

【主诉】间断右胁胀满 3 年，复发 3 个月。

【病史】近 3 年来间断右胁胀满不适，情绪波动或饮食不慎时易发，外院彩超提示"胆囊炎、胆结石"，曾服"胆石通"等中成药治疗，症状时轻时重。3 个月前进食油腻食物后症状复发，右胁不适，有时胀痛，向后背放射，伴胃脘痞满，口苦口涩，失眠健忘，烦躁易怒，胸闷气喘，头昏脑涨。舌质淡红，苔薄，脉沉弦。复查彩超提示：胆囊壁增厚毛糙。胃镜检查提示：反流性食管炎 A–B 级，慢性浅表性胃窦炎。

【中医诊断】胆胀。证属肝气郁滞，胆胃不和。

【西医诊断】①慢性胆囊炎；②慢性胃炎；③反流性食管炎。

【治法】疏肝理气，健脾和胃。

【方药】柴胡疏肝散合逍遥散加减。软柴胡 9g，炒枳壳 12g，炒白芍 15g，广郁金 16g，制香附 16g，全当归 15g，焦白术 10g，云茯苓 15g，薄荷叶 6g，川黄连 6g，春砂仁 6g（后下），粉甘草 6g。6 剂，水煎 400mL，分 2 次温服。

6 月 29 日二诊：服上药 6 剂，自觉胁胀、胃痞、口涩均有减轻，感胃脘灼热。上方去香附、郁金，加川贝母 10g，海蛤壳 30g，蒲公英 30g，炒白芍 15g，以清热化痰、养血柔肝。

7 月 6 日三诊：服药 6 剂，诸症均减轻，胁痛消失，饮食改善。上方去蒲公英，加焦白术 2g，石菖蒲 10g。12 剂，水煎 400mL，分 2 次温服。

7 月 20 日四诊：诸症基本消失，守上方继服 10 剂。

10 月 15 日五诊：因失眠就诊。复查彩超提示"肝胆脾未见异常"。

【按语】胆胀病的发生与肝气郁滞、肝胃不和、胆郁痰扰密切相关，常累及中焦脾胃。本例初诊时以逍遥散为主疏肝健脾，加香附、郁金、炒枳壳等以增其疏肝解郁之功。肝郁日久，化火犯胃，则烧心甚或吐酸（胆汁反流），故二诊时加川贝母、海蛤壳、蒲公英清热解毒，化痰散结，炒白芍柔肝缓肝，同时可防辛燥太过，劫灼肝阴。三诊时以石菖蒲利湿泄浊，健脾和胃。整个

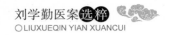

治疗抓住"疏肝""化痰"两个病机关键，并辅以情志调节与心理疏导，终能获效。

医案 3：胆囊炎、胆结石

张某，男，46 岁，干部。1997 年 11 月 10 日初诊。

【主诉】间断右上腹疼痛半年，加重 1 天。

【病史】半年前因突发右上腹疼痛且向右肩背部反射，在开封市第一人民医院确诊为"胆囊结石"，治疗后症状缓解。1 天前因饮食不节致右上腹疼痛，胃脘痞满，口苦纳差，大便秘结，小便黄赤，舌质红，舌苔黄白厚腻，脉弦滑稍数。查体：右上腹压痛拒按，腹肌紧张，墨菲征阳性。B 超提示：胆囊炎、胆结石。

【中医诊断】胆胀。证属胆腑郁热，湿毒阻滞。

【西医诊断】胆囊炎、胆囊结石。

【治法】清热解毒，利胆除湿，排石通便。

【方药】炒栀子 12g，软柴胡 10g，蒲公英 20g，金钱草 30g，全瓜蒌 20g，广郁金 15g，延胡索 15g，川楝子 12g，川黄连 6g，嫩黄芩 15g，嫩茵陈 30g（后下），冬葵子 15g，生大黄 10g（后下）。浓煎，分两次饭前 1 小时温服，每日 1 剂。4 剂。

11 月 14 日二诊：大便通畅，右上腹痛减，胃脘痞满渐消，饮食增加，仍觉口苦，舌质淡红，舌苔白稍腻，脉弦滑，上方减生大黄 5g。6 剂。

11 月 21 日三诊：服药后，诸症消，无特殊不适，舌质淡红，舌苔白面大，脉弦滑。上方去生大黄，加炒枳壳 10g。12 剂。

12 月 5 日四诊：精神、饮食均好，舌质淡红，苔白稍腻，脉弦滑，守上方去延胡索，加春砂仁 6g。再服 12 剂，

12 月 19 日复查 B 超示：胆囊内强回声光团消失，胆囊大小正常，内壁光滑。B 超诊断：肝、胆、脾未见异常。上方 6 剂，隔日 1 剂，以巩固疗效。

【按语】饮食不节，湿热积滞，蓄积肠胃，影响脾之健运，气机失于调畅，腑气通降不利，故右上腹疼痛；湿热中阻，脾失健运，则胃脘痞满，纳呆；湿热蕴结于胆，肝络失和，胆不疏泄则口苦；胃腑热盛，腑气不通则大便秘结；湿热下注膀胱则小便黄赤；舌质红，舌苔黄白厚腻，脉弦滑均为肝胆湿热之征，故以炒栀子、蒲公英、川黄连、嫩黄芩、嫩茵陈清热除湿；川楝子、软柴胡疏肝利胆，郁金、延胡索行气解郁，理气止痛；金钱草、冬葵子排石通便；

春砂仁香窜而气浊，功专中、下二焦，二药伍用，宣通上、中、下三焦之气机，以行气止痛，芳香化浊，醒脾开胃，和中消食。诸药合用，使湿除、热清、肝疏、胃和、石消、胆宁。前后服药 40 剂，结石消失，病告痊愈。

十一、胆石症

医案 1：胆囊结石

韩某，男，42 岁，公务员。2004 年 3 月 10 日初诊。

【主诉】右胁胀痛半个月。

【病史】患者平素饮食无规律，半月前生气后自觉右胁胀痛，恶心厌油，食少嗳气，口苦，食后胃脘不适，上腹隐痛，小便发黄，大便如常。舌苔薄黄，脉弦。彩超：胆囊炎、胆结石。

【中医诊断】胆石症。证属肝胆气滞，沙石内结。

【西医诊断】胆囊结石。

【治法】疏肝理气，利胆排石。

【方药】加味柴胡疏肝散。软柴胡 10g，炒枳壳 12g，炒白芍 15g，制香附 10g，广陈皮 9g，广郁金 10g，川厚朴 9g，佛手 10g，金钱草 20g，海金沙 20g，鸡内金 30g，粉甘草 6g。6 剂，水煎浓服，每日 1 剂。嘱其调节情绪，保持心情舒畅，注意自我减压。

3 月 20 日二诊：胁痛大减，饮食增加，腹痛好转。上方金钱草加至 30g，海金沙加至 30g，延胡索 15g，继服 10 剂。

3 月 30 日三诊：胁痛、腹痛均消，偶恶心，腹胀，口干。上方去延胡索，加炒白芍 15g，全当归 10g，再服 10 剂。

此方为主增损调理 3 个月余，诸症悉除，复查彩超：胆囊壁增厚，结石已消。

【按语】该患者工作压力过大，情绪波动较大，复加饮食不节，饥饱失常，致肝胆气滞，不通则痛，发为胁肋及脘腹胀痛，肝胆疏泄失常，煎熬精汁，形成结石。治疗根本在于疏肝理气，利胆排石，药用加味柴胡疏肝散，即在柴胡疏肝散基础上加川厚朴、佛手片疏肝和胃，消胀除痞，加金钱草、海金沙、鸡内金利胆排石。终使肝气得疏，胆腑通降，胆石可消可排。

医案 2：泥沙结石伴块状结石

张某，女，65 岁，市民。1983 年 8 月 15 日初诊。

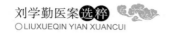
【主诉】右上腹疼痛半个月。

【病史】半个月前进食油腻食物后出现右上腹疼痛，在开封市第二人民医院就诊，B超检查提示：胆囊炎、胆囊结石。即住院治疗10日，症状缓解出院。现仍感右上腹疼痛，胃脘痞满，纳差嗳气，舌质淡，边有齿痕，苔薄黄，左脉弦滑数，两尺弱。复查B超提示：胆囊内壁毛糙，胆囊大小6cm×5cm，胆囊内可见密集光团，结石大小为4.5cm×2.5cm。

【中医诊断】胆石症。证属肝胆湿热型，煎熬成石。

【西医诊断】胆囊炎，胆囊结石（泥沙结石伴块结石）。

【治法】清热疏肝，利胆排石。

【方药】自拟方胆宁汤（方见验方部分）加减。姜半夏9g，川黄连5g，炒黄芩8g，淡干姜5g，太子参25g，广郁金12g，炒枳壳9g，金钱草20g，海金沙20g，冬葵子12g，软柴胡8g，生大黄5g（后下）。水煎浓服，每日1剂。3剂。

8月19日二诊：症状减轻，上方炒黄芩加至12g，炒枳壳加至12g，广郁金加至15g。6剂。

8月26日三诊：右上腹疼痛轻，胃脘痞满渐消，饮食增，嗳气消，脉舌同上。上方太子参加至30g，加鸡内金15g，金钱草加至30g，以增利胆排石之功。6剂。

9月2日四诊：右上腹疼痛大轻，胃脘痞满消，舌质淡，边有齿痕，舌苔薄，脉弦滑。上方太子参加至30g，海金沙加至30g，冬葵子加至17g。6剂。

9月9日五诊：偶有右上腹疼痛，余无特殊不适，舌质淡，舌苔薄，脉弦滑。上方加嫩茵陈20g。6剂。

9月16日六诊：患者无特殊不适，精神好，饮食可，脉滑，舌质淡，舌苔薄。复查B超示：胆囊内壁稍毛糙，胆囊大小4cm×2.5cm，胆囊内可见密集光团，结石大小为1.5cm×1.0cm。药证相应，初战告捷，仍以辛开苦降，疏肝和胃，利胆排石为大法。

处方：姜半夏10g，淡干姜5g，嫩黄芩9g，冬葵子14g，金钱草40g，炒枳壳9g，川黄连6g，野党参15g，广郁金14g，软柴胡8g，海金沙20g，薄荷叶8g。上为基本方，稍有加减治疗两个月余，复查彩超提示泥沙样结石已排完，所剩1.5cm×1.0cm结石难以排出，当从长计议，缓缓收功。

11月25日再诊：无自觉症状，脉滑弦，舌平。以疏肝、融石、缓下为治则。

处方：广郁金30g，金钱草30g，冬葵子20g，川楝子20g，软柴胡20g，炒枳实 30g，炒王不留行 20g，野党参 20g，海金沙 20g，元明粉 20g，天然牛黄 3g，羚羊角粉 5g。前十味共研成细面，后三味研细面兑入和匀，装入胶囊，每日服 2 次，温开水饭前 1 小时送服，服胶囊粒数以腹不痛、大便稀为度。

12 月 6 日再诊：患者未诉特殊不适，精神好，饮食可，脉滑，舌质淡，舌苔薄，仍口服胶囊，再配合汤剂。

处方：野党参 18g，嫩茵陈 30g，重楼 20g，大叶金钱草 30g，炒枳实 15g，海金沙 20g，焦白术 9g，广郁金 15g，冬葵子 15g。水煎浓服，3 日 1 剂。

患者坚持服用胶囊和汤剂，汤剂和胶囊随症略有加减。1984 年 3 月 5 日，复查 B 超示，胆囊内未见结石光圈显示，胆囊结石已全部排出。6 月 25 日，再次复查 B 超示"肝胆未发现异常"。后又经河南省医学院附属医院、开封市 155 医院、开封市第一中医院多次 B 超，均示肝胆正常。

【按语】胆囊炎与胆囊结石互为因果，互相伴发，胆囊炎能诱发胆囊结石，胆囊结石梗阻亦能促使胆囊炎的发作，这是胆部疾患之常，故治疗上两者亦相互联系。盖肝胆相表里，肝气郁结则胆气随之行滞，通降失调，则影响胆汁的正常排泄功能，郁久蕴热，横逆而致脾胃运化障碍，肝胆气滞能致脾胃之湿热内生，而湿热内蕴亦能导致肝胆气滞，两者相互为因，病延日久则正气受伐而致虚。本症乃湿热蕴结，肝胆疏泄不利，治疗时一方面清利湿热以排石，另一方面疏利肝胆气机而解其郁。方以嫩黄芩、川黄连清脾胃湿热，以淡干姜、太子参温中补虚，姜半夏之辛合干姜之辛以开结，合嫩黄芩、川黄连之苦以降浊，使中焦脾胃升降自如。周慎斋云："诸病不已，必寻道脾胃之中，方无一失。何以言之？脾胃一伤，四脏皆无生气，故疾病日多矣。万物从土而生，亦从土而归，治病不愈，寻致脾胃而愈者甚众。"诚哉斯言！方内用软柴胡疏肝解郁，上下疏通肝络；炒枳壳长于行气宽胸除胀，作用和缓；广郁金、金钱草、海金沙以利胆排石。诸药合用，可望脾胃健旺，湿热得除，肝胆疏泄通利。后投用胶囊剂且配合汤剂间断服用以疏肝利胆，清热除湿以排石，坚持长期服药，泥沙样结石得以较快排出，大个结石得以缓缓融化，结石排出，胆囊得以恢复正常。

医案 3：肝内胆管结石

冯某，男，34 岁，农民。2004 年 12 月 27 日初诊。

【主诉】右胁疼痛 1 个月。

【病史】患者常年饮食不规律。近 1 个月余时感右胁疼痛，有时向右肩

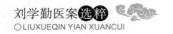

背部放射，伴左胁不适，口苦，腹胀，纳差，反酸，夜眠不安，大便尚调，舌质淡红，苔薄，脉弦数。化验乙肝表面抗原阴性，肝、肾功能均正常，上腹彩超提示：肝右叶钙化灶、肝内胆管结石。

【中医诊断】胆石证。证属肝胃不和，寒热错杂型。

【西医诊断】肝内胆管结石。

【治法】疏肝和胃，利胆排石。

【方药】胃平汤加味。太子参30g，清半夏10g，川黄连6g，嫩黄芩15g，炒枳壳12g，淡干姜3g，粉甘草6g，川楝子12g，广郁金15g，制香附15g，醋青皮6g，延胡索15g，姜黄片12g。4剂，水煎服。

12月31日二诊：右胁疼痛减轻，上方去姜黄，加冬葵子15g。3剂，水煎服。

2005年1月3日三诊：胁痛续轻，脉弦细、仍偏数，舌平。上方去炒枳壳，加炒栀子12g。6剂，水煎服。

1月11日四诊：近日因生气致胁痛复发，胀痛为主，其痛与饮食无关，伴失眠多梦，舌脉同前。治疗以清热化痰、安神解郁为主。

处方：清半夏12g，广陈皮10g，茯神20g，炒枳壳12g，淡竹茹10g，琥珀10g，炒酸枣仁30g，焦远志9g，合欢皮30g，首乌藤20g，广郁金12g，制香附15g，粉甘草6g。4剂，水煎服。

1月15日五诊：药后睡眠改善，仍自觉肝区肿胀，疼痛，位置不定，痛处自觉灼热，局部压痛较前减轻，舌质淡红，边有齿痕，苔薄，脉弦细。治则调整为疏肝解郁，行气止痛。

处方：软柴胡12g，全当归12g，云茯苓30g，生白芍20g，延胡索15g，川楝子12g，薄荷叶6g，川黄连8g，广郁金12g，制香附15g，净连翘20g，粉甘草6g。4剂，水煎服。

1月18日六诊：服上方3剂后自觉诸症均减轻，胁痛减，痛处发热感亦大减，昨晚睡眠良好，脉虚弦，舌质淡红，苔薄。上方加净连翘10g，牡丹皮12g。4剂，水煎服。

半年后随访诸症悉愈，复查彩超：肝右叶钙化灶，结石消失。

【按语】胆囊炎、胆结石的发生与饮食及情志关系密切。本案患者长期饮食不规律，导致结石发生。初诊为胆胃不和，余采用"胆胃同治法"，以自拟经验方"胃平汤"加减治之，至三诊时诸症大减。后因情志波动病情反复，遂调原方，终以逍遥散加减获效。由此可见，合理饮食、调节情志在肝胆病治疗中具有非常重要的意义。

十二、中 风

医案 1：脑梗死后遗症

韩某，男，67 岁，农民。2012 年 5 月 7 日初诊。

【主诉】右侧肢体偏瘫 20 天。

【病史】20 天前因患"脑梗死"后出现右侧肢体偏瘫，右上肢不能上抬，右手感觉丧失，右下肢不能行走，言语不利，饮水呛咳，畏寒怕冷。头颅 MRI：右基底节区脑梗死。脉弦，舌质暗，苔薄。

【中医诊断】中风、中经络。证属络脉空虚，风邪入中。

【西医诊断】脑梗死后遗症

【治法】益气活血，祛风通络。

【方药】补阳还五汤加味。京赤芍 30g，川芎片 10g，全当归 20g，地龙 20g，桃仁、杏仁各 10g，草红花 15g，生黄芪 30g，土鳖虫 8g，穿山甲 8g，乌药 6g，粉葛根 30g，侧柏叶 15g。6 剂，煎服。

5 月 14 日二诊：药后大效，诸症悉减，上方加生黄芪 10g，继服，12 剂。

6 月 11 日三诊：诸症明显减轻。进食后胃脘稍胀，右侧肢体肌力前稍增。上方加炒枳壳 12g，生黄芪 10g，继服。15 剂。

7 月 9 日四诊：症平，上方制水丸以固疗效。

【按语】患者平素性情急躁，易怒，有"高血压"病史，血压控制不理想。此次因情志刺激而发病，又加劳累过度，耗气伤阴，使阳气暴涨，引动肝风上旋，气血上逆，壅阻清窍，发为中风；年高病久气血不足，邪中经络，故偏侧肢体不遂，痿软失用；未及脏腑，故神志仍清。方中生黄芪补气以生血，桃仁、红花、当归、赤芍养血活血，化瘀通经；川芎行气以活血；地龙、土元、穿山甲均为虫类药，可活血通络，有"搜风活络"之功。乌药顺气止痛，温肾散寒，葛根化瘀除烦，有降压之功；侧柏叶凉血止血，兼可祛风。全方共奏益气养气，化瘀通络之功。

补阳还五汤是中风一病恢复期气虚络瘀证最常用的方剂之一，该方出自王清任《医林改错》一书，方中重用生黄芪，与活血化瘀药配伍，功在益气活血，主治气虚血瘀之中风。本方是体现王清任所创气虚血瘀理论的代表方

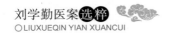

剂，用药思路以补为主，补活结合，有扶正祛邪之功。现在药理研究该方可抑制血小板聚集和释放反应，抑制和清除血栓，改善微循环，促进侧支循环，并有缓慢、持久降压作用，增加心肌营养性血流量，改善脑缺血状态。本案生黄芪用量较大，突出了"补气以生血、行血"的用药特点。

医案 2：脑梗死后遗症

徐某，男，77 岁，退休干部。2012 年 10 月 5 日初诊。

【主诉】周身发热伴右侧肢体麻木 1 年余。

【病史】1 年前无明显诱因渐出现周身发热，上半身及右半身为甚，右侧肢体麻木，汗出量多，失眠，少腹疼痛，在外院诊为"脑梗死"，治疗不详，疗效不佳。纳食正常，大便干，小便频，口干不欲饮，时有烦躁，脉弦偏硬，舌淡苔白。

【中医诊断】中风、中经络。证属肝肾亏虚，虚火上炎。

【西医诊断】脑梗死后遗症。

【治法】滋阴降火，化瘀平肝。

【方药】川黄连 6g，广木香 6g，天花粉 30g，全当归 12g，金银花 30g，草红花 15g，川牛膝 20g，代赭石 20g，生龙骨、生牡蛎各 30g，炒栀子 15g，合欢皮 40g，炒枣仁 40g。6 剂，颗粒剂，日 1 剂，分 2 次冲服。

10 月 15 日二诊：周身发热、烦躁、汗出、腹痛、肢体麻木等症状服药 3 剂后均有好转，继续服药未觉进一步改善。上方去川黄连、广木香、金银花，加桂枝 6g，炒白芍 12g，姜半夏 10g，川牛膝 10g，6 剂，颗粒剂，水冲服，日 1 剂。

10 月 22 日三诊：少腹疼痛已愈。仍自觉身热，右侧为甚，伴右侧头面、肢体麻木，夜眠不安，口干不多饮，血糖正常，大便不干，舌质淡红，苔薄，根部淡黄，脉弦稍硬。上方加金银花 30g，10 剂，水煎服，日 1 剂。

2013 年 6 月 10 日其女来诊他疾，诉其父服上药 1 个月，身热、肢麻等症基本好转，至今未反复。

【按语】患者年过七旬，肾气渐衰，水不涵木，则肝肾俱虚，虚火上炎，则上半身发热明显；原有"脑卒中"病史，脏腑虚损，功能失调，病邪久稽，耗伤正气，肝肾不足，脉络失养，故右侧肢体麻木；虚火上灼，气虚失固，则自汗；阴虚肠燥，则便干；肾虚失于固摄，则尿频；肝体失养，肝气不疏，则烦躁。病机总属本虚标实，以本虚较为明显，本案以肝肾亏虚、肝阳上亢为主要病机。治宜滋阴降火，滋肾平肝。方中川牛膝引血下行，活血化瘀；代赭石平肝潜阳，降逆止血；生龙骨、生牡蛎平肝安神，潜阳镇惊；全当归、草红花养血活血，兼可润肠通便；炒栀子清心除烦，合欢皮、炒枣仁安神助眠；川黄连、广木香清热化湿和中；天花粉滋阴润燥；金银花清热解毒。二诊时加桂枝、炒白芍调和营卫，姜半夏理气降逆，与代赭石、川牛膝共达引药下行之功。

十三、头 痛

医案 1：肝阳头痛

凌某，女，62 岁，退休教师。2012 年 5 月 11 日初诊。

【主诉】头痛、身痛半年

【病史】近半年颠顶头痛，身痛，早饱，饱后仍欲进食。应用空调后全身疼痛。怕热怕冷，双眼模糊，夜眠差。排便不畅。曾服"谷维素、刺五加"等药物治疗，效果不佳。"过敏性鼻炎"病史 10 年。脉沉，舌质偏暗，苔黄薄，面大，干燥。

【中医诊断】头痛。证属肝阳上亢，络脉不通，心神失养。

【治法】平肝潜阳，通络止痛。

【方药】夏枯草 15g，炒白蒺藜 12g，全蝎 10g，清半夏 10g，炒枣仁 30g，苍耳子 9g，细辛 3g，川藁本 9g，当归 15g，白芍 15g，茯神 20g，菊花 12g，6 剂，水煎服。

5 月 18 日二诊：身痛减轻，耳鸣，眼昏自觉双足发凉。上方去藁本、茯神、菊花，加炒枣仁 10g，合欢皮 30g，琥珀 10g，生龙骨、生牡蛎各 30g，6 剂。水煎服，日 1 剂。

5 月 25 日三诊：服上方后夜眠及颈部疼痛好转，仍有耳鸣、眼昏，手足发凉。停药后鼻塞流涕又有反复。上方去合欢皮，加薄荷 6g，辛夷 10g，6 剂，水煎服。

【按语】患者平素体质偏弱，性格内向，肝气怫郁，气滞日久化火伤阴，阴虚阳亢，故发头痛；颠顶为厥阴肝经所过之处，故以颠顶痛为主；肝气横克脾土，脾失健运，故早饱；肝阴亏虚，则视物模糊；体虚卫外不固，则怕热怕冷，鼻窍不通。方以夏枯草、白蒺藜疏肝解郁、祛风明目；全蝎祛风通络止痛,清半夏燥湿降逆,苍耳子、细辛温阳通窍,藁本祛风散寒,除湿止痛,并引诸药归于肝经;当归、白芍养血活血,滋水涵木,茯神安神助眠,菊花清热平肝,明目。

本病案为寒热错杂、本虚标实之症。表现为上焦虚寒,鼻衄、怕冷,同时有肝经虚火上炎;本虚在于肺虚、肝虚、阴虚,标实在于气滞、络阻、肝阳上亢。最终肝阳亢于上,肾阳亏于下,故二诊有双足发凉之症,更加生龙骨、牡蛎、琥珀平上亢之阳以滋下焦。可见中医的辨证思维呈多元性、发散性,与西医单一思维模式有别。

医案2:阳明头痛

董某,女,27岁,公司职员。2012年2月12日初诊。

【主诉】头痛伴牙龈肿痛1周。

【病史】1周前感冒且过食辛辣后出现头痛,部位不定,伴牙龈肿痛,失眠,心烦,焦虑,咽干咽痛,唇干,纳食减少,少腹不适,月经基本正常,有时大便稍干。舌质红,苔薄,脉弦稍硬。

【中医诊断】头痛。风热犯肺,血分郁热。

【治法】清热解毒,滋阴润燥,清利头目以止痛。

【方药】生石膏30g,知母10g,薏苡仁30g,金银花30g,净连翘30g,杭菊花20g,冬桑叶8g,细辛3g,京赤芍20g,炒枣仁30g,炒栀子10g,粉甘草6g,6剂,水煎服,日1剂,早晚分服。

2月20日二诊:牙龈肿痛及失眠均减轻,已有困意。大便2日1行,不干。面部起痘,口、咽、唇仍干,饮水不能缓解。上方去薏苡仁、杭菊花、冬桑叶、粉甘草、加生石膏10g,炒枣仁10g,牡丹皮12g,嫩黄芩15g,川贝母10g,香白芷8g,6剂,水煎服。

3月16日三诊:服上药后诸症悉减。牙龈肿痛消失。5天前又因生气致再次失眠,伴头痛、头晕、胃胀纳差,心下疼痛,痛引后背,食后作胀。

处方:温胆汤加味。云茯苓15g,清半夏10g,广陈皮8g,淡竹茹10g,炒枳壳12g,太子参30g,合欢皮30g,首乌藤30g,炒枣仁30g,炒栀子10g,生龙骨、生牡蛎各20g,金银花30g,粉甘草3g。6剂,水煎服。

【按语】该患者首诊为"头痛",病机既有外感风热之邪,又有内生肝胃之火,内外合邪,火热之毒循经上犯(火性炎上),则头痛,心烦;火热扰心,则失眠;肺经热盛,循经上灼,则牙龈肿痛;火灼津亏,在上则咽干咽痛，在下则肠燥便干；舌红苔薄脉弦硬为血分郁热之症。方中以大剂量石膏，可清泻三焦之火，且可生津止渴，滋阴润燥；配以知母滋阴清热，润燥止渴；薏苡仁健脾利湿兼可解毒；金银花、净连翘疏风清热，解毒散结；杭菊花、冬桑叶清热利咽，清肝明目；细辛虽为辛热之性，但此处取其通络止痛之功，且以膏、知、金银花、连翘、栀子等大剂寒凉药物以制其辛温；京赤芍凉血活血；炒枣仁、炒栀子安神定志，清心除烦；粉甘草生津止渴，兼可缓和药性，调和诸药。二诊更以牡丹皮、嫩黄芩凉血活血，清热解毒；香白芷理气止痛。三诊停药后头痛反复，伴见失眠，病机为痰热扰心，故以温胆汤化痰清心，更以生龙骨、生牡蛎、炒枣仁、合欢皮等安神助眠。

医案3：少阳头痛

王某，女，25岁，2012年2月20日初诊。

【主诉】头痛两周。

【病史】两周前始发头痛，无规律，以两侧太阳穴酸痛为主，伴头晕、恶心、失眠，纳食偏少，双目酸困，有时鼻塞，下午及晚间间断低热，热峰37.0～37.4C，大便干结，2～3日1行，无咽痛，咳痰。舌质淡，苔少，脉细弱。

【中医诊断】头痛。证属少阳头痛。

【治法】和解少阳，祛风止痛。

【方药】全当归15g，炒白芍15g，夏枯草12g，粉葛根20g，苍耳子9g，清半夏10g，茯神20g，细辛3g，炒白蒺藜12g，炒枣仁30g，软柴胡6g，明天麻15g。4剂，水煎400mL，日1剂，分2次温服。

2月24日二诊：服上药后头痛、头晕好转，低热消失，仍有入睡困难。上方去天麻，加全蝎10g，黄芩12g，6剂水煎服。

3月2日三诊：药后诸症悉减。2天前再次受凉，发热，体温37～39℃，额顶头痛，纳差。手足发冷。脉滑数。

处方：金银花、连翘各30g，荆芥、防风各10g，牛蒡子12g，淡豆豉12g，秋桔梗12g，杏仁泥10g，芦根30g，浙贝母15g，菊花15g，桑叶8g，太子参30g。4剂，水煎服。

两月后来诊他疾时诉此方服后头痛好转。

【按语】患者平常体质虚弱，多次感冒，间断头痛，为气虚邪恋之症。太阳穴头痛，为邪犯少阳，位于半表半里之间；头晕，为痰浊阻窍；恶心、失眠，为心脾两虚，清窍失养；纳差、便秘，为脾虚失运；午后及夜间低热，为气虚痰阻之证。方中当归活血通络，白芍养阴柔肝，夏枯草清肝散郁，葛根通脉活络，苍耳子祛风通窍，清半夏化痰散结，茯神、枣仁安神助眠，细辛、白蒺藜理气通络止痛，柴胡引经归于少阳，兼可疏肝；天麻平肝息风。

头痛的辨证主要在于外感与内伤，其次辨证所属经络，该患者首诊为邪入少阳之头痛，且虚实夹杂，故处方用药既有葛根、苍耳子、柴胡之解表祛邪外达之品，又有夏枯草、细辛、天麻之品扶正祛邪、以获佳效。二诊获效后则偏于祛风、平肝以止痛。三诊则为典型外感头痛，感受风热之邪，治疗抓住其病机关键，以金银花、连翘散为主方加减，加杏仁泥理气化痰止咳，浙贝母化痰降气，菊花、桑叶疏风清热，清肝明目，加太子参以扶正祛邪。

医案 4：偏头痛（三叉神经痛）

赵某，女，66岁，市民。2008年1月11日初诊。

【主诉】右侧偏头痛40天。

【病史】近40天来患者右侧面部三叉神经痛，发作时疼痛难忍，痛不欲生，服西药久治不愈，近几日因受寒复发，舌质暗红、苔黄白腻，脉弦细、沉取有力。

【中医诊断】偏头痛。此为肝虚内有伏热，外受寒邪，郁而化火，上扰头面经络，气血瘀阻不通。

【西医诊断】三叉神经痛。

【治法】外散风寒，内清郁火，养血通络。

【方药】苍耳子8g，炒白蒺藜12g，细辛2g，夏枯草15g，黄芩15g，全蝎9g，僵蚕12g，清半夏10g，当归14g，白芍15g，云茯苓15g，甘草5g。3剂，水煎服。

1月14日复诊：服药有效，上方全蝎加至10g，当归加至15g，3剂。

1月18日复诊：疼痛减轻。效不更弦，遵上方意，白芍改为赤芍、白芍各20g，并加蜈蚣3条，细辛改为3g，甘草改为8g。15剂。

2008年10月6日复诊：诉服上药后疼痛未再发作。此次面部又痛，但较轻微，胃胀不舒。

处方：当归15g，赤芍、白芍各20g，川芎9g，丹参25g，降香7g，白蒺藜12g，夏枯草15g，全蝎9g，清半夏10g，细辛3g，苍耳子8g，大蜈蚣3条。6剂。

2009年1月12日随访，病情未再反复。

【按语】此病发作疼痛难忍，舌质暗红、脉沉取有力为内有伏热之象，受寒后发病为外寒束表，故治疗当外散表寒，内清郁热才能中的。方中苍耳子味辛苦、性温，入足厥阴肝经，性疏散而宣通，善走窜而通行；白芷为辛温芳香之品，故能散风寒而化湿浊，偏走阳明之经；细辛辛温性烈，能外散风寒，内化寒饮，上疏头风，下通肾气；蒺藜辛苦、气温，祛风湿，疏肝解郁；夏枯草辛苦、气寒，入肝经，郁结之患，得辛则散，火热之邪，得寒则解，故善清肝经伏热郁火；黄芩入少阳胆经，善清上焦热邪；佐以全蝎、僵蚕、蜈蚣搜风止痉、通络止痛。诸药合用，使内伏之热，得辛则透，得寒而解；外表客寒，辛温则散。

医案 5：头痛（颈椎病）

韩某，女，45 岁，市民。2012 年 2 月 17 日初诊。

【主诉】间断头痛 3 个月，加重 1 周。

【病史】近 3 个月间断头痛，感冒后易发，以前额及太阳穴为主，伴头晕、恶心、纳差、乏力、失眠多梦，二便尚调。原有"颈椎病"病史 3 年，未治疗。平素体质虚弱，容易感冒，一旦患病则缠绵难愈。舌质淡苔薄，脉滑偏数。

【中医诊断】头痛。证属外感风邪，入于半表半里之间，络脉不通。

【治法】和解少阳，祛风止痛。

【方药】柴胡 10g，黄芩 15g，清半夏 10g，防风 10g，白术 10g，白芷 10g，白蒺藜 12g，苍耳子 9g，天麻 15g，生黄芪 30g，川贝母 12g，炒枣仁 30g，6 剂，水煎服，日 1 剂，分 2 次口服。

2 月 27 日二诊：共服上方 10 剂，诸症悉减。感冒已愈，头痛大轻，入睡稍改善，但仍多梦，两乳胀痛。彩超：双侧乳腺增生。调整处方如下：生黄芪 30g，太子参 30g，生白芍 30g，焦白术 10g，清半夏 10g，远志 12g，制山茱萸 30g，枸杞子 30g，防风 10g，生龙骨、生牡蛎各 30g，炒枣仁 30g，春砂仁 9g，川贝母 12g。20 剂。水煎服，日 1 剂，分 2 次口服。

2012 年 8 月 6 日因胃病来诊，诉服上药后头痛已愈。

【按语】患者体质素弱，肺卫不固，易感外邪。感邪后易致正虚邪恋，病在少阳与阳明二经，故头痛以前额及双侧太阳穴为主。气虚清窍失养，则乏力、头晕；心不藏神，心脾两虚，为正虚邪恋之症。该方主要以小柴胡去党参、联合玉屏风散加减。小柴胡汤和解少阳，为少阳病首选方。玉屏风散（黄芪、白术、防风）益气实卫，扶正祛邪。以白芷、白蒺藜通络

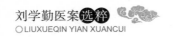

止痛，且以白芷引药入阳明经。苍耳子祛风邪，通鼻窍；天麻平肝息风，枣仁安神助眠。

对头痛的治疗应注意引经药的应用。少阳经头痛多选柴胡、黄芩、川芎；痛在后脑及颈项，为太阳经头痛，选用羌活、蔓荆子、川芎；痛在前额，为阳明经头痛，选用葛根、白芷、知母；痛在头顶部，为厥阴经头痛，可选用吴茱萸、藁本等。

十四、眩　晕

医案1：高血压

何某，男，38岁，公务员。2012年6月8日初诊。

【主诉】眩晕半年。

【病史】半年前发现血压偏高，约140/100mmHg左右，时感眩晕，头部不适，口服西医"降压药"（名量不详）1个月后血压基本正常，停药后又有反复。3天前血压135/100mmHg，间断头晕，耳鸣，无明显头痛。睡眠可，二便稠。舌质红，苔白湿，脉沉弦。有痛风病史。

【中医诊断】眩晕。证属湿热蕴结，肝风内动。

【西医诊断】高血压。

【治法】清肝利胆，化痰利湿，重镇安神。

【方药】龙胆泻肝汤加减。龙胆草9g，炒栀子19g，嫩黄芩15g，软柴胡9g，细生地黄20g，车前草20g，建泽泻12g，细木通3g，钩藤30g，石菖蒲10g，灵磁石30g，川贝母12g。6剂颗粒剂，日1剂，分两次冲服。

6月18日二诊：服药期间血压正常，稳定在130/85mmHg，停药后又升至146/105mmHg。查其舌下脉络增粗，上方去泽泻，加草红花15g，川牛膝、怀牛膝各30g，以增活血化瘀之功。

6月25日三诊：服上方6剂，耳鸣好转，大便日行3次，质溏，血压较前改善，波动在135～140/90～95mmmHg。舌质红，苔白，脉沉弦。痰湿已去，肝阳稍亢，治法调整为平肝潜阳、重镇安神为主，因到外地出差，另拟方如下，巩固治疗。

处方：钩藤30g，夏枯草20g，生石决明30g，珍珠母30g，龟甲、鳖甲各20g，生龙骨、生牡蛎各20g，川牛膝30g，怀牛膝30g，紫丹参30g，京赤芍 30g，罗布麻 15g，龙胆草 9g，炒枳壳 12g，女贞子 30g。50 剂，颗粒剂，日 1 剂，分两次冲服。

【按语】该患者喜食肥甘，喜静少动，又进烟酒，损伤脾胃，聚湿生痰，风痰上扰清空，则眩晕；湿蕴化热，湿热蕴结肝胆，两耳为肝经所过之处，经络受阻，耳窍不利则耳鸣，舌质红为血分有热，苔白为湿浊中阻，辨证结论为肝胆湿热。痰浊上犯。方用龙胆泻肝汤，方中龙胆草大苦大寒上泻肝胆实火，下清下焦湿热，为本方泻火除湿两擅其功的君药；黄芩、栀子具有苦寒泻火之功，在本方配合龙胆草为臣药；泽泻，木通，车前草清热利湿，使湿热从水道排出；生地黄滋阴凉血；该方在临床上，多用于阴虚不甚、阳亢而不烈之高血压病及湿热泄泻、带下等症，功用泻肝经实火，清下焦湿热。临床应用以口苦溺赤，舌红苔黄，脉弦数有力为主。余在原方基础上，又加钩藤平肝息风；菖蒲化痰泻浊；川贝母清热化痰定惊；磁石功可潜阳纳气，镇静安神，主治头目眩晕，耳鸣耳聋、虚喘、惊痫、怔忡等病症。二诊加草红花活血化瘀；川牛膝、怀牛膝补肝肾，强筋骨，引血下行；三诊以钩藤、夏枯草、生石决明、珍珠母平肝潜阳，清肝火，散郁结，降血压；龟甲、鳖甲、生龙骨、牡蛎滋补肝肾，丹参、赤芍药凉血活血，女贞子滋肾养阴明目。

高血压病在中医典籍中常以"眩晕""头痛""肝风"论述。《素问·至真要大论》云"诸风掉眩，皆属于肝"，认为该病主要与肝有关。基本病机为本虚标实，虚在肝肾阴虚，实在肝阳上亢、肝胆湿热、肝风内动。余常以龙胆泻肝汤加减治之，每获佳效。

医案 2：颈椎病

蓝某，男，63 岁。2012 年 6 月 1 日初诊。

【主诉】眩晕 2 月余。

【病史】近 2 月因情绪波动时感头晕，晨起明显，平素常感头目不清，烦躁易怒，左手小指及无名指麻木不适，口臭。发则视物不清。无明显头痛。颈椎片提示：颈椎病。舌质暗红稍淡，苔白湿面大。原有"肝炎"病史 10 余年。

【中医诊断】眩晕。证属脾肾两虚，风痰阻络。

【治法】健脾益肾，祛风化痰通络。

【方药】川芎 10g，云茯苓 30g，桂枝 6g，白术 10g，泽泻 30g，生龙骨、生牡蛎各 30g，桑枝 30g，葛根 30g，狗脊 15g，天麻 15g，全蝎 10g，蜈蚣 4g。10 剂，水煎服，日 1 剂。

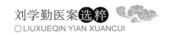

6月22日二诊：仍觉头晕，伴左侧耳鸣，全身乏力。脉弦滑，舌淡红，苔白滑。化验血常规：WBC3.93×10⁹/L，PLT87×10⁹/L，肝功能ALT111U/L。

处方：龙胆草9g，炒栀子12g，黄芩15g，柴胡9g，生地20g，车前草30g，木通3g，丹参30g，赤芍30g，石菖蒲10g，灵磁石30g，炒枳壳12g，10剂。

7月20日三诊：仍觉耳闷、头晕。

处方：重楼30g，赤芍30g，丹参30g，败酱草15g，猪苓30g，苦参20g，薏苡仁30g，女贞子30g，菊花20g，龙胆草9g，柴胡9g，菖蒲10g，灵磁石30g。10剂，水煎服。

8月10日四诊：症减，停药后症状又有反复。头晕、耳闷，视物模糊，胃脘痞满，无食欲。

处方：云茯苓30g，桂枝8g，焦白术10g，生龙骨、生牡蛎各30g，荷叶12g，天麻15g，石菖蒲12g，灵磁石30g，菊花20g，川芎9g，炒枳壳12g，甘草6g，6剂。

8月20日五诊：腹胀减轻，口苦有异味，齿衄。复查肝功：ALT37U/L，AST70U/L，GGT236U/L。

处方：薏苡仁30g，土茯苓30g，姜半夏10g，广藿香、佩兰叶各10g，郁金16g，香附16g，重楼30g，柴胡9g，黄芩15g，草豆蔻6g，春砂仁6g，川楝子12g，太子参30g，6剂。

【按语】患者年事已高，肝肾亏虚，性情急躁，肝虚则阴不制阳，阳升风动，时发眩晕；肝气失于条达，则烦躁易怒；肾虚精不上荣，脑窍失养，则头目不清；肝木为母，心火为子，母病及子，则心经所过之处麻木不适；心火上炎，则口气臭秽。川芎为"气中之血药"，善行气以活血；白术、云茯苓健脾化痰，桂枝温经通络，泽泻利湿泻浊，生龙骨、生牡蛎平肝潜阳，镇肝熄风，桑枝通经活络，葛根化瘀通络，狗脊益肾健骨，天麻祛风定眩，全蝎、蜈蚣搜风通络。该案为本虚标实，既有肝肾之虚，又有痰浊、气郁之实，故复诊中有龙胆草、苦参、猪苓之利湿泻浊之品，又有磁石、菖蒲化痰开窍之剂。

医案3：脑梗死

张某，男，68岁。2012年10月5日初诊。

【主诉】头晕1年余。

【病史】患者于2011年9月份开始，无明显诱因出现头目不清，言语减少，反应迟钝，查头颅 MRI 提示"腔隙性急性脑梗死"。住院治疗后症状稍缓解。之后渐出现视物模糊，近 2 月出现发作性头晕 2 次，伴恶心欲吐，视物旋转，不伴头痛及肢体活动障碍。3 年前患"带状疱疹"，现仍有左胁疼痛。两年前因胆结石行"胆囊切除术"。脉沉弦硬，舌质淡，体大，苔白湿面大。血压偏高。

【中医诊断】眩晕。证属肝阳上亢，痰浊上扰。

【西医诊断】脑梗死后遗症。

【治法】健脾化湿，平肝潜阳。

【方药】夏枯草 15g，钩藤 30g，石决明 30g，云茯苓 30g，桂枝 6g，炒白术 10g，泽泻 30g，全蝎 10g，天麻 15g，荷叶 12g，姜半夏 10g，生龙骨、牡蛎各 20g，6 剂，颗粒剂。

10 月 26 日二诊：头晕未发，守上方 6 剂。

11 月 2 日三诊：反应迟钝较前明显好转。仍有左胁疼痛。

处方：全当归 20g，草红花 15g，紫丹参 20g，穿山甲 6g，净连翘 30g，赤小豆 30g，生麻黄 6g，地龙 30g，全蝎 10g，地肤子 30g，赤芍 30g，炒枳壳 12g，6 剂，颗粒剂，日 1 剂。

11 月 16 日四诊：胁痛、发痒、发胀均减轻。上方去炒枳壳，加金银花 20g，10 剂，颗粒剂。

【按语】患者年过六旬，脾肾俱虚，肺虚失运，湿浊内生，脾胃升降失常，则恶心欲吐，痰浊阻络，则胁肋疼痛；脾虚肝郁，痰蒙清窍，则视物旋转。方中夏枯草清肝火，散郁结，降血压；钩藤平肝息风，石决明重镇安神；云茯苓、桂枝、白术化湿健脾，通阳泄浊；泽泻利水通淋，全蝎、天麻祛风通络，荷叶淡渗利湿，半夏化痰散结，生龙骨、牡蛎平肝潜阳，滋补肝肾。经曰：诸风掉眩，皆属于肝。眩晕病位在清窍，多由气血亏虚，肾精不足致脑髓空虚，清窍失养，或肝阳上亢，痰火上逆，瘀血阻窍而扰动清窍发生眩晕，与肝、脾、肾三脏关系密切。眩晕的病性以虚者居多，故张景岳谓"虚者居其八九"。本病案治疗首诊以化湿健脾，平肝潜阳为主，三诊针对胁痛给予当归、红花、丹参、甲珠等活血通络止痛。

医案 4：心源性晕厥

赵某，男，63 岁，农村木工。1996 年 12 月 15 日初诊。

【主诉】发作性晕厥半月。

【病史】头晕目眩，时而晕倒，不省人事，几分钟后可自行苏醒，近半月已晕倒三次，耳鸣耳塞，烦躁易怒，口干尿黄，胸闷憋胀，向肩臂放射，酸沉痛胀，短气心悸，服硝酸甘油2分钟左右可缓解。眠食尚可，形体肥胖，面色红赤，声大气粗，自幼嗜酒，脉弦硬，参差不齐，舌质淡红，舌尖有暗点，舌苔白薄，血压：190/120mmHg。心电图：P波消失，异位心律，心率50～150次/分，QRS波群 $V_{1~3}$ 呈QS型，（I、II、L、V_5）T波倒置，提示为：①心房纤颤。②室上性阵发性心动过速。③陈旧性室间壁右侧壁心肌梗死。

【中医诊断】晕厥、胸痹。证属阴虚阳亢，肝风内动。

【西医诊断】高血压病、冠心病。

【治法】镇肝熄风，宽胸化瘀。

【方药】镇肝熄风汤加味。生白芍24g，灵磁石24g（先煎），生代赭石15g（先煎），珍珠母30g（先煎），双钩藤24g（后下），夏枯草24g，粉葛根24g，草红花12g，草决明24g，全瓜蒌30g，川牛膝30g。水煎，分两次温服，每日1剂。

12月21日二诊：服药6剂，诸症稍轻，未再晕倒，血压180～160/100mmHg，上方稍有加减，连服近40余剂，仅胸部稍有闷胀，头晕耳塞，余症皆除，血压180～160/90～100mmHg，脉弦硬，节律整齐，舌尖有暗点，舌苔薄白。

上方间断服用3月余，复查心电图示：窦性心律，心率84次/分，$V_{1~3}$呈QS型，T II由倒置变双向，TaVF由低平变正向，T I、L、V_5仍倒置；心房纤颤消失，室上性阵发性心动过速消失，冠状动脉供血不足有所好转及陈旧性室间壁右侧壁心肌梗死。鉴于脉舌症有所变化，考虑肝风得熄，肝阳稍平，唯血瘀征象改善不大，故改方活血化瘀，养血平肝，宽胸安神之剂：全当归24g，京赤芍24g，降香9g，川芎片12g，紫丹参30g，川牛膝30g，双钩藤30g（后下），夏枯草30g，桑寄生30g，全瓜蒌30g，草决明30g，炒枣仁24g。

上方又服30剂后，除偶有耳塞，余症全部消失，血压较长时间维持在160/90mmHg，患者停药上班。

1997年年底和1999年4月两次随访，患者均在农村做木工活，胸闷憋胀肩胛酸沉而痛，心悸、短气等症从未出现。但停药后，患者未遵医嘱，经常嗜酒，血压多徘徊在160～190/90～100mmHg。

【按语】冠状动脉粥样硬化性心脏病大致属于中医医学"胸痹""真心痛""厥心痛"的范围，《素问·脏气法时论》："心痛者，胸中痛……膺背肩胛间痛，两臂内痛。"《金匮要略》："胸痹不得卧，心痛彻背。""胸满气短。"其发病原因，多为情志郁结，年老肾虚，饮食失节所致，但其最后结果，必然导致气机不畅，心脉痹阻，从而出现一系列相应的症状和体征。本案自幼嗜酒，形体肥胖，气机不畅，气滞血瘀，心脉痹阻故胸闷憋胀，循手少阴心经路线向肩臂放射；心阴不足，血不养心，故心悸短气；阴虚阳亢肝风内动致眩晕较甚，时而卒倒；肝肾阴虚、肝阳独亢则耳鸣耳塞，烦躁易怒；面红耳赤，口干尿黄属阴虚内热，阳亢于上；舌有瘀点为瘀血之征；脉弦硬，参差不齐均为肝阳独亢，心脉闭阻之象。当务之急，镇肝熄风，以防不测，首选镇肝熄风汤加减为主，佐以夏枯草、珍珠母、双钩藤、草红花、全瓜蒌以活血祛风，宽胸潜阳，使肝风得熄，肝阳得潜，眩晕得缓，危象解除，进而取活血化瘀之品为主，佐以平肝助阴，宽胸安神之剂，使瘀血得化，心脉畅通，血压较稳，心电好转，阴液渐复，诸症渐愈。

十五、耳 鸣

医案1：神经性耳鸣

魏某，女，46岁，农民。2012年2月6日初诊。

【主诉】耳鸣、耳聋伴心悸1年。

【病史】近1年间断耳鸣、耳聋、伴心悸、失眠、月经先期，餐后嗳气，偶烧心，大便稍干，舌质稍红，苔黄，脉结代。检查：胃镜检查提示"胃窦炎"；耳鼻喉科检查无异常，心电图提示"窦性心律不齐"。

【中医诊断】耳鸣。证属痰热扰心，清窍不利。

【西医诊断】神经性耳鸣。

【治法】清热化痰，清心安神。

【方药】黄连温胆汤加味。云茯苓15g，清半夏10g，广陈皮10g，竹茹10g，炒枳壳12g，苦参20g，川黄连9g，炒枣仁30g，炒栀子10g，金银花30g，生龙骨、生牡蛎各30g，甘草3g。6剂，水煎服，日1剂，分2次口服。

2月13日二诊：服上药6剂，耳鸣、心悸均大减，听力较前明显改善，脉结代之象好转，现脉象小滑，节律规整，舌质同前，苔淡黄薄腻。上方加

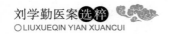

菖蒲 10g，灵磁石 30g。6 剂，水煎服，日 1 剂，以菖蒲化湿和胃，开窍宁神，灵磁石滋肾养心，濡养耳窍，定眩健聪，以固疗效。

2 月 20 日三诊：诸症均减，心悸未发，听力改善，耳鸣偶发，腻苔已退，守上继服 10 剂。

【按语】患者为中壮年女性，平素性情急躁，肝气郁结，郁而化火，湿热蕴结肝胆则口苦、烧心，肝火犯胃则失眠，肝胆湿热循经上扰耳窍，则耳鸣、耳聋；心悸失眠、月经先期色红、大便稍干，为痰火扰心所致，舌红苔黄为湿热内蕴之征，脉结代为痰热交阻之象。故首诊治以黄连温胆汤加味，方中以二陈汤去湿化痰，竹茹降逆止呕，炒枳壳理气化痰，苦参、黄连燥湿解毒，枣仁、栀子清心安神除烦，金银花清热解毒，生龙骨、牡蛎安神定志，甘草缓和诸药。加枣仁、生龙骨、生牡蛎平肝潜阳，安神定志，6 剂后诸症大减，结代之脉好转，唯苔仍薄腻，耳鸣间作，则以原方加灵磁石、聪耳明目、安神镇惊；菖蒲开窍宁神，化湿和胃；同时配合心理疏导，嘱患者调节情绪，乐观生活，逐步调节豁达之情，则宿疾有望痊愈，本例抓住痰热扰神之病机关键，收效颇佳。

医案 2：神经性耳鸣

蔡某，男，46 岁，干部。2012 年 6 月 29 日初诊。

【主诉】耳鸣 1 月余。

【病史】1 月前无明显诱因出现耳鸣，持续性，蝉鸣样，音低，形体偏胖，经常饮酒，易"上火"，口苦，口中异味，性急易怒。夜眠尚可。二便正常。脉弦，舌苔淡红，舌苔白腻。

【中医诊断】耳鸣。证属肝火上炎，湿浊蒙窍。

【西医诊断】神经性耳鸣。

【治法】清肝泻火，化湿泻浊。

【方药】龙胆泻肝汤加味。细生地黄 20g，车前草 30g，建泽泻 15g，细木通 3g，全当归 15g，石菖蒲 10g，龙胆草 12g，炒栀子 12g，黄芩 15g，柴胡 9g，广陈皮 9g，粉甘草 6g。6 剂，水煎服，日 1 剂，分 2 次温服。

7 月 6 日二诊：药稳症平，血压不稳，耳鸣稍减。上方去车前草、全当归、广陈皮，加钩藤 30g，灵磁石 30g，细生地黄 10g。6 剂。

7 月 13 日三诊：耳鸣基本消失。余症平。上方去生地黄，6 剂，水煎服。

7 月 27 日四诊：诸症消失，偶耳鸣。守上方 10 剂，继服。

【按语】中医认为耳鸣有虚实之分，实者为肝火，虚者为肾虚。该患者过食肥甘酒肉，酿湿生热，又加性急易怒，肝气郁滞，肝失疏泄，气郁化火，湿热与肝火搏结于肝胆之经，上犯耳窍则耳鸣；少阳枢机不利则口苦；湿热壅滞，上熏于口，则口中异味；湿热痰浊交阻，则形体偏胖。此类患者余多以龙胆泻肝汤加减治之，疗效颇佳，方中龙胆草为君药，可以既清肝经实火，又清下焦湿热，黄芩、栀子为臣药，助龙胆草清泄肝火；佐药为木通、车前草，可清下焦湿热，生地黄、当归可补阴血，以防清利太过而伤阴；使以柴胡疏肝解郁、引药归经。原方又加菖蒲化湿泄浊，广陈皮化痰止咳。

第五节　肾系病证

一、水　肿

医案 1：风水水肿

马某，男，52 岁，某军后勤部长。1977 年 11 月 11 日初诊。

【主诉】双下肢水肿 1 月余。

【病史】近 1 月余小便不利，汗出身重，下肢水肿没指，遍查心、肝、肾功能均无异常，舌淡苔薄，脉弦滑，左寸弱。

【中医诊断】水肿。证属风水。

【治法】祛风解表，利湿消肿。

【方药】防己黄芪汤合五苓散为主加减。汉防己 24g，生黄芪 24g，焦白术 9g，淡猪苓 24g，云茯苓 12g，桂枝尖 9g，建泽泻 12g，生桑皮 12g，路路通 9g，威灵仙 12g，粉甘草 3g。3 剂肿消，续服 3 剂，巩固疗效。

【按语】方中汉防己通行十二经走而不守，领诸药斡旋周身，上行下出，外宣内达，为治疗水肿之主药；生黄芪补卫气以固表，术、草佐黄芪建中气，振奋卫阳；又辅五苓通膀胱导肾中之邪，诸药合用，表气得固，风邪得除，小便通利，则风水自解。

医案 2：内外合邪水肿

高某，男，56 岁，工人。1982 年 9 月 11 日初诊。

【主诉】全身浮肿 1 周。

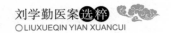

【病史】1周前开始无明显诱因出现周身浮肿，身重体疼，纳呆腹胀，溺短色黄。舌质红，舌苔黄腻，脉小滑。

【中医诊断】水肿、风水。此风水相搏，湿热内蕴。

【治法】宣肺透邪，清泄湿热。

【方药】麻黄连翘赤小豆汤加味。生麻黄6g，净连翘30g，赤小豆30g，冬瓜子皮各20g，猪苓、茯苓各30g，汉防己30g，生黄芪30g，葶苈子30g，大腹皮24g。

服药3剂症轻，8剂后浮肿全消。

【按语】吴谦曰："热盛者清之，小便不利者利之，里实者下之，表实者汗之，皆无非为病求去路也。"此证"风水相搏"，用生麻黄疏风宣肺，意在解表发汗，通阳利水。净连翘、赤小豆清热利水，余药健脾渗湿，通利小便，尤其加入生黄芪、葶苈子祛水力量更强，本方汗、清、利三法并用，表里分清，故诸症霍然。

医案3：阳衰水肿

李某，男，35岁，农民。1980年10月13日初诊。

【主诉】身肿伴心慌半年。

【病史】近半年来心悸胸闷，周身浮肿，渴欲热饮，头晕泛恶，舌淡体大，舌苔白腻，脉来极缓，一息二至。心电图示："窦性心动过缓（心率35次/分）房室传导阻滞。"

【中医诊断】水肿。证属阳微阴盛，水邪泛滥，痰饮结聚，痹阻心脉。

【治法】温阳利水，宣痹通阳。

【方药】真武汤合枳实薤白桂枝汤。炮附子8g，猪苓、茯苓各30g，炒白芍12g，焦白术12g，全瓜蒌30，炒枳实9g，薤白头9g，桂枝尖8g，淡干姜6g，姜半夏9g，生黄芪30g。

3剂肿轻，又5剂肿消，诸症皆愈。10月28日查心电图示：正常心电图，心率86次/分。

【按语】本案心肾阳气式微，少阴水气为患，真武汤以附子为君，温肾阳祛寒邪，配苓、术健脾利水，芍药一味，既利小便，又缓姜、附燥烈之性，酸收敛阴，诸药合用，温阳化气，利水消肿以治本，又以枳实薤白桂枝通阳宣痹，疏凿脉道以治标，标本兼顾，轻取病所，相得益彰，反掌收功。

二、石 淋

医案 1：输尿管结石

芦某，男，24 岁，工人。1986 年 11 月 8 日初诊。

【主诉】腰腹疼痛伴小便不畅半年。

【病史】半年前开始出现腰痛伴尿道窘迫疼痛，右肾俞穴绞痛难忍，经肾盂造影示：右输尿管结石如绿豆大小。外院诊断：尿路结石。服用石淋通 3 个月，效不佳。现症：腰腹痛甚，小便艰涩，排尿时突然中断，少腹拘急，伴恶心，呕吐，难以进食，四肢倦怠，舌质淡，苔白腻，脉沉。尿常规示：蛋白微量，红细胞少，脓球 0 ～ 2 个。

【中医诊断】石淋。湿热蕴结，气机阻滞。

【西医诊断】输尿管结石。

【治法】清利湿热，利尿排石。

【方药】旋覆花 12g（布包），代赭石 14g，瞿麦 15g，细木通 3g，滑石粉 12g，石韦 15g，金钱草 30g，海金沙 20g，炒黄柏 10g，炒枳壳 12g，甘草梢 6g。3 剂，水煎服，每日 1 剂。

11 月 12 日二诊：服药 3 剂后，恶心、呕吐已停止，但腰痛未缓解，口淡无味，脉沉细滑，舌苔白腻。调方以清利湿热、芳香化浊为主。

处方：薏苡仁 30g，白蔻仁 8g（后下），清半夏 10g，金钱草 30g，冬葵子 12g，杏仁泥 10g，川厚朴 8g，滑石粉 12g，海金沙 20g，广藿香 12g，佩兰叶 12g，炒白蒺藜 12g，甘草梢 6g。

11 月 24 日五诊：服上方 12 剂，腰部隐痛不适，仍口干，脉细滑，舌苔白厚，尿常规无异常。上方去金钱草，加建泽泻 20g，滑石粉 3g。续服 3 剂。

11 月 27 日六诊：自觉腰部时有酸胀感，脉沉细滑，苔黄厚。治宜清利湿热，化瘀通络。

处方：金钱草 30g，桃仁泥 9g，川牛膝 15g，蒲公英 30g，京三棱 10g，草红花 15g，滑石粉 12g，穿山甲 9g，蓬莪术 10g，鸡内金 15g，甘草梢 8g。再进 3 剂。

12 月 1 日七诊：偶感右腰下部疼痛，少时即过，上方加金钱草 10g，滑石粉 3g，穿山甲 1g。

12 月 8 日八诊：上方连服 8 剂后，于 12 月 18 日中午 11 时多，排尿时

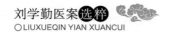

自感憋胀，随即排出结石一块，如绿豆大，遂后腰痛症状缓解。

【按语】本案为输尿管结石，属中医学砂、石淋病。此证多为湿热蕴结下焦，久而久之，尿液煎熬成石，膀胱气化失司所致，淋久湿热伤正，由肾及脾，每致脾肾两虚，而由实转虚发为本病。《医宗必读》谓："如汤瓶久在火中，底结白碱也。"此虽取类比象之说，但从临床观察，认为其内有湿热留滞，固不可移，所以多数患者有小便短赤，尿道赤热症状，若湿热蒸于肾之外府，则腰痛，用清热利湿法治疗砂、石淋病，其中穿山甲咸，微寒，归肝胃经，取其善于走窜，性专行散，能通经络而达病所；先以清利湿热，降逆和胃止呕，再以芳香化浊，利湿通淋，后以化瘀通络之剂，特别重用穿山甲，促使结石排出，腰痛自然而愈。待结石排出后，仍应服些清利湿邪，芳香化浊之剂，以改变"制造"结石的条件，防止复发。

医案2：肾结石

黄某，男，55岁，工人。1997年9月29日初诊。

【主诉】腰痛2月余。

【病史】2个月前无明显诱因出现肾绞痛，血尿，即到开封淮河医院就诊，查B超示，肾结石，即住院治疗，经治疗症状缓解。现症：腰痛，小便短赤，少腹拘急，纳可，舌质淡偏暗，舌苔黄中厚，脉滑。B超：左肾多发结石伴积水，肾门处可见一18mm×14mm强光团，肾内可见多个强光团，最大直径8mm。

【中医诊断】石淋。证属湿热蕴结。

【西医诊断】肾结石。

【治法】清热利湿，通淋排石。

【方药】八正散合石韦散加减。炒黄柏60g，石韦90g，粉丹皮90g，金钱草180g，穿山甲60g，瞿麦90g，京三棱60g，炒栀子70g，海金沙180g，广陈皮60g，滑石粉90g，路路通60g，鸡内金90g，蓬莪术60g。上药共研细末，水泛为丸，如梧桐子大，每日3次，分40天服完。嘱患者多饮水，并进行跳跃运动，同时用空拳叩击肾区。

11月7日再诊：服药后诸症皆消，无特殊不适，舌质淡，舌苔黄，脉滑。原方改配1料，继服40天。医嘱同上。

12月16日三诊：无不适，复查B超示：肾内可见一12mm×10mm强光团，散在结石已消，肾积水消。

处方：炒黄柏120g，石韦150g，琥珀粉100g，金钱草300g，穿山甲120g，瞿麦160g，粉丹皮140g，鸡内金150g，海金沙300g，滑石粉150g，广陈皮100g，炒栀子120g，路路通100g，蓬莪术100g，京三棱100g。上药共研细末，水泛为丸，如梧桐子大，每日3次，分60天服。医嘱同上。

2月22日四诊：患者未诉特殊不适，脉舌同上，复查B超，肝、胆、脾、肾未见异常。原结石已排出。

处方：炒黄柏60g，石韦100g，金钱草200g，琥珀粉100g，穿山甲60g，瞿麦100g，炒栀子120g，广陈皮100g，海金沙200g，滑石粉100g，粉丹皮120g，蓬莪术80g，路路通100g，鸡内金150g，京三棱80g。共研细末，水泛为丸，如梧桐子大，每日2次，每次9g，温开水送服。巩固疗效。

【按语】肾结石属中医学"淋证"范畴，尤其与石淋、砂淋、血淋关系密切。中医学认为本病多是嗜食肥甘酒热之品，或情志抑郁、气滞不畅，或肾虚而膀胱气化不行，导致湿热蕴结下焦，灼炼津液，与尿中浊物互结，日久则结聚成块，多为本虚标实之证，本虚为肾阳虚，标实为湿热、瘀血阻滞。腰痛之发，多为湿热之邪或结石蕴结下焦，闭阻气机，气血运行不利，不通则痛。因结石所发之腰痛，症状急迫，疼痛呈间歇性或持续性，甚至阵发性加剧，极为痛苦。"急则治其标"，故治以清热利湿，通淋排石止痛为主。重用金钱草、鸡内金、海金沙清利湿热，通淋排石；现代药理实验表明：此三味均有利尿、排石、抗炎的作用，其中金钱草具有溶石止痛之功效；石韦、穿山甲、滑石粉、路路通、瞿麦利尿通淋，溶石排石，可通过尿量的增加推动结石下移、促进结石排出；炒黄柏、粉丹皮、炒栀子清热利湿；三棱、莪术既可入血分破瘀通经脉，又可入气分行散调气机，再加广陈皮理气行滞，诸药合用，共奏清热利湿，排石止痛之功。

余认为凡湿热下注引起的诸多病症，多发生在炎炎酷暑，此时人们腠理开泄，水湿多化作汗液而走玄府，湿热不能从小便排出，故多表现为小便短赤，少腹拘急，舌质淡偏暗，苔黄厚，脉滑等证。临床施治时，必须探明标本缓急，理法方药一线贯通，方能应手奏效。上述通利之法驱逐结石，并配合饮水、蹦跳、叩肾区等方法促使这种病理产物排出体外。另外在辨治过程中，还应配合益气温阳，以顾护正虚之体，如此治标顾本，方能扣合病机。因为结石的溶解或排出并不是一朝一夕的事情，所以余将大剂量的通淋排石药并用，制成丸剂嘱患者久服，既方便又经济实用，患者易于

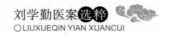

接受，治疗效果也好。

三、癃 闭

医案：癃闭

王某，男，70岁，退休干部。2010年2月1日初诊。

【主诉】排尿滴沥不畅4月，加重1月余。

【病史】近4个月来排尿不畅，点滴而出，夜尿频，每次量少。5年前患者患脑梗死，走路迟缓。舌质紫暗，苔黄厚，脉细。

【中医诊断】癃闭。证属肾精亏虚，血行不畅，气化失司。

【治法】补肾填精，利湿通便，兼化瘀通络。

【方药】六味地黄汤加减。细生地黄15g，炒山药15g，山萸萸20g，牡丹皮12g，云茯苓皮20g，建泽泻20，石韦15g，次沉香8g，草红花12g，穿山甲8g，瞿麦15g。5剂，日1剂，早晚分服。

2月8日二诊：服药后小便较前通畅。上方加细生地黄10g，穿山甲2g。10剂，早晚服。

3月1日三诊：家人代述，夜间小便次数减少，约5～6次/日，白天小便解不出，量可。上方加山萸萸10g，枸杞子30g。6剂，日1剂，早晚服。

上方为主增损调理1月余，诸症明显好转，排尿基本恢复正常。

【按语】癃闭是以小便量少，点滴而出，甚则闭塞不通为主症的一种疾患。《类证治裁·闭癃遗溺》曰："闭者小便不通，癃者小便不利。"凡小便排出甚少或完全无尿排出者，统称癃闭。病情轻者涓滴不利为癃，重者点滴皆无称为闭。癃闭有虚实之分，实证多因湿热、气结、瘀血阻碍气化运行；虚证多因中气，肾阳亏虚而气化不行。本案即以肾气亏虚为主，气虚膀胱气化失司，水道不利，则小便量少、点滴而出、甚至闭塞不通。津液输布不畅，湿浊内阻，则舌苔黄厚。气虚行血无力，瘀血阻滞，则发为中风，行走迟缓，且舌质紫暗。故余治以六味地黄汤加减，补肾填精为主。其中以生地黄易熟地黄，因熟地黄补血之力有余，而活血之力不足，而生地黄清热凉血且可活血行血，云茯苓皮易云茯苓，增其利尿通便之功；更加沉香降气温中，暖肾纳气；红花、穿山甲活血化瘀，通经活络；石韦、瞿麦利尿通淋。三诊时更加山萸萸、枸杞子增其补肾填精之功。

四、腰 痛

医案 1：气虚腰痛

李某，女，65 岁。2012 年 2 月 20 日初诊。

【主诉】腰痛 10 余年，加重 2 月余。

【病史】10 余年前因"子宫肌瘤"行子宫切除治疗，术后时感腰痛，2个月前劳累后症状加重，现感腰酸腰痛，乏力身困，下肢酸软无力，夜间失眠，纳可，小便清长，夜尿频多，大便稀溏，每日 1 ~ 2 次。之后常感腰酸不适。舌质淡红，苔薄，脉沉滑。

【中医诊断】腰痛。证属脾肾两虚，血行瘀滞。

【西医诊断】子宫切除术后。

【治法】健脾益肾，通络止痛。

【方药】十全大补汤加减。太子参 40g，炒白术 10g，云茯苓 20g，熟地黄 20g，全当归 10g，川芎 10g，赤芍 20g，黄芪 40g，穿山甲 9g，川牛膝 20g，桂枝 9g，菟丝子 20g。10 剂，水煎服，日 1 剂，分 2 次温服。

3 月 2 日二诊：服上方 10 剂，诸症大减，腰痛、乏力均减轻，夜尿频多好转，大便较前正常，日 1 行，为软便，夜间睡眠较前改善，但仍有双下肢酸痛，舌脉基本同前。上方去穿山甲、菟丝子，加续断 20g，炒杜仲 20g，益肾强筋。10 剂，水煎服，日 1 剂。

3 月 20 日三诊：腰痛大减，夜眠好转，二便基本正常。上方去穿山甲，加制狗脊 20g，继进 10 剂，巩固疗效。

【按语】患者为老年女性，15 年前因"子宫肌瘤"行子宫切除术，术后元气大伤，复加年事已高，肾气衰惫，肾精不足，腰府失于濡养，则腰痛、乏力、小便清长；脾阳不足，失于健运，则大便稀溏；精微失布，心神失养，则失眠；舌淡、苔薄、脉沉均为脾肾亏虚、气血不足之征，故治以十全大补汤气血双补，方中太子参、白术、云茯苓健脾和胃，黄芪补中益气，熟地、当归、川芎、赤芍调补营血，温养冲任；川牛膝补肾活血，强足益精，强筋壮骨，兼能引血下行，专疗腰痛；菟丝子补益肝肾，兼可止泻；桂枝温经通络；穿山甲活血软坚，走而不守，使补而不滞；全方共奏益肾健脾、温阳益气、活血通络止痛之功。一诊获效后，守方继进，更加杜仲益肾填精，续断补肝肾，续筋骨，调血脉，以渐获佳效。此处辨证精准，并且遣方用药时能抓住病机

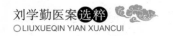

关键，十载宿疾，月余而愈。

医案2：湿浊腰痛

罗某，男，40岁，市民。2012年9月24日初诊。

【主诉】腰痛，乏力8年。

【病史】8年前无明显诱因开始出现腰部酸痛，全身乏力症状，多汗。4个月前因右下肢膝关节疼痛在市第二人民医院住院治疗，现已愈。"高血压"病史4年，口服"硝苯地平控释片"，血压控制尚可。"前列腺炎"病史半年。脉沉，舌质淡暗，苔白湿厚。

【中医诊断】腰痛。证属痰湿蕴结，卫外不固。

【治法】化痰祛湿，益气固表。

【方药】温胆汤（云茯苓15g，清半夏10g，广陈皮8g，淡竹茹10g，炒枳壳12g，粉甘草3g）加太子参40g，生黄芪40g，广藿香、佩兰叶各20g，金银花30g，防风10g，牡丹皮10g。10剂，颗粒剂，日1剂。

10月15日二诊：症状减轻，感双足跟骨刺疼痛。全当归20g，川芎9g，桃仁、杏仁各10g，郁金6g，制香附20g，乌药6g，次沉香8g，川牛膝30g，丹参30g，红花15g，穿山甲9g，10剂，颗粒剂，冲服。

10月26日：足跟痛减轻，乏力减轻。在外院给服"醋氯芬酸片"并用中药泡洗双足。血压平稳，体重97kg。

处方：全当归20g，丹参30g，红花15g，桃仁、杏仁各10g，川牛膝、怀牛膝各30g，穿山甲9g，炒杜仲30g，续断30g，赤白芍各20g，威灵仙15g，鸡血藤40g，甘草6g，10剂颗粒。

【按语】患者形体胖肥，喜静少动，嗜食肥甘，聚湿生痰，因阻中焦，脾失健运，精微失布，则乏力身困；湿浊下注，滞于腰府，则腰部酸痛；气虚卫外失固，营卫不和，则多汗。脉沉，舌质淡暗，苔白湿厚均为气虚痰阻之症。方中温胆汤（云茯苓、半夏、广陈皮、枳壳、竹茹、甘草）有化痰和胃、养心安神之功，此处加太子参补气健脾，生黄芪益气固表，健脾扶正；广藿香、佩兰叶芳香化湿，散寒和中；金银花清解热毒，兼可化瘀凉血，防风祛风止汗，牡丹皮凉血活血。温胆汤名出自唐孙思邈《千金要方》卷十二胆虚寒篇，原主治"心虚胆怯，气郁生涎，涎与气搏，变生诸症，触事易惊，或梦寐不祥，或短气悸怖，或自汗，并温胆汤主之。"余在原方基础上，枳实改为炒枳壳，且常加太子参同用，对于气虚痰浊证，具有益气除痰之功。余总结其临证应用指征，大致包括：痰病多怪或怪病多痰，即疑难怪病可以考虑用温胆汤；精神科疾病，如焦虑、抑郁、失眠等；老年病脉弦者；代谢综合征、肥胖、脂肪肝、高血脂证属痰湿阻滞者；腹胀便秘、呕吐痰涎者。

医案 3：寒湿腰痛

刘某，女，51 岁，农民。1999 年 5 月 10 日初诊。

【主诉】腰痛 16 年。

【病史】16 年前因劳动后，席地休息，继发腰部酸痛，时轻时止，神疲无力，活动或遇风寒加重，手足不温，精神不振，舌苔薄白，脉象沉细而迟。

【中医诊断】腰痛。证属寒湿留滞，肾气不足。

【治法】温化寒湿，壮腰补肾。

【方药】桂枝尖 5g，制川草乌各 5g，炒薏仁 20g，蒸熟地 12g，何首乌 15g，炒杜仲 12g，制乳香、制没药各 8g，鸡血藤 20g，大秦艽 12g，川续断 15g，草豆蔻、春砂仁各 6g（后下），粉甘草 6g。水煎服，每日 1 剂，分 2 次温服。另嘱病人忌饮酒、食猪头肉等。

5 月 14 日二诊：服药 3 剂，症稍轻，疼痛部位下移，脉舌同前。原方加薏苡仁 10g，生黄芪 20g，续服 3 剂。

5 月 18 日三诊：腰痛减轻，时仍隐痛，精神好转，舌苔薄白，脉象沉细。

处方：全当归 12g，制狗脊 12g，京赤芍 12g，制川草乌各 6g，炒杜仲 15g，怀牛膝 15g，川续断 15g，何首乌 15g，炒薏仁 30g，生黄芪 30g，桑寄生 12g，粉甘草 6g。又进 3 剂，服用方法同上。

5 月 22 日四诊：腰痛减半，余症均轻，舌质淡，舌苔薄，脉小滑。照上方加制川乌、草乌各 1g，再进 3 剂。

5 月 25 日五诊：腰痛递轻，痛势下移，舌苔薄白，脉小滑。照上方去制川乌，加制乳香、制没药各 6g。

5 月 28 日六诊：又服 3 剂，腰部轻微不适，脉同上，舌平。

处方：生山药 24g，川续断 15g，全当归 12g，炒杜仲 15g，制狗脊 15g，怀牛膝 15g，何首乌 20g，桑寄生 15g，补骨脂 12g，制乳香、制没药各 6g，草豆蔻、春砂仁各 8g（后下），粉甘草 6g。

6 月 2 日七诊：服药 3 剂，自述疼痛、畏寒、怕冷均消失，精神佳，饮食正常，二便调，舌淡红，舌苔薄白，脉滑。上方去补骨脂、何首乌，加草红花 15g，3 剂，间日服 1 剂，巩固疗效。

【按语】本案腰痛年久,反复不愈,乃寒湿夹杂,肾精亏虚所致。《景岳全书·腰痛》:"腰痛证凡悠悠戚戚,屡发不已者,肾之虚也;遇阴雨或久坐痛而重者,湿也;遇诸寒而痛者,或喜暖而恶寒者,寒也;遇诸热而痛及喜寒而恶热者,热也;郁怒而痛者,气之滞也;忧愁思虑而痛者,气之虚也;劳动即痛者,肝肾之衰也。当辨其所因而治之。"腰为肾府,肾主骨生髓,肾之精气亏虚,则腰失所养,故腰酸软无力;劳则气耗,故遇劳加重;寒湿留滞经络,天气寒冷,同气相求,故腰痛加重;阳虚不能温煦筋脉,故手足不温。治以补肾除湿,强腰止痛;药用制川草乌辛苦温,有大毒,归心肝脾经,祛风湿,散寒止痛,效果显著,是治疗寒湿痹证的要药,应配合等量粉甘草,以减轻药物的毒副作用。若用量较大 10 ～ 30g 以上,要先煮 30 ～ 60 分钟,以去毒性。再加入它药;大熟地、何首乌甘微温,归肝肾经,以养血滋阴,补肾填精;炒杜仲、川续断以补肝肾,强腰膝;炒薏仁助脾除湿;怀牛膝补肝肾,强筋骨,通血脉而利关节,性善下走,善治下半身腰膝关节酸痛;大秦艽祛风除湿止痛;全当归养血、补血、活血,使血行痛减;鸡血藤苦甘性温,既能活血,又能补血,且舒筋活络;制乳香、制没药辛散温通,既能活血化瘀,又可行气化滞,二者相须为用,以气行则血行,可增强活血止痛的功效。药证相符,一诊而效,六诊症消,多年痼疾,终获痊愈。

医案 4:阳虚腰痛

徐某,男,51 岁,记者。2003 年 12 月 16 日初诊。

【主诉】腰痛两年,加重 3 天。

【病史】两年前因过劳腰部酸痛,时轻时重,遇劳则发,今家人搀扶来诊,自诉连续几天伏案写作,加之洗澡后受风寒,近 3 天腰痛发作且加重,腰部酸软重坠,喜按喜揉,行走迟缓,不能直立,精神倦怠,畏寒肢冷,阳痿早泄,纳眠尚可,舌质稍暗,舌苔薄白,脉沉。

【中医诊断】腰痛。证属肝肾亏虚,气血瘀阻。

【治法】温肾壮阳,行气化瘀,活血止痛。

【方药】炮附子 5g,全当归 12g,台乌药 5g,上肉桂 2g,菟丝子 12g,川芎片 9g,次沉香 7g,炒杜仲 15g,川续断 12g,粉甘草 6g,制香附 12g,川牛膝、怀牛膝各 15g,6 剂。水煎服,分 2 次温服,每日 1 剂。嘱按时休息,勿劳累,节情志。

12 月 23 日二诊:腰痛明显减轻,不用搀扶,缓慢行走,畏寒肢冷轻,精神较前好，舌质淡暗，舌苔薄白，脉沉。原方去炮附子，加炮草乌6g，散寒止痛，续进6剂，并嘱忌饮酒，忌食猪头肉。

12月30日三诊：腰痛缓解过半，精神好转，纳眠可，舌质淡暗，舌苔薄，脉沉弦。上方加川续断3g，制狗脊3g，枸杞子12g，山茱萸15g，以滋养肝肾，强腰止痛。又进6剂。

2004年1月8日四诊：腰痛痊愈，行走、站立自如，舌质淡稍暗，舌苔薄白，脉滑弦。上方间日1剂，再进6剂。

1月23日五诊：诸症愈，要求提高性功能，遂配服中药颗粒胶囊。

处方：全当归30g，川芎片20g，条蜈蚣6条，上沉香10g，广郁金20g，制香附20g，大蛤蚧1对（去头、足黄酒浸泡1昼夜），炒杜仲30g，川续断30g，怀牛膝30g，净连翘30g，海狗肾1具，春砂仁15g。上药碾粉掺匀装胶囊，分50天服，每天2～3次。

【按语】本案肾精亏虚，加之伏案久坐，外受风寒而致腰痛。《证治汇补·腰痛篇》指出："治腰补肾为先，而后随邪之所见者以施治，标急则治标，本急则治本；初病宜疏邪滞，理经隧，久病宜补真元，养气血。"余据此之理，治以温阳散寒，滋养肝肾，通经活络，化瘀止痛。方中附子为纯阳之品，其性走而不守，上能助心阳以通脉，下可补肾阳以益水，是温补命门之火，温里固阳救逆之要药。还可通行十二经脉，祛寒除湿，温经止痛；上肉桂气味纯阳，辛甘大热，善走肝经血分，大补命门之火，既能温补脾肾阳气，益火消阴，又能温通血脉而散寒止痛；杜仲补肝肾、强筋骨、益精气、强肾志；续断补肝肾、强筋骨、通血脉、止疼痛；菟丝子既能纯补肾阳，又能益阴精；川牛膝、怀牛膝补益肝肾，活血通络，舒筋利痹，引诸药下行而直达病所；乌药辛开温通，上走脾肺，顺气降逆，散寒止痛，下达于肾，温通下元，调下焦冷气，既能通理上下诸气，以疏通气机，又能理气散寒，行气止痛，还能温肾逐寒；沉香行气止痛，降逆调中，温肾纳气；制香附，可下走肝肾，外彻腰足；川芎辛温香窜，走而不守，为血中气药，能活血行气，祛风止痛；当归辛甘温润，以甘温和血，辛温散寒，二药伍用，自制其短而展其长，气血兼顾；甘草调和诸药。全方可使肝肾得补，寒邪得除，气血得通，腰痛自愈。后又以疏肝通络，补肾壮阳之剂，标本兼治，补而不滞，使气血调畅，精气旺盛，阳气渐复；阳事隐患，可望渐愈。

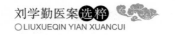

医案 5：湿热腰痛

石某，男，41 岁，工人。2006 年 7 月 12 日初诊。

【主诉】腰痛 1 年余。

【病史】1 年前因劳动汗出，席地休息，后经常腰痛，时轻时重。1 月前，复因空调乘凉，腰部重着，肢体困乏，头脑昏沉，累后更甚，阴雨加重，活动可轻，精神不振，饮食一般，小便短赤，舌质淡，舌苔黄白厚腻，面大，脉滑数。

【中医诊断】腰痛。证属邪留肌肤，湿热蕴蒸，血脉失养。

【治法】清热利湿，通经活络。

【方药】苍术、白术各 15g，薏苡仁 30g，滑石粉 15g，川厚朴 8g，炒黄柏 10g，海风藤 20g，土茯苓 30g，大腹皮 12g，白蔻仁 8g（后下），川牛膝、怀牛膝各 20g，粉甘草 5g。水煎，分两次温服，每日 1 剂。

7 月 16 日二诊：服药 3 剂，变化不大，脉证同上，上方加滑石粉 10g，炒薏仁 10g，炒栀子 12g。6 剂。

7 月 23 日三诊：腰痛缓解，舌质淡，舌苔薄黄稍腻，脉小滑数。上方去川厚朴，加炒杜仲 12g，菟丝子 12g，以补肾强腰，活络止痛。续服 6 剂。

7 月 30 日四诊：腰部重着疼痛减轻过半，头脑昏沉，身体困乏均减轻，精神好转，舌质淡，舌苔薄白，脉小滑略数。治宜：补益肝肾，化瘀止痛。桑寄生 15g，全当归 12g，炒薏仁 30g，台乌药 5g，川芎片 9g，次沉香 7g，炒杜仲 15g，独活 8g，川续断 12g，制狗脊 12g，制香附 12g，川牛膝、怀牛膝各 15g。

9 月 8 日八诊：上方稍有加减服用月余，腰部重着疼痛消失，头清、身爽，精神佳，舌质淡，舌苔薄白，脉小滑。中药 2～3 日 1 剂，继服 5 剂，病告痊愈。

【按语】此案风寒湿邪，蕴结化热，壅于经络，痹阻筋脉，滞留腰脊，发为腰痛，治先清热利湿，行气活络；后又补肾强腰，化瘀止痛。方中炒薏仁甘淡微寒，归脾胃肺经，清湿热，舒筋脉，缓挛急，《本草新编》："薏仁最善利水，不至耗损真阴之气，凡湿热在下身者，最宜用之。"滑石粉性寒而滑，寒能清热，滑能利窍，清膀胱热结，通利水道；土茯苓甘淡渗泻，清利水湿；茅苍术辛苦温，归脾胃经，辛散温燥，祛风湿；焦白术补气健脾，祛湿利水；海风藤归肝经，祛风湿，通经络，和血脉；川牛膝、怀牛膝补肝肾，强筋骨，通血脉，而利关节，引药下行；炒黄柏苦寒，清热燥湿，泻火解毒；诸药合用，清泻湿邪，祛除里热，通经活络，补益肝肾，使湿除、热清、痛消，病愈。

第六节　气血津液病证

一、郁　证

医案 1：抑郁症

曹某，女，29 岁，工人。1986 年 4 月 7 日初诊。

【主诉】性情抑郁两月余。

【病史】患者之夫两个月前突遇车祸身亡，患者获悉后，突发晕厥，不省人事，经抢救苏醒。后不愿与人说话，不敢自己单独上街，害怕恐惧，精神恍惚，夜难入眠，服镇静剂效不佳，症状持续加重。刻下症见：表情淡漠，情志抑郁，时时叹息，心烦易怒，心情悲伤，不欲饮食，夜寐时醒，失眠，每晚临睡前服舒乐安定 2 片方可入睡 2 小时，多梦易惊，舌质淡，舌边瘀点，舌苔薄白，脉细弱。

【中医诊断】郁证。证属肝气郁滞，痰热扰心。

【西医诊断】抑郁症。

【治法】疏肝解郁，化痰安神。

【方药】温胆汤加味。广陈皮 10g，姜半夏 10g，朱茯神 20g，炒枳实 10g，姜竹茹 10g，生龙骨、生牡蛎各 30g，广郁金 12g，天竺黄 8g，石菖蒲 10g，柏子仁、炒枣仁各 12g，琥珀粉 8g。6 剂，水煎分 2 次温服，每日 1 剂。

4 月 14 日二诊：服药夜能寐 4～5 小时，心烦稍缓解，脉舌同前，上方加紫丹参 20g，草红花 12g。

4 月 21 日三诊：心情较前大有好转，食增，舒乐安定改为每晚 1 片。上方加焦远志 10g。

4 月 28 日四诊：诸症已消大半，舌质淡，舌边瘀点渐消，舌苔薄白，脉细滑，上方加紫丹参 10g，朱茯神 10g。

5 月 5 日五诊：诉舒乐安定已停服，每晚能寐 6～7 小时，精神好，诸症消，舌质淡，舌苔薄，脉细滑，仍守上方 7 剂，隔日 1 剂，以巩固疗效。

【按语】《医述》曰："气以壮胆，邪不能干，胆气虚则怯，善太息，或

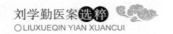
数谋而不能决。"胆为木，为清净之腑，善温和而主生发，寄附于肝，与肝互为表里，胆虚用怯，木郁不达，脾土壅滞，湿留生痰，而成斯证，故以温胆汤加味，以清胆化痰，理气解郁，宁心安神为正治，故病情能迅速缓解而愈。

医案2：精神分裂症

时某，女，36岁，农民。2013年3月14日初诊。

【主诉】幻听、急躁7年。

【病史】患者于7年前生气后出现幻听、记忆力下降、头蒙。患者幻听多在听到噪音后发生，在我市精神病医院诊断为精神分裂症，经西医治疗症状消失，后患者自停西药。两年前幻听再发，自觉有人在周围嘲笑、谋害自己，尤其是有噪音时症状严重。家属带其就诊时患者不自知发笑，舌淡，稍红，脉沉。平素月经错后。

【中医诊断】郁证。证属痰气互结。

【西医诊断】精神分裂症。

【治法】疏肝解郁，镇心安神。

【方药】生龙骨30g，生牡蛎30g，焦远志12g，炒栀子12g，桂枝6g，炒白芍12g，柴胡9g，黄芩12g，半夏10g，广陈皮9g，茯神15g，炒枳壳10g，竹茹10g，甘草5g。6剂，水煎服。

3月22日二诊：头蒙、幻听好转，夜眠正常，仍不自觉发笑，夜深静时幻听。上方去桂枝、白芍。加全蝎10g，黄芩3g，蜈蚣3条。12剂。

4月22日三诊：患者自己来诊，诉幻听消失。上方加炒枳壳2g。10剂。

5月6日四诊：患者仍有头蒙。幻听幻觉消失未发。余无明显不适。上方加天麻10。10剂。

5月20日五诊：头蒙消失，无明显不适。收方12剂。

【按语】郁证多因各种原因导致情志不舒、气机郁滞所致，以心情抑郁、情志不宁、易哭易怒、沉默不语等为主要临床表现，临床表现各不相同。本案患者于生气后发病，符合该病的病因病机，情志不舒，肝气郁结，痰湿渐成，诸症多因痰作祟，痰迷清窍则头目不清，痰迷心窍则幻视幻听，记忆力下降，不自知发笑肝风内动的表现。柴胡加龙骨牡蛎汤出自《伤寒论》第107条，伤寒八九日，下之，胸满烦惊，小便不利，谵语，一身尽重，不可转侧者，柴胡加龙骨牡蛎汤主之。方中柴胡、黄芩、半夏、云茯苓、远志疏肝解郁，清热化痰，宁心安神，龙骨、牡蛎镇心安神，同时可敛浮散之心气，炒枳壳，竹茹、广陈皮燥湿化痰，疏肝理气。患者不自主发笑是肝风内动的征象，加全蝎、蜈蚣平息肝风。

医案 3：梅核气

王某，女，50 岁，家庭妇女。1987 年 6 月 17 日初诊。

【主诉】咽部异物感 3 月余。

【病史】3 个月前与人生气后，时感咽部憋胀，似有拳头大小一东西，发噎，吐之不出，咽之不下，若用凉水冲下，似觉从咽喉掉下后，落入胃脘，又立即出现，一日犯五六次。伴口苦干。舌质稍红，舌苔黄白湿，脉短滑。

【中医诊断】梅核气。证属气滞痰郁。

【治法】降逆行气，化痰散结。

【方药】半夏川厚朴汤合旋覆代赭汤加味。姜半夏 17g，川厚朴 8g，杏仁泥 10g，旋覆花 12g（布包），代赭石 12g，炒枳壳 12g，紫苏梗 12g，降香梢 7g，粉甘草 8g。水煎，分 2 次温服，每日 1 剂。

6 月 23 日二诊：服药 2 剂，诸症已消，仅感咽部略闷，口苦，舌脉同上。照上方加草红花 9g，水煎温服 2 剂。咽闷，口苦消失，疾病告愈。

【按语】"梅核气"多由七情郁结，气机不畅，气滞痰凝，上逆于咽喉之间所致。《金匮要略·妇人杂病脉证并治》曰："妇人咽中如有炙脔，半夏厚朴汤主之。"本案予以半夏厚朴汤与旋覆代赭汤合方加减化裁，以行气散结，燥湿除满，加炒枳壳、杏仁泥、降香梢、草红花宽胸理气，活血舒郁，功效更著。临证实用经方，能臻出神入化之境。

二、消 渴

医案 1：糖尿病

剂某，男，47 岁，农民。2011 年 11 月 21 日初诊。

【主诉】口干多饮伴乏力 1 年，加重 1 周。

【病史】近 1 年来时感口干多饮，周身乏力。1 周前劳累后症状加重，口干口苦、多饮、多尿、四肢酸困无力，腰痛。舌质红，苔黄腻，脉滑数。化验早餐前空腹血糖 7.1mmol/L，三酰甘油 2.1mmol/L。饮酒史 10 余年，平均每日饮白酒 3～5 两。

【中医诊断】消渴。证属气阴两虚，兼有血瘀。

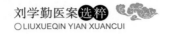

【西医诊断】糖尿病。

【治法】益气养阴，兼清里热，化瘀通络。

【方药】玄参30g，生地20g，茅苍术30g，生黄芪30g，水蛭6g，当归20g，柴胡9g，枸杞子20g，制山茱萸20g，炒栀子10g，川黄连6g。6剂，水煎服，日1剂。

11月28日二诊：口干多饮减轻，仍口苦，苔腻，上方去当归、柴胡、枸杞子，加金银花30g，净连翘30g，白花蛇舌草30g。6剂，煎服。

12月5日三诊：右胁不适，彩超示"肝硬化"。上方去栀子，加鬼箭羽15g，以活血化瘀，通经活络，解毒消肿。

12月5日四诊：诸症均减，口干口苦，多饮多尿消失，右胁稍有不适。舌质暗，苔白腻，脉弦。重新开方如下。

处方：茅苍术30g，清半夏10g，川厚朴6g，泽泻30g，山楂30g，黄连30g，太子参30g，决明子20g，生麦芽30g，红花15g，丹参30g，广陈皮9g。6剂。

【按语】患者嗜酒10余年，酒性辛辣，易化火伤阴，阴伤则口干多饮；湿热之毒内蕴，湿聚腰府，则腰痛；舌红、苔黄、脉数为湿热内蕴之症。患者初诊病机错综复杂，气阴两虚为本，瘀热胶结为标。故以玄参、生地滋阴润燥，凉血活血，山药益气生津，补脾肺肾，茅苍术燥湿健脾，生黄芪益气养阴，水蛭破血逐瘀；当归补血活血，兼有润肠；柴胡和解肝胆，枸杞子滋肾养阴，山茱萸滋补肝肾，栀子、黄连燥湿解毒，清心除烦。全方扶正祛邪同施，滋阴与利湿共用。二诊苔腻仍明显，则加金银花、净连翘、白花蛇舌草清热解毒兼活血化瘀；三诊以鬼箭羽易栀子是为加强解毒消肿之功。四诊热毒已祛，痰瘀胶结仍在，结于右胁，络气不通，则右胁有不适感，故以化痰祛瘀散结为治则，以茅苍术、川厚朴、半夏，健脾燥湿化痰，山楂、红花、丹参活血化瘀，泽泻、广陈皮利湿化痰，决明子清肝润肠，太子参益气扶正，又可坚阴。则全方可达化痰泄浊、祛瘀散结之效。

医案2：消渴、痤疮

韩某，男，25岁，业务员。2012年1月30日初诊。

【主诉】多食易饥、口干多饮及痤疮1年。

【病史】近1年来无明显诱因患者出现多食易饥，口干多饮，自觉容易"上火"，心热，食欲旺盛，食量多，但形体偏瘦，面部痤疮，反复发作。化验血糖正常，舌质暗红，中部裂纹，苔白腻，脉细滑数。

【中医诊断】消渴。证属脾虚湿聚，痰阻津亏。

【治法】燥湿健脾，清热散结。

【方药】太子参 30g，茅苍术 10g，焦白术 10g，云茯苓 20g，清半夏 10g，广陈皮 10g，天花粉 30g，石斛 15g，麦门冬 20g，川楝子 9g，诃子肉 9g，粉甘草 6g。6 剂，水煎服，日 1 剂，分 2 次口服。

2 月 7 日二诊：服上方 6 剂，口渴多饮好转，多食易饥较前减轻，面部痤疮未见新发，舌脉同前。守上方加茅苍术 10g，焦白术 10g，6 剂，水煎服，日 1 剂，分 2 次口服。

2 月 13 日三诊：药后多食易饥及面部痤疮均消失，舌质暗红，中部裂纹，苍白，可见苔面芒刺，脉滑稍数。查腹部彩超示"双肾下极结石，直径 5mm。"

处方：云茯苓 15g，清半夏 15g，竹茹 10g，炒枳壳 12g，金钱草 30g，海金沙 30g，穿山甲 8g，牡丹皮 10g，赤芍 20g，威灵仙 20g，甘草 3g。6 剂，水煎服，日 1 剂，分 2 次口服。

【按语】患者为青年男性，喜食肥甘辛辣，不喜饮水，则致胃阴亏虚，阴虚火旺，则多食易饥，食欲旺盛；火盛伤阴，则口干多饮；火邪上扰，热毒偏胜，则自感"心热"，面部痤疮反复发作；肠燥津枯，则大便质干，舌红、裂纹、苔腻、脉细滑数为阴虚火旺兼痰湿内阻之象。首诊以六君子汤（太子参易党参）健脾和胃，天花粉、石斛、麦门冬滋阴降火，益胃生津，川楝子疏肝理气而不伤阴；诃子肉利咽开音，兼可涩肠，以防滋补太过而导致泄泻；粉甘草生津止渴，兼可调和诸药。全方化湿与补阴同用，补气与理气并行，考虑周详。

该患者中医诊断为"消渴病"，意为"消谷善饥，烦热口渴"。虽然中医之"消渴"大多属于现在医学之"糖尿病"，但也有不属于糖尿病，而仅表现为多饥、多食、多尿症状者，故该病为症状命名性疾病，凡有主症表现均可诊为该病。该患者即是经现代医学检测而排除糖尿病者。至于三诊乃针对其"双肾下极结石"而定，以金钱草、海金沙排石通淋，穿山甲、牡丹皮、赤药凉血活血，威灵仙祛风通络兼可消痰，以利排石。

医案 3：2 型糖尿病合并便秘

李某，女，68 岁，市民。2007 年 5 月 15 日初诊。

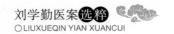

【主诉】发现糖尿病 12 年，口干、腹胀、便秘 3 年。

【病史】12 年前体检发现 2 型糖尿病，未治疗。近 3 年来血糖控制不理想，经常偏高，大便干结反复发作，3～5 日 1 次，曾使用"番泻叶、开塞露"等对症治疗，便秘逐渐加重。现空腹血糖 12.4mmol/L，伴见形体消瘦，口干多饮，腹胀纳差，烦躁。舌淡、苔薄乏津，脉细涩。

【中医诊断】消渴、便秘。证属脾虚肠燥。

【西医诊断】2 型糖尿病合并便秘。

【治法】健脾益气，润肠通便。

【方药】理中汤加味。党参 30g，干姜 9g，炙甘草 9g，生白术 30g，当归 30g，肉苁蓉 30g，天花粉 15g，生地 24g。5 剂，日 1 剂，水煎，分温 2 次服。

1 周后复诊，诉便秘明显减轻，但仍腹胀口渴，遂以上方加枳实 9g，粉葛根 18g，生山药 15g。服药 10 剂后，大便每天 1 次，排便顺利，继续巩固治疗 1 个月，同时调整降血糖药物，诸症消失，查空腹血糖 5.9mmol/L，病情渐趋稳定。

【按语】《伤寒论章句》称理中汤为"温补中土之第一方也"。方中人参味甘，益气健脾补肺，生津止渴，炙甘草味甘性平，健脾益气、缓急止痛，二药相伍，甘以和阴；白术《药性本草》言其"味甘，辛，无毒"，长于补气健脾，干姜味辛而温，二药相伍，辛以和阳；又有人参一味冲和，可化燥气，温而不伤津；干姜能走能守，可以鼓舞参、术之健运，行甘草之迂缓，使补而不滋腻，奠定中土，振奋中气，运化正常，则大便可不攻自通。又有《侣山堂类辨》从方注"渴欲得水者加术"悟出此方大生津液，使组方之意向深处更引一层。故此方治疗糖尿病患者中焦虚寒，运转失常而致的便秘甚为合拍。但不同病人津亏、脾虚、肠燥的程度有轻重之异，病程有长短之分，若以理中汤概而统之，实难收效，常需灵活变通，加减化裁。便秘甚者，可加当归、肉苁蓉、郁李仁等富含膏脂之品以温润大肠，亦可加大生白术用量，可达 60g 以上；腹胀明显者，酌加枳实补中行滞；气虚甚者加生黄芪，渴甚者加天花粉、干生地、粉葛根等。本方多煎汤内服，长期调理，意在使药效稳定发挥，促进患者排便规律的重新建立，提高综合治疗效果。此与一般通便药只能暂时缓解症状大有不同，不但可使大便得通而不伤正气，也有利于控制糖尿病患者的其他症状，对降低血糖、血脂、血压等均有益处，比单纯降低血糖有事半功倍之效。

医案4：糖尿病、乳腺增生

李某，女，51岁，干部。2012年5月7日初诊。

【主诉】口干多饮、两乳胀痛十余年，伴头晕、下肢肿1年。

【病史】近十余年来患者口干多饮，两乳胀痛，外院诊为"糖尿病、乳腺增生"，未系统治疗。近1年来伴头晕、下肢水肿。1周前化验AFP、CEA均正常，血糖8.65mmol/L，TG2.43mmol/L。彩超：脂肪肝。脉沉偏硬，舌质淡红，舌尖红，可见瘀点，苔白薄。

【中医诊断】消渴、乳癖。证属气滞血瘀，肝肾阴虚。

【西医诊断】糖尿病、乳腺增生。

【治法】健脾益肾，活血散结。

【方药】苍术20g，水蛭8g，穿山甲9g，玄参30g，川黄连9g，鬼箭羽15g，山药30g，生黄芪30g，赤芍30g，败龟甲、制鳖甲各30g，炒枳壳12g，当归20g。15剂，颗粒剂，每日1剂，分2次冲服。

5月25日二诊：餐前血糖于服药后降至5.69mmol/L，两乳胀痛减轻，头晕减轻，下肢仍微肿，形体偏胖。上方去苍术、柴胡、玄参、鬼见羽、山药、炒枳壳，加炒苍术、焦白术各20g，淡猪苓、云茯苓各30g，汉防己30g，泽泻30g，郁金20g，槟榔9g，15剂颗粒，用法同前。

【按语】患者素性急躁，怫郁伤肝，肝气不疏，气滞血瘀，结于两乳，发为乳癖，或胀或痛；肝风上扰，则头晕；肝肾同亏，则下肢水肿；阴虚日甚，发为消渴；气滞血瘀交阻，结于胁下，发为"肝癖"（脂肪肝）。方中苍术燥湿健脾，水蛭破血、逐瘀、通经，现代研究其有较好的溶栓、抗凝和降脂、降糖作用。穿山甲具有活血散结、消痈溃坚、通经下乳之功，为治乳癖要药；玄参滋阴养血活血，鬼箭羽破血通经，山药、生黄芪补气行血，当归、赤芍养血活血，炒枳壳疏肝理气。

该病案乳癖、消渴、水肿、肝癖、眩晕多病交杂，但究其病理机制不外血瘀水停，病久则肝肾受损。肝肾之虚以阴虚为主，故见阴虚血瘀之象；同时现水湿内停之症，虚实夹杂，阴虚、血瘀、水停交织。首诊以水蛭、甲珠、鬼箭羽破血散结，并以山药、生黄芪等补气健脾，以达"扶正祛邪"之功。二诊时病机重点为脾肾两虚，湿困下焦，故以消水汤去川、怀牛膝，加郁金、槟榔疏肝理气，消积化滞。该病案充分体现了中医"异病同治"、辨"证"论治的治疗特点和诊断思路。

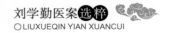

三、汗 证

医案 1：营卫不和自汗

史某，男，31 岁，教师。1995 年 5 月 8 日初诊。

【主诉】多汗两年。

【病史】两年前患者不明原因出现自汗，时轻时重，遇劳则发，伴有头晕健忘，湿透外衣，乏力倦怠，夜寐多梦，烦躁不安，汗出不止。舌质淡，苔薄白，脉沉滑。

【中医诊断】自汗。证属表虚不固。

【治法】调和营卫，固表止汗。

【方药】桂枝加龙骨牡蛎汤加减。桂枝尖 9g，炒白芍 24g，生龙骨 20g，生牡蛎 20g，麻黄根 10g，生黄芪 30g，琥珀粉 6g，五味子 9g，炒枣仁 20g，焦远志 10g，防风 10g，红枣 2 枚，生姜 2 片。水煎服，每日 1 剂，分 2 次温服。

5 月 13 日二诊：服上药 5 剂后，自汗明显减少，头晕轻，全身较前有力，效不更方，上方稍加更改，生黄芪量加至 40g，生龙骨量加至 30g，生牡蛎量加至 30g。

5 月 20 日三诊：服上药 6 剂后，自汗愈，诸症皆减。嘱继服 6 剂停药观察。两年来未再出现本证。

【按语】《内经》："阳在外，阴之使也；阴在内，阳之守也。"本案紧抓"伤寒太阳桂枝汤证有自汗出"这一关键。夫营卫者，人体之阴阳也，宜相将而不宜相离也，营卫协和，则阴阳协调，卫为之固，营为之守，营阴不能内守卫阳则发热，卫阳不能外护营阴则汗出，卫阳被遏故全身发凉，夜半乃阴阳交会之时，今营卫不和故半夜则发病。《伤寒论》曰："病人脏无它病，时发热自汗出而不愈,此卫气不和,先其时发汗则愈,宜桂枝汤。"故予以调和营卫，固表敛汗予以治疗，方选桂枝加龙骨牡蛎汤，桂枝助卫阳，炒白芍益营敛阴，姜枣补脾和胃，生龙骨、生牡蛎一则收敛营阴，二则固护心肾精气，汗为心之液，长期汗出，致使津液亏损，心失所养则失眠、梦多，故用酸枣仁、焦远志、琥珀粉以养心、镇静安神。卫阳不能固外，则营阴不能守于内，故汗出不止；清阳不能上奉于清窍，故头晕健忘；汗出过多，伤津耗液，用本方加重黄芪固表敛汗；桂枝汤是用以调和营卫；辅以五味子、麻黄根、生龙骨、生牡蛎收敛固涩，诸药合用以增强益气固表敛汗之作用。药证相符，故前后服药 17 剂告愈，且远期疗效巩固。

医案 2：肺肾两虚自汗

韩某，女，69 岁，市民。2012 年 5 月 11 日初诊。

【主诉】多汗伴右侧肢体麻木半年余。

【病史】8 个月前因心悸不安在淮河医院行"心脏造影"检查提示"冠心病"，头颅 CT 检查提示"脑梗死"。之后渐出现多汗症状，伴右侧肢体麻木，在北京、郑州多家医院求诊，化验甲状腺功能正常。遍服中医药物，疗效均不理想，病情反而加重。现症：阵发性汗出，昼夜均发，休息时亦发，活动后加重，右侧肢体先出汗，继而全身大汗淋漓，汗出如洗，每天需更换秋衣 3~5 次，汗后畏寒怕冷，自觉肢体发凉，右上肢明显，来诊时已进入初夏，患者右侧上下肢分别穿厚棉袖套及棉裤（昼夜均穿，汗出时脱去，汗退后穿上），左侧着单衣。神困思睡，食欲不佳，二便尚调。高血压病史 10 年，现服药控制尚可。形体偏胖，体重 85kg，舌质淡红发紫，苔黄厚腻，脉沉偏硬。

【中医诊断】自汗症。证属肺肾两虚，营卫失和。

【治法】益气固表止汗。

【方药】生黄芪 30g，生龙骨、牡蛎各 30g，柴胡 10g，清半夏 10g，黄芩 10g，桂枝 8g，炒白芍 12g，杏仁泥 10g，防风 10g，苍术、白术各 10g，全蝎 10g，川黄连 6g，天麻 15g。6 剂，水煎服，日 1 剂，分 2 次口服。

5 月 18 日二诊：药小效，出汗仍多，汗出后畏寒减轻，早晚及夜间需戴棉套，白天已可脱去棉套。上方去桂枝、白芍、全蝎、黄连、天麻，加苍术、白术各 10g，生龙骨、生牡蛎各 10g，净萸肉 30g，姜川厚朴 9g，焦远志 12g，柏子仁 15g，太子参 40g，生黄芪 20g。12 剂，水煎服，日 1 剂，分 2 次口服。

7 月 16 日三诊：上方稍作调整，共服 20 余剂，出汗较前减轻，右下肢棉套已脱去，右上肢棉套穿戴次数减少。仍觉右侧肢体麻木，行走无力，腹胀。头颅核磁共振检查提示"多发额叶及基底节腔梗"。调整处方。

黄芪 50g，生龙骨、生牡蛎各 40g，苍术、白术各 10g，党参 12g，防风 10g，黄芩 15g，柴胡 10g，清半夏 10g，净萸肉 30g，焦远志 12g，炒枳壳 12g，槟榔 6g。4 剂，水煎服，日 1 剂，分 2 次口服。

7 月 20 日四诊：全身汗出稍减，右侧肢体出汗仍明显，汗后右侧肢体发冷发凉，化验雌二醇 1.2pg/mL，卵泡刺激素 32.92mIU/mL，均明显降低。胃脘胀满，脉沉，舌质淡暗，苔白稍厚。改用温阳益肾法治之。

处方：仙茅 9g，仙灵脾 9g，菟丝子 30g，净萸肉 30g，枸杞子 30g，生山药 20g，丹皮 10g，黄芪 50g，苍术、白术各 10g，生龙骨、生牡蛎各 30g，炒枳壳 12g，春砂仁 9g。6 剂，水煎服，日 1 剂，分 2 次口服。

8 月 6 日五诊：共服上方 14 剂，汗出明显减少，畏寒怕冷减轻，棉套基本祛除。乏力减轻。上方稍调整应用。

处方：仙茅 15g，仙灵脾 15g，菟丝子 30g，净萸肉 30g，枸杞子 30g，苍术、白术各 20g，生龙骨、生牡蛎各 30g，防风 10g，黄芪 60g，炒枳壳 12g，春砂仁 9g，上肉桂 6g。6 剂，水煎服，日 1 剂，分 2 次口服。

8 月 24 日六诊：服上方 12 剂后症状基本消失，汗出大减，畏寒怕冷已不明显，未再佩戴棉套。不需每天多次更换衣物。近一周停药后自觉汗出、怕冷、右侧肢体麻木症状又有反复，程度较初诊时轻。以上方稍作加减巩固治疗。

处方：仙茅 12g，仙灵脾 12g，菟丝子 30g，净萸肉 30g，枸杞子 30g，苍术、白术各 20g，生龙骨、生牡蛎各 40g，防风 10g，黄芪 60g，全蝎 10g，制马钱子 0.9g，甘草 6g，蜈蚣 4 条。6 剂，水煎服，日 1 剂，分 2 次口服。

【按语】该患者以自汗来诊。素体虚弱，心脑俱病后体虚更甚，耗伤肺气，因肺与皮毛有着表里相合的关系，肺气不足之人，肌表疏松，表卫不固，毛窍开泄而汗出增多。复加久病重病，阳气虚衰，不能敛阴，卫外不固而汗液外泄。因既有肺卫不固，又有营卫不和，治疗需益气固表，兼顾调和营卫。方中生黄芪、炒苍术、炒白术、防风为"玉屏风散"，益气固表；桂枝、白芍调和营卫；柴胡、黄芩、半夏和解少阳，疏解半表半里之邪；生龙骨、牡蛎收敛止汗；杏仁泥引药入肺经；全蝎祛风通络止痛；黄连解毒燥湿；天麻入脑通络，祛风化痰。至三诊后恶寒减轻，汗出仍多。《丹溪心法·自汗》曰："自汗属气虚、血虚、湿、阳虚、痰。自汗之证，未有不心肾俱虚而得之者。"故调整治则为补肾填精，以仙茅、仙灵脾、菟丝子温肾壮阳，净萸肉、枸杞子补益肝肾，收敛止汗。阳虚得补，则自汗渐止。应该强调的是，汗证病因多种，病象各异，但以属虚者较多。一般自汗多为阳虚，盗汗多为阴虚。但也有自汗属阴虚，盗汗属阳虚者。不能仅凭自汗、盗汗一证判定阳虚或阴虚，应四诊合参做出正确诊断。临床上因热致汗多为阳证、实证；因寒致汗多为阴证、虚证。汗证的治疗主要根据"虚者补之，脱者固之，实者泄之，热者寒之，寒者热之"的原则进行治疗。

医案 3：气虚自汗

刘某，男，52 岁，干部。2003 年 5 月 16 日初诊。

【主诉】乏力、自汗两年余。

【病史】两年前不明诱因出现经常出汗，开始微汗，后来汗出越来越多，尤其是讲话时，汗湿透衣，大汗淋漓，头面如洗，求诊诸多医家。汗出时轻时重，观患者体形胖，面色不华，神疲乏力，寐差多梦，伴头晕、气短，时有心慌，胸闷不适。观其舌质淡，舌体较大，舌边齿痕，舌苔薄白，脉滑无力。

【中医诊断】自汗。证属气虚不固。

【治法】益气固表，敛汗安神。

【方药】玉屏风散加味。生黄芪 20g，焦白术 9g，防风 10g，焦远志 12g，柏子仁 12g，山茱萸 20g，生龙骨 30g，生牡蛎 30g，五味子 9g，茯神 20g，炒枣仁 20g，炙甘草 6g。6 剂，水煎服，每日 1 剂，分 2 次温服。

5 月 24 日二诊：服上药 6 剂后，汗出减轻大半，精神有所好转，心慌，气短明显减轻，饮食增加，睡眠可，舌质淡，苔薄白，脉滑。上方加生黄芪 10g，焦白术 3g。以继续治疗。

6 月 2 日三诊：上方又服 6 剂后，汗出基本停止，唯有劳累后轻微汗出，精神佳，心慌，气短，神疲乏力已消失。舌质淡，苔薄白，脉滑。守 5 月 24 日方，加山茱萸 10g，茯神 10g。又服 6 剂，以善其后。

随访两年，诸症皆平。

【按语】《素问·宣明五气》篇曰："五脏化液，心为汗。"《证治要诀·盗汗自汗》说："其无病而常自汗出，与病后多汗，皆属表虚，卫气不固，荣血漏泄。"张秉成在《成方便读》曰："大凡表虚不能卫外者，皆当先建立中气。"故以焦白术之补脾建中，脾旺则四脏之气皆得受其荫，表自有固而邪不干，用生黄芪固表益卫，得防风之善行走者，其功益彰则黄芪自不虑其固邪，防风亦不虑其散表。心之所忆谓之意，太子参、茯神调中之药，以存其意；炒枣仁安其神定其志；五味子宁静之药而安其魂，《内经》："汗为心之液。"汗出过多，伤及心神，故失眠多梦，汗出过多伤津耗液故神疲乏力，用柏子仁、焦远志养心神，和诸药之入心而安神明，山茱萸味酸入肝，补罢极之本，以温涩敛汗。全方共奏益气固卫，养心敛汗以收全功，达到药到病除的疗效。

医案 5：肺卫不固自汗

赵某，女，62 岁。2012 年 9 月 7 日初诊。

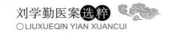

【主诉】多汗、怕冷、反复感冒 10 余年。

【病史】10 余年来畏寒怕冷，汗出量多，自觉体虚，反复感冒，春秋季节交替时易发，近半年感冒 4 次。间断失眠。现觉周身发凉，畏寒怕风，头晕，饮食及二便尚调。脉弦硬偏数，舌质淡红，苔薄黄。原有"高血压、糖尿病"病史 10 余年，服药控制血压、血糖尚可。

【中医诊断】自汗。证属肺卫不固，营卫不和。

【治法】调和营卫，益气固表。

【方药】玉屏风散合小柴胡汤加减。太子参 30g，软柴胡 6g，嫩黄芩 15g，防风 10g，清半夏 10g，焦白术 10g，生龙骨、生牡蛎各 30g，田三七 10g，山茱萸 20g，生黄芪 30g，枸杞子 20g，春砂仁 9g（后下）。6 剂，颗粒剂，日 1 剂，分 2 次冲服。

2013 年 3 月 8 日二诊：因"高血压"来诊，诉共服上方 12 剂，多汗、怕冷、失眠、易感冒均好转，近半年未感冒。

【按语】患者年余六旬，天癸已竭，肾气衰惫，正气不足，肺卫失固，故畏寒怕冷，正所谓"阳虚则外寒"；营卫不和，肺为娇脏，易于受邪，故易患感冒；脾气亏虚，脑窍失养，则体虚、头晕；阳气亏虚，失于温煦，则周身发凉。故治以益气和营、祛风止汗之法。药用太子参补气养阴，健脾生津；防风祛风解表，半夏理气降逆；焦白术健脾燥湿，生龙骨、牡蛎固表敛汗；三七活血止血，枸杞子、山茱萸益肾填精；春砂仁化湿和胃；生黄芪益气实卫，扶正固表。但患者在体虚畏寒、畏风怕冷等一派虚象同时，其脉弦硬偏数，其苔薄黄，为虚中夹实之征，故以小柴胡汤疏解半表半里之邪，药用柴胡和解少阳，通达表里，疏肝升阳；嫩黄芩主入少阳，可燥湿解毒。纵观全方，解表、清里、温阳、扶正，一举多得，使正气来复，邪气得除。

医案 6：头汗

张某，女，43 岁，工人。1998 年 10 月 6 日初诊。

【主诉】头部多汗 1 年。

【病史】患者 1 年前不明诱因出现头部汗出，遇情志紧张或劳累后汗出加重，心情烦躁，入夜尤甚；1 周前因连续加班，出现头部汗出如洗，逐渐加重，服用六味地黄丸症状不减，遂来我院门诊治疗。症见：头部昏沉，急躁易怒，自觉有热气上冲至头颠顶部，时畏寒肢冷，腰部酸软，食少便溏，睡眠欠佳，时有多梦。舌质淡红略暗，有散在瘀斑，舌苔薄白，脉小滑。

【中医诊断】头汗。证属命门火衰，虚阳上越。

【治法】化瘀降逆，止汗潜阳，引火归原。

【方药】全当归 12g，草红花 12g，怀牛膝 15g，代赭石 12g，炒栀子 12g，上肉桂 2g，净萸肉 20g，生龙骨 20g，生牡蛎 20g，防风 10g，琥珀粉 10g，粉甘草 6g。水煎服，每日 1 剂，分 2 次温服。

10 月 15 日二诊：服上药 5 剂后，自觉头部汗出大减，烦躁有所好转，情绪不易激动，睡眠较前好转，舌质稍红淡暗，瘀斑减少，舌苔略黄。上方加生龙骨 10g，生牡蛎 10g，续服 6 剂。

10 月 22 日三诊：患者来诊非常高兴，述头部汗出已消失，心情舒畅，精神可。舌质淡红，散在片状瘀斑已消失，舌苔薄，脉滑稍数。上方加山茱萸 10g，上肉桂 1g，以资巩固其疗效。继服 6 剂，诸症皆消，病告痊愈。

【按语】本案是以命门火衰，虚阳外越而引起的自觉有热气上冲至头颠顶部所致的头汗症，兼有气血瘀滞上焦，清阳不达则引起头汗，郁滞日久而化火，则胸中烦热，心悸不眠，急躁易怒。本方以全当归、草红花、怀牛膝均为活血化瘀药，又入阴分，具有养血滋阴，祛邪而不留邪；代赭石苦寒归肝心经，能平肝潜阳，降逆；炒栀子苦寒，有泻火除烦，清热利湿解毒；琥珀粉甘平，有定惊安神，活血散瘀；怀牛膝苦酸平，归肝肾经，擅苦泄下降，能引血下行，以降上炎之火；和生龙骨、牡蛎相配起到潜阳摄阴，镇肝熄风；山茱萸以滋养肝肾，收敛止汗以固本，上肉桂辛甘热，归肾、脾、心、肝经，有补火助阳，温通经脉，该药用量较轻是取少火生气之意，从少阳纳气归肝，以温肾阳补下焦命门之火。全方共凑化瘀降逆，止汗潜阳，清心除烦，引火归原之效。

医案 7：阳盛阴虚自汗

王某，女，47 岁，工人。1985 年 9 月 14 日初诊。

【主诉】烦躁、多汗两年余。

【病史】近两年心烦，自汗，反复发作，病情时轻时重，曾服用中西药治疗均未见明显疗效。自汗症状逐渐加重半月余，汗出时周身有烧灼感，自觉有股热气从腹部上至面部，心里急躁，倦怠乏力，口干渴，溺黄灼热。舌质红，无苔，脉滑数。

【中医诊断】自汗。证属热邪上扰，阳盛阴虚，表虚不固。

【治法】滋阴泻火，固表止汗。

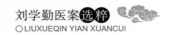

【方药】生黄芪 30g，川黄连 7g，盐黄柏 10g，全当归 12g，防风 10g，五味子 10g，生龙骨 20g，生牡蛎 20g，麻黄根 9g，干生地黄 15g，粉丹皮 12g，粉甘草 6g。水煎服，每日 1 剂，分 2 次温服。

9 月 20 日二诊：服上药 6 剂后，汗出时间缩短，自觉烧灼感减轻，烦躁较前缓解，舌质偏红，苔少，脉滑稍数。余证同前。上方加炒白芍 15g，生黄芪 10g。继续服用。

9 月 27 日三诊：再服上药 6 剂后，汗出已基本痊愈，身热心烦已除，口干、口渴已缓解。舌质淡红，舌苔薄白，脉滑。上方再服 7 剂以巩固疗效。

先后共服 19 剂，自汗愈，诸症除。

【按语】《景岳全书·汗证》曰："阳证自汗或盗汗者，但察其脉有火或夜热烦渴，或便热喜冷之类，皆阳盛阴虚也。"以口渴，面赤，小便黄，脉来数均可见于热邪壅盛；阴虚阳盛则卫外之阳乘虚陷入阴中，表液失其固卫，则汗出。全当归、炒白芍养阴柔肝；川黄连、炒黄柏以清热泻火，生黄芪以益气固表止汗，汗出不止，可用加倍生黄芪以起到固表之功。本病以热邪上扰，阳蒸阴分，如不泻火，阴不能内存；故治疗首先清热泻火，滋阴固表，用釜底抽薪之法，则邪去正安，阴能内守而自汗自止。

医案 8：多汗

唐某，男，58 岁。2009 年 2 月 2 日初诊。

【主诉】多汗 8 年，加重 2 个月。

【病史】患者近 8 年来白天动则出汗，头部明显，近 2 月症状加重。昨日感冒发热，咳嗽，汗出增多。舌质紫暗，舌下静脉瘀紫，苔黄白。脉沉滑。

【中医诊断】自汗。证属营卫不和，卫外不固。

【治法】调和营卫，固表止汗。

【方药】桂枝 6g，红花 15g，桃仁 10g，防风 10g，生龙骨、生牡蛎各 30g，白术 8g，黄芩 15g，黄芪 30g，当归 12g，青蒿 15g，鳖甲 30g，春砂仁 8g，甘草 6g。6 剂，水煎服。

2 月 13 日二诊：上虚，头上出汗较多，动则明显，舌质淡，苔薄黄，脉沉小滑。

处方：红花 12g，麻黄根 9g，浮小麦 50g，生龙骨、生牡蛎各 30g，黄芪 30g，防风 10g，焦远志 12g，白术 8g，炒栀子 12g，山茱萸 30g，春砂仁 9g。6 剂，水煎服。

2月23日三诊：白天动则出汗，舌质淡暗，脉沉小滑。

处方：黄芪40g，防风12g，焦白术10g，生龙骨、生牡蛎各40g，山茱萸30g，怀牛膝20g，半夏10g，焦远志12g，柏仁、枣仁各14g，春砂仁9g，木瓜10g，炙甘草8g。6剂，水煎服。

3月9日四诊：服药出汗已轻，自觉胸骨后食道拘挛，几秒钟即消。上方加白术2g，木瓜2g，炒枳壳12g。6剂，水煎服。

半年后因胃炎来诊，诉服上药后多汗已愈。

【按语】该患者主证多汗，以头汗多为主。关于头汗，《伤寒六书》曰："头汗者，邪搏诸阳，则汗见于头也。若遍身汗者，为之热越。今热不得越而阳气上腾，津液上凑，故但头汗耳……其或瘀血在里，与夫热入血室，虚烦水结，皆令头汗。"患者病起于感冒治不彻底，营卫失和，则动辄汗出；感冒复发，则汗出增多；肺为娇脏，易受邪侵，失于清肃，则发为咳嗽；多静少动，气血不和，瘀血内阻，故舌质紫暗，舌下静脉瘀紫。此处取桂枝汤之意，而重用黄芪益气固表，配防风、白术健脾和营，含玉屏风散之意；并以生龙骨、生牡蛎平肝潜阳，收敛止汗；红花、桃仁、当归活血化瘀，青蒿、鳖甲育阴潜阳，春砂仁健脾化湿，甘草调和诸药。二诊时表邪已解；以牡蛎散为主益气止汗；三诊时更以山茱萸益肾填精；柏仁、枣仁养心安神，木瓜化湿通络。

医案9：湿热盗汗

陈某，男，56岁，干部。1982年4月20日初诊。

【主诉】多汗半年。

【病史】半年前患者开始出现不分昼夜皆汗出，素有口干、口苦、口臭等症状，伴头脑不清，偶有眩晕，昏昏沉沉，肢体沉重，纳眠均差，大便黏腻不爽，排解不净，形体偏胖；舌质淡，苔白湿，根厚腻，面大，脉滑略弦。

【中医诊断】盗汗。证属湿热蕴蒸，湿蕴汗出。

【治法】宣畅气机，清利湿热。

【方药】三仁汤加减。薏苡仁30g，白蔻仁5g（后下），杏仁泥9g，川厚朴8g，地骨皮12g，嫩青蒿12g，姜半夏9g，滑石粉12g，琥珀粉8g，广藿香12g，佩兰叶12g。水煎服，每日1剂，分2次饭前温服。

4月26日二诊：服上药5剂后，汗出已明显减轻，舌脉同上。继予宣畅气机，清利湿热之剂，守上方加生石膏30g。

5月3日三诊：服上药6剂后，汗出已止，口臭、口苦好转。检查：舌质淡，

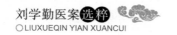

苔薄白,脉稍滑。继予宣畅气机,清利湿热之剂,守 4 月 26 日方水煎温服再进 6 剂。

5 月 9 日四诊:自汗痊愈,余症基本消失。考虑湿邪黏滞,重浊,邪祛较慢,给以轻剂方,巩固疗效。

处方:薏苡仁 20g,白蔻仁 5g(后下),杏仁泥 9g,川厚朴 5g,川黄连 5g,姜半夏 9g,滑石粉 12g,淡竹叶 6g,广藿香 9g,佩兰叶 9g,粉甘草 5g。再进 7 剂,以收全功。

【按语】《三因极之一病证方论•自汗论治》曰:"无问昏醒,浸浸自汗者,名曰自汗,或睡着汗出,即名盗汗,或云寝汗。"《丹溪心法》云:"自汗属气虚、血虚、湿、阳虚、痰。……盗汗属血虚、阴虚。"本案患者平日嗜食厚甘肥味之品,体形偏胖,素有口苦、口干、口臭等湿热内积之患。复外感时令之邪,湿蕴肌表,湿聚成痰,痰湿化热,所以汗出不畅、头晕、肢体沉重、大便黏腻不爽、苔白湿、根厚、脉滑。湿困脾运故纳差。痰热内扰故失眠。脉证合参,此案既不属阳虚自汗,又不属阴虚盗汗,当为湿热汗证,故治宜宣畅气机,清利湿热,方选三仁汤加减。三仁汤方药味平淡,可以宣上、运中、渗下。杏仁泥宣肺;白豆蔻行气宽中;薏苡仁甘淡渗湿,疏导下焦;滑石粉利湿清热;清半夏、姜厚朴行气化湿;地骨皮、嫩青蒿清虚火;广藿香、佩兰芳香化湿;琥珀粉安神利尿。二诊时重用生石膏剂量达到 30g,余意在加强清里药力,妙在与薏苡仁配伍,生石膏能迅速发挥清里作用,确无寒凉伤胃之弊,故使湿邪郁热从里而下趋;本方清湿热与清虚热相结合,但以清湿热为主,祛湿而不伤阴,清虚热而不生湿。药证相参,经服药 24 剂而愈。

医案 10:阴虚盗汗

祁某,男,42 岁,职员。2006 年 2 月 26 日初诊。

【主诉】夜间多汗 1 个月。

【病史】患者 1 月前不明原因出现睡时汗出,汗水湿衣,夜间尤甚,枕巾全湿,醒后汗止,晨起怕凉,伴有五心烦热,口渴,诉平时胃肠不适,怕食凉食,大便日 2 ～ 3 次。舌质偏红,苔少,脉细数弱。

【中医诊断】盗汗。证属阴虚火旺,表虚不固。

【治法】滋阴透热,益气固表。

【方药】青蒿鳖甲汤合玉屏风散。嫩青蒿 12g,制鳖甲 20g(先煎),生黄芪 30g,焦白术 10g,防风 10g,生百部 10g,川黄连 5g,炒枳壳 12g,粉甘草 6g。水煎服，每日 1 剂，分 2 次饭前温服。

3 月 5 日二诊：上方连服 7 剂，病人自述汗出已经减半，夜间稍有出汗，烦躁也已缓解，精神较前好，舌质稍红，苔薄少，脉细。原方加南沙参、北沙参各 30g，续服 7 剂，后知其病告愈。

【按语】本案为盗汗。《景岳全书·汗证》曰："自汗盗汗亦各有阴阳之证，不得谓自汗必属阳虚，盗汗必属阴虚也。"本案患者为烦劳过度，阴精亏虚，虚火内生，阴津被扰不能自藏而外泄作汗，师古不泥古，结合自己数十年的临床经验，余认为汗出而不解，腠理空虚，玄府洞开，一则是阴虚虚火内扰，二是卫阳不固有关。故治宜滋阴健脾益气，方选青蒿鳖甲汤合玉屏风散加减。嫩青蒿入至阴之分，滋阴退热，清热透邪；地骨皮清降肺中伏火，两味相合，相得益彰；防风以善祛风，为风药中润剂，任重功专矣，生黄芪是补剂中之风药，能补三焦而实卫，为元府御风之关键，焦白术以固里，则内有所据，本方妙在选用生百部与川黄连，生百部味苦入肺经，其性温而不热，润而不燥，宗"肺之合皮也，其荣毛也"之意，川黄连取其苦寒泻火坚阴之意，前后二诊，汗止症消。

医案 11：黄汗

李某，男，45 岁，工人。2003 年 10 月 18 日初诊。

【主诉】多汗 2 周。

【病史】2 周前，自觉蒸蒸汗出，周身发黏，易疲劳，汗出后衣服上黄染，伴有口苦，心烦意乱，易发脾气，面部烘热，饮食一般，睡眠差，易醒，多梦，大便不爽，小便不利，尿少，色黄；舌质淡，舌苔白湿黄腻，面大，脉象弦数，有力。

【中医诊断】黄汗。证属湿邪蕴结，津液外泄。

【治法】清肝泄热，化湿止汗。

【方药】龙胆泻肝汤加味。龙胆草 12g，炒栀子 12g，炒黄芩 12g，北柴胡 12g，生地黄 15g，车前子 30g（布包），建泽泻 20g，细木通 3g，全当归 12g，生龙骨、生牡蛎各 20g，粉甘草 6g。水煎服，每日 1 剂，分 2 次温服。

10 月 24 日二诊：服药 5 剂后，汗液明显减少，口苦，心烦，面部烘热均不同程度减轻，时有少量汗出，原方的基础上加重生龙骨、牡蛎各 10g，继服 6 剂。

10 月 31 日三诊：上药服后，汗出已止，口苦，心烦，面部烘热已减轻七八,原方的基础上加地骨皮 10g。上药再进 7 剂。数月后,患者又来诊治他病,诉上药服完后病已痊愈。

【按语】本案为黄汗,多见于湿邪蕴积,郁阻于内,外不能调达而出现的一组症状;本方药物多为苦寒之性,龙胆草大苦大寒,上泻肝胆实火,下清下焦湿热为君药;嫩黄芩、炒栀子,有苦寒泻火之功为臣药,建泽泻、细木通、车前子清热利湿,使湿热从下焦排除;生龙骨、牡蛎以敛汗、止汗固涩;全当归、干生地滋阴养血;粉甘草有调和诸药之效。综观全方,一是泻中有补,利中有滋,使火降热清,湿浊分清;二是降中寓升,祛邪不伤正,泻火而不伐胃,配伍严谨,药中病的,故收效速捷。

医案 12:先天性无汗症

黄某,男,17 岁,中学生,兰考县人。2013 年 2 月 18 日初诊。

【主诉】无汗 10 年。

【病史】患者自幼汗少,近 10 年来基本无汗,活动后及口服退烧药后也无明显汗出。半年前在北京协和医院求治,化验指标均正常。纳食睡眠均可。曾在当地按"阴虚"服中药调理,效果欠佳。现症:乏力,无汗,双足遇热水则疼痛,热水洗浴则全身疼痛,心悸气短,长年低烧,体温 37.2～37.5℃。舌质淡,苔白湿,脉弦细,寸弱。

【中医诊断】无汗症。证属营卫不和,正气亏虚。

【治法】调和营卫,疏风解表。

【方药】生麻黄 8g,桂枝 9g,杏仁泥 10g,炒白芍 12g,粉甘草 6g,生姜 3 片,大枣 4 枚。6 剂,颗粒剂,日 1 剂,分 2 次冲服。

2 月 25 日二诊:乏力减轻,活动后足底潮湿汗出。上方加生麻黄 2g,桂枝 1g,羌活 9g,黄芪 30g。6 剂,颗粒剂,日 1 剂,分 2 次冲服。

3 月 4 日三诊:手足及上半身自感似有汗出,热水泡浴双足未再疼痛,自感舒适。上方加黄芪 10g,紫苏叶 12g。6 剂,颗粒剂,日 1 剂,分 2 次冲服。

3 月 11 日四诊:口干舌燥,欲冷饮,上午及晚上额头、鼻子有少量汗出,进冷食则便溏。生麻黄 9g,桂枝 9g,杏仁泥 10g,炒白芍 12g,羌活 9g,粉甘草 6g,川黄连 6g,黄芩 15g,生姜 3 片,大枣 4 枚。6 剂,颗粒剂,日 1 剂,分 2 次冲服。

3 月 18 日五诊:服药有效。口干舌燥、欲冷饮等症状大减。上方加黄芩 5g。6 剂,颗粒剂,日 1 剂,分 2 次冲服。

3月25日六诊：口干舌燥、欲冷饮等症状基本消失。仍无明显汗出，局部皮肤用手按压后有潮湿感。上方加桂枝3g。6剂，颗粒剂，日1剂，分2次冲服。

4月1日七诊：诉服前两方时上半身有汗，下半身无汗，两足尖有汗。第3、4、5方汗出量少。今晨早起上半身有汗，出汗时欲活动。上方加葱白3棵。6剂，颗粒剂，日1剂，分2次冲服。

4月8日八诊：近1周仍无明显汗出。另开方：生麻黄12g，桂枝12g，杏仁泥10g，炒白芍12g，羌活12g，黄芩20g，粉甘草6g，生姜3片，大枣4枚。6剂，颗粒剂，日1剂，分2次冲服。

4月22日九诊：服药时已有汗出，因学习繁忙未及时复诊，停药1周来无汗，中午自感身热，体温37.0℃左右。另开方：桂枝10g，炒白芍10g，粉甘草10g，生姜5片，大枣5枚。6剂，颗粒剂，日1剂，分2次冲服。

4月29日十诊：近4天来早上及晚上均有少量汗出，中午已不觉身热。上方加桂枝2g，炒白芍2g，粉甘草2g，生姜1片，大枣1枚，10剂，颗粒剂，日1剂，分2次冲服。

5月17日十一诊：鼻尖、两腋下及前胸均有汗出，身热、口干等症状均好转。继进上方10剂巩固疗效。

【按语】无汗症是指皮肤表面少汗或完全无汗。亦称汗闭，可分为限局性汗闭或全身汗闭。该患者属全身汗闭。西医认为，无汗症可由于汗腺功能障碍和神经系统损害造成，也有因其他疾患引起的特发性无汗，该例即为后者，在北京多家医院做相关检查均为阴性，诊为"先天性无汗症"。中医认为该病因先天不足，或热病伤阴，或久病体弱造成，症见盛夏难忍，口干咽燥，便如羊粪，舌红少苔，脉象细数（阴液亏损型）；或汗溢减少，形寒肢冷，腰膝酸软，肌肤干燥，舌淡少苔，脉细无力（阳虚气弱型）。可分别给以治宜养阴生津或滋益汗源法治疗。但该患者患病日久，既无明显阴亏之象，又无怕冷、腰酸等阳虚之征，而是表现为无汗、低热、身痛、乏力等症。余采用麻黄桂枝各半汤治之。麻黄桂枝各半汤出自《伤寒论》，为麻黄汤和桂枝汤的合方。原方主治太阳病病延日久，正气略虚，邪气势减未解，出现营卫不和而复为表邪闭郁，以致面有热色，肌肤发痒，发热恶寒，热多寒少之症，病情介于表实与表虚之间。此时如但用麻黄汤，恐汗出过多，伤及正气；如但用桂枝汤，又碍于表郁无汗，调和之功有余，宣发之力不足。

　　该患者发热、无汗、身痛，似为表实；但乏力、气短、舌淡、脉细，又为正虚之象。故突破传统从"阴虚"或"阳虚"辨治无汗症的思维框架，从调和营卫兼顾解表着手治疗顽固性无汗症，应用麻黄桂枝各半汤，既可调和营卫，又能发汗解表，因势利导。方中麻黄、桂枝、生姜辛甘发散，配白芍、生姜、甘草甘缓酸收，全方刚柔相济，具有祛风散寒，透邪达表，调和营卫，疏通血脉，畅达阳气之功。余此处用之，稍作加减，至九诊时患者已有汗出，则去麻黄汤，单用桂枝汤，且加大甘草及姜、枣用量，意在削弱其解表之力，增其调和扶正之势，避其祛邪伤正之虞，恰到好处地达到发汗祛邪而又不伤正气的目的。由此病案可知，若执迷于"无汗不得用桂枝，脉浮缓不得用麻黄"之戒，病必不除。是以医者不可死读书，必须活学活用，方为妙手也。

四、虚　劳

医案 1：慢性肾炎恢复期

　　刘某，女，16 岁，学生。2012 年 1 月 30 日初诊。

　　【主诉】畏寒怕冷 10 余年。

　　【病史】10 余年前有"药物性肾炎"病史，治疗好转后出现畏寒怕冷，手足发凉，容易感冒，至今未愈。1 年来眼周出现雀斑，纳食少，夜眠少。月经量多，色暗，有血块，无痛经。脉沉弱，舌尖暗红，有斑点。

　　【中医诊断】虚劳。脾肾阳虚，血行不畅。

　　【治法】益气养血，温经通络。

　　【方药】八珍汤加味。太子参 30g，炒白术 6g，云茯苓 15g，全当归 12g，熟地黄 15g，炒白芍 15g，川芎片 8g，防风 9g，金银花 30g，春砂仁 6g，山茱萸 20g，甘草 6g。10 剂，煎服，日 1 剂。

　　2 月 17 二诊：症减，仍觉乏力。守上方加生黄芪 20g。12 剂。

　　3 月 12 日三诊：畏寒怕冷减轻。守上方加生黄芪 10g。12 剂。

　　3 月 23 日四诊：诸症好转。给服十全大补汤制膏剂冲服善后。

　　6 月 15 日五诊：因陪同其朋友来诊，畏寒怕冷诸症基本未再复发。

　　【按语】患者禀赋不足，自幼体弱，肾气亏虚，气虚及阳，阳气虚弱，阳虚则寒，故畏寒怕冷，手足发凉；子病犯母，肺金不固，则易感冒；气虚行血无力，瘀血阻络则为斑，月经色暗有块；舌质暗有瘀点为瘀血内阻之征。

方中太子参、白术、云茯苓补气健脾扶正，当归、白芍养血活血，熟地温养补肾，川芎行气以活血。防风与白术、太子参同用，祛邪而不伤正，固表而不留邪；金银花辛凉解表，春砂仁化湿和胃，山茱萸补益肝肾，收敛固涩，甘草调和诸药。二诊时加用生黄芪以健脾补中，益气固表，增其疗效。

本案为典型的虚劳之症，气虚至极发为阳虚。虚劳病变可涉及五脏，尤以脾肾为主，如《医宗金鉴》曰："阳虚外寒损肺经，阴虚内热从肾损，饮食劳倦自脾成。"本案主症在肺与肾，肺虚卫外不固，营卫失和，则易感邪；肾虚（尤其肾阳虚）失于温煦，则畏寒怕冷，手足不湿，治疗原则"虚则补之"，采用益气温阳、养血活血之法。以四君子汤健脾益气，四物汤养血通络，太子参补气生津，防风固表，金银花清热疏风，春砂仁温中健脾，复诊时加生黄芪益气补中，此处未用肉桂，恐其温燥太过。

医案2：子宫肌瘤及附件切除术后

刘某，女，42岁，农民。2012年5月14日初诊。

【主诉】气短、乏力1月余。

【病史】近1个月时感气短，乏力，动则气喘，心慌，腰膝酸软，左下肢及手中指麻木。近3天神疲思睡，睡眠时间延长。1年前行"子宫肌瘤及附件切除术"。今日彩超：子宫肌瘤、附件囊肿。脉小滑数，舌质淡，苔白滑面大，较厚，舌下脉络黑紫。

【中医诊断】虚劳。证属脾肾两虚，风湿阻络。

【治法】补气健脾益肾，祛风除湿通络。

【方药】茅苍术15g，川厚朴6g，广陈皮9g，川芎片10g，生黄芪30g，太子参30g，土茯苓20g，豨莶草15g，海桐皮15g，川续断20g，制狗脊15g。6剂，水煎服，日1剂。

5月21日二诊：服药后气短、乏力好转，走平路时心慌消失，上楼时仍感心慌、气喘。左下肢及左手中指麻木症状消失。痛经1年余。2天后月经将行。

处方：当归20g，熟地黄20g，赤芍30g，川芎10g，红花15g，桃仁10g，炒灵脂12g，小香橼15g，川牛膝20g，小茴香6g，生黄芪30g，6剂。

6月4日三诊：痛经减轻，血块减少，仍心慌，气喘，腰酸，活动后加重。舌质淡，苔白厚腻。

处方：当归15g，川芎10g，郁金16g，香附16g，桃仁、杏仁各10g，次沉香10g，乌药8g，生黄芪40g，半夏10g，茅苍术10g，川厚朴8g，广陈

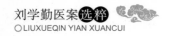

皮 10g，续断 10g，6 剂。

【按语】患者禀赋不坚，体弱多病，正气匮乏，稍劳则感气短，乏力；宗气亏虚，则气喘、心悸；肾气不固，则腰膝酸软；气虚行血无力，络脉失于濡养，则肢体麻木；舌下脉络黑紫，为气虚血瘀之象。方中苍术、川厚朴、广陈皮、半夏健脾燥湿，川芎行气活血，生黄芪、太子参益气扶正，补气生津；土茯苓利湿化浊解毒；豨莶草祛风湿，利关节；海桐皮利湿通络；川断、狗脊补肝肾，强筋骨，壮腰脊，温肾阳。

痹证的发生由气血津液运行不畅，阻于肢体筋络关节而成病。本案发病之本在于脾肾两虚，致病之标在于湿瘀阻络。其治也分了三步走，首诊时以补脾肾两虚、利湿通络为主，生黄芪、太子参同用，川断、狗脊补肾壮腰。二诊时气虚诸症稍减，血虚仍明显，因于天癸不足，冲任亏虚，经行则血虚益甚，络脉失养则腹痛。治以桃红四物加灵脂、香橼、川牛膝、延胡索行气活血止痛，小茴温中行气，生黄芪益气生血；三诊以当归、桃仁活血化瘀，川芎、郁金、香附疏肝理气，半夏、茅苍术、川厚朴、广陈皮燥湿健脾，生黄芪、续断补气益肾。

医案 3：再生障碍性贫血

吕某，男，22 岁，学生。2012 年 8 月 31 日初诊。

【主诉】气短、心悸 3 个月。

【病史】3 个月前无明显诱因开始渐出现活动后气短、心慌症状，至河大一附院化验血常规：WBC3.27×10⁹/L，RBC1.14×10¹²/L，HGB42g/L，PLT11.0×10⁹/L，多次骨髓象检查提示"再生障碍性贫血"。近 1 个月内共输血 3 次，共计 1200mL。现症：心悸气短，乏力身困，面色、口唇及结膜苍白，眼睑浮肿，脉滑数，舌质淡，苔薄。

【中医诊断】虚劳。证属脾肾两虚，气血不足，心神失养。

【西医诊断】再生障碍性贫血

【治法】益肾健脾，补气养血。

【方药】山茱萸 20g，菟丝子 20g，生黄芪 30g，制狗脊 15g，枸杞子 20g，覆盆子 15g，鬼箭羽 15，当归身 10g，太子参 30g，栀子炭 12g，牡丹皮 10g，三七粉 10g，焦白术 10g。6 剂，颗粒剂，日 1 剂，分 2 次冲服。

9 月 17 日二诊：心悸、气短稍有减轻，仍呈明显贫血貌。复查血常规：WBC3.40×10⁹/L，RBC1.54×10¹²/L，HGB52g/L，均较治疗前改善，上方去狗脊、栀子炭，加熟地黄 20g，生山药 30g，金银花、净连翘各 30g，山茱萸 10g，枸杞子 10g。10 剂，水煎服，日 1 剂。

9 月 28 日三诊：诸症明显好转。仍有心悸不适。调整处方。

处方：焦远志 12g，净连翘 40g，生山药 30g，山茱萸 30g，枸杞子 30g，菟丝子 30g，熟地黄 20g，生黄芪 40g，当归身 10g，三七粉 10g，焦白术 10g，太子参 40g。10 剂，水煎服，日 1 剂。

10 月 12 日四诊：诸症明显好转。再次复查血常规：WBC4.15×10^9/L，RBC1.64×10^{12}/L，HGB57g/L，均较前改善，上方去熟地，加鸡血藤 40g，10 剂，水煎服，日 1 剂。

10 月 26 日五诊：贫血貌减轻，体力增加，近日口腔溃烂。上方去菟丝子、焦白术，加金银花 30g，莲子心 9g，10 剂，水煎服，日 1 剂。

11 月 16 日六诊：口疮已愈。眠差。调整上方加入安神之品：生黄芪 40g，焦白术 10g，太子参 40g，当归身 10g，焦远志 12g，茯神 20g，柏子仁 15g，酸枣仁 15g，净连翘 40g，生山药 40g，枸杞子 30g，金银花 30g，山茱萸 30g。15 剂，水煎服，日 1 剂。

上方加减调理 1 年余，病情稳定，治疗至今未再输血。

【按语】再生障碍性贫血属中医"虚劳""血证"范畴。中医认为，该病因多种因素伤及脏腑阴阳，尤其是伤及肝脾肾及骨髓，导致临床一派虚损之象。该患者自幼体弱，先天禀赋不足，肾精亏虚，故稍劳则气短、乏力；先天亏虚，累及后天，脾胃失职，水谷精微失于输布，心神失养，则心悸；气虚至极，化血无源，血虚不能上荣，则面色苍白无华；肾气亏虚，气化失常，津液停聚，则眼睑水肿。其治疗始终以补肾、健脾、益气为主，方中山茱萸、菟丝子、枸杞子补肾填精，滋阴益髓；制狗脊强腰壮骨；覆盆子滋肾固精；生黄芪益气以生血，扶正以祛邪；太子参健脾益气，生津养血；栀子炭凉血止血；牡丹皮凉血活血；并加当归、三七补血活血又可止血，使补而不滞。

医案 4：甲状腺癌术后

李某，男，32 岁，职员。2012 年 8 月 20 日初诊。

【主诉】甲状腺癌术后 10 月余，乏力 1 个月。

【病史】10 个月前体检发现"甲状腺癌"，在淮河医院行"甲状腺癌切除术"，口服"优甲乐片"至今。1 月前无明显诱因出现全身乏力，近两天小腹发胀。饮食、睡眠尚可，二便尚调。脉弦滑，舌质淡红，苔白，中部厚腻。

【中医诊断】虚劳。证属气虚痰阻。

【西医诊断】甲状腺癌术后。

【治法】祛湿化痰，软坚散结，兼顾扶正。

【方药】白花蛇舌草20g，露蜂房12g，木蝴蝶12g，山慈菇12g，秋桔梗12g，半枝莲20g，夏枯草12g，生牡蛎30g，川贝母12g，太子参30g，生黄芪30g，薏苡仁30g，6剂，水煎服。

8月27日二诊：周身乏力症状好转，出汗量多。上方去牡蛎，加生龙骨、牡蛎各40g，生黄芪10g，太子参10g，6剂，煎服。

9月3日三诊：服药有效，出汗减少。上方加白花蛇舌草10g，半枝莲10g，6剂。

9月17日四诊：症平，偶乏力。上方加生黄芪10g，夏枯草3g，12剂。

10月8日五诊：乏力轻，腹胀愈，近2日盗汗，脉沉，舌平。

处方：银花30g，净连翘30g，白花蛇舌草30g，半枝莲20g，半边莲20g，木蝴蝶12g，山慈菇12g，秋桔梗12g，川贝母10g，生龙骨、生牡蛎各40g，黄芪40g，防风10g，12剂。

11月16日六诊：症平。上方去防风，加山豆根6g，12剂。

12月10日七诊：诸症均除。昨日出现食道烧灼感，余无不适。上方去山豆根、加丹参30g，半枝莲10g，半边莲10g，12剂，煎服。

2013年1月11日八诊：药后大效，烧心消失，未再腹胀。上方加粉甘草6g，15剂。

【按语】患者性情内向，平素肝气不舒，气滞血瘀，结于颈前，形成"瘿瘤"。手术治疗后元气大伤，正气不足，尤以脾降失和，则少腹发胀。脉沉弦，舌淡。方中白花蛇舌草清热解毒，活血利尿；露蜂房祛风、攻毒，兼可杀虫；木蝴蝶利咽润肺，疏肝和胃，敛疮生肌，山慈菇清热解毒，消痈散结；秋桔梗化痰止咳，消痈排脓；半枝莲清热解毒，活血祛瘀，消肿止痛；并可抗癌。夏枯草、牡蛎、川贝母化痰软坚散结，太子参、黄芪补气养阴，薏苡仁健脾祛湿，清热排脓。

体会：瘿瘤实际上是中医的病理名称，指的是机体局部异常发育或异常生长的部分。相当于现代医学的甲状腺肿大或甲状腺肿瘤。本案虽为手术治疗后，但中医治疗仍应遵守其消肿、软坚、散结的基本原则，同时兼顾益气扶正、健脾祛湿。

医案 5：单核细胞白血病化疗后

李某，女，54 岁，市民。2008 年 8 月 25 日初诊。

【主诉】乏力、胸闷 2 月，伴右上肢肿痛 5 天。

【病史】3 个月前外院诊为"单核细胞白血病"，化疗后感胸闷不适，恶心明显，大便干，睡眠差，输液后出现静脉炎，右上肢红肿疼痛。纳差、乏力，舌暗，边尖红，苔白稍腻，脉细稍数。

【中医诊断】虚劳。证属脾虚湿困，热毒内蕴。

【西医诊断】单核细胞白血病化疗后、静脉炎。

【治法】健脾益气，清热解毒。

【方药】金银花 30g，净连翘 30g，炒莱菔子 25g，黄连 6g，西洋参 3g（颗粒剂冲服），广藿香 12g，佩兰 12g，云茯苓 20g，广陈皮 10g，半夏 10g，竹茹 10，炒枳壳 12g，甘草 6g。4 剂。

9 月 5 日二诊：静脉炎好转，上方加黄连 2g，黄芪 20g，6 剂。

9 月 26 日三诊：仍全身乏力，气短眠差，腰痛。

处方：西洋参 3g（颗粒剂冲服），炒栀子 12g，琥珀 10g，合欢皮 30g，炒莱菔子 20g，金银花 40g，半夏 10g，茯神 20g，广陈皮 10g，竹茹 10g，炒枳壳 12g，甘草 6g。6 剂。

10 月 3 日四诊：全身乏力程度减轻，感口干，腰痛。证属气阴两虚，脾肾亏损。调整处方。

处方：百合 15g，石斛 12g，山药 20g，枸杞子 20g，旱莲草 15g，莲子肉 15g，麦门冬 15g，山茱萸 20g，女贞子 15g，鸡血藤 30g，草豆蔻、春砂仁各 6g，南沙参、北沙参各 30g。4 剂。

10 月 10 日五诊：化疗期间反应较轻，上方加鸡血藤 10g，防风 10g，黄芪 20g。4 剂。

10 月 24 日六诊：胃气上逆，小便频数，舌质红。

处方：西洋参 3g，旋覆花 12g（包煎），代赭石 15g，半夏 10g，降香 8g，草豆蔻、春砂仁各 6g，郁金 12g，香附 12g，鸡内金 15g，南沙参、北沙参各 30g，炒枣仁 40g，炙枇杷叶 15g。5 剂。

10 月 31 日七诊：发热，下肢乏力，口中乏味，大便解不净感，舌质暗红。

处方：西洋参 3g（颗粒剂冲服），半夏 10g，郁金 12g，降香 8g，草豆蔻、春砂仁各 6g，鸡内金 15g，炒枣仁 40g，佛手 12g，柴胡 10g，青蒿 15g，黄

芪 30g，鳖甲 30g。10 剂。

11 月 14 日八诊：乏力，口干，稍胃胀。

处方：明玉竹 15g，石斛 15g，佛手 12g，川贝母 10g，鸡内金 15g，春砂仁 9g，半夏 10g，西洋参 3g（颗粒剂冲服），炒枣仁 40g，金银花 30g，净连翘 30g，降香 8g。5 剂。

11 月 19 日九诊：服药有效，睡醒腿酸困，上方加豨莶草 15g，海桐皮 15g。服 2 剂后酸困消失。

11 月 24 日十诊：乏力大减，入睡困难。

处方：鸡血藤 30g，炒枣仁 40g，川贝母 10g，西洋参 3g，金银花 30g，丹参 20g，黄芪 20g，半夏 10g，广陈皮 9g，茯神 20g，竹茹 10g，炒枳壳 10g。5 剂。

2008 年 12 月 8 日。上方去黄芪，加净连翘 30g，云茯苓 30g，明玉竹 12g。5 剂。

【按语】一般而言，急性白血病属于中医的急劳范围，慢性白血病属于热劳的范围。理论上认为是正气虚弱、先天"胎毒"内伏又复感邪毒，由表入里致脏腑受邪，骨髓受损。邪毒耗气伤阴，阴虚内热，内热熏蒸，热伤脉络，迫血妄行，气耗日久致气虚脾弱，气不能摄血，脾虚不能统血，也可发生出血诸症：鼻衄、齿衄、肌衄、咳血、吐血、便血、尿血、妇女可见崩漏等。由于正气不足，瘟毒、邪毒反复侵袭营血，血热炽盛，阴伤血败，见高热不退，故有"热劳""急劳"之称。该患者为女性，年过五旬，已过"七七"之数，天癸已竭，肾气已虚，复因罹患白血病，且在化疗之后，药邪进一步损伤正气，治疗中又合并静脉炎，总体为虚实夹杂、寒热互结之证。乏力、身困、胸闷、腰痛、纳差为脾肾两虚之象；口干、失眠、便干为阴液亏虚之征；发热、肢体红肿为热毒内蕴之象。故余治以解毒化湿，健脾益气，待静脉炎好转后，治则调整为补益气阴为主。

余认为，中医药对肿瘤手术、放疗、化疗不良影响及毒副作用的治疗具有一定的优势及独特的疗效。如化疗造成的肝功能损害，可以健脾化湿、疏肝和胃、调理气机，佐以解毒法治之。调理脾胃宜药取"轻灵性平味淡"，避免温燥壅补；对化疗造成的骨髓抑制可以补气血、益脾肾，佐以活血化瘀治之；对放射性肺炎在早治守方的情况下以宣（宣肺）、降（降肺）、通（通肺络）、化（化痰），酌用清（清肺）、润（润肺）治之，并注意调肺兼调五脏……

均可收到较理想的疗效。

五、癌 病

医案 1：肺癌

张某，男，77 岁，市民。1997 年 11 月 3 日初诊。

【主诉】咳痰、咯血、胸痛半年余。

【病史】患者半年前因咳嗽、痰中带血丝、胸痛、胸闷、气短，到开封市淮河医院就诊，经查确诊为"左肺癌"，患者因身体虚弱无法手术，在肿瘤医院行放疗，但上述症状加重，且咯吐鲜血，形体消瘦，面色萎黄，神疲乏力，胸痛，心悸，纳呆，双下肢瘀胀，经静滴止血药效果不佳，舌质淡，舌苔黄白厚腻，脉沉细弱。

【中医诊断】肺癌。证属热毒蕴肺，络损血溢。

【西医诊断】肺癌。

【治法】清热凉血，养阴润肺。

【方药】地榆 15g，南沙参、北沙参各 30g，栀子炭 14g，生百部 12g，川贝母 10g，生地炭 20g，鱼腥草 30g，粉丹皮 14g，明玉竹 12g，露蜂房 12g，羚羊粉 0.2g（冲服），春砂仁 8g（后下）。4 剂，每日 1 剂，分两次温服。并嘱患者保持心情舒畅，加强营养，食用清润利痰之品，避免辛辣厚味，适当散步，并作深呼吸，以增强体力，改善肺功能。

11 月 7 日二诊：服药 4 剂后吐血基本止，咳痰时痰中带血丝，面色萎黄，神疲乏力，双下肢肿胀，舌质淡，舌苔黄厚面大，脉沉细弱。改用益气健脾、培土生金、润肺化痰之剂。

处方：生黄芪 30g，太子参 30g，焦白术 9g，春砂仁 8g（后下），露蜂房 12g，川贝母 12g，半枝莲 12g，当归身 10g，柏仁、枣仁各 14g，焦远志 12g，炒枳壳 12g，炙甘草 8g，水煎浓服，每日 1 剂。服 6 剂。

11 月 14 日三诊：服药后咳嗽、咳痰大轻，咯血止，精神稍好，饮食稍增，舌质淡，舌苔黄面大，脉沉细弱。上方加粉丹皮 14g，6 剂，并嘱用西洋参一味煎汤代茶饮。

11 月 21 日四诊：服药后精神好，饮食增，脉舌同前，上方去炒枳壳，加半边莲 15g，6 剂。

11月28日五诊：精神、饮食均较前好转，双下肢郁胀渐消，舌质淡，舌苔黄稍厚，脉沉细弱。上方去春砂仁、炙甘草，加白蔻仁8g（后下），薏苡仁30g，6剂。

12月4日六诊：精神、饮食基本恢复正常；舌质淡，舌苔黄稍厚，脉沉细，上方稍有加减，调治二十余日。

12月26日七诊：复查胸片与治疗前对比无明显进展。

配水丸：西洋参80g，生黄芪300g，柏子仁150g，川贝母100g，焦远志120g，焦白术100g，春砂仁80g，当归身100g，露蜂房150g，半支莲150g，羚羊粉10g，粉丹皮60g，将上方药物共研细粉，水泛为丸，每日3次，每次9g，以巩固疗效。

半年后复诊，病情稳定，生活起居如常人，未再咯血。

【按语】本案为高龄患者，身体虚弱，加之放疗之后，肺阴亏损，肺失清肃，阴虚火旺，火盛灼肺，损伤肺络，故先以清热凉血，养阴润肺。一诊后咯血症状缓解，改投以益气健脾，润肺化痰之剂，调治二月余使症状消，精神好，复查胸片无进展，疾病得以稳定，后以益气健脾，清热凉血，养血安神，化痰止咳之丸剂，以巩固疗效，带瘤延年。

医案2：原发性肝癌

刘某，女，51岁，市民。2006年8月25日初诊。

【主诉】右胁疼痛不适2月余。

【病史】2个月前无明显诱因开始出现右胁疼痛不适，呈刺痛，阵发性，伴周身乏力，胃脘部胀满，食欲减退，舌质暗红，苔根黄厚，脉弦涩。患者既往有"乙肝"病史20年余，10年前发现"肝硬化脾大"，行脾脏切除术，后未再正规治疗。今来我院查CT：肝内实质性占位，肝右叶见以类圆形低密度影，大小63mm×55mm，门静脉可见癌栓，化验：AFP892ng/mL，ALT86U/L，AST72U/L，GGT66U/L，ALP147U/L。

【中医诊断】胁痛。证属肝胆湿热，瘀毒阻滞。

【西医诊断】原发性肝癌。

【治法】清热利湿，化瘀解毒。

【方药】嫩茵陈20g，嫩黄芩16g，炒栀子12g，京赤芍30g，白花蛇舌草30g，露蜂房12g，炒枳壳12g，莱菔子30g，太子参30g，紫丹参30g，春砂仁9g（后下），粉甘草6g。6剂，水煎服，每日1剂，分2次温服。

药后患者右胁疼痛、食欲减退、胃脘胀满症状减轻，守初诊方太子参加至40g，服用12剂，患者周身乏力症状好转，食量正常，守二诊方加减共服用30剂。右胁疼痛、胃脘部胀满、食欲减退症状消失，舌质红，苔白薄，脉弦涩。复查CT：肝内实质性占位，肝右叶见以类圆形低密度影，大小46mm×49mm，癌肿及门静脉癌栓均较两个月前就诊时明显缩小。复查AFP452ng/mL，较前稍有下降，肝功能：ALT34U/L，AST52U/L，GGT45U/L，ALP61U/L，较前好转。

守上方加工成水丸，每次6g，每日2次，患者断续服用两年，病情稳定。2008年10月，因儿子结婚，过度劳累，患者出现身目、小便黄染，伴有恶心，周身乏力，来我院查CT：肝内实质性占位，肝右叶见类圆形低密度影，大小78mm×96mm，门静脉可见癌栓，查：AFP986ng/mL，TBIL256.4mmol/L，ALT563U/L，AST632U/L，GGT876U/L，ALP928U/L。患者家属拒绝进一步治疗，回家后1周去世。

【按语】患者为中年女性，肝癌晚期，伴有门静脉转移，失去手术机会，患者由于肝病日久，导致脾脏受损，脾失运化，水湿内停，日久化热，湿热瘀毒内生，熏蒸肝胆，故见右胁疼痛，肝脉血瘀，故呈刺痛，湿热蕴结于中焦，故见胃脘部胀满，治疗上给予茵陈、黄芩、栀子、白花蛇舌草以清热化湿，太子参、春砂仁健脾益气，京赤芍、紫丹参活血化瘀，炒枳壳、莱菔子理气消胀，露蜂房解毒抗癌，甘草调和诸药。诸药合用，使邪祛正复，患者生命延续两年余。

医案3：肝癌、脾切术后

杨某，男，40岁，公务员。2012年11月5日初诊。

【主诉】右胁不适3年余。

【病史】3年前开始时感右胁疼痛不适，在开封市第一人民医院诊断为"乙肝肝硬化伴结节、脾肿大"，至河南省肿瘤医院行"脾切除"手术治疗，仍觉右胁疼痛不适，口干口苦，25天前化验AFP30.4ng/mL，HBV-DNA1.03×10³copies/mL，6天前复查AFP35.13ng/mL，较前呈上升趋势，复查肝胆脾彩超提示"肝硬化伴结节、肝右叶占位性病变、胆囊炎性改变、脾切术后"。舌质淡暗，苔黄白厚腻，脉弦。

【中医诊断】肝癌。证属湿热蕴结。

【治法】清热解毒，化湿散结。

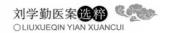

【方药】薏苡仁 30g，土茯苓 30g，露蜂房 12g，白花蛇舌草 20g，淡猪苓 30g，制首乌 20g，半枝莲 30g，半边莲 30g，重楼 30g，大腹皮 15g，太子参 30g，广郁金 16g。6 剂，水煎服，日 1 剂，分 2 次口服。

11 月 23 日二诊：共服上药 12 剂，自觉症状减轻，上方加制首乌 10g。6 剂，用法同前。

12 月 10 日三诊：复查 AFP49.03ng/mL，又有上升，稍调上方。

处方：白花蛇舌草 30g，半枝莲 30g，半边莲 30g，重楼 30g，大腹皮 15g，太子参 30g，丹参 30g，赤芍 30g，天花粉 30g，制首乌 30g，炒枳壳 12g，巴戟天 6g。10 剂，用法同前。

12 月 24 日四诊：症状继续减轻。晨起喉间有痰，咯痰色白。上方去炒枳壳，加姜半夏 10g。10 剂，用法同前。

2013 年 1 月 20 日五诊：再次复查 HBV-DNA < 500copies/mL，已转阴。复查 AFP47.3ng/mL，较上次稍有下降，复查彩超提示"肝硬化并结节"。

上方为主增损调理 3 月余，2013 年 5 月 10 日复查 AFP < 20ng/mL，较前好转，诸症均消。

继续以中医调治 1 年余，2014 年 5 月 22 日复查彩超"肝硬化伴结节、脾切术后"，复查 AFP < 20ng/mL，病情稳定。

【按语】中医治疗晚期肝癌及肝癌术后康复患者具有独特优势，主要包括治疗副作用小、对患者机体要求低、有利于肝癌患者长期调养等方面。中医治疗肝癌的常用治法有清热解毒、活血化瘀、扶正固本、软坚散结、以毒攻毒等。如果与放、化疗结合应用，不但可增强疗效，而且可减轻甚至消除放化疗造成的诸多不良反应，如乏力、疼痛、消化道症状、免疫力低下等毒副作用。本案患者感染乙肝病毒，毒邪滞留经络，留着不去，发为肝积，渐成"癌病、癥积"。虽行手术切除脾脏，但仍有胁痛、口干、口苦症状，结合其舌脉，为湿热内阻、热毒蕴结之象。方中薏苡仁、土茯苓、淡猪苓清热利湿；露蜂房、白花蛇舌草、半边莲、半枝莲、重楼解毒抗癌，活血祛瘀，消肿止痛；大腹皮下气宽中，广郁金疏肝解郁，化瘀利胆，制首乌补肝肾、益精血、强筋骨。本例治疗后乙肝病毒转阴，临床症状基本消失，足见疗效颇佳。

医案 4：原发性肝癌切除术后

蔡某，男，68 岁，退休干部。2008 年 10 月 12 日初诊。

【主诉】肝癌切除术后1年，乏力、右胁不适半年余

【病史】1年前在上海行"原发性肝癌切除术"，术后恢复良好。近半年余时感右胁不适，乏力身困，右胁及上腹部胀顶不适，腹胀纳少，进食后胀甚，眠差，口干，尿黄便溏，舌质稍红，苔淡黄稍腻，脉沉细弦滑。化验肝功能：ALT78U/L，AST90U/L，GGT123U/L，AFP108ng/mL，上腹CT：肝癌切除术后伴多发结节（最大32mm×25mm）、脾大（厚52mm）。

【中医诊断】癌病：肝癌。证属气滞血瘀，毒结肝络。

【治法】疏肝理气，活血化瘀，解毒抗癌。

【方药】刘氏逍遥汤（软柴胡、紫丹参、京赤芍、土茯苓、薏苡仁、薄荷叶、粉甘草）加露蜂房、半枝莲、白花蛇舌草等解毒抗癌之品。软柴胡9g，紫丹参15g，京赤芍20g，薏苡仁20g，土茯苓15g，广郁金10g，制香附10g，露蜂房15g，半枝莲15g，白花蛇舌草20g，太子参30g，炒枳壳12g。6剂，水煎服，每日1剂，分2次温服。

药后胁腹不适减轻，仍觉乏力，腹胀。上腹加生黄芪30g，太子参10g，广郁金6g，制香附6g，水煎服。此方为主加减调理1个月余，乏力及右胁不适感大减，饮食增加，腹胀程度减轻，情绪低落，夜眠多梦，舌苔白，稍腻，上方去黄芪、香附，加草豆蔻6g（后下），春砂仁6g（后下），合欢皮30g，以健脾化湿，解郁安神。再服20剂。

2009年1月15日复诊：乏力、腹胀、胁痛等症基本消失，复查肝功能：ALT42U/L，AST51U/L，GGT50U/L，AFP76ng/mL。上方加穿山甲6g，白花蛇舌草10g，10剂量制水丸，每服6g，每日3次，调理半年后，复查肝功能均正常，上腹CT：肝癌切除术后伴多发结节（最大24mm×16mm）、脾大（厚41mm）。继服上药巩固治疗1年余，3年后因下肢骨折合并感染而终。

【按语】刘氏逍遥汤是余自逍遥散化裁而来，以丹参易当归，因一味丹参，功同四物，既可活血化瘀，又可养血柔肝，且可凉血解毒，可谓一举三得；以京赤芍易炒白芍，增其活血凉血之力，又不失舒肝之功；以土茯苓易云茯苓、薏苡仁易炒白术，在健脾助运同时，更加化湿解毒之功，且防白术过燥伤阴。全方既取原方疏肝健脾之意，又增清热化湿、活血化瘀之功，可谓一举两得。就本案而言，在疏肝健脾的基础上，更加露蜂房、半枝莲、白花蛇舌草等解毒抗癌之品，意在攻邪祛病，同时配以太子参、生黄芪顾护正气，使邪祛正安，肝癌之病得以暂时缓解，带病延年三载，故于他疾。

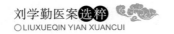

医案 5：胆囊癌肝转移

郭某，女，65 岁，农民。2012 年 5 月 21 日初诊。

【主诉】右胁疼痛半年。

【病史】半年前无明显诱因出现右胁疼痛、纳呆，腹胀，乏力，心烦易怒。夜眠及二便尚正常。先后在淮河医院、北京 301 医院、上海长海肝胆医院诊为"胆囊癌并侵及肝脏，伴右腋下淋巴结转移"，考虑其病重，难延月余，因无药可治，回家休养。脉弦硬，舌质淡，苔白湿。

【中医诊断】癌病。证属肝胃不和，气滞血瘀。

【西医诊断】胆囊癌肝转移。

【治法】辛开苦降，疏肝和胃，理气止痛。

【方药】自拟方胃平汤（清半夏 10g，川黄连 6g，嫩黄芩 15g，太子参 30g，炒枳壳 12g，淡干姜 3g，粉甘草 6g）加焦槟榔 6g，郁金 16g，香附 16g，降香 9g，川楝子 12g，草豆蔻 6g，春砂仁 6g。6 剂，水煎服。日 1 剂。

5 月 28 日二诊：服上药后右胁疼痛减轻，饮食有所好转。上方加金银花 20g，9 剂。

6 月 22 日三诊：药后胁痛、纳呆均明显改善。5 天前因与家人生气，再次出现右胁肋部疼痛不适，数小时后自行缓解。舌质淡，苔黄白厚腻，舌体胖大，舌边齿痕，脉弦滑。上方加广藿香、佩兰叶各 15g，12 剂，颗粒剂，冲服。

两个月后其子来诊，诉其母健在，饮食如常。继续以中药调治半年许因心梗离世，期间饮食尚可，胁痛间或发作，均可耐受，未服镇痛药物。

【按语】患者素性孤僻，忧思抑郁，肝气不疏，气滞血瘀，故右胁疼痛；肝木克土，则纳呆；脾土失于健运，则腹胀；精微失于输布，则乏力；气滞血瘀，结于胁下，则成癥瘕积聚。方中胃平汤辛开苦降，消痞散结；焦槟榔理气导滞，香附、郁金疏肝理气，兼可消胀；降香活血降逆，川楝子行肝气，解肝郁；草豆蔻、春砂仁化湿和胃，燥湿降逆。

本案特点在于，虽属"癌病"，但并未以惯常之法行"解毒抗癌"治疗，而是以调和肝胃、疏肝解郁为主，意在培补后天，使气血生化有源，则正气尚存，以期患者带病延年。

六、血　证

医案 1：鼻衄（鼻出血）

陈某，女，39 岁。2012 年 2 月 10 日初诊。

【主诉】间断鼻衄 1 周。

【病史】1 周前进食辛辣食物后出现鼻衄，衄血色红，量少，之后每 1～2 天间断发作，发作时面部发热，双眼发红，口干苦，腰膝酸困，头部不适。大便稍干，日 1 行。夜眠少。平素性情急躁易怒。舌质淡红，苔薄白而大，脉滑稍数。

【中医诊断】鼻衄。证属水不涵木，肝火犯肺，热迫血络。

【西医诊断】鼻出血。

【治法】平肝潜阳，滋水涵木，凉血止血。

【方药】菊花 12g，枸杞子 15g，女贞子 20g，山茱萸 20g，生百部 10g，地榆 12g，薄荷 6g，白茅根 30g，川贝母 9g，仙鹤草 30g，猫爪草 20g，广陈皮 8g。6 剂，水煎服，日 1 剂，分两次口服。

2012 年 2 月 20 日二诊：服上药 2 剂鼻衄即止，服完 6 剂，诸症悉减。两天前又因生气致鼻衄复发，伴腰酸痛，晨起稍头晕。舌脉同前。上方加猫爪草 10g，重楼 30g，增其清热解毒之功。6 剂，水煎服，日 1 剂。

两月后电话随访，鼻衄未再发作。

【按语】患者喜食辛辣，化火生热，复加情性易怒，肝失调达，疏泄失职，气郁化火，木火刑金，上干于肺，肺开窍于鼻，热迫血溢，则鼻衄色红；肝开窍于目，肝火上炎，则面热目红，头部不适；肝阳亢于上，肾阴亏于下，则腰膝酸困。辨证结论为水不涵木，肝火上炎，热迫血溢。方中菊花平肝潜阳，清肝明目；枸杞子、女贞子、山茱萸、生百部滋阴补肾，地榆、白茅根凉血止血；薄荷疏肝解郁；川贝母降气化痰，兼可清热之功；猫爪草归肝、肺二经，可散结、消肿、解毒，仙鹤草收敛止血，与白茅根合用，更增止血之效；广陈皮理气健脾，使补肾水而不滞。

鼻衄的病机可分为虚、实两大类；实者多因肺、胃、肝之火上炎所致，虚者多见于肝肾阴虚，虚火上越，循经上蒸鼻之脉络而致衄，或因脾气虚弱，气不摄血而为衄。在辨证治疗方面，实证鼻衄以清热降火为主，虚证鼻衄以滋阴降火或补脾摄血止血为主。而临床虚实夹杂者更为常见，多为本虚标实，或反复鼻衄后由实转虚，如本医案即为虚实夹杂之象。实为肺经有热，如明·陈实功《外科正宗》卷四说："鼻中出血，乃肺经火旺，迫血妄行，而从鼻窍出也。"虚为肾阴亏虚，如明·张介宾《景岳全书》卷三十说："衄血虽多由火，而唯阴虚者为尤多，正以劳损伤阴，则水不制火，最能动冲任阴分之血。"

而治疗中余在补虚泻实的同时，选用仙鹤草一味，现代药理研究该药有凝血、止血、抗菌作用，既可凉血止血，又可补虚，正合本案肝阳亢于上、肾阴亏于下之病机，此处加量应用猫爪草，该药有清热解毒、散结消瘀之功效，使止血而不留瘀；重楼味苦，性凉，功可清热解毒，主治疮痈痛肿、湿热痢疾等病，现代药理研究有止血和抗菌作用。

医案2：咳血（肺气虚证）

朱某，男，37岁，干部。2001年4月13日初诊。

【主诉】咳血1月余。

【病史】1个月前咳嗽带血，其色鲜红，有时带有黏液，胃脘不适，食欲不振。20年前有大口吐血病史（治疗史不详）。舌质淡红，舌苔薄白，脉滑细弱。

【中医诊断】咳血。证属气阴两虚，肺络受伤。

【治法】益气养阴，凉血止血。

【方药】当归补血汤加味。生黄芪20g，当归身10g，干生地黄12g，仙鹤草30g，荆芥炭9g，杏仁泥10g，茜根炭9g，白及粉12g（布包），白茅根30g，麦门冬15g，生百合20g，炙甘草6g。水煎分两次温服（饭后1小时），每日1剂。

4月29日四诊：上方连服13剂，未再咳血，昨晚又咳血3～4口，带黏液，今日咳嗽，上方加阿胶9g（烊化），仙鹤草10g，白及粉8g。

5月5日五诊：咳轻，微带血，饮食较好。舌脉均平。上方加南沙参、北沙参各20g，细石斛15g。

5月18日七诊：上方连服10剂，咳血止，余症消，基本痊愈，舌质淡，苔薄白，脉滑。上方去荆芥炭，加广陈皮6g，秋桔梗9g。

6月1日八诊：咳血止，唯感气短，脉弱而滑，舌苔薄白。属中气不足，治宜补中气养肺胃。

处方：六君子汤加味：太子参30g，焦白术6g，云茯苓12g，广陈皮8g，姜半夏9g，麦门冬15g，细石斛15g，仙鹤草30g，白茅根30g，茜草根10g，炙甘草 6g。以培土生金，巩固疗效。

6月20日九诊：血止月余，食增体健，上方10倍量，共研细面，炼蜜为丸，每丸9g，每日服2～3次，每次服1丸。以防旧病复发。

【按语】本案为肺气素虚，久咳伤肺，气虚不能摄血，溢于气道为咳嗽带血，治当以益气养阴，凉血止血为大法，"有形之血不能自生，生于无形之气故也"。生黄芪益气以助生血之源；仙鹤草止血生血；当归身补血使阳生阴长；妙在紫丹参一则活血，二则止血而不留瘀，清肺养阴，润燥止咳；荆芥炭、茜草炭，血见黑则止也；白及粉性凉止血，生肌兼能消散痈肿；白茅根配伍仙鹤草善治上部出血，且使人强壮。后以麦门冬、细石斛、天花粉、生百合清养肺阴，杏仁泥宣肺理气。终以六君子加味培土生金以善后，终使血止病愈。

医案3：咳血（肺阴虚证）

宋某，女，65岁，退休。2013年12月13日初诊。

【主诉】间断咳血3个月。

【病史】患者于3个月前无明显原因出现咳血，鲜红色，量约50mL，2个月前和1个月前再次咳血，在市中心医院查CT：肺部未见明显异常，肝脏低密度占位性病变。彩超：脂肪肝、肝内高回声结节、肝囊肿，肝左叶内另可见两个囊性无回声团，大小分别约13mm×10mm、6mm×4mm，肝右叶内可见范围约6mm×5mm结节样高回声，查电子胃镜：浅性胃炎。现咽干，咯血，牙龈发热，吐黄痰，大便排解不畅，初头干，夜眠差。脉沉弱，舌质暗，干燥，苔黄薄缺津。2000年有肺结核病史，已治愈。

【中医诊断】咳血。证属燥邪伤肺

【治法】养阴润燥，清肺止血

【方药】清燥救肺汤加减。北沙参30g，炙枇杷叶20g，生石膏30g，阿胶珠9g，杏仁泥10g，天门冬15g，麦门冬15g，黑芝麻20g，冬桑叶9g，川贝母9g，仙鹤草30g，栀子炭10g，猫爪草30g。6剂，水煎服。

2013年12月20日二诊，患者咳嗽止，黄痰消，咳血愈，排便已畅，牙龈发热消失。上方去石膏，加南沙参30g，炒枣仁30g。

【按语】该患者咳血之症发于深秋，当年秋季气候干燥无雨，秋阳肆虐，温燥主令。患者曾患肺痨，肺脏气阴两虚（过敏性体质可证），感受时令邪气，入里化热，加之失治误治，损伤肺络，肺为娇脏，喜润恶燥，燥易伤肺，肺络受损，发为本病。清燥救肺汤辛凉甘润微苦，具有清润肺脏燥热、利肺气、降逆止咳作用，多用于治疗秋令气候干燥外感风温凉燥、化热伤肺、内伤肺燥虚热干咳、用于夜咳加重或咳血者。该案方中桑叶轻宣肺燥，沙参、天冬、麦门冬、石膏清热润燥，补益气阴以治致病之因，阿胶、芝麻养阴润肺止血，杏仁泥、炙枇杷叶清降肺气，川贝母润肺止咳，仙鹤草、栀子炭、猫爪草清热解毒、散结消瘀，全方共奏清宣燥热、滋补津液、甘润补气、化痰止咳，降肺逆气，凉血止血之功用，且凉不伤中、润不腻膈、降不伤气。

医案 4：肝硬化合并上消化道出血（气虚不摄证）

刘某，女，58 岁，农民。2007 年 6 月 13 日入院。

【主诉】呕吐咖啡样胃内容物 2 小时。

【病史】原有"肝硬化"病史 5 年，于去年发现"肝硬化腹水"，治疗后好转。2 小时前因食用烧饼后出现胃内不适，恶心，呕吐咖啡样胃内容物 1 次，量约 200mL，伴有食物残渣，自感头晕、乏力。查其精神不振，面色苍白，乏力气短，舌质淡，苔薄，脉虚无力。

【中医诊断】呕血。证属气虚不摄，血溢脉外。

【西医诊断】肝硬化合并上消化道出血。

【中医治则】补中益气，健脾固摄。

处方：补中益气汤加减。生黄芪 30g，野党参 12g，焦白术 9g，云茯苓 9g，当归身 12g，炒白芍 9g，炒山药 12g，白及粉 9g，仙鹤草 30g。2 剂，水煎至 400mL，早晚分两次温服，每日 1 剂。同时配服云南白药，每次 2g，每日 3 次，并先服保险子。静脉给予西药常规止血、制酸等治疗。

连服中药 2 剂后，患者未再出现吐血，胃内不适、恶心、呕吐症状消失，但仍有黑便，守上方加黄芪 10g，又服 6 剂，乏力症状消失，大便转为棕褐色，化验大便潜血弱阳性。上方稍加增损（生黄芪最大量用至 60g）巩固治疗 1 周，渐能进食，体力恢复，大便颜色转黄，复查大便潜血阴性，临床治愈出院。3 年后随访，其病未复发。

【按语】患者为肝硬化病人，患者肝病日久，损及脾脏，脾主统血，脾虚导致血液不循脉道，血液外溢而出现吐血，正所谓"气行则血行，气虚则血溢"。患者上消化道出血后，血少气虚，可导致脾气虚弱。但此时尚属中小量出血，处于气虚阶段而未至气脱状态。故方中野党参、生黄芪、云茯苓、焦白术、炒山药益气健脾；当归身、炒白芍养血敛阴；白及粉、仙鹤草收敛止血。诸药合用，共奏益气养血而止血的功效，使正气来复，固摄有权，则出血自止。补气药在此用量较大，作用有二：一为固摄止血，二为生血养血，使气血互生，阴阳和调。

医案5：过敏性紫癜

张某，男，12岁，学生，兰考县人。1997年12月26日初诊。

【主诉】四肢起紫红色瘀点两月余。

【病史】两个月前患者无明显诱因出现从足踝关节始向上，至腰以下部位及肘关节以下至腕关节出现紫红色瘀点，瘀斑，且对称，即到开封市第二人民医院就诊，经查确诊为"过敏性紫癜"，随收入院，经治疗症状时轻时重。现双下肢紫癜呈片状，从下向上逐渐延伸。神疲乏力，面色苍白，食欲不振，舌质淡暗，舌尖红，舌苔薄白，脉沉。BLT130×10^9/L，血常规正常。

【中医诊断】紫癜。证属气不摄血。

【西医诊断】过敏性紫癜。

【治法】益气摄血，健脾养血，凉血消瘀。

【方药】归脾汤化裁。生黄芪20g，当归身7g，柏仁、枣仁各12g，仙鹤草30g，太子参30g，焦远志10g，栀子炭12g，粉丹皮12g，焦白术9g，云茯苓15g，生地黄炭15g，春砂仁8g（后下）。3剂。水煎分两次温服，每日1剂。

12月29日再诊：双下肢紫红色瘀点已开始消退，饮食较前增加，舌质淡暗，舌苔薄白，舌尖稍红，脉沉。上方加粉甘草6g，4剂。

1月2日三诊：双下肢紫红色瘀点已消净，精神饮食好，舌质淡暗，舌尖稍红，舌苔薄白，脉沉。上方加栀子炭2g，6剂。

1月9日四诊：患者诉两天前双下肢起两三个小米样紫红色瘀点，第二天自行消退，余无特殊不适，舌质淡暗，舌尖稍红，舌苔薄白，脉沉。

处方：净蝉衣12g，炒灵脂12g，乌梅肉12g，生黄芪20g，焦白术9g，柏仁、枣仁各12g，焦远志10g，生地黄炭15g，仙鹤草30g，粉丹皮13g，栀子炭14g，春砂仁8g（后下），6剂。

1月16日五诊：饮食正常，精神好，无特殊不适，舌质淡暗，舌苔薄白，脉沉。上方加地榆14g，6剂。

1月23日六诊：未诉特殊不适，舌质淡暗，舌苔薄白，脉沉。上方加当归身6g。

2月27日七诊：上方连服12剂，间日1剂。精神饮食均好，舌质淡，苔薄白，脉沉。上方加生地黄炭5g，10剂。嘱患者三五日服1剂即可，以巩

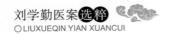

固疗效。两年后家人来诊他疾，诉未再复发。

【按语】气虚不能摄血，脾虚不能统血，以致血溢脉外，故见双下肢紫癜；气血亏虚，脏腑经络，四肢百骸失于濡养，故见神疲乏力；脾气亏虚，不能运化水谷，故食欲不振；面色苍白，舌质淡暗，尖红，苔薄白，脉沉均为气血亏虚之征。方中参、芪、术、草大队甘温之品，补脾益气以生血，使气旺而血生；全当归补血和营；云茯苓、柏仁、枣仁、焦远志宁心安神；春砂仁辛散温通，理气醒脾，与大量益气健脾药配伍，复中焦运化之功，又能防大量益气补血药滋腻碍胃，使补而不滞，滋而不腻；生地炭、栀子炭清热泻火，凉血止血；仙鹤草既能收涩血管，促进血小板的生成，以加速凝止血。诸药伍用，有益气摄血，健脾养血，凉血消癜之功。使气得补，脾得健，血得摄，癜得祛，病自愈。

医案6：过敏性紫癜

李某，男，35岁，干部。2012年3月2日初诊。

【主诉】双下肢瘀斑（点）1年，伴耳鸣3月余。

【病史】1年前开始无明显诱因出现双下肢（足、腿）瘀斑、瘀点，在外院诊为"过敏性紫癜"，曾住院治疗，症状减轻，间断发作。3个月前感冒后紫癜复发，并伴耳鸣，如蝉鸣样，夜间加重，右耳明显，间断发作。舌质偏红，边齿痕，苔薄，脉滑。有10余年饮酒史。

【中医诊断】紫癜。证属肝胆湿热，热毒伤络。

【西医诊断】过敏性紫癜。

【治法】清肝利胆，化湿解毒。

【方药】龙胆泻肝汤加减。龙胆草7g，炒栀子10g，黄芩10g，车前子20g（包），泽泻15g，木通3g，当归12g，石菖蒲10g，灵磁石30g，合欢皮30g，炒枣仁30g，5剂，水煎服，日1剂。

3月9日二诊：药后耳鸣减轻，夜间多梦，余症同前。

处方：水牛角粉10g，生地黄20g，牡丹皮12g，仙鹤草50g，龙胆草8g，栀子炭12g，黄芩12g，柴胡6g，石菖蒲10g，灵磁石30g，金银花30g。6剂，煎服。

3月16日三诊：药后夜眠稍好，但多梦。双下肢瘀点无变化，上方去黄芩，加地龙30g，6剂，煎服。

3月16日四诊：诸症均有好转，紫癜减少。上方去赤芍、金银花，加地榆 15g，净连翘 30g，生姜 2 片，6 剂，煎服。

【按语】患者长年饮酒，嗜食肥甘，聚湿生热，湿热内蕴，热迫血溢，出于肌表，则为"肌衄"，发为紫癜；湿热上犯，清窍被蒙，则耳鸣；夜间属阴，湿为阴邪，故夜间耳鸣加重；舌淡、齿痕、脉滑，为湿邪内蕴之象。方中以龙胆草、栀子、黄芩清肝胆之火，解毒利湿；柴胡疏肝和胃，车前子、泽泻、木通利湿通淋；当归养血和血；菖蒲利湿化浊；灵磁石重镇安神，兼可开窍；合欢皮、炒枣仁安神助眠。

当各种原因导致脉络损伤或血液妄行时，就会引起血液溢出脉外而形成血证。出血的共同的病机可以归结为火热重灼、迫血妄行及气血不摄、血溢脉外两类。在火热之邪中，又有实火及虚火之分，外感风热燥火、湿热内蕴、肝郁化火等，均属实火，如本案即属湿热内蕴之火。如阴虚火旺之火，则为虚火。

医案 7：便血（混合痔出血）

张某，男，49 岁，工人。2011 年 11 月 18 日初诊。

【主诉】间断便血 1 年，加重半月。

【病史】近 1 年间断便血，其色鲜红，近半月症状再发，且程度较前加重，每日 4～6 次。10 天前结肠镜检查提示"混合痔"，自服"槐角丸"等药物，效差。现感乏力、心慌，便血色红。饮酒史 10 余年。"酒精性脂肪肝"病史半年，未治疗。查体：呈贫血貌，口唇及结膜稍苍白，鼻部疖肿，舌质淡，舌边齿痕，苔薄，脉沉弱。

【中医诊断】便血、血虚。证属热迫血溢，虚实夹杂。

【治法】先凉血止血，再补气摄血。

【方药】金银花 30g，净连翘 30g，白鲜皮 15g，生地炭 20g，京赤芍 20g，牡丹皮 10g，马齿苋 30g，川黄连 6g，广木香 6g，槐花炭 15g，广陈皮 10g，粉甘草 6g。6 剂，水煎服，日 1 剂，分 2 次口服。嘱戒酒。

10 月 8 日二诊：服上药后便血好转，3 天前饮酒后便血复发，现便血不止，其色鲜红，乏力、心慌症状复发，化验血常规 HGB71g/L，余正常。脉沉弦，舌质淡，苔薄白。

处方：金银花 30g，净连翘 30g，三七粉 10g，牡丹皮 10g，生地炭 20g，京赤芍 20g，马齿苋 30g，川黄连 6g，生地榆 15g，槐花炭 15g，广陈皮 10g，粉甘草 6g。6 剂，水煎服，日 1 剂，分 2 次口服。

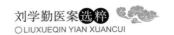

10月19日三诊:服上药10剂,便血已止,乏力减轻,自觉胸闷、胁胀、善太息。复查血常规HGB95g/L。

处方:金银花30g,净连翘30g,三七粉10g,牡丹皮12g,生地炭20g,京赤芍20g,马齿苋30g,川黄连6g,太子参30g,炒栀子10g,槐花炭15g,广陈皮10g,粉甘草6g。6剂,水煎服,日1剂,分2次口服。

2013年8月6日因感冒来诊,诉服上药后便血未发。

【按语】该患者便血,其色鲜红,饮酒后易发,为湿热壅结肠道、热迫血溢之象;失血日久,气随血脱,心脉失养,则乏力、心慌,舌淡脉弱。急则治其标,故先以凉血止血为要,兼顾化湿解毒,之后再补血养血。方中金银花、净连翘清热解毒,兼可凉血;白鲜皮化浊祛风以止血;京赤芍、牡丹皮凉血活血;生地炭、槐花炭凉血止血;马齿苋凉血清肠,化湿止痢;广木香、川黄连清热、燥湿、调中;广陈皮行气燥湿,粉甘草缓急止痛、调和诸药。

本案便血为混合痔引起的出血。痔疮引起的便血有以下特点:一是出血量多少不一:轻者大便夹血,重者至十余毫升,甚者可致贫血,如本案患者;二是出血频度轻重有别:轻者间断出血,重者每便必下血;三是出血时机方面:粪便干硬或进食辛辣食物后易诱发或加重;四是出血方式多为粪便附血或便后滴血。中医的"肠风""脏毒""结阴"等病名均指便血,或先血后便,或先便后血,或单纯下血。《金匮要略》中有"远血""近血"之分;《景岳全书》进一步阐明远血者,或在小肠,或在胃;近血者,或在大肠,或在肛门。本案为湿热蕴结、热伤血络所致便血,治疗以清热解毒、凉血止血为主,但患者仍间断饮酒,致便血容易反复。

医案8:肝硬化、胃溃疡合并消化道出血

张某,男,45岁,工人。2010年9月27日初诊。

【主诉】排柏油样便6小时。

【病史】患者有肝硬化、胃溃疡病史两年。1天前饮酒后,感胃内不适,未治疗,6小时前排柏油样便1次,量约400g,不成形,未注意,在家休息,1小时前再次排柏油样便1次,量约200g,伴心慌,汗出,乏力,舌质红绛,苔白薄,脉数。查胃镜:十二指肠球部溃疡并活动性出血。

【中医诊断】便血。证属热迫血溢证。

【西医诊断】肝硬化、胃溃疡合并消化道出血。

【治法】清热解毒,凉血止血。

【方药】犀角地黄汤加减。水牛角粉 10g，嫩黄芩 16g，细生地 15g，京赤芍 20g，牡丹皮 10g，生大黄 10g，茜根炭 15g，白及粉 12g，大蓟、小蓟各 12g，生黄芪 20g。水煎至 400mL，早晚分两次温服，每日 1 剂。并给予云南白药口服，配合西医止血药物静脉滴注。

服用上方 2 剂后，胃内不适症状好转，守上方 6 剂后，黑便减少，颜色变淡，上方稍加增损继服 6 剂，大便颜色转为黄色，未再出血。

【按语】患者平素饮酒较多，化湿生热，热毒炽盛于血分。热邪迫血妄行，致使血不循经，溢出脉外而发生便血，血分热毒耗伤血中津液，血因津少而浓稠，运行涩滞，渐聚成瘀，故舌紫绛而干。此际不清其热则血不宁，不散其血则瘀不去，不滋其阴则火不熄，正如叶天士所谓"入血就恐耗血动血，直须凉血散血。"治当以清热解毒、凉血散瘀为法。方用苦、咸、寒之犀角（水牛角代替）为君，凉血清心而解热毒，使火平热降，毒解血宁。臣以甘、苦、寒之细生地凉血滋阴生津，一助犀角清热凉血，又能止血；二复已失之阴血。用苦、微寒之京赤芍与辛、苦、微寒之牡丹皮共为佐药，清热凉血，活血散瘀，可收化斑之功。加用生大黄、茜根炭、白及、大蓟、小蓟以清热收涩止血，黄芪健脾益气，以固脾统血的作用。本方配伍特点是凉血与活血散瘀并用，使热清血宁而无耗血动血之虑，凉血止血又无冰伏留瘀之弊。

医案 9：尿血

苏某，女，35 岁，农民。1999 年 8 月 8 日初诊。

【主诉】尿血 20 天。

【病史】1999 年 7 月上旬产后尿频，色黄量少，继而尿血，色淡红，质浑不稠，尿道灼热，下坠不适，少腹偶痛，面色萎黄，精神萎靡，形体消瘦，日晡潮热，动必挽扶，言语断续，呈极度虚弱状。伴头晕喘闷，纳呆食少，大便数日不解，舌质淡，舌苔白微腻，脉濡弱不振。

【中医诊断】尿血。证属热移小肠，兼气虚血亏，统血无权，虚实夹杂。

【治法】凉血止血，佐以养心。

【方药】仙鹤草 15g，血余炭 12g（布包），藕节 7 个，粉丹皮 15g，白茅根 15g，细生地 15g，蒸元参 12g，石菖蒲 9g，炒远志 9g，朱茯神 12g，生百部 12g。3 剂，水煎，分 2 次温服，每日 1 剂。

8 月 12 日二诊：服药 3 剂，血止食增，诸症均缓。唯少腹偶痛，尿感阻坠，脉仍虚弱不振。标证已缓，治当求本，双补气血，健脾益肾，佐以升提中气。

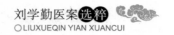
八珍汤加味。

处方：全当归 9g，潞党参 9g，云茯苓 9g，川芎片 9g，炒白芍 12g，细生地 12g，炒白术 6g，山茱萸 30g，女贞子 12g，仙鹤草 12g，琥珀粉 6g，炙甘草 3g。配服补中益气丸。上方稍有出入连服 8 剂，佐以丸剂。

8 月 23 日三诊：步行来诊，尿血未犯，痛坠均除，面色有神，饮食增加，脉象虽有起色，仍细弱。嘱上方继服 5 剂，每日 1 剂，另配合补中益气丸每天 3 丸，以善其后，遂返原籍。

【按语】《景岳全书》："凡治血证，须知其要，而血动之由，唯火与气耳。"此例尿血之因，也不外气与火两大方面，心火移于小肠则尿血而尿道灼热，脾气虚弱，加之产后，统血无权则尿血日久不愈。治分标本缓急，急则清心利尿治其标，3 剂血止；继则气血双补治其本。尤妙在用生百部一味，生百部能清肺热，肺为水之上源，通调水道，下输膀胱，源清则流自洁也。

七、瘿　瘤

医案 1：甲状腺功能亢进

刘某，男，24 岁。2012 年 7 月 6 日初诊。

【主诉】发热、汗出、心悸、乏力、多食 4 年。

【病史】4 年前出现发热、易汗出、怕热、心慌气短、乏力、烦躁易激动、食欲亢进但体重减轻、颈部肿大、失眠等症状，在河南大学淮河医院诊断为"原发性甲亢"，给予甲巯咪唑、普萘洛尔片等药物口服治疗，至 2011 年 12 月症状消失、甲功正常后自行停服药物。2 个月前症状再发。2012 年 6 月 14 日化验：$T_3$25.47pmol/L，$T_4$43.66pmol/L，TSH0.03μU/L。甲状腺彩超：甲状腺弥漫性肿大（甲亢）。为求中医治疗来我院就诊，就诊时双侧甲状腺弥漫性、对称性肿大、质软、无压痛，随吞咽上下移动，可触及震颤。大便量多。舌淡红，体胖大，苔白，脉弦细数。

【中医诊断】瘿瘤。证属肝火旺盛、痰气交阻。

【西医诊断】甲状腺功能亢进。

【治法】清肝泻火，消瘿散结。

【方药】木蝴蝶 12g，秋桔梗 12g，海藻 30g，浙贝母 30g，夏枯草 15g，防风 12g，焦白术 10g，炒栀子 12g，生黄芪 30g，山慈菇 12g，川黄连 6g，鳖甲 30g。6 剂水煎服，每日 1 剂，分两次温服。

7 月 13 日二诊：身热、汗出、心慌及夜眠明显好转。仍有出汗及手心热。

处方：黄连 9g，龟甲 30g，鳖甲 30g，生牡蛎 30g，夏枯草 15g，浙贝母 30g，海藻 30g，木蝴蝶 12g，山慈菇 12g，黄芪 40g，苍术、白术各 10g，北五加皮 12g，防风 10g。14 剂，水煎服，每日 1 剂，分两次温服。

7 月 27 日三诊：汗出、怕热、心慌均好转，夜眠改善，活动后稍感心慌，食量大，大便量多。上方加生龙骨 30g，木蝴蝶 3g，山慈菇 3g。14 剂，水煎服，每日 1 剂，分两次温服。

8 月 10 日四诊：心悸、乏力症状基本消失，大便基本正常，颈部明显变细。自觉精神明显好转。夜眠可。脉平。

处方：黄连 9g，生龙骨、生牡蛎各 30g，苍术、白术各 15g，木蝴蝶 12g，海藻 30g，生黄芪 40g，浙贝母 30g，山慈菇 12g，夏枯草 15g，鳖甲 30g，龟甲 30g，北五加皮 10g。14 剂，水煎服，每日 1 剂，分两次温服。

8 月 24 日五诊：2012 年 8 月 21 日查甲功：T32.52pg/L、T414pg/L，均正常，TSH：0.02μU/l，略低。症状基本消失，偶有心慌。上方加北五加皮 2g，炒栀子 12g。14 剂，水煎服，每日 1 剂，分温二服。

【按语】本病证属中医"瘿""瘿气""瘿瘤"范畴，以颈前喉结两旁结块肿大为主要临床特征，早期多无明显伴随症状，随着病情的发展，发生阴虚火旺的病机转换时可见低热、汗出、心悸、手抖、多食易饥、面赤、脉数等表现。其病因主要是情志内伤、饮食及水土失宜或体质因素等导致气滞、痰凝、血瘀壅结于颈前。即如《诸病源候论》载"瘿者由忧恚、肝气郁结所生"，《外科正宗》云："人生瘿瘤之症……乃五脏瘀血，浊气痰滞而成。"余认为应根据患者平素阴阳偏胜、脏腑虚实而灵活变通。该患者素有忧思，气行不畅，气滞痰阻，结于颈前，发为"瘿病"。久病致虚，心气虚则心惊、多汗；肝经失养、虚风内动则震颤；胃火亢盛则多食易饥。治疗上余多以疏肝理气、化痰散结、清肝凉血等法辨证治疗。

方中黄芪甘温，固表止汗，温分肉，实腠理，补肺气，泻阴火，解肌热，无汗能发，有汗能止。白术补脾、燥湿、化痰，止肌热，化癥瘕。苍术苦温辛烈，燥胃强脾，逐痰水，总解痰火气血湿食六郁。三药相伍益气固表，共为君药。浙贝母泻心火，散肺郁，润心肺，化燥痰，功专散结除热，消瘿瘤。海藻苦能泄热，咸能软坚，寒能涤热，消瘿瘤瘰疬之坚聚。山慈菇甘，微辛而寒，专攻清热散结，善治痈疮疔肿、瘰疬结核。夏枯草缓肝火、解内热，散结气，善治瘿瘤瘰疬。鳖甲咸寒属阴，色青入肝，治痨嗽骨蒸，往来寒热，温疟疟母。龟甲咸寒至阴，益肾滋阴。治劳热骨蒸，癥瘕集聚。牡蛎咸以软坚化痰，消瘰疬结核，老血癥瘕，涩以收脱，止嗽敛汗，微寒清热；栀子清心肺之热，治心烦懊恼。黄连苦寒，燥湿开郁，去心窍恶血。五加皮辛、苦，顺气化痰，坚骨益精，治虚劳烦热，为肝经血分之药。诸药相伍软坚散结，清泻肝火，滋阴潜阳，善治瘿瘤癥瘕，共为臣药。木蝴蝶疏肝、和胃、润肺。秋桔梗辛苦平，入肺、心、胃经，清利头目咽喉，开胸膈滞气，为诸药之舟楫，载药上浮，能引苦泄竣下之剂至于至高之分。甘草调和诸药，共为佐使。上药加减配伍服用60余剂，诸症渐消，病势趋于坦途。

医案2：甲状腺肿大并多发囊肿

刘某，女，43岁。2012年2月3日初诊。

【主诉】颈前部肿大2月余。

【病史】两个月前无明显诱因出现颈前部肿大，外院彩超检查提示"甲状腺中度肿大，右侧多个囊性突出包块，最大约1.0～0.8cm"。伴两乳胀痛，右胁刺痛不适，纳食少。原有"乳腺增生、多发胆囊结石"病史两年。脉缓滑，舌质偏暗，舌体大，舌下脉络粗紫，苔薄白。

【中医诊断】瘿瘤。证属痰瘀互阻。

【西医诊断】甲状腺肿大并多发囊肿。

【治法】活血化瘀，软坚散结。

【方药】瓜蒌15g，柴胡10g，薄荷6g，秋桔梗10g，夏枯草10g，生牡蛎30g，败龟甲、制鳖甲各20g，穿山甲6g，川贝母10g，桃仁、杏仁各10g，黄连6g，吴茱萸1g，炒枳壳10g。10剂，水煎服，日1剂，分2次口服。

2月24日二诊：药后诸症稍减，自感口干，化验甲状腺功能基本正常。上方去柴胡，加穿山甲3g，炒枳壳2g，败龟甲、制鳖甲各10g。13剂，水煎400mL，日1剂，分2次口服。

3月26日三诊：服上药20剂，诸症悉平，上方去川贝母、杏仁泥，加夏枯草10g，浙贝母20g，制水丸，每服5g，每日2次，长服以善后。

【按语】瘿瘤病是由于情志内伤，或饮食及水土失宜，以致气滞、痰凝、血瘀壅结颈前所引起的，以颈前喉结两旁结块肿大为主要临床特征的一类疾病。治疗总体上以理气化痰、消瘿散结为主。传统辨证多以气郁痰阻、痰结血瘀、肝火旺盛、心肝阴虚为主，其中痰结血瘀证多以海藻玉壶汤加减。余治疗该病则另辟蹊径，重用活血散结及疏肝之品，以三甲散及左金丸加味，并加薄荷、炒枳壳、柴胡疏肝理气，桃仁、杏仁泥伍用以活血化瘀。二诊取效后守原方加量继服，体现了中医"效不更方"的特点。所患为慢性疾病，获效后制水丸继服，巩固疗效

医案 3：甲状腺功能减退症

闫某，女，22 岁。2012 年 3 月 19 日初诊。

【主诉】颈部肿大两年余。

【病史】两年前发现颈部肿大，局部柔软，无疼痛，同时伴见神疲乏力，困倦嗜睡，脱发，怕冷、自汗，手足发凉，月经量少色淡等症。在河南大学淮河医院查甲功诊断为"甲状腺功能减退症"。给予优甲乐片口服至今。舌淡，尖红，舌体瘦小，苔黄白面大，脉沉细弱。就诊时查甲状腺彩超显示：双侧甲状腺肿大，左侧厚 22mm，右侧厚 23mm，峡部厚 4mm，甲状腺内血流丰富，呈"火海"征。甲功示：$T_3$1.86pg/mL，$T_4$55.56pg/mL，TSH9.2μU/mL。

【中医诊断】瘿瘤。证属肾阳不足，痰凝气滞。

【西医诊断】甲状腺功能减退症。

【治法】温肾健脾，理气消瘿。

【方药】山慈菇 12g，秋桔梗 10g，夏枯草 12g，龟甲 30g，鳖甲 30g，木蝴蝶 12g，浙贝母 30g，牡蛎 30g，黄芪 30g，太子参 30g，海藻 30g，菟丝子 30g，枸杞子 30g，春砂仁 9g。15 剂，水煎服，日 1 剂，分 2 次温服。

4 月 30 日二诊：颈部明显变细，各种症状明显好转，体力增加，（患者平素行经时小腹隐痛不适，月经量少），本次月经延迟 10 天未至，手足发凉，舌质红，舌体瘦小，苔薄，脉小滑。现服用优甲乐片 50ug，早上 1 次。我院甲功回示：$T_3$4.8pg/mL，$T_4$23.7pg/mL，TSH1.36μU/mL，均正常。

处方：女贞子 30g，生山药 30g，旱莲草 30g，山萸萸 20g，枸杞子 20g，当归 15g，川芎 10g，赤芍 20g，红花 15g，香橼 12g，泽兰 12g，广陈皮 9g。15 剂，水煎服，日 1 剂。

5 月 28 日三诊：诸症均有明显好转，查 T_3、T_4、TSH 均正常，优甲乐改为 25ug，早 1 次口服。效不更方。

7 月 12 日四诊：甲功回示：$T_3$3.18pg/mL，$T_4$13.6pg/mL，TSH3.86μU/

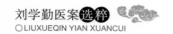

mL，甲状腺彩超显示：甲状腺右侧厚 45mm×18mm×15mm，左侧厚 48mm×16mm×16mm，峡部厚 3mm，回声欠均匀，CDFI 未见异常血流信号。停服优甲乐片。

处方：鸡内金 20g，太子参 40g，炒枳壳 12g，枸杞子 30g，海藻 30g，木蝴蝶 12g，山慈菇 12g，牡蛎 40g，浙贝母 30g，夏枯草 15g，制鳖甲 30g，生黄芪 50g。水煎服，日 1 剂，分温二服。

9 月 18 日五诊：诸症基本消失，自觉一切良好，颈部正常。甲功回示：$T_3$1.93pmol/L，$T_4$16.7pmol/L，TSH1.64U/L，均正常。效不更方。

11 月 12 日彩超：甲状腺右侧厚 36mm×18mm×14mm，左侧厚 37mm×18mm×15mm，峡部厚 2.7mm，回声欠均匀，CDFI 未见异常血流信号，大小正常。停服西药已 4 月余，临床治愈。仍以上方加减善后。

【按语】本病多因情志所伤、饮食失调、体质等因素导致肝郁化火，阴液耗伤，或脾肾两虚、气化失用，痰浊凝结所致。其根本病机是阴虚阳亢或脾肾阳虚，兼肝郁气滞痰凝，二者均以肝郁为关键。阳亢者，肝郁化火，火性炎上，上烁心肺，循经上扰，清窍失养，可见头晕、头痛、耳鸣、目赤甚至眼凸诸疾。肝木横逆，克伐中宫脾土，脾胃热胜则消谷善饥，脾胃虚弱，水谷精微难以吸收，加之肝火内耗阴津则日渐消瘦。火炼水谷精微，精微不布聚而为痰，痰湿循肝经上行，结于颈项，则颈部肿大，肝气挟痰凝聚于目，则眼突。虚寒者，肝郁气滞，脾失运化则腹胀、纳呆；脾主四末，脾阳困乏，阳气不布故神疲乏力；痰湿内停，清阳不升则嗜睡；肾失温煦，阳不化气则水肿，阳气不充，精不上承则脱发、肾虚胞宫失养则月经不调。水液凝聚成痰，循经上行，聚于颈部，则颈部肿大。方中黄芪、太子参、白术益气、健脾、燥湿、化痰，苍术苦温辛烈，燥胃强脾，逐痰水，总解痰火气血湿食六郁，四者相配再佐以炒枳壳则三焦调达，邪有去路，且新邪不生；浙贝母、海藻、山慈菇、夏枯草、鳖甲、龟甲、牡蛎均具软坚散结，化痰消瘿之功效，为治疗瘿瘤之常用药物；秋桔梗辛苦平，清利头目咽喉，开胸膈滞气，为诸药之舟楫，载药上浮，能引苦泄竣下之剂至于至高之分。热者伍以栀子、黄连清泻心肝之火邪；寒者伍以枸杞子、菟丝子温补肾阳，则阳复而寒自消。

第七节 肢体经络皮肤病证

一、痹 证

医案 1：寒痹

李某，女，32 岁，工人。1978 年 7 月 24 日初诊。

【主诉】全身酸痛 10 天。

【病史】患者平素怕风，极易感冒，10 天前因汗后吹电扇致周身肌肉紧痛，关节酸痛，舌质淡红，舌苔薄白，脉紧涩。

【中医诊断】寒痹。证属营卫不和，寒湿痹阻。

【治法】调和营卫，散寒通痹。

【方药】桂枝汤加味。桂枝尖 6g，杭芍 6g，生姜片 6g，大红枣 3 枚，丝瓜络 6g，防风 6g，炮草乌 3g，炙甘草 3g。水煎取浓汁，分 2 次温服，每日 1 剂。

7 月 27 日二诊：服 3 剂，肌肉紧痛，关节酸痛明显好转，原方加炮草乌 1g，炙甘草 2g。

7 月 30 日三诊：又服 3 剂，诸症霍然，嘱上方隔日服 1 剂，再服 3 剂，以期巩固。

【按语】《类证治裁·痹证》曰："诸痹……良由营卫先虚，腠理不密，风寒湿乘虚内袭。正气为邪所阻，不能宣行，因而留滞，气血凝涩，久而成痹。"患者素体骨弱肌肤盛，易汗出，腠理开，受风，邪随风入，客于血脉致周身肌肉紧痛，关节酸痛。治用桂枝汤加味，调和营卫，散寒通痹。辨证明确，方药精当，药证相符，旋即告愈。

医案 2：寒湿痹

刘某，男，56 岁，工人。2010 年 2 月 9 日初诊。

【主诉】腰膝关节酸痛 1 年余。

【病史】近 1 年来腰膝关节酸痛，活动不便，肌肤麻木不仁，遇阴雨天则加重，舌苔白腻，脉迟缓。

【中医诊断】痹证，寒湿痹。证属肝肾亏虚，寒湿浸渍。

【治法】补益肝肾，祛风除湿。

【方药】威灵仙 12g，防风 10g，羌活、独活各 5g，制狗脊 15g，炒杜仲

15g，川芎片 8g，全当归 12g，炮草乌 5g，焦白术 7g，春砂仁 6g（后下），生地黄 12g，炙甘草 6g。水煎分两次温服，每日 1 剂。3 剂。

2月12日二诊：痛大轻，原方加炮草乌 1g，川续断 15g。6 剂。

2月20日三诊：诸症递减。上方去防风，羌活、独活，加广郁金 12g，制香附 12g，台乌药 6g，桃仁、杏仁各 10g。继服 6 剂。

2月27日四诊：诸症全消，活动自如，改服丸剂，巩固疗效。

处方：制狗脊 100g，炒杜仲 100g，川续断 100g，川芎片 60g，全当归 80g，炮草乌 40g，威灵仙 80g，独活 40g，桃仁、杏仁各 60g，广郁金 60g，制香附 60g，生黄芪 150g，粉甘草 40g。上药共研细面，水泛为丸，如梧桐子大，每服 9g，每日 2 次，温开水送服。

【按语】患者中年男性，肝肾亏虚，复感风寒湿邪，发为痹证。如《类证治裁·痹证》曰："诸痹，良由营卫先虚，腠理不密，风寒湿乘虚内袭。正气为邪所阻，不能宣行，因而留滞，气血凝涩，久而成痹。"方中独活、羌活、防风、威灵仙以祛风除湿；炮草乌，味辛，性热，有毒，除寒温，祛风痰，通经络，利关节，多与甘草配伍以解其毒；焦白术、春砂仁以健脾除湿；制狗脊、炒杜仲、川续断以补肝肾，强腰膝；炙甘草、全当归、川芎片、生地黄以补益气血；药证相符，调治月余，诸症悉除，改服丸剂，以善其后。

医案 3：寒热夹杂痹证

李某，女，54 岁，市民。2009 年 3 月 9 日初诊。

【主诉】全身肢节疼痛 10 年，加重 4 个月。

【病史】绝经 10 年来，常感周身疼痛，手腕、膝关节疼痛，遇寒加重，关节不红肿。近 4 个月来疼痛加重，夜间疼痛不能入睡。舌质暗红，舌体胖，舌苔中后部黄厚腻，左脉小滑，右脉沉细。免疫学检查排除风湿及类风湿关节炎。血沉 46mm/h。

【中医诊断】痹证。证属寒湿邪气痹阻经络，血内伏热，气血不畅。

【治法】内清血分伏热，外散寒湿之邪，佐以活血化瘀、疏通经络。

【方药】板蓝根 30g，金银花 30g，忍冬藤 30g，桂枝 6g，当归 12g，丹参 20g，红花 12g，豨莶草 15g，海桐皮 15g，薏苡仁 30g，土茯苓 30g，广藿香 12g，佩兰 12g，首乌藤 30g。4 剂，水煎服，每日 1 剂。

3月13日复诊：服药睡眠改善，舌苔已退，仍身痛。上方去广藿香、佩兰、首乌藤，加制草乌 5g，甘草 5g。6 剂水煎，饭后服，忌饮酒。

4月10日复诊：上方共服20剂，已不畏寒，身痛已大轻，仅有时腰酸。上方稍有出入，又服6剂。2009年10月因感冒来诊，身痛未发，血沉正常。

【按语】痹证日久不愈，往往寒邪郁而化热，内伏阴分，形成外寒内热，寒热夹杂，本虚标实之证。余认为，血沉升高多与热伏血分有关。方中板蓝根为临床最常用的清热解毒药，入心、胃二经，既走气分，又入血分，清热凉血解毒作用较强；金银花甘、寒，清热解毒，清轻宣透，透热外出；忍冬藤性味甘寒，除清热解毒外，尚能清经络中风湿热邪而止疼痛。桂枝能入心经走血分，活血通脉，散寒止痛。（制）草乌大辛、大热，祛风除湿，散寒止痛，其力尤悍。以上五药寒热相配，既能散体表经络之寒邪，又能清血分之伏热，治疗痹痛效果显著。薏苡仁、土茯苓利水渗湿，清热除痹。海桐皮苦、辛、性平，治风湿痹痛、拘挛麻木；豨莶草苦、辛、寒，通经活络，清热解毒。二者配伍，治风湿痹痛、肢体麻木，无论寒热皆可应用。当归、丹参、红花合用养血活血；广藿香、佩兰芳香化湿，和胃醒脾。全方热药不损阴，寒药不凝滞，治疗各种原因引起的关节疼痛、血沉升高，大多能收到预期的效果。

医案4：风湿痹证

徐某，女，65岁。2012年4月20日初诊。

【主诉】四肢肿痛3年余、加重1个月。

【病史】3年前开始，无明显诱因出现四肢肿痛，多方治疗无效，近1个月症状加重，现双手指红肿疼痛，双下肢疼痛，活动后觉双下肢乏力酸困，纳食欠佳，时觉后背酸痛。夜间失眠多梦。舌尖淡红，苔白，脉沉。

【中医诊断】痹证。证属肝肾亏虚，络脉不通。

【治法】滋补肝肾，祛风通络。

【方药】川牛膝、怀牛膝各30g，首乌藤40g，炒枣仁40g，鸡血藤40g，党参15g，合欢皮30g，桑寄生30g，独活6g，豨莶草20g，海桐皮20g，柏子仁12g，焦远志12g。6剂，水煎服，日1剂。

5月11日二诊：依照上方服15剂，大效，双手指红肿疼痛消失，双下肢疼痛明显减轻。周身酸痛趋愈。近两天感冒，低热。

处方：柴胡9g，当归15g，红花15g，丹参30g，穿山甲6g，川牛膝、怀牛膝各30g，生黄芪30g，半夏10g，黄芩15g，桃仁、杏仁各10g，桂枝6g，白芍12g。6剂。

5月20日三诊：下肢酸痛，大便稍溏，每日4～5次，里急后重，舌质偏暗红，苔白、面大，脉弦细数。

处方：当归15g，红花15g，丹参30g，穿山甲6g，生黄芪30g，薏苡仁30g，土茯苓30g，炒枣仁30g，桂枝9g，板蓝根30g，威灵仙15g，乌药6g，鸡血藤30g。6剂，水煎服。

【按语】患者为老年女性，正气亏虚，风寒湿邪外袭，阻滞四肢经络，络脉不通，发为手指、下肢酸痛；肝肾亏虚，稍劳则双腿酸困；肾虚心神失养，则失眠多梦；肝虚失于疏泄，脾失健运，则纳食欠佳。方中川牛膝、怀牛膝补肝肾、强筋骨，引血下行，以治因虚上炎之火；炒枣仁、首乌藤、合欢皮养血安神以助眠，鸡血藤可补血、活血、通络；党参健脾益气；独活、桑寄生祛风湿，止痹痛，益肝肾，补气血；豨莶草、海桐皮相须为用，可祛风湿、通经络；柏子仁养心安神。

首诊取独活、桑寄生、牛膝，补肝肾、强筋骨、祛风湿，更加豨莶草、海桐皮、鸡血藤养血通络、祛风除湿；二诊时合并感冒，以柴胡和解退热，桂枝、白芍调和营卫，疏风解表，当归、红花、丹参、桃仁、杏仁泥、白芍活血化瘀，生黄芪，牛膝补脾益肾；三诊便溏，下肢酸困，为脾肾两亏，湿浊阻于下焦所致，调方加薏苡仁、土茯苓利湿泄浊，和胃健脾止泻。板蓝根凉血解毒，威灵仙祛风除湿，通络止痛，在首诊以扶正为主的基础上，增其祛邪之功。

医案5：风湿热痹

刘某，女，50岁，农民。2005年3月5日初诊。

【主诉】右下肢热痛1月余。

【病史】1个月前开始无诱因出现右下肢肿，发热、疼痛，入夜明显，指陷性浮肿，前额痛，心悸，胸闷，舌质嫩红，舌苔薄白湿，脉小滑稍数，理化检查见：血沉：42mm/h。

【中医诊断】风湿热痹。证属风湿痹阻，经脉不通，湿热为患。

【治法】祛风通络，清热祛湿，活血止痛。

【方药】金银花、忍冬藤各30g，海桐皮15g，豨莶草15g，海风藤15g，蒸元参15g，炒白蒺藜12g，生黄芪24g，鸡血藤34g，炒苍耳子9g，全当归14g，香白芷9g。水煎分两次温服，每日1剂。3剂。

3月9日二诊：腿痛轻，头痛愈，改方。

处方：金银花、忍冬藤各30g，海桐皮15g，豨莶草15g，重楼24g，薏苡仁30g，桂枝尖7g，板蓝根24g，生黄芪24g，川牛膝15g，净连翘24g，威灵仙 14g，粉甘草 5g。2 剂。

3 月 12 日三诊：食增，右下肢痛，发热轻，仍肿，眠佳，舌嫩红，舌苔薄白湿，脉小滑稍数，上方加板蓝根 6g，净连翘 6g，川牛膝 10g，生姜 2 片。

4 月 8 日五诊：连服 19 剂，现无不适，舌质淡边齿痕，苔白滑，脉小数。上方加金银花、忍冬藤各 10g，薏苡仁 10g，桂枝尖 2g，板蓝根 6g，川牛膝 10g。5 剂。

4 月 22 日六诊：证不明显，舌苔薄白，脉弦滑。理化检查示：血沉：10mm/h，上方去净连翘，加台乌药 7g。4 剂。

4 月 25 日七诊：无自觉不适，上方 3 剂，巩固疗效。

【按语】《金匮翼·热痹》云："热痹者，闭热于内也……脏腑经络，现有蓄热，而复遇风寒湿气客之，热为寒郁，气不通，久之寒亦化热。"本案痹证以热痹为主，兼见风湿痹证，初起热象明显，下肢肿痛发热，兼见阴虚则入夜明显，以治清热祛湿，宣通经络之品迭进，以水、湿、热不得上行，下注则颜面、肢肿自消；湿热不得蒸化营分则入夜发热自除；湿热不得蕴于皮肤关节之间，则痹痛自减。方用金银花、忍冬藤、海桐皮、豨莶草、海风藤、威灵仙祛风湿止痹痛；鸡血藤、全当归、川牛膝以养血行血，取"治风先治血"之意；生黄芪、桂枝尖以增强通利关节之力；板蓝根、净连翘以清热解毒；桂枝尖、薏苡仁除湿，寒温并调；生黄芪、鸡血藤、蒸元参以补脾益气，通经活络；本案清热解毒，祛湿通络，益气通阳，综合调理，病者自愈。

医案 6：热痹

路某，女，27 岁，工人。1997 年 9 月 1 日初诊。

【主诉】双足踝关节肿痛 5 个月。

【病史】5 个月前，无明显诱因出现双足踝关节肿痛，局部灼热，得冷则舒，足跟部亦疼痛，即到厂医院就诊，查 ESR76mm/h，即口服肠溶阿司匹林片、木瓜丸等药，静滴青霉素等，效均不显。现双足踝关节疼痛，局部灼热红肿，得冷则舒，足跟部亦疼痛。查 ESR:57mm/h，类风湿因子阳性。舌苔黄根厚，脉滑稍数。

【中医诊断】热痹。证属湿热壅滞，脉络不通。

【治法】清热通络，疏风胜湿。

【方药】板蓝根 24g，桂枝尖 8g，忍冬藤 30g，威灵仙 12g，豨莶草 15g，生黄芪 24g，怀牛膝 15g，桑寄生 24g，丹参、牡丹皮各 14g，薏苡仁 30g，海

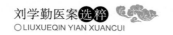
桐皮 15g，粉甘草 6g。4 剂，每日 1 剂，水煎分 2 次温服。

9 月 8 日再诊：服药 4 剂，双足踝关节疼痛，局部红肿均轻，舌苔黄根厚，脉滑稍数。上方加板蓝根 6g，生黄芪 6g，7 剂。

9 月 22 日四诊：服药 12 剂，双足踝关节疼痛消，局部肿胀愈，但局部皮肤稍红，足跟疼痛，右下肢行走时发软，舌苔黄，脉滑。复查 ESR：15mm/h，类风湿因子阳性。上方加怀牛膝 5g，桑寄生 6g，3 剂。

9 月 25 日五诊：双足踝局部皮肤正常，仍诉右足跟疼痛，舌苔黄，脉滑。

处方：生黄芪 30g，独活 7g，忍冬藤 30g，海桐皮 15g，炒杜仲 15g，滑石粉 15g，豨莶草 15g，怀牛膝 14g，板蓝根 30g，桂枝尖 7g，薏苡仁 30g，土茯苓 30g。

10 月 17 日七诊，连服 13 剂，未有特殊不适，精神饮食均好，舌苔黄薄，脉滑。上方去土茯苓，加生黄芪 5g，桑寄生 24g。10 剂，间日 1 剂。

11 月 28 日九诊：又服 20 剂，间日 1 剂，自感一切正常。舌苔薄白，脉滑。复查 ESR：15mm/h，类风湿因子阴性。

处方：生黄芪 30g，板蓝根 30g，怀牛膝 20g，桑寄生 24g，海桐皮 15g，金银花、忍冬藤各 30g，桂枝尖 7g，滑石粉 15g，豨莶草 15g，薏苡仁 30g，炒杜仲 15g，独活 7g。7 剂，三至五日 1 剂，巩固疗效。

【按语】本案为感受风热之邪，与湿相并，而致风湿热合邪为患。《金匮翼·热痹》中："热痹者，闭热于内也……脏腑经络，先有蓄热，而复遇风寒湿气客之，热为寒郁，气不得通，久之寒亦化热。"热为阳邪，其性属火，热邪郁于关节，气血郁滞，故局部灼热红肿，得冷则舒；热邪郁阻脉络，气血运行受阻，故关节疼痛。方中板蓝根、金银花、忍冬藤、桂枝尖以清热通络；威灵仙、豨莶草、海桐皮、桑寄生、薏苡仁以疏风胜湿，配合紫丹参活血以助通络，生黄芪补气以扶正。诸药合用，较快向愈。

医案 7：湿热痹

边某，女，49 岁，工人。2006 年 1 月 24 日初诊。

【主诉】双膝关节肿痛 1 年，加重 2 个月。

【病史】近 1 年来患者双膝关节肿痛，右膝关节更甚，发软，难以行走，已卧床 2 个月，口干多饮，入夜更甚，舌体胖大，舌质暗，舌苔薄白，脉数。

【中医诊断】湿热痹证。证属风湿热邪，阻滞脉络。

【治法】清热通络，祛风除湿。

【方药】板蓝根 24g，豨莶草 14g，海桐皮 14g，威灵仙 14g，川牛膝 15g，生黄芪 30g，桂枝尖 7g，全当归 14g，天花粉 20g，紫丹参 14g，穿山甲 8g，草红花 14g。水煎，分两次温服，每日 1 剂。

1 月 26 日二诊：药稳，原方加忍冬藤 30g，薏苡仁 40g，炒枣仁 30g。

2 月 15 日四诊：服药 10 剂，关节痛续轻，内热口干，急躁，经行 1 天。

处方：薏苡仁 50g，金银花 30g，忍冬藤 30g，板蓝根 24g，海风藤 14g，豨莶草 14g，威灵仙 14g，生黄芪 30g，全当归 14g，桂枝尖 7g，天花粉 30g，草红花 15g，穿山甲 9g。上方服用 6 剂，家属要求又代取 6 剂。

3 月 2 日五诊：症状继续减轻，舌质暗，舌体胖大，舌苔白润，脉滑。拟煎剂、散剂同时服用。

中药汤剂：生黄芪 40g，豨莶草 14g，威灵仙 14g，草红花 17g，薏苡仁 50g，金银花 30g，忍冬藤 30g，板蓝根 20g，穿山甲 9g，海桐皮 14g，桂枝尖 7g，天花粉 30g，路路通 14g。

配服散剂：小白花蛇 2 条，淡全蝎 30g，大蜈蚣 15 条，血竭 30g，乌梢蛇 40g，白僵蚕 30g，共研细面，分 70～80 次，温开水送服，每日 2 次，早晚服用。

4 月 22 日六诊：间断服用上方汤剂 10 余剂，配合散剂，患者已能自由活动，关节痛大轻。①按 3 月 2 日方，去天花粉，加紫丹参 30g，生黄芪 10g。水煎温服。②白花蛇 3 条，淡全蝎 30g，大蜈蚣 15 条，血竭 30g，乌梢蛇 40g，田三七 30g，麝香 2g，共研细面，分 70～80 次，温开水送服，早晚服用。

6 月 11 日七诊：脉滑稍细，舌苔薄白，上方去血竭，加藏红花 15g，干地龙 30g，共研细面，分 70～80 次，温开水送服，每日 2 次，早晚服用。

1987 年 1 月 10 日复诊：症状全部消失，步履如常人，为巩固疗效，再服下方 1 料：藏红花 15g，田三七 40g，大蜈蚣 15g，小白花蛇 3 条，淡全蝎 30g，干地龙 30g，麝香 2g，乌梢蛇 40g。共研细面，装胶囊，分 100 次服用，温开水送服，早晚服用。

5 月 25 日九诊：病人专门来告知，双下肢已痊愈，脉稍滑，舌平，停药观察。十多年来，该患者偶尔来诊他疾，原顽疾愈后疗效一直巩固。

【按语】痹证的发生主要是由于正气不足，感受风、寒、湿、热之邪所致。《济生方·痹》曰："体虚，腠理空疏，受风寒湿气而成痹也。"患者因风湿热痹日久不愈，邪留经络关节，郁而化热，且气血运行不畅，瘀血痰浊痹阻经络，故见关节肿大，屈伸不利，治以清热通络，祛风除湿。方中海桐皮、威灵仙、豨莶草以祛风湿，通络止痛，板蓝根、天花粉以清热生津，紫丹参、川牛膝、草红花、穿山甲以活血通络。患者病卧日久，气血不足，据气行则血行之理，用生黄芪，全当归以补气养血活血，方药中病，症状见轻，后以该方为基础方，随症加减，且配合虫类药研面装胶囊口服，以活血化瘀，祛风通络，患者行走如常人，且远期疗效巩固。

医案8：下肢软组织损伤

罗某，男，16岁，运动员。2012年8月9日初诊。

【主诉】两大腿酸痛伴腰痛半年。

【病史】半年前无明显诱因出现两大腿酸困、乏力，活动后有疼痛感，腰痛，在市内多家医院求治，化验肝肾功能均正常，未确诊。两腿肌肉无萎缩，行走如常人。饮食及二便无异常，睡眠欠佳。脉滑缓，舌质淡红，苔白。半年前有"前列腺炎"病史，治疗后好转，剧烈运动后偶有小腹疼痛。

【中医诊断】痹证。证属肾精亏虚，络脉不通。

【治法】益肾强筋，祛风通络。

【方药】焦远志12g，生龙骨、生牡蛎各30g，全当归20g，生黄芪30g，生芡实30g，锁阳15g，豨莶草20g，海桐皮20g，威灵仙15g，山茱萸20g，春砂仁9g（后下）。7剂，水煎服，日1剂，分2次口服。

9月17日二诊：腰、腿疼痛已好大半，夜眠改善。上方去远志，加小香橼15g，净连翘40g，川续断20g，7剂，水煎服，日1剂。

9月24日三诊：自诉症状减轻十之七八，自觉乏力。上方加太子参40g，8剂，水煎服，日1剂。

10月5日四诊：3天前感冒后腰腿疼痛又有反复，自觉大腿发软，无力。双下肢血管彩超及肌电图检查无异常。调整处方。

处方：生龙骨、生牡蛎各40g，全当归20g，生黄芪40g，生芡实30g，熟地黄20g，山茱萸30g，太子参40g，川续断20g，豨莶草20g，海桐皮20g，川贝母12g，春砂仁9g（后下）。6剂，水煎服，日1剂。

10月12日五诊：诸症明显好转。上方加生黄芪10g，6剂，水煎服，日1剂，巩固疗效。

10月19日六诊：腰腿疼痛基本消失，仅久坐后感双侧大腿发软。稍调上方。

处方：全当归 20g，草红花 15g，紫丹参 30g，穿山甲 12g，威灵仙 15g，独活 8g，桑寄生 30g，川牛膝 20g，怀牛膝 20g，生黄芪 40g，板蓝根 30g，桂枝尖 8g，土茯苓 30g。10 剂，水煎服，日 1 剂。

1 年后其母来诊，诉患者服上药后病情好转，至今未再反复。

【按语】该患者虽正值少年，但因本身为运动员，经常剧烈运动，损伤筋络，致络气不和，气血运行不畅，受损局部失于濡养，病久及肾，故两腿乏力、酸困；活动后耗气伤精，瘀滞加重，故疼痛明显；腰痛为肾精亏虚之象。治宜益肾强筋，祛风通络，兼顾安神助眠。方中焦远志安神益智，祛痰消肿；生龙骨、牡蛎平肝潜阳，收敛固涩，安神助眠；全当归养血活血，兼可润肠；生黄芪补气健脾，升阳举陷，托毒生肌；生芡实、锁阳益肾固精，补脾止泻；豨莶草、海桐皮、威灵仙祛风湿、利关节、强筋骨；山茱萸补益肝肾，收敛固涩，春砂仁化湿和胃。六诊时加用穿山甲，因该药善于走窜行散，为活血通络、祛风止痛之要药。纵观整个治疗，重点在于益肾填精，强腰壮骨，同时兼顾活血通络，祛风除湿。

医案 9：脉痹（静脉炎）

任某，男，44 岁，工人。2001 年 2 月 24 日初诊。

【主诉】左上肢疼痛 1 个月。

【病史】1 个月前开始患者左上肢内侧，向下至肘关节，向上至左肩下、腋窝以下处，外表凹陷，静脉坚硬，触之疼痛难忍，汗出。1 周后（1 月 30 日）发现左上肢疼痛，抬不起来，第两天表皮不敢靠近，曾就诊于单位医院用青、链霉素及维生素类、中药外洗等法，疼痛稍轻。抬举伸直受限，疼、沉、困、冷感，口干不欲饮。舌质偏红，舌苔根黄白稍厚，舌下静脉较粗暗，脉弦滑而细短。

【中医诊断】脉痹。证属气血瘀滞，经络痹阻。

【西医诊断】左上肢静脉炎

【治法】活血化瘀，通经活络。

【方药】京赤芍 20g，川芎片 8g，草红花 12g，鸡血藤 20g，生黄芪 20g，嫩桑枝 20g，制乳香、制没药各 7g，络石藤 20g，忍冬藤 30g，桂枝尖 6g，广郁金 12g。水煎取浓汁，分两次温服，每日 1 剂，服 3 剂。

2 月 28 日二诊：疼痛减轻，坚硬似有变软，脉细而弦滑。上方加春砂仁 3g，全当归 15g，净连翘 20g。

另外洗方：苏木 60g，草红花 40g，骨碎补 60g，制乳香、制没药各 30g，伸筋草 60g，净连翘 40g。将药放大搪瓷盆内浸泡 1 小时后，武火煎煮 30 分钟，先熏后洗。

3 月 17 日五诊：诸症好转，左肩下静脉疼痛，脉弦细滑，舌苔薄。拟清热凉血，化瘀通络方。

处方：金银花 30g，忍冬藤 30g，粉丹皮 12g，全当归 20g，京赤芍 30g，草红花 12g，净连翘 30g，嫩桑枝 30g，蒲公英 30g，川芎片 8g，干生地黄 20g，石菖蒲 9g，粉甘草 6g。外洗方：加炒黄芩 30g。

3 月 28 日六诊：上方连服 9 剂，外洗 3 剂后，原静脉炎已基本变软变细，趋正常。不感疼痛，抬举稍差，左手下午瘀胀，口干不欲饮，舌尖麻，眠差多梦，脉滑细。

处方：蒸元参 30g，粉丹皮 12g，石菖蒲 10g，全当归 30g，金银花、忍冬藤各 30g，京赤芍 30g，川芎片 8g，净连翘 30g，草红花 12g，粉甘草 7g，再服 6 剂。

4 月 4 日七诊：左上肢静脉已软，抬举正常。口干不欲饮，舌尖部麻木，稍发硬，眠可，二便可。舌尖稍红，脉沉细稍滑。照上方：去粉甘草，加紫丹参 30g，3 剂药量共研细面，炼蜜为丸，每丸 9g，每服 1 ~ 2 丸，每日 2 次，巩固疗效。

【按语】本案为血瘀脉痹证，"脉痹不仁，复感于邪"，血流不畅日久，瘀滞不行，瘀在体表经脉，故局部有硬肿、疼痛；治疗以行气化瘀，促进血流通达为主，以开痹行滞止痛；佐以清热解毒凉血，后又加入益气行血药物，使气帅血行，脉道疏浚，血行通畅，脉痹自愈。

医案 10：腰椎间盘突出症

宋某，男，65 岁，农民。2012 年 7 月 13 日初诊。

【主诉】左足麻木 3 个月。

【病史】3 个月前跌伤臀部后出现左足踝关节以下麻木，无疼痛，伴腰酸，尚能行走，纳食欠佳，眠可，二便调。2 个月前脑 CT 示：右侧腔隙性脑梗死。腰椎 MRI：腰 4 至骶 1 椎间盘后突。舌质偏暗，苔黄白厚腻面大，脉虚弱。

【中医诊断】痹证。证属气虚血瘀，络脉不和。

【治法】益气通络，活血化瘀。

【方药】当归 15g，丹参 30g，红花 15g，制马钱子 0.8g，川牛膝 30g，穿山甲 9g，全蝎 9g，蜈蚣 3 条，白僵蚕 15g，地龙 30g，黄芪 40g，甘草 6g。6 剂，水煎服，日 1 剂，分 2 次口服。

7 月 20 日二诊：右足麻木减轻，行走如常，舌质淡暗，苔白稍厚面大。上方加制马钱子 0.2g，黄芪 10g，全蝎 1g。6 剂，水煎服。

7 月 27 日三诊：右足麻木大减，全身较前有力，食欲改善，食量增加，原白厚苔已消退。上方加制马钱子 0.2g，黄芪 10g，甘草 2g。10 剂，水煎服。

8 月 6 日四诊：足麻减轻，位置上移。厚苔消退。

处方：制马钱子 1.3g，当归 20g，丹参 30g，红花 15g，川牛膝 30g，穿山甲 9g，全蝎 10g，蜈蚣 3 条，黄芪 60g，桑寄生 30g，独活 6g，甘草 6g。10 剂，水煎服。

8 月 17 日五诊：症减。双肘膝关节远端皮肤瘙痒。上方去蜈蚣，加蝉蜕 12g，地肤子 30g，10 剂，水煎服。

8 月 27 日六诊：皮肤瘙痒明显好转，左足踝以下麻木感偶发。上方去独活，加威灵仙 15g，制马钱子 0.2g，10 剂，水煎服。

9 月 7 日七诊：身痒已愈，足麻好转，左膝酸痛。

处方：制马钱子 1.5g，当归 20g，丹参 30g，川牛膝 30g，怀牛膝 30g，穿山甲 9g，全蝎 10g，蜈蚣 3 条，黄芪 60g，桑寄生 30g，威灵仙 15g，地肤子 30g，甘草 8g。15 剂，水煎服。

【按语】患者年逾六旬，跌仆后出现左下肢麻木不仁，病因于年事已高，肾气不足，气虚血瘀，脉络失养，外伤后局部症状加重，故腰酸、肢麻。余临床擅用制马钱子治疗各种痹证，疗效颇佳。药典限定该药每日用量 0.3～0.6g，多入丸散。有学者认为入汤剂可用至 1g 左右。而此案可用至 1.2～1.5g，并从小量开始逐渐加量至此，未见有不良反应发生。

二、痿　证

医案 1：左侧股骨头坏死

康某，女，72 岁，退休干部。2012 年 10 月 15 日初诊。

【主诉】左下肢无力 1 年余。

【病史】3 年前行"左侧股骨颈骨折修复术"。1 年前开始出现左下肢无力，有时伴疼痛，活动后加重，步行数十米即感困难，在我院骨科诊断为"左侧股骨头坏死"，脉沉，舌淡稍暗，苔白湿。

【中医诊断】痿证。证属肾精亏虚，瘀血阻络。

【治法】益肾填精，化瘀通络。

【方药】草红花 12g，全当归 10g，紫丹参 20g，穿山甲 6g，川牛膝 20g，川续断 20g，炒杜仲 20g，独活 6g，威灵仙 12g，桑寄生 20g，制草乌 3g，粉甘草 6g。6 剂，水煎服，日 1 剂，分 2 次口服。

10 月 22 日二诊：药后感左下肢力量稍增，可步行一两百米距离，左腿近端疼痛，胸痛不适，稍咳。上方加桃仁泥、杏仁泥各 10g，广藿香、佩兰各 12g。6 剂，水煎服，日 1 剂。

10 月 29 日三诊：胸痛消失，夜间稍咳，晨起咯痰色白。上方加量。草红花 15g，全当归 15g，穿山甲 9g，川牛膝 20g，怀牛膝 20g，生黄芪 30g，独活 8g，威灵仙 15g，桑寄生 30g，桃仁泥、杏仁泥各 10g，制草乌 5g，粉甘草 6g。6 剂，水煎服，日 1 剂，分 2 次口服。

11 月 19 日四诊：诸症减轻，上方加生黄芪 10g，制草乌 1g。10 剂，水煎服，日 1 剂，分 2 次口服。

2013 年 1 月 11 日五诊：共服上药 15 剂，左腿发软、疼痛等症明显好转，停药后近日稍有反复，伴小便失禁。脉偏滑，舌淡红，苔黄白薄。另开方益肾固精。

处方：枸杞子 20g，炒山药 20g，山茱萸 20g，覆盆子 15g，益智仁 12g，五味子 6g，桑螵蛸 12g，菟丝子 15g，制黄精 15g，牡丹皮 10g，云茯苓 20g，春砂仁 9g（后下）。6 剂，水煎服，日 1 剂，分 2 次口服。

2013 年 1 月 18 日六诊：腿痛、尿失禁均好转。继服上方 10 剂，巩固疗效。

【按语】患者为老年女性，年过七旬，肾气亏虚，肾主骨生髓，肾气不足则筋骨不坚，易致下肢痿软无力；气虚行血无力，络脉不通，不通则痛，故下肢疼痛；劳则耗气，肾虚更著，故活动后腿痛加重；气虚痰阻血瘀，则易发胸痹（心肌梗死）。治宜活血通络，补肾强脊。方中草红花、全当归活血、养血；紫丹参凉血活血，宁心安神；穿山甲化瘀通络，兼可软坚；川牛膝活血化瘀，并可引血下行；川续断、炒杜仲、桑寄生补肾强腰；独活祛风除湿、补肝肾、强筋骨；威灵仙祛风通络，滑利关节；制草乌通络止痛；甘草调和诸药，缓和药性。至五诊时更用枸杞子、炒山药、山茱萸等益肾填精之品，并加益智仁、覆盆子、桑螵蛸等固精缩尿。

医案 2：痿证

刘某，男，34 岁，业务员。2012 年 7 月 2 日初诊。

【主诉】双下肢久站无力 2 月余。

【病史】2 个月前无明显诱因出现双下肢久站无力，发胀，发麻，行走后双腿发热，有时疼痛。下肢彩超提示：双侧足背动脉供血不足，双下肢深静脉及深静脉–膜功能正常。口唇发暗，脉弦细偏数，舌质淡边齿痕，苔白湿。右侧腹痛（刺痛或隐痛）两年余，腹部彩超无异常。

【中医诊断】痿证。证属肝郁脾虚，湿瘀互阻。

【治法】补气行血，化湿泻浊。

【方药】当归 15g，红花 15g，丹参 30g，穿山甲 9g，川牛膝、怀牛膝各 20g，苍术 10g，广陈皮 9g，乌药 6g，生黄芪 30g，赤芍 30g，猪苓、茯苓各 20g。6 剂，煎服。

7 月 9 日二诊：复查双下肢彩超：双足背动脉供血不足，搏动极弱，上药小效。上方去乌药、赤芍，加炮草乌 5g，生黄芪 10g，甘草 6g，6 剂。

7 月 16 日三诊：服上方后症状好转。上方加猪苓、云茯苓各 10g，炮草乌 1g，6 剂。

7 月 23 日四诊：右下肢痛减，现感右足趾痛。上方加生黄芪 10g，6 剂。

7 月 30 日五诊：服药有效。下肢无力明显好转。纳差。另拟方。

处方：川牛膝 30g，苍术 20g，穿山甲 10g，生黄芪 40g，丹参 30g，红花 15g，当归 15g，猪苓、茯苓各 30g，炮草乌 6g，炒枳壳 12g，粉甘草 6g，10 剂煎服。

8 月 13 日六诊：右下肢偶发疼痛，轻度水肿。上方去草乌、炒枳壳、甘草，加川黄连 6g，木香 6g，乌药 6g，10 剂。

8 月 24 日七诊：下肢肿消，乏力，心慌气短，大便稍和。

处方：川牛膝 30g，苍术 20g，穿山甲 10g，生黄芪 50g，丹参 30g，红花 15g，当归 20g，猪苓、茯苓各 30g，炮草乌 6g，炒枳壳 12g，甘草 6g，10 剂，煎服。

【按语】患者形体偏胖，平素喜静少动，脾肾亏虚；脾虚则水湿失运，湿性趋下，湿邪固于下焦，则下肢酸困；脾虚精微失常，则下肢痿软无力。口唇发暗，为气虚血瘀之证。方中当归、红花养血活血，化瘀通络；丹参凉血、活血、养心安神；穿山甲化瘀软坚散结；川牛膝重在活血，引血下行；怀牛膝重在补肾强筋;炒苍术燥湿化痰,乌药行气宽中,生黄芪大补元气,赤芍活血,猪苓、茯苓利湿消肿。该病案为"痿证"之轻者,但不同于西医学重症肌无力之痿证。二诊时加用制草乌可祛风除湿,散寒止痛。至五诊时仍以活血化痰、理气通络为主组方,后下肢轻度水肿,并未直接利水消肿,而是以川黄连、木香、乌药利气宽中,芳香化湿,健脾益气,则水湿得化,水肿得消。

三、疮 疹

医案1:面部痤疮

石某,男,30岁。2011年10月24日初诊。

【主诉】面部痤疮6年余。

【病史】患者6年前无明显诱因出现面部及头皮痤疮,出脓头,春秋二季痤疮加重,纳、眠尚可,二便调。症见:颜面,下颌及两颊遍布黄豆大痤疮,色红,部分起脓点。舌质淡红,脉沉,苔黄腻。

【中医诊断】痤疮。证属热毒内蕴。

【治法】清热解毒,化瘀散结。

【方药】麻黄净连翘赤小豆汤合五味消毒饮加减。生麻黄6g,净连翘30g,赤小豆30g,金银花30g,白花蛇舌草30g,女贞子30g,旱莲草30g,蒲公英30g,紫花地丁30g,白芷10g,白鲜皮15g,薏苡仁30g。5剂,水煎服,日1剂。

2月10日二诊:服上方7剂,症状稍减,但仍有新发痤疮,灼热感,稍口干,食眠及二便均可,舌边尖红,苔白,中部苔稍厚,脉沉滑,调整治法以凉血解毒为主。

处方:细生地黄20g,牡丹皮12g,水牛角粉10g(冲服),京赤芍30g,金银花40g,净连翘40g,白鲜皮15g,女贞子30g,草红花15g,白花蛇舌草40g,薏苡仁30g,土茯苓30g。6剂,水煎400mL,日1剂,分2次饭后温服。

2月20日三诊:服上方10剂,痤疮明显减轻,未再新发。大便次频,稍溏,无腹痛。上方去白鲜皮、白花蛇舌草,加炒白术10g。10剂,水煎服,日1剂。

11月12日因感冒来诊,诉服上药后痤疮退净,至今未发。

【按语】痤疮的中医病因病机为肺经风热或脾胃湿热,肺主皮毛,面鼻属肺,肺经受风热熏蒸,邪郁肌肤而成;脾主肌肉,运化水谷,过食辛辣及膏粱厚味，酿生湿热，湿聚成痰，则见面部痤疮。该患者为中年男性，素喜食辛辣厚味，聚湿化热，上熏颜面，凝结成痈疮，肺经受风热为患，春秋二季冷热交替之际，肺易受邪，则风热更易袭肺，痤疮易发，初诊按"热毒内蕴"论治，以麻黄净连翘赤小豆汤化湿解毒，透邪外达，其中麻黄宣肺解表，净连翘消痈散结，赤小豆清热利湿；合五味消毒饮（金银花、蒲公英、紫花地丁等）清热解毒，消散疔疮；复加女贞子、旱莲草滋阴降火；白芷、薏苡仁散结消痈，白花蛇舌草清肝利胆，白鲜皮祛风解表，透疹止痒。二诊时邪祛其半，但已入营血之邪仍滞留血分，出现口干、舌边尖红等表现，遂调整治则，以清热凉血解毒、利湿泄浊散结为主，取生地、丹皮、水牛角粉、赤芍、红花凉血活血，解毒散结；薏苡仁、土茯苓利湿泄浊；金银花、连翘、白鲜皮疏风清热，内含"治风先治血，血行风自灭"之意。

医案 2：荨麻疹

杨某，女，56 岁，市民。2006 年 9 月 7 日初诊。

【主诉】间断周身出痒疹 3 年，复发 1 周。

【病史】患者近 3 年来，在无明显诱因情况下，周身常发疹块成片，痒甚，时有微痛，或头面浮肿。曾服中药消风散、防风通圣丸，西药扑尔敏加激素等可缓解一时，仍间断发作。近 1 周来疹块复起，色淡红，微高出皮肤，伴纳差、乏力、嗜睡、便溏。脉沉细，舌苔薄腻，舌质淡有齿痕。

【中医诊断】隐疹。属气虚湿阻。

【西医诊断】荨麻疹。

【治法】益气除湿。

【方药】生黄芪 30g，防风 10g，广陈皮 9g，丹皮 10g，僵蚕 10g，泽泻 8g，净蝉衣 12g，苦参 15g，炒苍术 30g，当归 12g，粉甘草 6g。

三剂后复诊，痒减轻，发疹区域未再扩大，再进 9 剂，疹块消失，纳食增加，即间日服 1 剂善后。1 年后遇之，云未再发作。

【按语】患者年高，脾肾俱衰，表气不固，风邪暗侵，久则耗气伤血，风疹反复。此证气虚夹风，卫外难固，以黄芪配防风，则祛风胜湿，表气得固，相得益彰，风疹可除。

医案 3：湿疹

李某，男，69 岁。2012 年 6 月 8 日初诊。

【主诉】颈部出现皮疹半年。

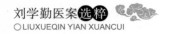
【病史】半年前无明显诱因出现胸部、背部、颈部米粒大小丘疹，发痒，不肿不疼，外用无极膏涂敷可消退。近 5 个月双手指有表皮脱落。夜间失眠。纳食尚可，二便调。原有"高血压、高脂血症"病史 20 年。心电图提示：心肌缺血。脉弦硬，舌质暗，苔根黄厚腻，舌下静脉粗紫。

【中医诊断】湿疹。证属血分瘀热。

【治法】清热凉血活血，祛风杀虫止痒。

【方药】犀角地黄汤加减。水牛角粉 9g，生地 15g，赤芍 20g，牡丹皮 12g，金银花 30g，净连翘 30g，白鲜皮 15g，桃仁、杏仁各 10g，百部 12g，全蝎 9g，草红花 15g，春砂仁 9g。6 剂，水煎服，日 1 剂。

6 月 18 日二诊：共服 10 剂，症状好转，颈部及发际处皮疹无新发，胸、背部仍有皮疹。上方加水牛角粉 1g，赤芍 10g，全蝎 1g，6 剂。

6 月 29 日三诊：服药见效，皮疹明显减少。守上方继服 10 剂，日 1 剂。1 月后电话回访，皮疹痊愈。

【按语】患者素体肝阳偏亢，血热上行，热毒聚于体表，发为风热丘疹，热为阳邪，其性炎上，故皮疹多见于颈、胸、背、发际等躯体上半身；热灼伤津，皮肤失养，则手指蜕皮；热扰心神，则失眠。犀角地黄汤具有清热解毒、凉血开窍的功效，适用于肝昏迷、过敏性紫癜、风疹、败血症等，主治热入血分症，此处以水牛角代替犀角，更加金银花、净连翘增其解毒之功，白鲜皮、百部祛风杀虫止痒，桃仁、杏仁、草红花活血通便，全蝎祛风通络，春砂仁健脾化湿。犀角地黄汤主治症由热毒炽盛于血分所致。心主血，又主神明，热入血分，一则热扰心神，致躁扰昏狂；二则热邪迫血妄行，致使血不循经，溢出脉外而发生吐血、衄血、便血、尿血等各部位出血，离经之血留阻体内又可出现发斑，蓄血；三则血分热毒耗伤血中津液，血因津少而浓稠，运行涩滞，渐聚成斑，故舌质暗，舌下脉络粗紫。此际不清其热则血不宁，不散其血则瘀不去，不滋其阴则火不息，正如叶天士所谓"入血就恐耗血动血，直须凉血散血"。治当以清热解毒、凉血散瘀为法。此处配用桃仁、草红花以增其凉血散血之功。

四、黄褐斑

医案：黄褐斑

王某，女，43 岁，个体业主。2006 年 2 月 28 日初诊。

【主诉】面部起斑半年。

【病史】近半年来患者无明显诱因双面颊出现黄褐斑，逐渐增多，颜色渐深，每周美容，效不理想。慕名请余诊治，刻下症：近半月，两面颊黄褐斑面积扩大，颜色明显变深，急躁易怒，眠差多梦，起居无常，经常熬夜，月经量少，颜色暗红，血块较多，行经 2～3 天，大便 2 日 1 行，纳可；舌质暗，舌边瘀点，舌苔黄薄，略腻，脉沉细。

【中医诊断】黄褐斑。证属瘀血阻络，气机失调。

【治法】活血祛瘀，行气通经。

【方药】血府逐瘀汤加味。全当归 12g，草红花 12g，京赤芍 20g，桃仁泥 9g，川芎片 8g，怀牛膝 12g，软柴胡 10g，炒枳壳 12g，生地黄 14g，香白芷 10g，粉葛根 15g，粉甘草 6g。嘱按时作息，节情志，避熬夜，多运动，好心情。水煎服，分 2 次温服，每日 1 剂。

3 月 12 日二诊：上方连服 12 剂，面斑颜色稍淡，1 周前，月经来潮，行经 3～4 天，量较前多，颜色偏暗，血块减少，大便 2 日一行，偏干，舌质偏暗，舌边瘀点，舌苔薄略黄，脉细沉。原方加炒莱菔子 20g，以润肠通便。

3 月 19 日三诊：服药 6 剂，面部褐斑颜色进一步变淡，面积从外向里缩小，大便每日 1 次，溏便，舌脉同上。调整药方剂量。

处方：全当归 15g，草红花 15g，京赤芍 30g，桃仁泥 12g，川芎片 12g，怀牛膝 20g，软柴胡 12g，制香附 15g，炒枳壳 12g，香白芷 12g，粉葛根 30g，粉甘草 6g。

4 月 8 日四诊：服药 15 剂，面部褐斑浅淡，部分消失，病人满意；5 天前，月经来潮，行经 4～5 天，量较前多，色淡暗，血块少，大便 1 日一行，舌质淡暗，舌苔薄，脉细滑。改配丸剂，治宗前意：仍以活血祛瘀，通利经脉，行气解郁。照上方去炒枳壳，加穿山甲 9g，广陈皮 9g，用 6 剂量共研细面，水泛为丸，如梧桐子大小，每日服 2～3 次，每次 9g，温开水送服。

连服 3 个月后复诊，面部褐斑基本消失，不注意细心观察，已经看不到褐斑，月经规律，期、量、色、块均正常，面色润泽，舌脉趋平。照 4 月 8 日方，加生黄芪 120g，加强益气活血，继续配服中药丸剂，以巩固疗效。

1 年后随访，黄褐斑全消，面色红润，精神饱满，效果满意。

【按语】血府逐瘀汤系王清任《医林改错》中的名方，功专活血祛瘀，行气止痛。治疗胸中血瘀，血行不畅所引起的头痛、顽固性胸痛、呃逆不止、烦闷、心悸、潮热等证。余常用此方治疗气滞血瘀所致的面部褐斑，月经疼痛，心绞痛，顽固性失眠等，疗效均属满意。该案黄褐斑病，多见于中青年妇女，究其原因多为月经失调，起居失常，情志不畅等；其病机为气机失调，瘀血阻络，新血不生，血不能行至头目荣养肌肤。治当活血化瘀，行气通经。药用全当归甘辛温，归肝心脾经，既能补血活血，又善行经止痛，与草红花、桃仁泥相配伍，可增强祛瘀通经之效；川芎片辛香行散，温通血脉，活血祛瘀以调经，又能行气开郁而止痛，为"血中之气药"，有良好的通达气血的功效；京赤芍苦微寒，归肝经，清血分瘀热，祛瘀滞，散血块，泻肝火；怀牛膝活血祛瘀，通利经脉；软柴胡疏肝解郁，升达清阳，引药上行，直达面部；制香附、炒枳壳开胸行气，气行血行；生地黄补血滋阴；粉甘草调和诸药；面部属阳明经，妙用香白芷和粉葛根统领诸药引入阳明经，直达病所，故疗效满意。

五、脱　发

医案 1：斑秃

崔某，男，35 岁，干部。2008 年 5 月 22 日初诊。

【主诉】脱发 3 个多月。

【病史】患者 3 个月前无明显诱因，头顶部及右颞部各有一块头发脱落，未进行治疗，近 1 个月病情加重，脱发处面积较前增大，头发脱落处头皮光亮无发根。患者性格内向，平时心情郁闷，无明显自觉症状，舌质紫有瘀点，舌苔薄白，脉弦。

【中医诊断】斑秃。证属气滞血瘀，发失濡养。

【治法】活血化瘀，养血生发。

【方药】全当归 12g，桃仁、杏仁各 10g，草红花 12g，炒枳壳 12g，川芎片 10g，软柴胡 10g，干生地黄 15g，制首乌 20g，京赤芍 20g，川牛膝 15g，皂角刺 8g，粉甘草 5g。水煎服，每日 1 剂，并嘱患者每日用生姜片涂擦患处 2～3 次。

5 月 29 日二诊：服药 6 剂，未诉特殊不适，上方加京赤芍 10g，干生地黄 5g。6 剂，水煎服。

6 月 5 日三诊：斑秃部头皮开始长出细软绒毛，效不更弦，上方加女贞子 15g，枸杞子 15g。6 剂，水煎服。

6月12日四诊：头发渐长出，上方去草红花、皂角刺、粉甘草，加制黄精20g，6剂，水煎服。

6月19日五诊：患者新生毛发颜色开始转黑，改用补肾养血之品，6剂，以培本善后。

【按语】头发生长主要靠阴血的滋养，若气血运行失调，发根运行不足，则头发成片脱落。方中全当归、川芎片、京赤芍、桃仁泥、草红花活血化瘀；川牛膝祛瘀血，通血脉，引瘀血下行；软柴胡、炒枳壳疏肝理气；杏仁泥开宣肺气，使气行则血行；全当归、干生地黄养血活血，使祛瘀而不伤阴血；制首乌养血乌发；更加皂角刺性善走窜，功专行散，内通脏腑，外透经络，直达病所，诸药相伍，活血祛瘀，养血生发。后改用补肾养血之品培本善后。

医案2：脱发

黄某，女，32岁，个体业主。2009年9月13日初诊。

【主诉】脱发半年。

【病史】半年前因工作劳累，睡眠不好，头顶部及颞枕部毛发成片脱落，全发脱三分之一，曾在几家医院检查治疗，均诊为斑秃，先后用维生素B_{12}、谷维素、胎盘注射液、养血生发胶囊等药，均无效。现除斑秃外，伴见头晕腰酸，烦躁易怒，月经量少，色暗，舌质淡暗，舌苔薄，脉细弦。

【中医诊断】脱发。证属气滞血瘀，精血不足，毛发失养。

【治法】补肾养血，凉血活血。

【方药】粉丹皮10g，干生地黄15g，当归尾12g，旱莲草15g，女贞子15g，川牛膝12g，川续断15g，制首乌15g，制黄精20g，枸杞子15g，桃仁、杏仁各10g，软柴胡8g。水煎服，每日1剂，服6剂并嘱患者每日用生姜片涂擦患处2~3次。

9月20日二诊：烦躁易怒较前好转，上方加制首乌5g，枸杞子5g，7剂。

9月27日三诊：服药后脱发止，斑秃处渐生淡黄色纤细头发，腰酸轻，睡眠可，上方加京赤芍20g。10剂。

10月8日四诊：诸症消，月经调，新生的细发开始变黑，原方继服10剂。

10月18日五诊：无特殊不适，上方加量共研细末，水泛为丸，每日2次，每次9g，半年后复查，乌发满头。

【按语】本案乃气滞血瘀，精血不足，毛发失常所致。《内经》"肾藏精，主骨生髓""其华在发"，精血相生，精足血旺，毛发蕃茂润泽，故用旱莲草、女贞子，滋而不腻，补而不燥，且有凉血润燥的作用；枸杞子、制黄精、制首乌，养血补肝，以增强滋补之力；全当归、干生地黄、粉丹皮养血、凉血、活血，使瘀祛而不伤阴；更加软柴胡疏肝理气；杏仁泥开宣肺气，以达气行血行之忌；川牛膝、桃仁泥活血化瘀，诸药相伍，使精血得荣，瘀血得祛，则毛发丛生。

医案 3：脱发

李某，男，19 岁，学生。2000 年 9 月 18 日初诊。

【主诉】脱发 3 年。

【病史】患者 3 年前因夏季洗澡后开始出现脱发，逐渐发展为斑秃，伴头晕、腰痛腰酸，精神抑郁，劳累后症状加重。就诊几家医院，曾服维生素、谷维素等药物治疗，中药予以强肾、补血药等及偏方治疗，疗效均不理想。睡眠可，二便调。舌质红，苔薄白，脉沉，两尺无力。

【中医诊断】脱发。证属肾精不足，心血亏虚。

【治法】补肾强腰，养血祛风。

【方药】荆芥 9g，防风 9g，净蝉衣 12g，桃仁泥 9g，软柴胡 7g，蒸首乌 30g，蒸熟地黄 20g，全当归 14g，草红花 12g，川续断 12g，女贞子 20g，旱莲草 10g。水煎服，每日 1 剂，并嘱患者每日用生姜片涂擦患处 2～3 次。

9 月 2 日二诊：服药后头晕及腰酸减轻，精神较前好转，脱发仍较多，斑秃处有少许新发长出之势。舌质红，舌苔薄白，脉弦滑。上方加黑芝麻 30g，京赤芍 15g。

10 月 5 日三诊：服药后，脱发减轻，斑秃部位已有黑色纤细毛发长出，较稀疏，精神较好，劳累后腰痛。舌质暗，舌苔薄腻，脉弦滑。上方去净蝉衣、桃仁泥，加制狗脊 10g，桑寄生 20g。

10 月 20 日四诊：服药后，脱发已痊愈，有时晨起腰痛，舌质淡，舌苔薄白，脉弦。前方加炒杜仲 12g。

2001 年 11 月 2 日随访患者黑发致密。

【按语】《诸病源候论》："人有风邪在头，有偏虚之处，则发脱落……"本案患者脱发日久，因其思虑过多，暗耗精血，以致肾精不足，心血亏虚，肾虚血亏，血虚生风，加之瘀血不去，新血不生，瘀阻发根，发失所养。故治宜补肾强腰，养血祛风。蒸熟地、全当归、京赤芍以养血；荆芥、防风风药之润剂，疏风散邪而不伤血；草红花、桃仁泥活血化瘀，使血脉通畅以助新发生长；蒸首乌、黑芝麻、女贞子、旱莲草滋补肾精，助生发之源；制狗脊、炒杜仲、川续断、桑寄生补肝肾，强筋骨；净蝉衣熄风止痒；软柴胡疏肝理气，则宗"肝藏血""肝肾同源"之意。再则理气以行血，"气行则血行"。

第八节 杂 病

一、角化不良症

医案：角化不良证

赵某，男，31 岁，业务员。2011 年 7 月 10 日初诊。

【主诉】双手指甲退化伴面红两年。

【病史】患者两年前出现手指甲退化，双手面及脸面部发红，曾到南京、北京等大医院诊疗，诊断为：先天性角化不良症（此病在全国乃至世界上均属罕见）。曾用西医治疗，症状加重，慕名来诊。症见：十个手指甲部分脱落，大拇指症状较轻，食指较重，三手指更重，四手指比三手指重，小拇指最重，只有一层薄膜，双手面及脸面部发红，查体：舌质红，稍暗，苔白湿面大，脉滑。

【中医诊断】角化不良症。证属痰瘀互结。

【治法】祛痰化湿，活血化瘀。

【方药】红花 10g，丹参 30g，赤芍 30g，三七 6g，牡丹皮 10g，清半夏 10g，天竺黄 6g，胆南星 9g，云茯苓 20g，太子参 30g，甘草 6g。水煎服，每剂煎量约 400mL，分早晚 2 次温服。

两周后患者双手背及脸面部发红好转，但手指甲未见变化。舌质红，稍暗，苔白湿，脉滑。守上方加红花 5g，继服 2 周，患者双食指指甲开始生出，但仍较软，双手背发红消退，脸面部发红好转，守上方加减继服 8 个月，患者双手指甲均已生出且质较硬，已接近常人，脸面部发红已明显好转。

【按语】该患者为先天性角化不良，在临床上极为少见，属怪病之一，余在遇见此患者之前，并未见过此病。但根据患者舌质红稍暗，及舌苔白湿、脉滑体征，从痰瘀论治。唐容川在《血证论》中也谈到"血积既久，亦能化为痰水"。说明痰瘀同源，在治疗时需痰瘀同治，化痰与祛瘀重用。余以为：单化痰饮而瘀血难去，若只活血化瘀则顽痰结聚，因而采用痰瘀并治之法。方中主用红花、丹参、赤芍、三七、牡丹皮以活血化瘀，主用清半夏、天竺黄、

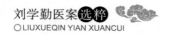

胆南星、云茯苓、太子参以化顽痰积滞。甘草调和诸药。诸药相配，使顽痰涤化，瘀血消散，故虽病沉疴痼疾，亦收良效。

二、干燥症

医案：干燥综合征

陈某，女，62岁，市民。2012年6月11日初诊。

【主诉】眼干、口干10余年。

【病史】10年前患者无明显诱因出现眼干、口干等症状，无眼泪，小便频数，夜间明显，约2小时一次，淋漓不尽，大便干燥，外院诊断为"干燥综合征"。原有类风湿关节炎、自身免疫性肝炎病史20年。舌质暗，苔稍腻，脉细。

【中医诊断】干燥症。证属肾阴亏虚，膀胱湿热。

【西医诊断】干燥综合征。

【治法】滋阴益肾，化湿通淋。

【方药】二至丸加味。女贞子20g，旱莲草20g，黄精15g，瞿麦15g，淡竹叶9g，石韦15g，生苡仁20g，土茯苓20g，净萸肉20g，枸杞子30g，金银花30g，春砂仁8g。6剂，煎服，日1剂，分2次口服。

6月18日二诊：诸症均减，食、眠均好，两眼充血、肿痛，上方去黄精，加女贞子10g，旱莲草10g，净萸肉10g，杭菊花10g。守原意继进6剂。

7月6日三诊：服药有效，小便淋漓不尽感消失，读书看电视仍觉目痛，无泪。大便仍干。调整治则为养阴明目为主。

处方：覆盆子12g，益智仁10g，五味子6g，女贞子30g，旱莲草30g，山茱萸30g，枸杞子30g，金银花30g，菊花15g，桑叶8g，春砂仁9g，白芍10g。10剂

8月3日四诊：大便干好转，眼干、口干均减轻。多梦。上方去益智仁、旱莲草、五味子、春砂仁，加桑螵蛸12g，炒枳壳10g，合欢皮30g，炒枣仁30g。10剂。

【按语】患者年逾六旬，肾精亏虚，阴无以生，口眼失于濡润，故口干、眼干；肾虚水道通调失职，湿热下注，则小便频数，淋漓不尽；阴血不足，四肢失养，则足趾麻木，肠道失于濡润，则大便干；正气不足，邪滞肢体经络关节，则

发为痹证。初诊治以二至丸加味，方中女贞子、旱莲草滋阴益肾，兼可明目；黄精补肾益髓；瞿麦利湿解毒；淡竹叶利尿通淋；生苡仁、土茯苓清热化湿解毒，山茱萸补肾敛精，扶正止泻；枸杞子补益肾精，兼可明目；金银花清热解毒，疏风散表；春砂仁化湿和胃，宽中止呕。二至丸由女贞子、旱莲草组成，具有补益肝肾，滋阴止血之功，用于肝肾阴虚，眩晕耳鸣，咽干鼻燥，腰膝酸痛，月经量多。余此处用之，主要源于该干燥症病机为肝肾阴虚，诸窍失养，切中病机，故能获效。

三、狐蝨病

医案：白塞综合征

刘某，女，30 岁，公务员。2007 年 7 月 4 日初诊。

【主诉】口腔、外阴溃疡 1 年余。

【病史】1 年前无明显诱因出现口腔、外阴溃疡。双下肢皮肤散在红色斑丘疹，即到河南省人民医院就诊，经查诊为"白塞综合征"，经肾上腺皮质激素治疗，症状时轻时重，现口腔，外阴溃疡，大小不等，双下肢皮肤红色斑丘疹，经前轻重，经色紫暗，有血块，月经后错半个月，易感冒，双眼浮肿，口渴，纳差，神疲乏力，烦躁。舌质暗，舌苔黄，舌面左边有一暗紫条，脉小滑数，双下肢散在红色斑丘疹，色鲜红。

【中医诊断】狐蝨病。证属肝脾湿热兼血瘀。

【西医诊断】白塞综合征。

【治法】清热除湿，活血解毒。

【方药】青黛粉 10g，净连翘 30g，草红花 12g，粉丹皮 12g，孩儿茶 10g，仙鹤草 30g，炒枳壳 12g，重楼 30g，紫丹参 30g，炒栀子 12g，生黄芪 30g，春砂仁 8g（后下）。水煎分两次温服，每日 1 剂。嘱患者饮食宜清淡，忌食辛辣，肥甘厚味之品。避免过劳，保持足够的睡眠。

7 月 14 日三诊：服药 9 剂，口腔、外阴溃疡轻，双下肢皮肤斑丘疹较前减少，脉舌同上。

处方：茅苍术 10g，大青叶 30g，生黄芪 30g，粉丹皮 14g，虎杖 15g，重楼 30g，青黛粉 10g，莲子 10g，川厚朴 7g，草红花 12g，孩儿茶 10g，粉甘草 8g。

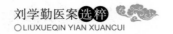

8月4日六诊：患者诉行经时口腔溃疡复发，但较前轻，外阴部溃疡愈合未复发，双下肢皮肤斑丘疹已消，月经止，溃疡愈，行经时经色如洗肉水样，脉舌同上。

处方：天花粉30g，川厚朴8g，紫丹参、牡丹皮各15g，重楼30g，茅苍术12g，蒸元参15g，大青叶30g，枸杞子20g，生黄芪30g，净连翘30g，女贞子15g，粉甘草7g。

8月25日八诊：又服12剂，患者诉经期口腔溃疡，但较前减轻，外阴部溃疡未再复发，双下肢皮肤斑丘疹又起，但色淡，量少，经色如洗肉水样，脉舌同上。

处方：炒栀子12g，茅苍术10g，重楼30g，天花粉30g，大青叶30g，生黄芪30g，粉丹皮14g，净连翘30g，益母草30g，广陈皮10g，制香附15g，全当归14g。

9月30日十一诊：上方稍加减服24剂。现正值经期，此次经期未出现溃疡，双下肢皮肤斑丘疹亦未起，精神饮食可，仍感口干渴，脉舌同上。

处方：紫丹参、牡丹皮各15g，川厚朴8g，草红花15g，净连翘30g，益母草30g，重楼30g，茅苍术12g，生黄芪30g，大青叶30g，莲子10g，广陈皮10g，粉甘草8g。6剂。

10月12日十三诊：上方服12剂，上周行经时口腔、外阴均未溃疡，双下肢亦未起斑丘疹，精神饮食均可，舌质暗红，舌苔白，脉滑数。

处方：青黛粉10g，板蓝根30g，干生地黄30g，重楼30g，孩儿茶10g，炒栀子14g，莲子10g，茅苍术10g，粉丹皮14g，穿心莲30g，草红花15g，广陈皮10g。

11月7日十五诊：又服12剂，现感口干、渴，时乏力，余无特殊不适，舌质暗红，舌苔黄薄，脉滑数。

处方：干生地黄24g，青黛粉10g，生黄芪30g，女贞子20g，蒸元参20g，孩儿茶10g，茅苍术10g，旱莲草20g，净连翘30g，蒲公英30g，川厚朴8g，粉甘草8g。6剂。

11月17日十六诊：症状消失，舌质淡暗，舌苔白，脉滑。上方加蒸元参10g，干生地黄6g。6剂。

12月15日十七诊：未诉特殊不适，经期亦无不适，舌质淡暗，苔白，脉滑。上方加生黄芪10g，太子参30g。6剂。同时，配服中药丸剂，巩固疗效。治法仍以清热解毒，化瘀燥湿，活血凉血之剂。

处方：干生地黄 240g，羚羊粉 30g，青黛粉 100g，生黄芪 300g，女贞子 200g，蒸元参 200g，孩儿茶 100g，西洋参 100g，茅苍术 100g，粉丹皮 120g，京赤芍 200g，三七粉 100g，旱莲草 200g，净连翘 300g，蒲公英 300g，川厚朴 80g，草豆蔻、春砂仁各 80g，粉甘草 80g。上药共研细末，水泛为丸，如梧桐子大小，每次 9g，每日 2～3 次。

【按语】本病属中医"狐蜜病"的范畴，西医称之为"白塞病"。本病的发生，初起以湿热毒邪蕴结于内，久之湿热毒邪侵入血分，热灼血络，而致瘀血阻络。本案始终用清热解毒，除湿化瘀，凉血活血之品，并配以扶固正气的药物，增强患者的自身抗病能力，使正气充盛，邪气不能存于体内，促其早日痊愈。方中青黛粉性咸、寒，归肝、肺胃经，凉血解毒，去肝、肺、胃诸经郁热，内服或外用均有清热解毒，凉血散肿之效；孩儿茶性苦、涩、凉，归肺经，内服有清肺化痰、生津、止血、止泻等功效，同时可收湿敛疮，生肌止血；重楼性苦，微寒，有小毒，归肝经，解毒散肿，止痛，与净连翘、板蓝根、金银花等配伍解毒泻火，能增强解毒消肿，并有化瘀之效；粉丹皮清热凉血，以去血分郁热而收化斑、止血之效；炒栀子苦寒，清泻三焦之热，又能燥其湿邪；紫丹参、草红花活血化瘀，瘀血得去，新血得生促进溃烂部位的愈合；仙鹤草味涩收敛，止血作用较佳，可加快溃疡的愈合；生黄芪健脾益气化湿，其作用益气固表，增强自身的免疫功能；通过健脾益气，化湿降浊，使湿邪在内无以得生；补气而有良好的托毒生肌之效，可促进愈合的功能；防寒凉药物太过，损伤脾胃；综上所述，全方具有清热解毒祛湿，益气凉血化瘀之效，经过 5 个多月的治疗，病情得到控制，身体得以康复，疗效满意。

四、内伤发热（慢性肾炎）

医案：长期低热

黄某，女，30 岁。2010 年 3 月 12 日初诊。

【主诉】低热 5 个月。

【病史】5 个月前感冒后出现低热，体温 37.2～37.5℃，咽干痛，全身乏力，夜眠不安。舌质淡、胖苔薄黄，脉小滑数。原有肾炎病史两年，尿

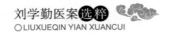

中红细胞阳性。

【中医诊断】长期低热。证属气阴两虚，虚火上扰。

【西医诊断】慢性肾炎。

【治法】益气滋肾，养阴清热。

【方药】天王补心丹加减。柏仁、枣仁各12g，天门冬、麦门冬各15g，生地15g，当归12g，丹参20g，太子参30g，五味子5g，远志12g，白薇20g，地骨皮10g，春砂仁9g，佛手12g。6剂，水煎服，日1剂，分2次口服。

2010年3月19日二诊：服药未再发热。仍口干，稍恶心。

处方：清半夏10g，代赭石15g，旋覆花12g（包煎），炒枳壳12g，白薇25g，地骨皮10g，春砂仁9g，太子参30g，麦门冬14g，五味子4g，佛手12g，甘草6g。5剂，用法同前。

2010年7月5日三诊：低热已治愈。原有肾炎病史，舌质淡，苔薄，脉弦滑偏数。尿中红细胞阳性。

处方：山茱萸20g，山药20g，泽泻12g，云茯苓15g，生地15g，丹皮12g，川萆薢12g，石韦12g，瞿麦12g，枸杞子20g，白术8g，菟丝子15g，郁金15g，春砂仁8g。4剂，用法同前。

2010年7月9日四诊：服药平稳，上方去山药、生地，加金银花25g。10剂，用法同前。

2010年8月9日五诊：化验尿常规：蛋白（阳性），红细胞阴性。舌质淡，苔薄白。

处方：生地黄20g，山药20g，枸杞子20g，山茱萸20g，菟丝子20g，郁金15g，丹皮12g，云茯苓20g，黄柏8g，仙鹤草40g，川萆薢12g，蔻仁、春砂仁各8g。10剂，用法同前。

【按语】慢性肾炎多由感冒引起，且易因感冒复发或加重。本案患者即是如此。主要症状表现为低热、咽干、乏力，体征为尿中蛋白、红细胞阳性。病起于心肾阴虚，水不制火，虚火上越，发为低热；心神失养，则夜眠不安。内伤所致，而非外感，故发热而不恶寒；子病犯母，肾病及肺，则咽干；病久正虚，则乏力身困。方以天王补心丹养心安神，加白薇、地骨皮清退虚弱，春砂仁化湿安中，佛手疏肝理气。

五、低热、淋巴结炎

医案：低热、淋巴结炎

齐某，男，43岁，农民。2008年8月25日初诊。

【主诉】低热伴颈部淋巴结肿大1月余。

【病史】患者近1月来低热，体温37.2～37.5℃，下午及夜间明显，伴颈部淋巴结肿大。全身乏力，手足心热，口干欲饮，舌质暗红，苔少，脉细稍数。

【中医诊断】内伤发热、痰核。证属气阴两虚，虚阳上越。

【西医诊断】低热、淋巴结炎。

【治法】益气养阴，清退虚热。

【方药】石斛15g，麦门冬15g，百合15g，莲子肉15g，明玉竹12g，白术6g，百部12g，川贝母10g，南沙参、北沙参各30g，青蒿15g，鳖甲30g，春砂仁9g。6剂，水煎服，日1剂，分2次温服。

9月8日复诊：服药手心已不热，全身乏力已轻，淋巴结肿大减小，另拟方。

处方：半夏10g，柴胡12g，黄芩15g，炮山甲9g，金银花20g，净连翘20g，生牡蛎30g，浙贝母25g，夏枯草12g，鳖甲30g，春砂仁9g，太子参30g。6剂。

上方为主增损调理1个月，患者低热消失，体温恢复正常，颈部淋巴结肿大消失，病告痊愈。

【按语】长期低热在中医属"内伤发热"范畴，内伤发热是指以内伤为病因，气血阴阳亏虚，脏腑功能失调为基本病机所导致的发热。一般起病较缓，病程较长，热势轻重不一，或有反复发热的病史。临床多表现为低热，但有时可以是高热，有的患者仅自觉发热或五心烦热，而体温并不升高，常伴有头晕、疲乏等虚弱之象。该病主要由于气、血、水湿壅遏或气、血、阴、阳的亏损失调所导致，故在发热的同时，分别伴有气郁、血瘀、湿郁或气虚、血虚、阴虚、阳虚的症状。类似于现代医学中的功能性发热，或由肿瘤，血液病，结缔组织病，结核病，慢性感染性疾病，内分泌疾病及某些不明原因引起的发热。该患者乏力，五心烦热，口干、舌红少苔，为阴虚内热之象。《诸病源候论》提出了阴虚发热的机理为"阴气不足，阳气有余"。故以石斛、麦门冬、百合、明玉竹、南沙参、北沙参等养阴清热，并以青蒿、鳖甲滋阴潜阳、清退虚热。患者合并淋巴结肿大，则以川贝母、金银花、净连翘、穿山甲、牡蛎、夏枯草等清热化痰，软坚散结。该案主要以补益气阴治疗虚损性内热，兼顾软坚散结治疗痰核，药证合拍，故获良效。

六、气虚发热

医案：气虚发热

何某，男，60岁，个体业主。2005年4月30日初诊。

【主诉】乏力、发热1个月。

【病史】患者1月前行"心脏搭桥术"，术后出现发热，体温在37.5～38.5℃，乏力明显，伴有心悸，气短，失眠，多梦，胸痛，纳呆，服用多种西药，效果欠佳，慕名坐轮椅求诊。舌质暗红，舌苔白，中间剥脱，六脉结代，右沉细弱，难以应指，左脉滑数。

【中医诊断】气虚发热。

【治法】甘温除热，养心清热。

【方药】补中益气汤加味。生黄芪25g，焦白术8g，太子参30g，升麻7g，软柴胡10g，广陈皮9g，当归身12g，嫩青蒿15g，制鳖甲30g（先煎），焦远志12g，柏仁、枣仁各14g，粉甘草6g。水煎浓取150mL，分两次温服，每日1剂。

5月4日二诊：服药3剂，体温下降0.5℃，上方加生黄芪15g，焦白术2g，继服3剂。

5月7日三诊：体温已正常2天，脉律整齐，改方天王补心丹加补气药，治疗心脏病。

【按语】本案为气虚内热，兼有阴虚。李东垣《脾胃论》曰："火与元气不两立，一胜则一负。脾胃虚，则下流于肾，阴火得以乘其土位。"本案患者年过花甲，由于行搭桥术，气血双亏，脾胃受损，中气下陷，则下焦阴火取而代之，发为内热，气虚血亏，心脉失养，导致脉结代；心慌气短，舌质红，为阴虚气热之象；"暗"为血瘀之候；但其主要矛盾为气虚，故先用甘温除大热之法，待热退后，另拟方专治心脏。选补中益气汤为主，生黄芪、炙甘草、太子参补脾益气；焦白术、健脾除湿；升麻、软柴胡升举阳气；广陈皮理气和胃；嫩青蒿、制鳖甲滋阴清热；焦远志交通心肾；柏子仁、酸枣仁养心安神。本方阴阳兼顾，以补益气血为主，补脾以消阴火上冲，滋肾以滋阴退热，滋肾而不生湿，补脾而不生热，药中疾愈，6 剂热退，神清气爽，大赞中医药的疗效迅捷。

七、先汗后寒再热证

医案：汗出寒热

程某，男，20 岁，学生。2005 年 3 月 25 日初诊。

【主诉】汗出、寒热时作近两年。

【病史】近两年来动则背部汗出，继而恶寒，夜卧发热，但体温不高，伴四肢乏力、酸沉，头晕，精神倦怠，眠一般。舌质淡，苔薄白，脉沉细。

【中医诊断】太阳、少阳合病。

【治法】调和营卫、和解少阳。

【方药】柴桂加葛根汤加味。软柴胡 12g，桂枝尖 8g，粉葛根 15g，杭芍药 10g，嫩黄芩 15g，姜半夏 9g，太子参 30g，粉甘草 6g，生姜片 2 片，大红枣 3 枚。水煎，分 2 次温服，每日 1 剂。

4 月 1 日二诊：服药 5 剂，汗、寒、热均明显减轻，效不更方，上方加桂枝尖 2g，续服 5 剂。

4 月 8 日三诊：自述诸症消，精神好，舌平，脉沉小滑。改方玉屏风散加味，巩固疗效。

【按语】先汗后寒再热案临床少见。背者胸阳之府，诸阳受气于胸中，而转行于背，该案动则背汗，腠理开，邪气入，正邪相搏，邪胜则寒，正胜则热。恶寒则为太阳表证，兼出汗则为太阳表虚证；病已两年，邪留少阳，故予柴桂加葛根汤，以调和营卫、和解少阳。粉葛根者，为阳明经引经药，取仲景治项背强几几。此案项背汗出，故而重用，药证相符，两年病痛，数诊而愈，可见仲师经方，取效神速。

第九节 妇科病证

一、乳 癖

医案 1：乳腺增生

王某，女，30 岁，干部。1999 年 12 月 10 日初诊。

【主诉】右乳憋胀疼痛半年余。

【病史】患者半年前因情志不遂，出现胸部憋胀，心烦，经治稍好，嗣后，右乳憋胀疼痛逐渐加重，即到开封市第二人民医院就诊，经查诊为"右乳腺小叶增生"。诊时右乳憋胀痛，月经量少，色暗，伴有血块，纳眠可，大便时有干结，日行一次。面色萎黄，精神欠佳，舌质淡暗，舌苔薄黄，脉弦。远红外成像示：右乳腺小叶增生。

【中医诊断】乳癖。证属气滞血瘀。

【西医诊断】右乳腺小叶增生。

【治法】疏肝理气，活血化瘀，通络止痛。

【方药】软柴胡 10g，全当归 12g，夏枯草 12g，广郁金 12g，桃仁、杏仁各 10g，浙贝母 20g，丝瓜络 7g，炒王不留行 12g，片姜黄 10g，生牡蛎 30g，穿山甲 8g，广陈皮 10g。6 剂。水煎分两次温服，每日 1 剂。

12 月 17 日二诊：服药后胸部憋胀减轻，右乳疼痛也有所好转，纳眠可，二便正常，舌质淡暗，舌苔薄，脉弦。上方加橘络 12g。6 剂。

12 月 24 日三诊：诸症均大轻，脉舌同上。上方加浙贝母 10g，6 剂。

12 月 31 日四诊：服药后诸症消，无特殊不适，精神饮食均好，舌质淡暗，舌苔薄，脉弦稍滑，上方 6 剂，因患者要去外地学习，要求配成药。

另配胶囊：软柴胡 30g，全当归 30g，夏枯草 30g，穿山甲 30g，桃仁、杏仁各 24g，浙贝母 60g，丝瓜络 20g，龟甲、鳖甲各 50g，片姜黄 30g，郁金 12g，生牡蛎 30g，橘络 20g，炒王不留行 5g，共研细末，装胶囊，分 50 天服，每日 2 次，温开水送服。

2000 年 2 月 28 日五诊：患者诉服药后诸症未发，月经亦正常，查远红外扫描仪，乳腺增生不明显，舌质淡暗，舌苔薄，脉弦滑。上胶囊方，再配一料，以巩固疗效。1 年后来诊他疾时，诉服药后查乳腺彩超，远红外扫描仪，均正常。

【按语】情志不遂，肝气失于条达，气郁日久，气滞血瘀，瘀血停着，痹阻脉络，故右乳憋胀疼痛；月经量少，色暗，伴有血块，舌质淡暗，舌苔薄黄，脉弦均为肝郁伴血瘀之征。方中软柴胡疏肝解郁，宣畅气血，散结调经；全当归辛甘温润，以甘温和血，辛温散寒，为血中气药，既能补血活血，又能柔肝止痛；郁金既入气分，又走血分，疏肝解郁，行气消胀，祛瘀止痛；夏枯草解郁散结；桃仁入于血分，破血行瘀，杏仁泥入走气分，行气散结，二药伍用，一气一血，行气活血，消肿止痛；浙贝母清火散结；丝瓜络祛风通络化痰；王不留行入血分通利血脉，行而不止，走而不守；生牡蛎软坚散结，祛瘀化痰；穿山甲性善走窜，功专行散，内通脏腑，外透经络，直达病所；橘络善走经络，行气化痰，通络止痛。诸药合用，有疏肝解郁，活血化瘀，软坚散结，通络止痛之功，药证相符，一诊而效，三诊症消，后配以胶囊剂以收全功。

医案 2：乳癖（乳腺增生伴结节）

张某，女，41 岁。2012 年 7 月 20 日初诊。

【主诉】反复乳房胀痛 3 年，复发 1 周。

【病史】近 3 年来反复乳房胀痛，生气后易发，伴右胁疼痛不适。2011 年乳腺彩超提示：双侧乳腺增生伴实质性结节。上腹彩超提示：胆结石、胆囊炎。1 周前因情志不遂乳腺胀痛复发，伴右胁不适，夜眠不安，胃脘胀满。脉小滑，舌质暗，边瘀点，苔薄。

【中医诊断】乳癖。证属气滞痰阻，瘀血阻络。

【西医诊断】双侧乳腺增生伴实质性结节。

【治法】活血化痰，理气散结。

【方药】桃仁、杏仁各 10g，柴胡 9g，瓜蒌 20g，赤芍 30g，穿山甲 9g，炒王不留行 30g，浙贝母 30g，生牡蛎 30g，夏枯草 15g，炒枳壳 12g，败龟甲、制鳖甲各 30g，炒枣仁 30g。10 剂，颗粒剂日 1 剂。

8 月 3 日二诊：服上方 3 剂后乳房胀痛即消失，3 天来自觉双下肢无力。上方去王不留、枣仁，加草红花 15g，紫丹参 30g，10 剂。

8 月 27 日三诊：症平，间或乳胀痛，较前减轻。上方去草红花、紫丹参，加丝瓜络 8g，炒王不留行 30g，10 剂。

9 月 21 日四诊：乳痛已消。觉口苦、眠差、偶头晕、眼痒、眼困，脉滑弦，舌质暗苔薄。化验 CHO6.49mmol/L，LDL4.64mmol/L，稍高。温胆汤加

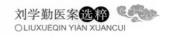

炒枣仁 30g，黄芩 20g，天麻 15g，杭菊花 20g，桑叶 8g，郁金 20g，10 剂。

10 月 15 日五诊：口苦、眩晕、失眠均好转。双目干痒，乳房胀。彩超：脂肪肝，肝结石（最大直径 1.8cm）伴胆囊炎，双侧乳腺增生并导管扩张、双乳囊性肿物。

处方：瓜蒌 20g，炒枳壳 12g，浙贝母 30g，夏枯草 15g，生牡蛎 40g，穿山甲 9g，柴胡 9g，丝瓜络 8g，泽泻 30g，炒王不留行 30g，草红花 15g，制鳖甲 40g，10 剂。

10 月 29 日六诊：乳房胀痛消失，口苦、眩晕、失眠均好转。上方去丝瓜络、泽泻，加郁金 20g，金钱草 30g，10 剂。

【按语】患者生活、工作压力过大，长期忧思郁怒，怒则伤肝，肝之经气不通，不通则痛，发为乳房胀痛，以及右胁疼痛；气滞血瘀，结于两乳，则为痰核（结节）；肝失疏泄，脾失健运，则胃脘胀满；痰火扰心，心神不安，则夜不能眠。方中桃仁、杏仁泥活血化瘀，润肠通便；柴胡疏肝理气，使气行则血活；瓜蒌化痰清热，赤芍凉血活血，穿山甲、炒王不留行活血理气，散结通络，生牡蛎、夏枯草散瘀软坚，炒枳壳行气宽中，败龟甲、制鳖甲活血软坚，炒枣仁安神助眠。

乳癖的发生重在气滞、血瘀、痰凝，故其治也在于理气疏肝、活血软坚、化痰通络，至于三者以何为重，则可随病理阶段、病情轻重各有侧重。

二、乳　痛

医案：乳腺炎

张某，女，24 岁，市民。1999 年 3 月 26 日初诊。

【主诉】左乳肿痛 3 天。

【病史】产后 10 天，近 3 日发现左侧乳房有一肿块，状如鸡蛋，胀痛，红肿，触之发热，无发热恶寒，平素心烦急躁，纳眠可，二便正常；舌质红，舌苔薄黄、脉弦数。

【中医诊断】乳痈。证属阳明热盛，热毒蕴结。

【西医诊断】急性乳腺炎。

【治法】清热解毒，消痈散结。

【方药】仙方活命饮加味。金银花 30g，蒲公英 20g，净连翘 20g，紫花地丁 15g，全当归 12g，紫丹参 20g，丝瓜络 8g，软柴胡 10g，浙贝母 12g，京赤芍 12g，穿山甲 8g，粉甘草 6g。水煎服，每日 1 剂，分 2 次温服。

3 月 30 日二诊：服药 3 剂，乳房红、热、痛减轻，心烦急躁平静许多，舌质稍红，舌苔薄黄，脉弦稍数。效不更方，原方加蒲公英 10g，净连翘 10g，以清除里热，消肿止痛。

4 月 6 日三诊：续服 6 剂，述乳房红、热、痛消退，按之已柔软，肿块逐渐缩小，舌质淡红，舌苔略黄，脉弦略滑。仍用前方，稍有调整。

处方：金银花 40g，蒲公英 30g，净连翘 30g，全当归 12g，紫丹参 30g，生牡蛎 20g，丝瓜络 10g，皂角刺 8g，软柴胡 10g，浙贝母 15g，京赤芍 20g，穿山甲 9g，粉甘草 6g。

4 月 13 日四诊：服药 6 剂，乳房胀痛，肿块均已消失，余症皆除，舌质淡红，舌苔薄，脉滑稍数；照 4 月 6 日方，再进 5 剂，间日服用 1 剂，缓慢撤药，以期疗效巩固。

【按语】乳痈多见于产后哺乳期，乳房属于胃，乳头属于肝，多因气机失调，肝气上逆所致。《医学心悟·乳痈乳岩》："乳痈者，乳房肿痛，数日之外，焮肿而溃，稠脓涌出，脓尽而愈。"本案产后气血亏虚，邪热蕴蒸阳明，导致脾失健运，又因厚味补之，阳明蕴热日盛，加之情志不畅，郁而化热，阳明、厥阴之火蒸酿成痈。治宜清热解毒，散结止痛，方选仙方活命饮加减。金银花、净连翘、甘苦寒，归心肝胃经，清热解毒，轻宣疏散，与紫花地丁、蒲公英相伍，加强消痈散结之力，以期直折热毒浸淫，阻截病势发展；丝瓜络通乳散结；浙贝母苦寒，归肺心经，善于清热散结，消肿止痛，与生牡蛎配伍以增强软坚以散结块之效；紫丹参活血祛瘀，凉血消痈，与清热解毒药相配，有助于消除痈肿；全当归养血活血，消肿止痛；软柴胡舒肝解郁，调畅气机；穿山甲软坚散结通乳；皂角刺辛温，归肺、大肠经，本品辛散走窜，能托毒排脓，且活血消痈；京赤芍凉血祛瘀，散肿消痈，止痛痛，泻肝火。诸药配合，可使热清、肿消、结散、络通、气畅，病告痊愈。

三、崩　漏

医案 1：气血两虚

张某，女，57 岁，农民。1999 年 5 月 8 日初诊。

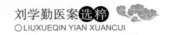

【主诉】阴道下血 3 天。

【病史】患者断经 6 年，3 天前，不明诱因出现月经又至，量多如注，色淡，现症：心慌胸闷，乏力，面色萎黄，精神倦怠，头晕目眩，气短懒言，身热口渴，易出汗，纳眠可，二便正常。舌质淡，苔薄白，脉洪大，重按不应指。

【中医诊断】崩漏。证属气血亏虚，血不归经。

【治法】益气补血，止血安神。

【方药】生黄芪 30g，当归身 9g，川芎片 8g，焦白术 9g，云茯苓 15g，益母草 20g，茜草根 12g，仙鹤草 20g，炙甘草 6g。水煎服，每日 1 剂，分 2 次温服。

5 月 12 日二诊：服上药 4 剂后，经血已基本停止，仍感心慌气短，头晕，乏力，出汗，舌质淡，苔薄白，脉沉细弦。守原方去茜草根，加山茱萸 15g，继进 6 剂。

5 月 19 日三诊：血止，心慌气短明显减轻，出汗已止，时仍感头晕乏力，精神可，舌平，脉细无力。原方加生黄芪 10g，山茱萸 5g，续进 6 剂。

5 月 26 日四诊：自诉血止十余天，诸症皆减，为巩固疗效，上方又续进十余剂，病未再复发。身体状况较前大为好转。

【按语】本案患者年近六十，天癸已竭，冲任虚衰，再加经产过多，冲任不固，故年老血崩。血虚气无所倚，阳气外浮则发热。阴失阳护，津液外泄则出汗口渴。血虚不能充盈于脉故脉象洪大而虚。古人云"漏者崩之渐，崩者漏之甚"，《诸病源候论》："妇人月水非时而下，淋漓不断，谓之漏下，忽然暴下谓之崩中。"妇科大家傅青主主张：血崩分为七种，其中一种为："年老血崩……方用加减当归补血汤"，据"有形之血不能骤生，无形之气所当急固"之理，故予以益气补血，止血安神；方选当归补血汤加减，重用生黄芪大补脾肺之气，以助生血之源；更用当归身补血养血和营，以使阳生阴长，气旺血生；焦白术、云茯苓甘温补脾益气；仙鹤草、茜草根止血；益母草、川芎片活血使血止不留瘀，瘀去新血生；后用山茱萸酸敛微温，归肝肾经，以补益肝肾，既能补肾精，又可助阳，鼓动气血运行，以达到治本的功效；标本兼顾，使心气旺，脾气健，肾精足，共同起到"塞流、澄源、复旧"三法相合之意。

医案 2：心脾两虚

张某，女，30 岁，护士。2005 年 5 月 26 日初诊。

【主诉】月经淋漓不断 2 个月

【病史】患者 2 个月来月经淋漓不止，色淡质稀薄，5 月 14 日曾月经大量出血，伴心慌心烦，头晕目眩，神疲乏力，面色萎黄，腹胀纳差，失眠多梦，二便尚可。舌质淡，舌苔白，脉沉细无力。

【中医诊断】崩漏。证属心脾两虚，脾不统血。

【治法】补益心脾，养血安神，止血固脱。

【方药】归脾汤加减。生黄芪 24g，太子参 20g，焦远志 10g，炒枣仁 15g，焦白术 8g，当归身 10g，栀子炭 10g，仙鹤草 20g，茯神 24g，龙眼肉 12g，荆芥炭 9g，生龙骨、生牡蛎各 20g，炙甘草 6g，生姜 3 片。水煎服，每日 1 剂，分 2 次温服。

5 月 30 日二诊：服药 3 剂，下血停止，头晕目眩减轻，神疲乏力好转，仍胃纳欠佳，睡眠差，易醒，梦多，舌质淡，舌苔薄白，脉沉弱。原方加草豆蔻、春砂仁各 6g（后下），炒枣仁 5g。

6 月 4 日三诊：又服 4 剂，腹胀、纳差症状好转，心慌心烦亦减轻，入睡较前容易，但睡中易醒，醒后难以入睡。舌质淡，舌苔薄白，脉沉。上方再加炒枣仁 10g，琥珀粉 10g（冲服），柏子仁 12g，生黄芪 6g，以养心健脾，镇惊安神。续进 4 剂，巩固疗效。

6 月 16 日四诊：6 天前，月经至，经行 5 天后停止，月经量偏多，色淡，有少量血块。仍属心脾两虚，气血双亏之证。拟方如下：益气健脾，养血安神为主。

处方：生黄芪 30g，当归身 12g，焦白术 8g，太子参 20g，生山药 20g，焦远志 10g，炒枣仁 30g，炒枳壳 12g，茯神 30g，龙眼肉 12g，栀子炭 12g，炙甘草 9g，生姜 2 片。

6 月 30 日六诊：上方服用 12 剂，病人自述心慌心烦，头晕目眩，神疲乏力均消除，面色较前好，略有红润，纳尚可，失眠多梦已好转，每晚睡 6～7 小时，醒后能再入睡，舌质淡，舌苔薄白，脉细小滑。停药病愈。嗣后，月经正常来潮。

【按语】"漏"指经血淋漓不断，"崩"指突然下流如注。《医宗金鉴·妇科心法要诀》曰："妇人经行之后，淋漓不止，名曰经漏，经血突然大下不止，名曰经崩。"该案患者崩漏日久，气血亏虚，加之忧思过度，饮食劳倦，损伤脾气，中气虚弱，统摄无权，冲任不固，不能制约经血乃成崩漏。俾心生血，脾统血，心脾两虚致心失所养，故心悸失眠，多梦；治以益气养血、健脾养心之剂；生黄芪、太子参、焦白术、生山药、炙甘草均为甘温之品，以补气健脾，益卫固表，养阴生津；荆芥炭、栀子炭凉血止血，清心除烦；焦远志、茯神、炒枣仁、生龙骨、生牡蛎镇惊安神，收敛止血，宁心开窍；龙眼肉之甘温，归心脾经，能补心脾，益气血，既不滋腻，又不壅气，故为滋补的良药；当归身有补血养血活血之效，使新血生，瘀血祛；生姜温胃散寒。全方止血含于补气养血之中，使气血旺盛，则心血有所养，心神有所依，收到气生血长、塞流固脱的功效。

医案3：血热证

张某，女，24岁，教师。1999年10月11日初诊。

【主诉】月经淋漓不断2月余。

【病史】患者2个月前因情志不舒而出现月经每月两次来潮，量多，淋漓不断，色鲜红，到开封市妇产医院诊为"功能性子宫出血"。虽经治疗效不显，诊时除月经淋漓不断外，尚有头晕目眩，夜卧少眠，面色萎黄，舌质淡，舌尖红，舌苔薄，脉弦滑。

【中医诊断】崩漏。证属血热妄行，肝血失统。

【治法】清热凉血，疏肝解郁。

【方药】丹栀逍遥散加味。栀子炭12g，粉丹皮12g，当归身12g，炒白芍12g，软柴胡8g，云茯苓15g，焦白术8g，仙鹤草30g，益母草15g，苏薄荷5g，粉甘草6g，水煎取浓汁，分两次饭后1小时温服。

10月15日二诊：患者诉服药4剂后月经量减少，效不更弦，上方加焦白术2g，继进6剂。

10月22日三诊：患者诉服药后月经净，睡眠较前好转，头晕目眩轻，舌质淡红，舌苔薄，脉弦滑，改用益气健脾，补血养心之剂。

处方：生黄芪20g，太子参20g，全当归12g，云茯苓20g，焦白术10g，焦远志10g，炒白芍12g，炒枣仁30g，龙眼肉12g，干生地黄15g，粉甘草5g。3剂，水煎服。

10月25日四诊：诸症消，睡眠可，上方加生黄芪10g，隔日1剂，又服3剂，以收全功。

2001年来诊他疾时诉：服药治疗后，月经每月1次，按期来潮，经期经量均正常。

【按语】崩漏一证，主要系脏腑失调，冲任失约。方用软柴胡、苏薄荷，舒畅肝气以散郁，全当归、炒白芍养血敛阴柔肝，肝郁克脾，故用焦白术、云茯苓健脾和中，俾土旺生金以制木；仙鹤草、栀子炭、粉丹皮清热凉血，少用益母草以活血，使血止而不留瘀。三诊出血虽止，崩漏得治，而正气未复，故余以益气健脾，补血养心之剂善其后，以期远期疗效巩固。

四、月经不调

医案：气虚血瘀兼肾虚

王某，女，27 岁，职员。2012 年 2 月 17 日初诊。

【主诉】月经色暗 2 年余，伴半身发凉 1 月。

【病史】两年前行"人流术"后出现月经色暗，经期 7 天左右，周期基本正常，平素腰酸，多梦呓语，面部起斑，近 1 个月出现手指发抖，两半身及手足交替发凉，间或少腹刺痛，心情抑郁。舌体小，舌质偏红，少苔，脉弦细。

【中医诊断】月经不调。证属气滞血瘀兼肾虚。

【治法】补肾强腰，化瘀通络。

【方药】广郁金 10g，桃仁、杏仁各 10g，小香橼 12g，次沉香 9g，川续断 10g，生龙骨、生牡蛎各 20g，益母草 15g，全当归 10g，制香附 10g，川芎片 6g，台乌药 6g，炒杜仲 10g。10 剂，水煎服，每日 1 剂。

2 月 17 日二诊：服上药 10 剂，两半身及手足交替发凉减轻，少腹仍觉刺痛，舌脉同前。上方加益母草 10g，制香附 10g，10 剂，水煎服。

3 月 12 日三诊：月经已净 2 日，经色基本正常，少腹稍觉不适，遇冷加重，手指仍有发抖，原方加全蝎、僵蚕，以增搜风活络之力，

处方：广郁金 10g，桃仁、杏仁各 10g，次沉香 9g，川续断 10g，益母草 30g，全当归 10g，川芎片 6g，炒杜仲 10g，全蝎 9g，白僵蚕 10g。10 剂，水煎服，每日 1 剂。

6 月 20 日电话随诊，诸症均已好转，未再复发。

【按语】患者初孕，因故未成，忧思抑郁，肝失疏泄调达，日久则肝气郁结，气滞则血瘀，故经来色暗，少腹刺痛；气血运行不畅，面部失于濡养，则发斑；肝失疏泄，虚风内动，则手指发抖；肝胆经络居于半表之间，经气运行失职，

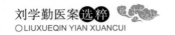

则出现两半身交替发凉，肝病及肾，腰府失养则腰酸。治疗应化瘀调经，疏肝解郁，方中以香附、郁金疏肝理气，行气解郁；桃仁、杏仁、当归活血祛瘀，养血调经；沉香其性主降，引药归于下焦；续断、杜仲，滋补肝肾，强筋壮骨；生龙骨、生牡蛎平肝熄风，益母草滋补冲任，养血活血；乌药温阳行气止痛，川芎为气中血药，专能行气活血。

五、绝经前后诸证

医案1：肝肾亏虚

王某，女，53岁。2009年1月12日初诊。

【主诉】面部烘热伴失眠两年。

【病史】断经2年来，自感面部烘热，夜不能寐，心悸出汗，心烦纳差，舌质淡暗、苔白，脉沉细。

【中医诊断】绝经前后诸证。证属肝肾亏虚，虚火扰心。

【西医诊断】更年期综合征。

【治法】益肾填精，潜阳育阴。

【方药】怀牛膝30g，生龙骨、生牡蛎各30g，山茱萸20g，当归、代赭石各15g，炒栀子、炒枳壳各12g，防风10g，肉桂3g，甘草5g。5剂，水煎服，日1剂，分2次口服。

1月17日二诊：诸症大减，感口干，腹胀，腰酸，多梦。调方如下。

处方：怀牛膝、生龙骨、生牡蛎、炒酸枣仁、合欢皮各30g，黄精、当归、女贞子、代赭石各15g，炒栀子12g，防风10g，槟榔6g，肉桂3g。15剂。

1个月后随访，诸症悉愈。

【按语】该案病机为肝肾两虚。患者届经断之年，先天肾气渐衰，天癸将竭，任脉虚，太冲脉衰，气血亏虚导致机体阴阳失调。肾阴不足，阳失潜藏，则面部烘热；肝藏血不足，虚火扰心，则心烦寐差；瘀血阻络，气虚失摄，则心悸出汗。故方中以当归养血活血，祛瘀通络；代赭石、生龙骨、生牡蛎平肝潜阳，安神定志；炒栀子清心除烦，怀牛膝、山茱萸培补肝肾，滋水涵木；防风益气固表；炒枳壳疏肝理气，肉桂引火归原。二诊更加黄精、女贞子益气养阴，清退虚热；炒酸枣仁、合欢皮宁心安神；槟榔行气除胀，消积化滞。

医案 2：虚阳上越

娄某，女，47 岁。2012 年 6 月 25 日初诊。

【主诉】出虚汗伴畏寒 1 个月。

【病史】近 1 个月时出虚汗，量多，汗出后畏寒怕冷，时感腰酸，阵发性燥热，心烦，眼前黑矇，胃脘不适，偶有反酸，近 2 月来月经紊乱，后延 7 ~ 9 天（以往月经提前 4 ~ 5 天）。平素手足发凉，怕冷。"脑供血不足"病史半年，脉沉稍数，舌质淡红，舌尖红。

【中医诊断】绝经前后诸证。证属虚阳上越，迫津外泄。

【西医诊断】更年期综合征。

【治法】引火归原，平肝潜阳，益气化痰，

【方药】活血归元汤（自拟方）加减。草红花 15g，全当归 15g，怀牛膝 20g，代赭石 15g，防风 10g，炒白术 8g，生龙骨、生牡蛎各 30g，生黄芪 30g，软柴胡 6g，嫩黄芩 12g，清半夏 10g，春砂仁 9g（后下）。6 剂，水煎服，日 1 剂，分 2 次温服。

7 月 2 日二诊：畏寒怕冷及腰腿酸软减轻，仍汗出量多。上诊加当归 5g，10 剂，水煎服。

7 月 12 日三诊：出冷汗症状消失，仍畏寒怕冷，进冷食后胃痛，时恶心呕吐，多梦。近 2 月月经未行。脉小滑舌质淡红，苔白面大。调整治法以健脾理气、和胃降逆为主。

处方：太子参 30g，姜半夏 10g，川黄连 6g，嫩黄芩 12g，淡干姜 8g，炒枳壳 12g，焦槟榔 5g，春砂仁 9g（后下），次沉香 10g，佛手片 12g，制香附 20g，粉甘草 6g。6 剂。

7 月 27 日四诊：服药有效，多汗及畏寒怕冷大减，胃痛好转，未再呕吐，食欲改善，食量增加，但食后稍感腹胀，月经未行，仍有腰酸腿软。处理：上方减干姜 3g，加太子参 10g。6 剂，煎服。

【按语】患者为更年期女性，天癸将竭，肾精亏虚，冲任失调，故月经紊乱；气虚肺卫不固，则虚汗量多，畏寒怕冷；肾虚腰府失养，则腰酸；髓海不足，则头晕、黑矇；阴虚火旺，虚阳上越，则燥热心烦；肝胃郁热则反酸。治用余自拟方活血归元汤。方中当归养血活血，润肠通便，为活血生血之品，使气血各有所归；红花养血活血，能行气散瘀，调经止痛；代赭石凉血热，镇逆气，降痰涎，止呕吐，通燥结；怀牛膝补肝肾，强筋骨；龙骨、牡蛎收敛

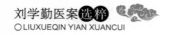
元气，镇惊安神；生黄芪补中益气；柴胡疏肝解郁；清半夏利气降逆；春砂仁芳香化湿，和中止呕。

余常用活血归元法治疗妇女"脏躁"之虚烦、躁汗、五心烦热等症。人过四十，阴气自半，五志过激，耗伤肝肾之阴，相火无制，上逆冲心，病人心中悸动，面部烘热，躁汗阵作或心烦少寐，或汗后怕冷。余认为此证多为阴亏血少，火热上扰，相火冲气上逆，以致瘀血内阻，如单纯补阴则缓不济急；如单纯清热则徒伤元气。其治当活血化瘀，潜阳降逆。

六、痛　经

医案：畏寒凝滞

赵某，女，15 岁，学生。1997 年 11 月 10 日初诊。

【主诉】经行腹痛 1 年余。

【病史】患者 1 年来，每逢经期小腹冷痛，得热则轻，遇寒则重，痛甚则呕吐，四肢冷，面色苍白，需卧床 3～4 日，经痛渐止。现为经期第一天。面色苍白，舌质淡，舌苔白，脉沉紧。

【中医诊断】行经腹痛。证属里寒凝滞。

【西医诊断】青春期原发性痛经。

【治法】温经散寒，暖宫止痛。

【方药】温经汤加减。吴茱萸 9g，当归尾 15g，川芎片 9g，太子参 20g，小茴香 8g，姜半夏 10g，粉丹皮 10g，炒白芍 20g，桂枝尖 7g，粉甘草 5g，生姜片 3 片。4 剂。水煎，分两次饭前温服，每日 1 剂。嘱注意保暖，避免受寒。忌食生冷之品。

11 月 14 日再诊：服药后诸症消，经净痛止，舌质淡，舌苔白，脉沉，嘱下月来经前服药。

12 月 5 日三诊：患者未诉不适，脉舌同上。上方 3 剂。

12 月 8 日四诊：服至第 3 剂，经至但腹不痛，无特殊不适，脉舌同上。上方 3 剂，巩固疗效。

【按语】寒客胞中，致气滞而血瘀，寒凝而血滞，胞宫经脉凝滞不畅，导滞血滞不行，血脉不通，不通则痛，故见经期小腹冷痛，脉舌均为里寒之象。方中吴茱萸既能温中散寒，又能疏肝解郁，散寒止痛；桂枝尖辛热，入血分以温经活血通络；凝滞得以温化，则气机得以调达。太子参益气以生血；姜半夏、生姜片、粉甘草合太子参补中气，健脾胃，助生化之源而益冲任。同时，胞宫有"奇恒之腑"之称，就其功能而言"亦脏亦腑""非脏非腑"。在月经期行使"腑"的功能，故应"以通为用"。方中选用全当归、炒白芍、川芎片、小茴香活血养血，理气散寒。合而用之，温通经脉以散寒，补养气血以固本，活血化瘀以生新，使经血畅通，气机调达，达到"通则不痛"的目的。

七、带下病

医案 1：寒湿带下

刘某，女，22 岁，学生。2012 年 8 月 24 日初诊。

【主诉】间断带下量多 3 年。

【病史】近 3 年来带下量多色白，伴间断胃痛、胃胀，进凉食症状加重，乏力身困，面色萎黄发暗，手足冰冷，入冬尤甚，无反酸、烧心、恶心、便秘、腹泻等症。月经规律，经前腹痛，得温痛减，经期 7～8 天，舌质暗红，苔白，脉弦细。

【中医诊断】带下病、胃痛。证属脾肾阳虚，湿浊下注。

【治法】温肾健脾，宽中止痛。

【方药】完带汤加减。生山药 20g，焦白术 20g，太子参 30g，芥穗炭 6g，车前子 20g（包），柴胡 6g，广陈皮 6g，炒白芍 30g，春砂仁 9g（后下），炒枳壳 12g，川萆薢 12g。6 剂，煎服。

8 月 31 日二诊：白带减少，胃痛消失，偶觉心慌，舌尖稍红，上方去春砂仁，加炒栀子 10g，6 剂，煎服。

9 月 7 日三诊：带下减少。大便日 3～4 次，溏便，无腹痛。

处方：生山药 30g，焦白术 30g，芥穗炭 6g，柴胡 6g，苍术 10g，太子参 30g，广陈皮 9g，炒白芍 30g，白檀香 12g，甘松 20g，春砂仁 9g，甘草 6g，10 剂，煎服。

9 月 17 日四诊：行经第两天，腹痛，夹血块，上方去白檀香、甘松、加生龙骨、生牡蛎各 30g，枸杞子 20g，10 剂，煎服。

9 月 28 日五诊：白带正常，胃痛、胃胀及怕冷消失。食欲欠佳，大便日 3～4 次。上方加诃子肉 8g。6 剂，煎服。

半年后感冒来诊，诉服上药后诸症皆愈。

【按语】患者禀赋不足，脾肾亏虚，气虚至极，则阳气不足，脾胃阳虚，寒凝气滞，不通则痛，故胃脘胀痛，且进凉食加重；寒湿困脾，则乏力身困，面黄发暗；阳虚则外寒，故手足冰冷，入冬尤甚；寒湿下注，则带下量多色白。方中太子参、白术、山药均为补气健脾之品。白术并能燥湿，山药兼可涩精，更具健脾止带之用，是为君药；苍术、广陈皮、燥湿运脾、芳香行气；既使君药，补而不滞，亦取"气行湿自去"之意；车前子淡湿利湿，使湿从小便而去。白芍疏肝扶脾，柴胡升阳，芥穗入血分祛风湿而止带，炒枳壳行气疏肝，草薢利湿泄浊，祛风除痹。

该病案为寒湿困阻之带下病、胃病。余并未直接治其胃病，而是以完带汤为主治其带下病，带下止则胃痛自消，原因在于其病机得以消除（胃病与带下表现虽异，但病机相同，均为寒湿困阻）。完带汤出自《傅青主女科》，功可补中健脾化湿止带，主治脾虚肝郁，湿浊下注之证。复诊时更加檀香、春砂仁、甘松、化湿醒脾，四诊时加龙骨、牡蛎、枸杞子，旨在益肾填精。

医案2：黄白带

罗某，女，26岁，农民。1998年4月17日初诊。

【主诉】带下量多2个多月。

【病史】2个月前因生气后渐至带下量多，色黄白，味臭，口苦黏腻，纳差困倦，胸胁胀痛，小腹时痛，舌质偏红，舌苔微黄厚腻，脉弦滑略数。曾在开封市妇产科医院检查，诊断为"细菌性阴道炎"。

【中医诊断】带下病。证属气郁伤脾，湿热带下。

【西医诊断】细菌性阴道炎。

【治法】疏肝行气，清热利湿。

【方药】软柴胡8g，炒枳壳12g，炒栀子10g，车前子30g（布包），炒黄柏8g，广木香2g，细木通3g，粉丹皮12g，佩兰叶12g，薏苡仁20g，土茯苓15g，粉甘草6g，水煎分两次温服，每日1剂。3剂。

4月20日再诊：白带明显减少，胸胁、小腹疼痛消失，但仍纳差困倦，舌质淡红，舌苔白厚，脉滑。上方加白蔻仁8g（后下），广藿香12g，3剂。

4月24日三诊：患者诉诸症消，舌质淡红，舌苔白，脉滑。上方5剂，以巩固疗效。

【按语】由于情怀抑郁，肝气不舒，气机郁滞，阻于胁络，故胸胁胀痛，口苦；

并随情绪波动疼痛或增或减，肝郁化火，乘于脾土，脾运失常，湿浊下注则带下量多；脉舌均为气郁伤脾，湿下注之象。方中柴胡疏肝开郁，宣畅气血；炒枳壳辛散苦降，善走气分，理气消胀；木香气味芬香，能升降诸气，善于泄肺气，疏肝气，和脾气，故为宣通上下，畅利三焦气滞要药；黄柏清热燥湿，泻火解毒；栀子既能清泻三焦之火邪，又能清热解毒，清利湿热；丹皮专入血分，既能泻血中伏火，又能散热瘀血瘀；佩兰化湿和中；车前子甘寒滑利，性专降泄，清泄湿热，利水渗湿；薏苡仁甘淡渗利，善除脾湿，以健脾化湿；甘草一则健脾益气，一则调和诸药。全方伍用，使肝气得舒，脾胃得健，湿热得除，带下当愈。

医案 3：赤黄带

王某，女，31 岁，工人。2003 年 9 月 13 日初诊。

【主诉】白带增多 2 年。

【病史】患者近两年带下量多，黄白相间，以黄为主，偶带血丝，有腥臭味，外阴瘙痒、糜烂，伴四肢酸困无力，头晕，口苦，小便短赤，纳差，眠可，大便正常。舌质红，舌苔黄腻，面大，脉沉滑数。

【中医诊断】带下病。证属湿热下注，肝脾失调。

【治法】清热利湿，健脾止带。

【方药】四妙丸合完带汤加减。苍术、白术各 12g，炒黄柏 8g，怀牛膝 10g，土茯苓 20g，川草薢 12g，生牡蛎 30g，生山药 20g，乌贼骨 10g，茜草根 9g，薏苡仁 30g，广陈皮 7g，软柴胡 9g。水煎服，每日 1 剂，分 2 次温服。

外洗方：蛇床子 40g，明矾 20g，当归尾 30g，川椒 20g，炒黄柏 30g，茅苍术 30g，荆芥穗 30g，防风 20g。

用法：上药包煎，煮沸 20～60 分钟。先熏后洗，取 3 剂，每剂洗 2～3 天，每天 1～2 次。

9 月 17 日二诊：服药 3 剂及外洗后，黄白带减半，余症均有好转。舌质红，舌苔黄稍腻，脉滑数。原方加量。并稍有加减。

处方：苍术、白术各 15g，炒黄柏 9g，怀牛膝 20g，土茯苓 30g，鸡血藤 20g，生龙骨、生牡蛎各 30g，生山药 30g，全当归 15g，黑芥穗 7g，鱼腥草 30g，软柴胡 10g。

9 月 26 日三诊：服药 6 剂，外阴瘙痒及黄白带明显好转，黄带已基本消失，白带量亦正常。舌脉同前。守原方内服药加炒黄柏 1g，黑芥穗 2g，续进

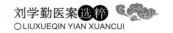

5剂；外洗方2剂，用法同前。

10月3日四诊：上药6剂后，外阴瘙痒消失，黄白带已净。舌淡红，苔薄白，脉稍滑。配服中药丸剂，清利湿热，扶正固本，以资巩固。

处方：苍术、白术各100g，炒黄柏60g，生黄芪120，生龙骨、生牡蛎各120g，怀牛膝100g，全当归100g，鸡血藤120g，土茯苓120g，京赤芍120g，薏苡仁150g，软柴胡60g，生山药120g，桑寄生100g，广陈皮50g。上药共研细面，水泛为丸，如梧桐子大小，每日2～3次，每次9g，温开水送服。

两年后病人来诊他病，诉带症已愈，面色红润，精神佳。

【按语】《傅青主女科》说："夫带下俱是湿证，而以带名者，因带脉不能约束而有此病，故以名之。"此案因湿邪浸淫，久而化热，湿热互结，损伤任带，任脉不固，带脉失约，藏泄失调，秽液下注而致黄白带下，阴部瘙痒；湿郁于脾，转输失司，清阳不升故见头晕，四肢乏力，带脉横于腰间，带脉失约故见腰酸。方用四妙丸合完带汤加减，清热利湿止带为标，后补肾健脾，扶正祛邪以固本。同时，配外洗方以清热、解毒、祛风、杀虫、止痒，直达病所。方中茅苍术辛散温燥，祛风除湿；炒黄柏苦寒，寒以清热，苦以燥湿，且燥湿健脾，二药相配，加强燥湿之力；怀牛膝祛风湿，补肝肾，强腰膝，且引药下行，与薏苡仁配伍清热利湿作用尤佳；生龙骨、生牡蛎、乌贼骨收敛固涩止带；川草薢、土茯苓去浊利湿；荆芥穗、软柴胡、广陈皮疏肝解郁行气，升发阳气而湿不下注；生山药益气健脾，补肾固涩止带；京赤芍苦微寒，清血分余热，祛瘀行滞；茜草根凉血化瘀，热清湿去白带自净矣！

八、妊娠喘证

医案：妊娠喘证

武某，女，30岁，农民。1983年3月11日初诊。

【主诉】闷喘4个月。

【病史】喘随妊至，四月有余，日重一日，午夜喘甚，倚息短气，张口抬肩，咳吐白痰，食眠俱废，苦不堪言，多方求治，中西罔效。查脉沉细小滑，舌质淡红，苔薄白稍黄。

【中医诊断】妊娠喘证。此肺实为标，肾亏为本，欲开上闭，必填下虚。

故肺肾同治，补泻兼并。

【方药】①净萸肉 30g，枸杞子 30g，五味子 6g，生麻黄 7g，生桑皮 15g，干地龙 24g，瓜蒌仁 12g，杏仁泥 9g，苏子梗各 9g，葶苈子 7g（布包），水煎，分两次温服。

②高丽参 6 克，蛤蚧 1 对（去头足）研末，分 10 次随药汁冲服。

上方 1 剂，诸症顿减，服完 5 剂；喘止气平；又进上方 5 剂并配服粉剂，巩固疗效。

【按语】叶天士氏曰："任主胞胎，隶属于肾。"妇人怀孕，肾之精气聚于胞宫以养胎元。此案素来肾亏，妊后更甚，根气失纳，肺道壅塞，遂成下虚上盛，此喘呼之所由作也。据此，若执意补肾，恐其缓无近功；径予泻肺，虑其欲速不达。故填下泻上，标本兼顾，斯为正治。盖肾为水火之宅，治有阴阳之辨。此案虽阴阳俱伤，若纯刚纯柔，偏执一方，皆非所治。取景岳"善补阳者，必于阴中求阳……善补阴者，必于阳中求阴……"之意，刚柔并济，填下开上，本末并求，四月顽疾，十剂而瘥。

九、交媾疾患

余临证曾治交媾疾患数十例，皆从肝论治，或有与心、肾、脾相关者，亦以肝为主，多能收效。此疾症状较轻者，也非少见。多因碍口怕羞，不愿求医，延误日久，病痛渐重，始无奈含羞求治。

医案 1：性交昏厥

尹某，女，36 岁，工人。1999 年 9 月 3 日初诊。

【主诉】性交昏厥两年。

【病史】两年前无明显诱因出现性交伊始，牙关紧闭，肢软如瘫，阴部憋胀，麻木难忍，继而昏厥，稍时缓缓苏醒，伴头轰目眩，日重一日，经中西医治疗无效，诊见面黄肌瘦，经少，色暗，饮食可，二便正常。舌质淡，舌苔白润，中后部剥脱，左关弦大，余脉俱弱。

【中医诊断】性交昏厥。证属肝气郁滞，血不荣筋。

【治法】舒肝解郁，柔肝缓急，养血荣筋，佐以安神。

【方药】解郁养血汤（自拟方）。全当归 12g，软柴胡 7g，苏薄荷 7g（后下），炒苍耳子 9g，炒白芍 12g，夏枯草 12g，白菊花 12g，冬桑叶 9g，柏子仁 12g，琥珀粉 9g，粉甘草 5g。水煎分两次饭前温服，每日 1 剂。3 剂。

9 月 6 日再诊：服药后症状轻，左关脉见平，投补心脾，安心神，解肝郁之剂。

处方：炙黄芪 20g，全当归 12g，潞党参 12g，炒白术 8g，夏枯草 12g，炒白芍 12g，冬桑叶 9g，合欢皮 20g，炒枣仁 30g，杭菊花 12g，龙眼肉 15g。3 剂。

9 月 10 日三诊：症状基本消失，舌质淡，舌苔薄白，脉沉弱。治宗上意，加补肾宽中之品。

处方：夏枯草 12g，潞党参 12g，炒白术 8g，全当归 12g，炙黄芪 20g，枸杞子 15g，炒枳壳 12g，炙甘草 6g，菟丝子 15g，炒白芍 12g。3 剂。

9 月 17 日四诊：患者诉病已痊愈，房事如初，精神、饮食均好，脉舌同上。上方 3 剂，以巩固疗效。

1 年后，病人来诊他疾，告知旧疾未再出现。

【按语】"性交昏厥"古今医籍记述不多，但可通过临床症状、体征、病因病机推测其相关因素。《内经》云："正气存内，邪不可干。""邪之所凑，其气必虚。"正气不足，身体虚弱，血不荣养，则面黄肌瘦；精神紧张，肝气不舒，经脉拘急则阴部憋胀，继而麻木；精虚肝急，血运不畅，阴阳之气不相和协则牙关紧闭，肢软如瘫，甚至昏厥；血本不足，复加房事，更竭其阴，无以填精益髓，再加过度紧张兴奋，可见头晕目眩；经少，色暗及舌脉正是血虚夹瘀之象。辨证当属肝郁血虚，临床恪守"肝为刚脏，非柔不克"之证治要则。余自拟解肝郁，荣筋脉，养心脾，安心神之解郁养血汤以治之。方中当归、白芍补血养血柔肝；软柴胡、苏薄荷、清肝解郁；桑叶与菊花、白芍、夏枯草配伍，治头晕目眩，《本草经疏》言："桑叶，甘所以益血，寒所以凉血，甘寒相合，故下气而益阴……"炒苍耳子性味辛温，入肺肝二经，辛散疏达，流利关节，宣通脉络，独能上达颠顶，疏通脑户；柏子仁、琥珀粉养心定惊安神；粉甘草补气血之虚而又平调诸药。共奏舒肝解郁，柔肝缓急，养血荣筋，安神宁心之效。先服 3 剂，药中病的，续进 3 剂，症状基本消失，脉舌渐趋正常，三投调补肝、脾、肾之方以治其本，前后三诊，服药 9 剂，谨守病机，法从证变，方从法异，均不离肝，终使难言之隐，获得痊愈。

医案 2：性交腹痛

李某，女，32 岁，农民。1982 年 5 月 26 日初诊。

【主诉】性交腹痛 1 年。

【病史】1 年前，因行经同房，后来月经则色暗有黏条。每再行房，小腹必刺痛，约 30 分钟，反复发作，至今未愈。3 月前，不明诱因出现阴部有阵发性抽搐、振颤、心里烦躁，呈进行性加重，近来不能同房，若同房则病情更重，周身酸软，似乎失去知觉，毫无快感，房事后需 5 ~ 6 小时，才能逐渐缓解，不行房则症轻，若白天行房，亦发作，但程度较轻。每次同房时，自然流出稀白带，量较多，平素则无。夜梦相交，几乎每天都有。伴有心悸，气短，胸闷，头晕，口干欲饮，纳差，失眠，多梦，二便正常，舌质稍红，舌边尖有瘀点，舌苔薄，脉左沉细无力稍弦，右细滑。

【中医诊断】性交异常。证属肝郁气结，风气内动，虚火扰心。

【治法】疏肝制风，养心滋肾。

【方药】全当归 12g，炒白芍 14g，广郁金 12g，制香附 12g，焦远志 9g，柏仁、枣仁各 12g，云茯苓 18g，杭菊花 12g，双钩藤 12g，冬桑叶 9g，炙甘草 5g。水煎分两次饭前温服，每日 1 剂。

5 月 29 日二诊：服药 3 剂后，自觉周身稍轻松，阴部颤动次数略有减少，程度减轻，但仍心悸，头晕，纳差，食后不适，舌质稍红，舌尖瘀点，舌苔薄黄，脉弦细稍数。效不更方，原方去冬桑叶，加炒枳实 6g，续进 6 剂。

6 月 5 日三诊：上药服用 1 周，自觉基本痊愈，同房时已无阴部抽搐，颤动，周身酸软等，每同房自然流出稀白黏带亦愈，心悸，气短，胸闷，头晕均已消失。唯近 2 个月，月经错后，色暗，有黏条，经后小腹憋胀约 3 ~ 4 天，夜梦多，但无相交之梦，舌质稍红，舌苔薄白，脉滑数有力。仍用上述治则，调整药物剂量，拟方如下。

处方：全当归 12g，炒白芍 15g，广郁金 12g，制香附 15g，焦远志 12g，柏仁、枣仁各 12g，炒栀子 12g，杭菊花 12g，钩藤 12g，淡豆豉 12g，合欢皮 30g，炙甘草 6g。

6 月 12 日四诊：服用 6 剂，病人自述同房时已无阴部抽搐，颤动，周身酸软等症状，原性交异常已痊愈，同房如常；时有夜梦多，烦躁，近日感冒，出现胸闷，咳嗽，上方去淡豆豉，加杏仁泥 9g，川贝母 12g，降气润肺止咳，以收全功。

【按语】《内经》"风盛则动"，于本证病机亦十分适当，盖患者于行经之时，犯房事之禁，逆肝气之疏泄，经水之外漏，致败血停滞，肝气内郁，心肾不交，虚火扰心，故见失眠，梦交；下元亏虚，统摄无权，致白带量多，稀黏；肾精不足，髓海失充故见头晕，乏力；肝火失泄，气机郁滞故见心悸，胸闷；口干欲饮，舌边尖红有瘀点，是阴虚内热兼瘀血之征；小腹刺痛为胞宫停滞败血所致；阴部阵发性抽搐，颤动，为肝郁日久，风气内动，循厥阴经脉泛滥之象。活用疏肝制风，滋养肝肾之剂：全当归、炒白芍、炙甘草以补肝、养肝、柔肝；柏仁、枣仁、焦远志、云茯苓以安心神，定魂魄；冬桑叶以解郁，滋肾水；杭菊花以升清阳，明头目；双钩藤以制风。全方疏肝、滋阴、安神、息风、升清。诸法合用，奏效较快，难言之隐，霍然得去。

医案 3：性交阴抽

张某，女，29 岁，干部。1998 年 7 月 6 日初诊。

【主诉】性交时阴部抽搐半年余。

【病史】1 年前因行经将尽，发生性交，初者，下部不适，嗣后，每次相交，阴部必抽搐，继而发痉，神志昏糊，苦不堪言，曾用中西医治疗效不佳，月经色暗，量少。舌质暗，舌苔薄白，脉弦细。

【中医诊断】性交阴抽。证属精血亏虚，肝风内动，神失内守。

【治法】疏肝升清，养心安神。

【方药】全当归 12g，炒白芍 12g，广郁金 12g，制香附 12g，杭菊花 12g，云茯苓 25g，柏仁、枣仁各 14g，焦远志 10g，冬桑叶 9g，干荷叶 12g，炙甘草 8g。水煎，分两次温服，每日 1 剂。3 剂。

7 月 10 日再诊：症状稍轻，但仍感头部昏蒙不适，舌脉同上。继服上方 3 剂。

7 月 13 日三诊：诸症轻，未诉特殊不适，舌质淡暗，舌苔薄白，脉弦细。上方加全当归 3g，炒白芍 3g，3 剂。

7 月 16 日四诊：诸症消，精神爽，舌质淡稍暗，舌苔薄白，脉弦细。上方 3 剂，间日 1 剂，以资巩固。

1999 年 2 月 26 日因外感咳嗽来诊，告知上病已痊愈半年余。

【按语】性交阴抽源于"经期撞红"。《伤寒论》云："伤寒阴阳易之为病，其人身重，少气，少腹里急，或引阴中拘挛，热上冲胸、头重不欲举，眼中生花，膝胫拘急……"清•《医宗金鉴》中亦有"阴阳易病"的说法。有关该病的发生，一般认为多由房事后感邪而致，或劳累后房事而伤及肝肾所发，以虚实夹杂者为多，单纯虚证或单纯实证者少见。本案患者房劳不，气血虚弱正值经期，即行房事，以致胞宫受损，肝肾亏虚，阴血更伤，阴阳气不相顺接，则发厥逆之变。再者触犯"撞红"之戒，致使精血搏结，气随血滞，疏泄失职，肝气冲逆，清阳不升，元神失养，故见性交时阴部抽搐，神志昏糊；血虚不濡，经气不利，肝脉拘急，遂发阴部抽搐。治宜疏肝升清，养心安神为主，标本同治，平调阴阳，攻补兼施。方中全当归甘温养血活血，入肝、心、脾二经，《本草别说》云其："气血昏乱者服之即定，此盖服之能使气血各有所归……"炒白芍苦酸微寒，入肝脾两经，善养肝血，清风木，制相火，《本草正义》言其"一以益脾阴而摄纳耗散之气，一以益肝阴和刚木桀骜之威"，用以炒制者，药性缓和，善于养血敛阴，与全当归、粉甘草相伍，补血柔肝，又无寒凉滞涩之虞。广郁金和制香附理气活血化瘀；又加杭菊花、冬桑叶、干荷叶之轻清，条达郁遏之气；云茯苓、柏仁、枣仁、焦远志养心安神定惊。诸药合用，攻其瘀，破其滞，升其清，补其精，养其血，宁其神，驱邪不忘扶正，证之临床，疗效确切。

特别提出，本病看似疑难，但只要辨证准确，治疗并不复杂。值得注意的事，在治疗或预防本病时，患者精神的调养也非常重要，应保持心情舒畅，避免情志刺激，病后体虚者宜节欲养身，酒后或劳累过度，应避免房事，外感新愈及疾病未愈或忧虑受惊后，亦应避免房事。

医案4：性交手足痒

孟某，男，33岁。1998年7月2日初诊。

【主诉】性交时手足奇痒3年。

【病史】近3年来交媾时手足心奇痒难忍，焦躁不安。其脉弦细，其舌偏红，苔薄黄。

【中医诊断】性交肢痒。证属阴虚血燥。

【治法】疏肝清火、养血祛风，厥阴、少阴同治。

【方药】全当归15g，炒白芍15g，软柴胡8g，夏枯草15g，白菊花15g，钩藤15g，草红花10g，川芎片10g，净蝉衣10g，地肤子20g，广陈皮8g。

煎服3剂，症状大减。继进12剂，奇痒消失。至今6载，未再发作，疗效巩固。

【按语】肝郁化火，阴血耗损，房事伤精，血虚生风，循厥、少二经，遂现诸症，方药合拍，肝气得疏，热气得清，风邪得灭，故应手而效。

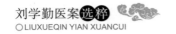

十、阴 抽

医案：阴抽

朱某，女，72 岁，家庭妇女。1987 年 6 月 26 日初诊。

【主诉】间断阴部抽搐 2 个月。

【病史】患者 2 月前开始无明显诱因出现阴部抽搐，每次感觉阴部横有一条索状物坚硬，小腹、心胸冰冷，皮肤觉有气在皮下疾走，继而心烦难忍，汗出淋漓，肩、背、胯直至两腿、脚趾酸沉如虫刺，表皮瘙痒，轻则日犯一次，重则日发五六次，梦交频频，每遇劳累、生气、紧张后诱发，纳可，二便调。舌质稍红，舌尖红，舌苔薄，脉滑硬稍缓，右寸大。

【中医诊断】阴抽。证属营卫不和，阴阳失调。

【治法】调和营卫，调整阴阳。

【方药】桂枝加龙骨牡蛎汤加减。桂枝尖 8g，炒白芍 9g，粉甘草 6g，干红枣 3 个，生姜片 2 片，生龙骨 30g，生牡蛎 30g，全当归 12g，夏枯草 14g，柏子仁 12g，炒白蒺藜 12g，炒苍耳子 9g，焦远志 10g。水煎，分两次温服，每日 1 剂。

6 月 29 日二诊：服用 3 剂，梦交症状消失，近 3 天阴抽发作次数减少，平均日不到 1 次，发作时间持续变短，程度减轻。舌脉同前，守原方，桂枝加至 9g。

7 月 3 日三诊：上方续服 3 剂，阴抽症状消失，精神较好。嘱上方再服 3 剂，间日 1 剂，可停药观察，但仍需调养，要保持心情舒畅，注意休息。后随访，阴抽未犯。

【按语】古书没有"阴抽"的记载，但有梦交的记载。《金匮要略心典》云："劳伤心气，火浮不敛，则为心肾不交，阳泛于上，精孤于下……精虚心相内浮，扰精而出，则成梦交是也。"该患者年过古稀，梦交频作，伤精耗阴，阴血不养，血虚生风。诸风皆属于肝，肝风内动，而足厥阴肝经经脉，循少腹，绕阴器，又肝藏血，主筋脉，冲为血海，任主胞胎，冲任与肝脉相连，故发为阴抽。每遇劳累，生气，紧张，则阴血更耗，郁火更盛，更易诱发斯证。阴血虚损，水不涵木，即阴虚不能涵养阳气，以致阴阳失调，营卫失和，血虚风燥致肌肤瘙痒，小腹、心胸冰凉。治宜调和营卫，调整阴阳。如《金匮要略·血痹虚劳病脉证并治》曰："……女子梦交，桂枝加龙骨牡蛎汤主之。"桂枝尖温经通阳，炒白芍和营敛阳，两药相配调和营卫；生姜、大枣补中通阳和胃气；生牡蛎、生龙骨平肝潜阳，补肾固涩；柏子仁、焦远志安神，交通心肾；全当归养血柔血；夏枯草、白蒺藜、苍耳子舒肝祛风。诸药合用，肝气得舒，心血得养，风邪得灭，营卫调和，故应手而效。

第十节 男科病证

一、阳 痿

"阳痿"主要指青壮年男子，由于虚损、惊恐或湿热等原因，致使宗筋弛纵，阳具不举，或临房举而不坚的病症。主要病机包括命门火衰、心脾受损、恐惧伤肾、肝郁不舒、湿热下注、肾精亏虚等方面，临证辨证重点在于辨别有火无火、分清脏腑虚实。

医案 1：阳痿

何某，男，35 岁，公务员。2012 年 1 月 30 日初诊。

【主诉】阳痿半年。

【病史】患者近半年来因工作压力较大渐出现阳事不举，勃起困难，或起而不用，已婚 6 年未育。形体肥胖，心悸，腰酸，出汗量多。外院曾诊为"心律不齐，房性早搏"。此次心电图检查为 107 次 / 分、窦性心动过速。心脏彩超：二尖瓣反流。舌尖红，苔薄，脉沉弦、结代。

【中医诊断】阳痿。证属肾精亏虚，心肾不交。

【治法】益肾填精，固表止汗，兼清心火。

【方药】杞菊地黄汤加减。制黄精 20g，炒山药 30g，山茱萸 20g，枸杞子 20g，牡丹皮 12g，云茯苓 20g，建泽泻 15g，杭菊花 15g，防风 10g，菟丝子 20g，怀牛膝 30g，川黄连 6g。6 剂，水煎服，日 1 剂，分 2 次温服。

2 月 6 日二诊：药后症减，勃起时间及频率较前有所增加，仍出汗。舌脉同前，守上方加山茱萸 10g，菟丝子 5g，4 剂，煎服。

2 月 10 日三诊：症平，仍偶感腰酸。守上方加枸杞子 10g，7 剂，水煎服，日 1 剂，早晚分服。

3 月 2 日四诊：药后诸症大减，停药半月，期间到外地出差 10 余日，过度劳累,停药后复加饮酒,多汗及阳痿复发。舌脉基本同前。上方去黄精、黄连,加熟地黄 20g,阳起石 15g。服药 20 剂,诸症悉平。

【按语】该患者虽正值中年,但形体肥胖,气虚失摄,肺卫不固,则汗出量多;肾气不足,腰麻失养,则腰酸;肾气亏虚,命门火衰,则阳事不举;肾阴亏于下,心火于上,则心悸、舌尖偏红。辨证为肾精亏虚之阳痿。治以杞菊地黄汤去熟地,加黄精、枸杞子滋阴补肾,兼可固表止汗;防风调和营卫,菟丝子、怀牛膝益肾填精,滋肾水以泻心火,川黄连清热燥湿,泻火除烦,全方以补肾填精为主,又加云茯苓、泽泻健脾利湿,以防滋腻碍胃。

该患者心悸、舌尖偏红,为内有心火;乏力、阳痿、腰部酸困、汗出量多,为肾精亏虚之表现。故治以杞菊地黄汤加减以培补肾元。二诊见效,守上方加量继进。至四诊时已停药半月,复加过度劳累,致正气大伤,病情反复,故去黄精、黄连,加熟地黄、阳起石之属以温肾壮阳。该治法层层递进,图缓功而非速效。

医案 2：阳痿

刘某,男,30 岁,市民。1997 年 1 月 18 日初诊。

【主诉】阳痿两年。

【病史】患者原有遗精史 10 年,结婚 5 年,遗精时作,近两年来,阳痿不兴,勃起时间短暂,伴腰酸膝软,身乏体困,头胀痛,体型胖。舌质红,舌苔滑湿,脉弦滑。

【中医诊断】阳痿。证属肾阳不固,痰湿内蕴。

【治法】补肾壮阳,祛痰化湿。

【方药】赞育丹合五子衍宗汤加减。生地黄、熟地黄各 15g,覆盆子 15g,川续断 15g,五味子 6g,菟丝子 20g,炒杜仲 15g,阳起石 20g,巴戟天 8g,全当归 12g,山茱萸 25g,桑寄生 15g。

1 月 20 日二诊:服药 2 剂,腰酸膝软,身乏体困症状减轻,头不胀不痛。舌脉同前。守上方加鹿角胶 12g(烊化),次沉香 6g,继服 4 剂。

1 月 25 日三诊：服药后,勃起时间稍长,未犯遗精。余症消失。舌质较红,舌苔白滑,脉稍滑尺弱。改服丸剂。

处方：生地黄、熟地黄各 50g,覆盆子 50g,川续断 50g,五味子 20g,菟丝子 80g,炒杜仲 50g,阳起石 80g,巴戟天 50g,海狗肾 1 具,全当归 50g,净萸肉 80g,桑寄生 80g,上沉香 10g。上药共研细面,炼蜜为丸,每丸 9g 重，每服 2 丸，每日 2 次，温开水送服。

3 月 3 日来诊，自诉同房如常，仅有一次遗精。要求继续服用蜜丸。诊其脉平，舌质淡红，舌苔薄滑。照方再配 1 料，嘱其每服 1 丸，每日 2 次。并嘱节房事。

【按语】阳痿一证多由命门火衰，心脾受损，惊恐伤肾，湿热下注，肝气郁结引起。本案患者阳痿且遗精多年，伴腰膝酸软，身困体乏，属肾阳亏虚，精关不固，治以补肾固精为主，依据《素问·六节藏象论》曰："肾者主蛰，封藏之本，精之处也。"此处以赞育丹合五子衍宗汤加减化裁，用生、熟地补血；覆盆子补益肝肾且收敛固涩，为治阳痿滑精之佳品；菟丝子补肾阳又滋肾阴；川续断、五味子敛肺益肾，补气涩精。加桑寄生、川续断、补肝肾强腰膝；海狗肾、阳起石补肾壮阳为治阳痿专药；鹿角胶补肝肾益精血；上沉香温肾纳气，引药入下焦，诸药合用，阴阳并补，"阳得阴助而生化无穷，阴得阳升而泉源不竭"，遗精愈而阳道兴矣。

二、子 痛

医案 1：子痛（睾丸炎、精索静脉曲张）

郭某，男，23 岁，大学生。2013 年 9 月 13 日初诊。

【主诉】右侧睾丸疼痛伴尿频半年。

【病史】患者近半年伴右侧睾丸疼痛，在淮河医院诊为"睾丸炎"，彩超提示：双侧精索静脉曲张，建议手术治疗。后渐出现尿频，每次量少，甚则数滴，排解不畅，化验尿常规正常，现排尿前右侧睾丸疼痛，纳食少，入睡困难，大便溏，脉沉细稍弦，舌质淡红，可见瘀点，苔白湿面大厚。有手淫史 1 年余。经常焦虑，自感压力较大。

【中医诊断】子痛、尿频。证属肝郁肾虚，精关不固。

【西医诊断】精索静脉曲张。

【治法】疏肝理气，散结止痛，益肾固精。

【方药】荔枝核 12g，橘核 12g，山楂核 12g，柴胡 6g，小香橼 12g，乌药 6g，小茴香 6g，覆盆子 15g，益智仁 12g，桑螵蛸 12g，五味子 5g，金银花 20g，延胡索 15g。6 剂，煎服。

9 月 23 日二诊：仍尿频，每次量少，睾丸疼痛，胃脘不适，咽部不适，心烦。

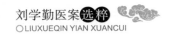

上方去香橼、五味子、金银花，加柴胡 3g，春砂仁 9g，佛手 15g。10 剂，煎服。

10 月 7 日三诊：胃脘不适及心烦均好转，仍咽部不适，尿频，尿量少。睾丸疼痛间断发作，发则阴茎根部先痛，并有尿意，继之出现睾丸肿胀疼痛。

处方：荔枝核 12g，橘核 12g，山楂核 12g，柴胡 6g，香橼 12g，甘松 20g，金银花 20g，净连翘 20g，红花 15g，赤芍 20g，炒栀子 10g，合欢皮 30g。10 剂，煎服。

10 月 21 日四诊：睾丸隐痛减轻。

处方：赤芍 30g，红花 15g，生水蛭 6g，金银花 30g，净连翘 30g，柴胡 6g，香橼 15g，荔枝核 12g，橘核 12g，山楂核 12g，延胡索 15g，炒栀子 10g，10 剂，煎服。

【按语】患者平素心烦焦虑，急躁易怒，肝气不疏，足厥阴肝经绕阴器上入少腹，肝脉瘀滞，则睾丸疼痛；肝失疏泄，肝火上炎，则入睡困难；肝郁脾虚，则大便溏泄。脉沉细弦，苔白湿面大。方中荔枝核、橘核、山楂核（三核汤）疏肝理气，散结止痛；柴胡疏肝解郁，香橼理气宽中、消胀除痰；乌药行气止痛；温肾散寒，小茴香祛寒止痛，覆盆子、益智仁、桑螵蛸补肾涩精，兼可明目；五味子收敛固涩，金银花清热解毒，延胡索理气止痛。

本病案以治疗特点在于"疏""解"结合。"散""补"兼顾。"疏"指疏肝解郁，以"三核汤"（荔枝核、橘核、山楂核）为主，疏肝理气，散结软坚，通络止痛；配以柴胡、香橼、乌药、小茴香行气温中，散寒止痛；"解"即解郁、解毒，解郁以柴胡、三核；解毒以金银花；"散"即散结化痰，如香橼、荔枝核、橘核、山楂核；"补"即益肾填精，收敛固涩，补阴涩精，如覆盆子、益智仁、桑螵蛸。三诊时更加红花、赤芍、水蛭活血散瘀，以增通络止痛之功。

医案 2：睾丸炎

徐某，男，31 岁，工人。2011 年 4 月 1 日初诊。

【主诉】右侧睾丸疼痛 1 个月。

【病史】1 个月前开始无明显诱因出现右侧睾丸肿胀疼痛，外院诊为"睾丸炎"，输液 1 个月，具体用药名量不详，肿胀减轻，仍有隐痛。纳食少，大便日 1 ~ 2 次，质稀便溏。面色无华，舌质淡暗，苔中后部厚腻，脉弦偏硬。原有银屑病病史 3 年。髌骨软化症 1 年。

【中医诊断】子痈。证属肝郁脾虚，气滞痰阻，湿热互结。

【西医诊断】睾丸炎。

【治法】疏肝健脾，湿热利湿。

【方药】逍遥散合"三核汤"（自拟方）加减。当归 15g，炒白芍 15g，柴胡 10g，薏苡仁 30g，土茯苓 30g，川楝子 10g，荔枝核 12g，橘核 12g，山楂核 12g，延胡索 15g，金银花 40g，春砂仁 8g。

4 月 8 日二诊：服药 6 剂，显效，睾丸肿胀疼痛已基本消失，精子化验：淡黄色，量 4mL，活动后 b 级，活动率 35%，计数 33×10^9/L，1 小时未完全液化。舌质淡红，苔薄白。上方去土茯苓、薏苡仁，加小香橼 12g，炒枳壳 12g，6 剂，煎服。

4 月 15 日三诊：药后睾丸疼痛完全消失。腰酸、乏力、口干，上方去柴胡、延胡索，加女贞子 30g，枸杞子 20g，净连翘 40g，黄芪 20g，12 剂。2013 年 11 月 1 日来诊牛皮癣，诉共服中药 24 剂，睾丸炎已愈，且牛皮癣明显减轻。

【按语】患者为中青年男性，感受湿热毒邪，下注厥阴，则睾丸肿胀疼痛，治未彻底，又加湿性黏腻，迁延难愈，故仍有隐痛。肝郁脾虚，精微失布，故面色无华；舌质淡暗，为内有瘀滞；大便稀溏，为脾虚之象；苔中厚腻，为湿邪内蕴。方中以当归养血活血，炒白芍养血柔肝，缓急止痛，柴胡疏肝理气，薏苡仁湿热化湿，土茯苓清热解毒，利湿泻浊。川楝子利肝气，养肝阴；荔枝核、橘核、山楂核（三核汤）行气散结，祛寒止痛；延胡索行气止痛，金银花清热凉血，春砂仁芳香化湿。

睾丸炎是男科常见病，其发病率为 12% ～ 18%，临床上主要分为急性化脓性睾丸炎和腮腺炎性睾丸炎两种，其中以急性化脓性睾丸炎最常见。急性化脓性睾丸炎的主要表现为发病较急、发热恶寒，一侧或双侧睾丸肿大疼痛；腮腺炎性睾丸炎继发于腮腺炎之后，其余症状与前者类似。急性化脓性睾丸炎属中医学"子痈"范畴，腮腺炎性睾丸炎中医则多称为"卵子瘟"，其病因病机，急性期每与湿热蕴结、火毒炽盛、蕴结而成痈脓有关。慢性患者则表现为气机阻滞，痰瘀互阻于阴部。急性期治疗主要为清热解毒、泻火排脓，或清热利湿消肿，慢性期则应注意活血化瘀、疏肝理气、软坚散结。

三、疝　气

医案：睾丸肿痛

强某，男，8 岁，学生。1995 年 11 月 3 日初诊。

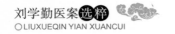

【主诉】右侧睾丸肿痛2周。

【病史】2周前无明显诱因出现右侧睾丸下坠肿大，大小如核桃，触之疼痛，逐渐增大，哭闹，纳呆，小便不利，大便日1次；舌质淡，舌苔白湿，脉紧涩。

【中医诊断】疝气。证属气滞寒凝，筋脉阻滞。

【治法】行气散寒，疏肝止痛。

【方药】天台乌药散合橘核丸加减。台乌药3g，炒茴香3g，橘核6g，炮楝子6g，炒白芍8g，升麻4g，制香附6g，醋青皮3g，上肉桂1g（后下），小香橼6g，醋延胡索6g，粉甘草2g。水煎取浓汁，分两次温服，每日1剂。

11月7日二诊：服药3剂，睾丸肿痛减轻，肿胀稍有好转，饮食稍增，舌质淡，舌苔薄白，脉弦紧。原方加升麻1g，炒茴香1g，以散寒升提，3剂。

11月12日三诊：诸症消，睾丸恢复正常，嘱再服3剂，间日1剂，巩固疗效。

【按语】此案患者为儿童，因命门气化不及，水液停聚，致阴囊肿大。《儒门事亲》说"诸疝皆属于肝经"，厥阴肝经络阴器，上入少腹，肝主筋。《金匮翼》谓"治疝必治气"，故治以行气疏肝散寒止痛，方选天台乌药散合橘核丸加减。台乌药辛温，归肺、脾、肾、膀胱经，辛开温散，善于疏通气机，顺气畅中，散寒止痛；配合小茴香疏肝理气，温肾祛寒而止痛，临床多与暖肝温肾，行气止痛药相配，以加强散寒止痛之效；制香附味辛能散，微苦能降，微甘能和，性平不寒不热，善于疏肝解郁，调理气机，行气止痛；小香橼辛温香烈，善行善散，能上能下，以宣气之滞；醋延胡索辛苦温，秉辛散温通之性，入血分而活血，又能行气，且有良好的止痛作用；上肉桂平肝暖肾，补命门之火以祛寒；醋青皮、橘核、甘涩温，祛除寒邪，行散滞气，入厥阴气分，行气止痛；炮川楝能行气止痛，与醋延胡索配伍，可增强止痛的作用；升麻升举阳气，寓有气血升降之法；炒白芍苦酸微寒，养血柔肝，缓急止痛，调和筋脉；粉甘草调和诸药。全方以疏肝行气，暖肾止痛，散寒兼以升提，正所谓阳无阴而不降，阴无阳而不升，大多以寒中有温，温中有补，补中有泻，泻中有升，疏中有调，调中止痛。

四、血 精

医案：血性精液

刘某，男，48岁，工人。1999年12月10日初诊。

【主诉】排血性精液两次。

【病史】近半月内两次发现血性精液、质稠，并伴腰酸痛，小腹疼痛，口干喜饮，饮食尚可，舌质红，舌苔薄白，脉虚数。

【中医诊断】血精。证属心肾阴虚化热，迫血妄行，扰动精室。

【治法】清热降火，滋阴凉血。

【方药】二至丸合知柏地黄汤加减。建泽泻10g，粉丹皮12g，炒黄柏10g，白薇20g，大生地黄15g，女贞子15g，旱莲草15g，大蓟、小蓟各15g，淡竹叶10g，净连翘20g，赤小豆15g，生甘草5g。水煎取浓汁，分两次温服，每日1剂。

12月13日二诊：服药2剂，腰酸减轻，舌质红，舌苔薄白，脉虚数。继续予以滋阴降火，清热凉血法，方宗上意。

处方：生地黄炭14g，粉丹皮12g，黄柏炭9g，旱莲草14g，生山药14g，云茯苓12g，炒知母9g，次沉香6g，净萸肉15g，女贞子14g，炒杜仲14g。

12月19日三诊：服药4剂，精色已经正常，舌质仍偏红，脉趋平。上方加栀子炭9g，继服3剂，巩固疗效。

2001年2月13日：随访已痊愈。

【按语】血精临证少见，历代医案罕见记载。《景岳全书·血证》曰："血本阴精，不宜动也，而动者为病。……盖动者多由于火，火盛者逼血妄行。"余以为，该病属心肾阴虚，化热入里，迫血妄行，扰动精室。血随精液外泄，出现血精。给予清热养阴，降火凉血之法。用知柏地黄汤合二至丸加减。二至丸滋阴清热；知柏地黄丸滋阴降火；淡竹叶、赤小豆、净连翘清热解毒，轻宣透邪，此即叶天士所说："入营犹可透热转气。"大蓟、小蓟、白薇、栀子炭凉血止血；炒杜仲补肝肾、强筋骨。本方养阴、清热、凉血相结合，使凉血而不致瘀，滋阴而不敛邪，清热而不伐胃，药证相符，数剂即愈。

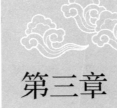

第三章
经典方医案

一、温胆汤

温胆汤出自《备急千金要方》，其适应证包括气郁及痰涎所致诸症。温胆汤由半夏、枳实、广陈皮、竹茹、甘草、生姜六味组成，原以温养胆气为主要功能，用治胆寒所致之大病后虚烦不得眠。至宋代陈无择在《三因极一病证方论》中，把《千金要方》原方加云茯苓、大枣，指证扩大为"气郁生痰，变生诸症"，主症也扩充为"心胆虚怯，触事易惊，或梦寐不祥，或气短悸乏，或复自汗，四肢浮肿，饮食无味，心虚烦闷，坐卧不安"。

（一）温胆汤治不寐

医案 1：郁证不寐

王某，女，18 岁，学生。2007 年 12 月 24 日初诊。

【主诉】失眠多梦，心烦易怒 1 年余，加重半月。

【病史】1 年前因压力较大，郁闷不乐，记忆力减退，未予重视，半月前上述症状加重。现失眠多梦，每晚能睡 3 ~ 4 小时，心烦易怒，郁闷不乐，记忆力减退，不欲见人，头晕昏沉，患者自诉患抑郁症。舌质淡暗，舌苔黄白面大，脉弦滑。

【中医诊断】郁证、不寐。证属气滞痰阻，胆胃不和。

【治法】理气清胆，化痰和胃。

【方药】温胆汤化裁。广陈皮 10g，姜半夏 10g，云茯苓 20g，炒枳壳 12g，姜竹茹 10g，广郁金 12g，天竺黄 8g，胆南星 5g，石菖蒲 10g，炒枣仁 30g，琥珀粉 5g（冲服），粉甘草 5g，每日 1 剂。并告知患者，所患疾病非抑郁症，且病情不重，要树立信心，慢慢调理。另嘱其家长要多和患者沟通，同时少食油腻，辛辣之品。

12月31日二诊:患者诉失眠多梦较前好转，每晚能睡5～6小时，头晕、心烦、易怒亦较前轻，舌质稍暗，舌苔薄白，脉弦滑，上方加琥珀粉3g，炒枳壳2g。

2008年1月7日三诊:患者诉诸症大轻，唯时有心烦，记忆力稍差，舌质淡苔薄白，脉滑似弦，上方加广郁金2g，云茯苓4g。

1月14日四诊:诸症悉除，舌质淡苔薄，脉滑，仍守上方7剂以巩固疗效。

【按语】本案患者为精神紧张，心情不悦所致，气郁不舒，脾运化失司，则聚湿成痰。明·戴思恭认为："有痰在胆经，神不归舍，亦令不寐。"方中姜半夏燥湿化痰，消痞散结；广陈皮理气醒脾；姜竹茹、天竺黄、胆南星清化热痰，止呕除烦；云茯苓健脾渗湿；炒枳壳下气除痰，以宣畅气机；广郁金、石菖蒲清心化痰解郁，炒枣仁、琥珀粉宁心安魂，诸药共奏理气解郁，清胆化痰，宁心安魂之功，使气得舒，郁得解，胆得清，痰得化，神得宁，则病自愈。

医案2：痰热内扰不寐

林某，男，42岁。1999年9月6日初诊。

【主诉】失眠多梦、口苦、纳呆3个月

【病史】患者3个月前因工作遭非议,致使情绪低落,心神恍惚,失眠多梦,每晚睡2小时左右，口苦纳呆，善叹息，舌质偏红，舌苔黄腻，脉弦滑而有力。

【中医诊断】不寐。证属痰热内蕴，上扰心神。

【治法】疏肝解郁，清热化痰，和胃安神。

【方药】温胆汤化裁。炒栀子10g，广陈皮10g，姜半夏10g，石菖蒲10g，朱茯神20g，炒枳实10g，姜竹茹10g，广郁金12g，嫩黄芩9g，胆南星8g，琥珀粉8g（冲服），柏仁、枣仁各15g，粉甘草5g。上药加适量清水浸泡1小时，煎煮20～30分钟，取汁200mL，分2次温服，每日1剂。并告患者树立信心，同时希望家属积极配合，做好患者思想工作。

9月13日二诊:服药后失眠多梦好转，每晚能睡4～5小时，噩梦减少，口苦轻，余症同前，舌质稍红，舌苔黄面大，脉弦滑，上方加广郁金3g，姜竹茹2g，炒枳实2g。

9月20日三诊:诸症轻，饮食增，心情好，面有笑容，舌质淡红，舌苔薄白，脉弦似滑，上方加青龙齿20g。

9月27日四诊:诸症悉除，精神颇佳，仍守上方7剂，水煎服，以收全功。

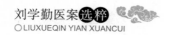

【按语】此案乃因忧郁思虑，肝郁气滞，肝胆表里，胆虚用怯，木郁不达，脾失健运，蕴湿为痰，而成斯证。方中广陈皮健脾理气，姜半夏宽中散结，且二药均有燥湿化痰之功；炒枳实既能破气消积，又能行气除痞，使痰有其出路；姜竹茹性寒清热，为清热化痰之要药；茯神、琥珀粉、柏仁、枣仁宁心安神；胆南星、嫩黄芩清热化痰；石菖蒲芳香化湿，开窍宁神，粉甘草诸合诸药，共奏疏肝解郁、清胆化痰、宁心安神之功。服药期间，应解除忧虑，做耐心细致的思想工作，增强患者战胜疾病的信心，是本案治疗的重要环节。

医案 3：神经衰弱不寐

张某，男，38 岁，干部。2002 年 5 月 9 日初诊。

【主诉】头目昏沉，失眠 3 月余。

【病史】患者因工作忙碌，经常加班，出现焦虑，烦躁，易怒，辗转反侧，难以入寐，多梦易醒；近因家庭不合，症状加重，悲观失望，纳可，二便正常。外院做各项检查均正常，西医院诊为"神经衰弱"。观其舌质淡稍暗，苔薄白略黄，左关脉滑稍弦、尺弱。

【中医诊断】不寐。证属肝胆气郁，神不守舍。

【治法】疏肝利胆，安神定志。

【方药】温胆汤合酸枣仁汤加减。姜半夏 10g，姜竹茹 10g，炒枳壳 12g，广陈皮 10g，云茯苓 15g，炒枣仁 30g，广郁金 12g，制香附 15g，盐知母 12g，琥珀粉 10g（冲服），炒栀子 12g，粉甘草 6g。水煎，每日 1 剂，分两次温服。

5 月 16 日二诊：上方服用 5 剂，症状稍轻，头沉、烦躁、发怒、睡眠较前改善，可达 5~6 个小时，时有梦，舌质淡，舌苔薄白，脉小滑。上方去盐知母，加炒枣仁 10g，以加强养心安神，再服 6 剂。

5 月 23 日三诊：头清，精神佳，夜寐可，眠 6~7 个小时，但仍梦多，舌脉同上。调整药方：以化痰解郁，和胃安神之剂。

处方：姜半夏 10g，姜竹茹 10g，炒枳壳 12g，广陈皮 10g，云茯苓 15g，炒枣仁 30g，广郁金 12g，石菖蒲 12g，制香附 15g，合欢皮 30g，琥珀粉 10g（冲服），粉甘草 6g。

6 月 12 日四诊：上方连服 15 剂，诸症消，精神好，上方配服水丸，巩固疗效。

【按语】此案热入足少阳，胆气横逆，移于胃，苦不眠；胆依附于肝，其性温而主升发。肝气郁滞，则胆气不舒，不能疏土，则肝气不畅，烦躁不安；方中炒枳壳、广郁金、制香附舒肝行气，调畅气机；炒枣仁养肝阴，安神魂；胃不和者眠不安，用粉甘草、姜竹茹、知母以清胃热；后用合欢皮味甘气平，归心、肝经，具有安神解郁，能入脾补阴，入心缓气，神气自畅，与其他安神药相配，以加强定神志之效，兼安五脏，和心志，解忧除烦；全药组合以达到肝气畅、胃气和、神得安、眠则寐的目的。

医案 4：温胆汤治顽固性失眠

陈某，女，55 岁，市民。2012 年 2 月 20 日初诊。

【主诉】失眠 10 年余。

【病史】近 1 年来夜不能眠，心烦焦虑，胸闷，乏力，胃脘痞满，纳少，二便调，脉沉小滑，舌质暗红，苔黄腻。

【中医诊断】不寐。证属痰火扰心。

【西医诊断】顽固性失眠。

【治法】清热化痰，清心除烦。

【方药】温胆汤加味。淡竹茹 10g，炒枳壳 12g，清半夏 10g，广陈皮 10g，朱茯神 30g，炒枣仁 40g，炒栀子 15g，焦远志 12g，生龙骨、生牡蛎各 30g。10 剂，水煎服，每日 1 剂，分 2 次温服。

3 月 4 日二诊：已能入睡 4 ~ 5 小时，稍感餐后胃胀、口苦。原方加春砂仁 9g，广郁金 16g，合欢皮 30g，首乌藤 30g，继服 10 剂。

3 月 18 日三诊：夜眠 5 ~ 6 小时，心烦、痞满诸症悉减。守上方加石菖蒲 10g，继服 10 剂，以固疗效。

1 年后来诊，诉按上方自制水丸又服两个月，其后病愈未发。

【按语】温胆汤治疗不寐证虽属常用方，但对于顽固性失眠，在原方基础上灵活变通方能获效。本案以茯神易云茯苓，增其安神定志之功；以炒枳壳易枳实，偏于疏肝理气，而无枳实破气耗气之虑；以竹茹、半夏、广陈皮清热燥湿，化痰降逆；茯神、枣仁、远志、生龙骨、生牡蛎安神定志。二诊仍有胃胀、口苦等湿热中阻之症，正所谓"胃不和则卧不安"，故用春砂仁燥湿调中，和胃消胀；郁金疏肝解郁，为"抑木扶土"之法；合欢皮、首乌藤，引阳入阴，使阴阳调和则寐自安。同时，本案中合欢皮与首乌藤、枣仁与远志、龙骨与牡蛎，3 个药对配伍相须为用，更加炒栀子清心除烦，使痰热得化，心神得养，夜眠自安。看似用药平淡，但每味药物均匠心独具，且主次分明，

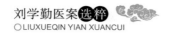
清养相济，疏化结合，终疗顽疾。

医案 5：失眠头痛

孙某，女，27 岁。2012 年 6 月 18 日初诊。

【主诉】失眠 3 年

【病史】3 年前因工作压力大，渐出现失眠，入睡困难，夜眠 2～3 小时，多梦。平素怕冷，手足不温，纳可，胃痛，前额及颠顶头痛，双下肢酸胀，大便先干后溏，偶有痛经，月经先期 10 天左右，脉沉小滑，舌尖红，苔白。

【中医诊断】不寐。证属痰热内扰，心神不宁。

【治法】清热化痰安神，平肝镇静助眠。

【方药】温胆汤加炒栀子 12g，香白芷 10g，合欢皮 30g，炒枣仁 30g，首乌藤 30g，生龙骨、生牡蛎各 20g，6 剂，颗粒剂，日 1 剂，分 2 次口服。

7 月 2 日二诊：药后小效，睡眠略有改善。月经提前 10 天左右，经期 5～7 天，色暗，有血块。仍觉头痛。治则调整为疏肝解郁，通络止痛。

处方：全当归 15g，炒白芍 15g，炒白蒺藜 12g，苍耳子 9g，细辛 3g，夏枯草 12g，白芷 10g，炒枣仁 40g，藁本 9g，茯神 20g，清半夏 10g，全蝎 10g，6 剂，颗粒剂，日 1 剂，分 2 次口服。

7 月 16 日三诊：症平，入睡困难较前好转，头痛减轻。上方去藁本、清半夏、全蝎，加合欢皮 30g，炒栀子 12g，天麻 15g，6 剂，颗粒剂，水冲服。

【按语】患者工作压力大，劳伤心脾，气虚及阳，温煦失职，则畏寒怕冷，手足不温，下肢酸胀；脾虚运化失常，则便溏；心脾两虚，心神失养，则失眠多梦；前额及颠顶头痛，为厥阴肝经患病之症；辨证结论为痰热内扰，心神不宁。方以温胆汤清心安神，化痰健脾，加炒栀子清心除烦解郁，白芷归于阳明，通络止痛；合欢皮、首乌藤养血安神助眠，炒枣仁安神兼可通便，生龙骨、生牡蛎平肝潜阳，祛风定惊以改善睡眠。全方共奏化痰解郁、镇静安神之效。二诊睡眠稍有改善，但仍有头痛，故以全当归、炒白芍养血柔肝，炒白蒺藜平肝疏肝，祛风明目；苍耳子、细辛祛风通络止痛；夏枯草清肝火，散郁结；白芷祛风燥湿止痛，炒枣仁、茯神安神助眠，藁本具有散风除湿止痛之功，全蝎祛风通络止痛。

该病案体会主要在于对头痛及不寐的治疗。对不寐的治疗应掌握三个要领：一是要调整脏腑气血阴阳平衡，二是要活用养血、平肝、化痰、清心、育阴、镇惊诸法安神，三是要注意精神治疗的作用。对头痛的治疗主要注意引经药的应用及虫类药的应用。

（二）温胆汤治眩晕（梅尼埃病）

医案 1：痰湿头晕

李某，女，36 岁，农民。1996 年 10 月 13 日初诊。

【主诉】头晕 1 月余。

【病史】近 1 个月来无明显诱因出现头晕目眩，头重如蒙，视物昏花，恶心呕吐，食少多寐，胸闷乏力，舌苔白腻，质淡，脉濡滑稍弦。

【中医诊断】眩晕。证属脾湿生痰，痰阻清阳。

【治法】燥湿祛痰，健脾和胃。

【方药】温胆汤合半夏白术天麻汤加味。姜半夏 10g，姜竹茹 10g，炒枳壳 12g，广陈皮 10g，云茯苓 15g，焦白术 12g，明天麻 12g，生龙骨、生牡蛎各 24g，粉甘草 6g。水煎，每日 1 剂，分两次温服。

10 月 17 日二诊：服药 3 剂，眩晕大轻，恶心呕吐基本消失，仍纳差、乏力，照上方加生黄芪 24g，广藿香 12g，佩兰 12g，补气化湿，又进 6 剂。

10 月 23 日三诊：症状基本全消。上方加生黄芪 6g，继服 6 剂，以收全效。

【按语】"无痰不作眩"，脉濡滑，苔白腻，头晕目眩，头重如蒙，均为脾虚湿郁之象。脾湿生痰，运化失调，则清阳不升，浊阴不降，故眩晕，甚则天旋地转，不能平卧。本方以姜半夏燥湿化痰，降逆止呕；明天麻既息肝风，又平肝阳，为止眩晕之要药；云茯苓、焦白术健脾利湿，脾湿去则痰不生；生龙骨、生牡蛎甘涩微寒，归心肝经，平肝潜阳，镇静安神；炒枳实、广陈皮理气化痰，使痰随气消，眩晕可止。

医案 2：痰热头晕

路某，女，61 岁，退休工人。1986 年 8 月 8 日初诊。

【主诉】头晕半年。

【病史】近半年常犯头晕，目眩，如坐舟船，视物旋转，持续 10 ~ 20 分钟，伴恶心，呕吐，右耳鸣，左耳聋，口干，曾服用中西药治疗效果欠佳。刻下：间断性头晕，目眩，恶心，呕吐加重 3 天，伴纳呆，眠差，心烦，二便调，舌质淡红，尖偏红，苔黄厚稍腻，脉弦滑。

【中医诊断】眩晕。证属痰热内扰，清阳不升。

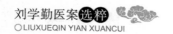

【治法】清热化痰，除烦止晕。

【方药】温胆汤合栀子豉汤加味。清半夏 10g，淡竹茹 10g，炒枳实 9g，广陈皮 10g，云茯苓 12g，炒栀子 12g，淡豆豉 12g，生龙骨、生牡蛎各 20g（先煎），明天麻 12g，粉甘草 6g。水煎，每日 1 剂，分两次温服。

8 月 11 日二诊：服药 3 剂，晕眩减轻，精神好转，饮食增加，睡眠稍好，舌质淡，苔薄白略腻，脉小滑。原方加生龙骨、生牡蛎各 10g。

8 月 14 日三诊：续进 3 剂，晕眩未作，精神、饮食正常，舌脉平。嘱病人间日服药 1 剂，续进 3 剂，巩固效果。

【按语】本案舌苔黄厚腻为湿郁化热，舌红为阴血虚损，脉弦滑为气滞湿阻，结合症状，当为痰热内阻为主。《丹溪心法·头眩》"无痰则不作眩"，《医林正传·眩晕》提出了眩晕的发病为痰湿及真水亏虚。肝主动主升，全赖肾水以涵之，倘精液有亏，肝阴不足，血燥生热，热则风阳上升，窍络阻塞，则头晕目眩。肝气郁结，横逆克脾，健运失司，水湿内停，聚湿成痰，痰郁生热，热则生风，痰风交织，上扰清窍，故眩晕频作，恶心，呕吐，口干不欲食。方选温胆汤加味，清半夏化涎涤饮；广陈皮利气除涎；云茯苓安神渗湿；淡竹茹清热解郁；炒枳实破气以降下；栀子色赤象心，能屈曲下行；淡豆豉色黑象肾，腐气上蒸而泻热，阴阳和，水火济，而解烦恼；生龙骨、生牡蛎重镇潜阳；粉甘草缓中州以和胃；明天麻平肝熄风，李杲《脾胃论》："眼黑头眩，风虚内作，非天麻不能除。"诸药相合共达清热化痰，除烦止晕之功。

（三）温胆汤治脏躁

医案 1：癔病

赵某，女，43 岁，工人。2007 年 5 月 7 日初诊。

【主诉】神志异常 1 个月。

【病史】患者 1 个月前出现哭笑无常，打呵欠，严重时意识模糊，弃衣而走。伴有四肢无力，心慌气短，两胁胀痛，烦躁易怒，纳呆眠差，多梦易醒，平时性格多疑，二便正常。舌质暗红，舌苔薄白，脉沉细滑。

【中医诊断】脏躁。证属心虚不宁，痰湿迷窍。

【西医诊断】癔病。

【治法】燥湿化痰，安神除烦。

【方药】温胆汤合甘麦大枣汤加味。姜半夏 10g，广陈皮 10g，云茯苓 15g，姜竹茹 10g，炒枳壳 12g，炙甘草 15g，淮小麦 60g，大红枣 10 枚，灵磁石 20g（先煎），琥珀粉 8g（冲服），石菖蒲 10g。水煎，每日 1 剂，分两次温服。

5 月 11 日二诊：服药 3 剂，哭笑无常、打呵欠均未出现，易惊醒。舌质淡暗，舌苔薄，脉沉细。原方加焦远志 12g，炒枣仁 30g，广郁金 12g，以养心安神，解郁除烦。

5 月 18 日三诊：又服 6 剂，神情正常，心慌气短、两胁胀痛、易怒烦躁均明显好转，饮食增多，睡眠好转，约 5～6 小时，二便正常，舌质淡，舌苔薄白，脉小滑。原方调整用量。

处方：姜半夏 10g，广陈皮 10g，云茯苓 30g，姜竹茹 10g，炒枳壳 12g，炙甘草 20g，淮小麦 90g，焦远志 12g，灵磁石 30g（先煎），琥珀粉 10g，柏仁、枣仁各 12g，石菖蒲 12g，大红枣 15 枚。

6 月 5 日四诊：上方服 12 剂，症状全消，面色红润，饮食正常，眠 6～7 小时，质量尚可，二便调，舌质淡，苔薄白，脉滑缓。效不更方，病人要求再服 6 剂，防止复发。嘱其保持心情舒畅，按时休息，适当劳作。

随访 1 年，一切正常。

【按语】此案为中年妇女，由于情志不舒，气机郁滞，痰随气升，清窍被迷，加之心气耗伤，神不守舍，渐成斯证。血虚不能养神，故病发作时哭笑无常；心火内动故烦、失眠；心失所养故心悸；呵欠频作是神疲之象；脉细乃是血虚不能养神所致；气郁日久，阻碍脏腑运化水湿，而聚湿成痰，痰随气升，痰阻清窍则意识丧失。张仲景曰："妇人脏躁喜悲伤欲哭，象如神灵所作，数欠伸，甘麦大枣汤主之。"炙甘草甘缓和中，养心以缓急迫为主；淮小麦味甘，性凉，归心经，养心除烦，甘能益气，凉可除热，可止汗宁神；大红枣补益脾气，缓肝急并治心虚；姜半夏燥湿化痰；云茯苓健脾渗湿；炒枳壳、广陈皮、淡竹茹行气除烦；琥珀粉、柏子仁、炒枣仁、焦远志，补养心气，安魂定魄，益智宁神，使心神能养，魂魄能定，脾气能健，当能收效满意。本方妙用灵磁石，辛咸寒，归心、肝、肾经，镇静安神，《名医别录》载"养肾脏，强骨气，益精，除烦……（小儿）惊痫"，石菖蒲辛温，归心、胃经，芳香开窍、宁心安神，且有化湿、豁痰，与广郁金配伍，以加强解郁除烦，开窍化痰；共使心有所养，神有所安，魂有所依，郁有所解，终使病告痊愈。

医案2：精神分裂症

张某，女，42岁，房管员。1993年9月5日初诊。

【主诉】精神异常18年。

【病史】1975年首次发病，精神恍惚，思维紊乱，狂躁乱跑，打架闹事，经开封市精神病院诊为精神分裂症，住院2月余，服用氯丙嗪等药，症状缓解出院。1980年3月2日又犯病，自服氯丙嗪、异丙嗪病情好转；至1981年底，症状消失；1983年8月20日再次复发，精神抑郁，先哭后吐，全身不适，纳眠差，现每天服用1次氯丙嗪75mg，安定2.5mg，谷维素20mg。刻下症：善悲欲哭，目光呆滞，心烦易怒，自汗乏力，纳呆眠差，多梦易醒，月经提前2～3天，色量正常；舌质淡，舌体稍胖，舌苔白，脉短滑。

【中医诊断】脏躁。证属肝胆气郁，心神失养。

【西医诊断】精神分裂症。

【治法】清胆疏肝，养心安神。

【方药】温胆汤合甘麦大枣汤加味。姜半夏10g，广陈皮10g，朱茯神30g，姜竹茹10g，炒枳实9g，炙甘草15g，淮小麦120g，首乌藤30g，炒枣仁30g，软柴胡8g，大红枣15枚。水煎，每日1剂，分两次温服。

10月5日复诊：上方为主调治20余日，诸症均平。自诉2天前，无明显诱因出现哭泣约10分钟，哭声不大，舌质淡，苔薄白，脉滑。宗原方之意稍加调整。

处方：姜半夏10g，广陈皮10g，云茯苓30g，姜竹茹10g，炒枳壳12g，炙甘草15g，浮小麦130g，广郁金12g，合欢皮30g，琥珀粉8g（冲服），旋覆花12g（布包），石菖蒲12g，大红枣15枚。

11月5日三诊：服药25剂，病情稳定，未再犯病，精神好，面部表情正常，和家人有说有笑，睡眠较好，西药间日服1次，舌脉平。

12月28日四诊：上方继续坚持服用近2个月后，病情稳定，改服丸剂，仍以化痰开窍，疏肝解郁，养心安神之剂。

处方：姜半夏100g，朱茯神150g，炒枳壳100g，石菖蒲90g，胆南星80g，天竺黄60g，双钩藤150g，珍珠母240g，焦远志120g，炒栀子120g，炒枣仁300g，广郁金120g，琥珀粉90g，粉甘草60g。上药共研细面，水泛为丸，如梧桐子大小，每次服9g，每天服2～3次。连续服药两年，旧病始终未再发作，并叮咛病人，心情舒畅，适当运动，调整饮食，按时作息。

【按语】朱丹溪云："气血冲和，百病不生。一有怫郁，诸病生焉。古人身诸病，多生于郁。"此案为情志不舒，气机不调，疏泄失和，导致脏腑功能紊乱而致。气郁化火，耗伤津液，血虚不能养神，故病发作时，哭笑无常；心火内动故心烦，失眠，多梦；心失所养故精神倦怠，乏力；气郁日久，阻碍脏腑运化水湿，而聚湿生痰，痰随气升，痰阻清窍则目光呆滞；气郁生涎，变生诸证，或心虚烦闷，或饮食无味，或坐卧不安，用温胆汤和甘麦大枣汤加味，先以清胆和胃，疏肝解郁，兼以养心安神之剂，继用化痰开窍，疏肝解郁，兼以养心安神以收全功。方中姜半夏、广陈皮燥湿化痰；炒枳壳、淡竹茹清心除烦；软柴胡、广郁金疏肝解郁；炒枣仁、首乌藤、琥珀粉镇心安神；后用双钩藤、珍珠母平肝潜阳；天竺黄、胆南星、石菖蒲清热化痰，定惊除烦，开窍宁神，诸药相配，效果明显，并嘱病人坚持服药两年余，取效满意。

（四）温胆汤治郁证（抑郁性精神恐惧症）

医案：郁证

魏某，女，32岁，干部。2004年5月18日初诊。

【主诉】惊恐、胆怯半月。

【病史】半月前，因父暴亡，情志受挫，难以接受，突现晕厥，不醒人事，经治苏醒，但不愿与人交谈，不敢独行，见人害怕，遇事恐惧，曾服西药，效果不佳，症状持续加重。后有其夫陪伴来诊：见患者表情淡漠，情志抑郁，低头不语，时而喃喃自语，见诊室生人恐惧，不敢上街，怕出车祸或发生其他意外，心情悲伤，纳呆寐差，多梦易惊，舌质淡，舌苔薄白黄，舌边齿痕，瘀点，脉细稍滑。

【中医诊断】郁证。证属气郁痰阻，心胆俱病。

【治法】养心安神，化痰降逆。

【方药】温胆汤加味。姜半夏10g，姜竹茹10g，炒枳壳12g，广陈皮10g，云茯苓15g，焦远志10g，广郁金12g，柏子仁12g，生龙骨、生牡蛎各20g（先煎），石菖蒲10g，琥珀粉10g（冲服），粉甘草6g。水煎，每日1剂，分2次温服。

5月25日二诊：上药服5剂，心悸，害怕，易惊减轻，夜寐3～5小时，头脑稍清，精神稍爽。照上方加生龙骨、生牡蛎各10g，焦远志2g，以加强宁心安神，定惊安魄。

6月2日三诊：服药6剂，自诉精神、心情郁闷等较前大有好转，害怕恐惧已轻，愿意和家人、朋友交谈，饮食有所增加，效不更方，守原方加炒枣仁30g，又进6剂。

6月9日四诊：病人自己到院就诊，诉病去大半，精神开朗，言语清晰，恐惧基本消失。食眠均正常，上方加焦远志2g，续服10剂，巩固疗效。

两年后，患者身体偶有他恙来诊，谈笑自若，上症至今未反复。

【按语】此案属郁证。其病机为中正失司，神不守舍。《血证论》曰："惊者，猝然恐惧之谓，肝与胆相连，司相火，君火虚则悸，相火虚则惊，盖人之胆壮则不惊，胆气不壮，故发惊惕。"本案治以清胆镇惊，化痰定志，养心安神。方用石菖蒲辛温，归心、胃经，芳香开窍、宁心安神，且可化湿、豁痰、辟秽，尤对痰浊蒙蔽清窍而致头脑不清，情志不遂者效佳；琥珀粉定惊安魂，安神化瘀，配合养心安神之剂，使心有所依，魄有所藏，神有所主，则病告愈，且远期疗效巩固。

（五）温胆汤治梅核气（慢性咽炎）

医案：梅核气

孙某，女，42岁，工人。2009年4月2日初诊。

【主诉】咽喉部有异物阻塞感3年余。

【病史】近3年来自感咽喉不适，如有异物，咽之不下，吐之不出，时轻时重，随情志变化症状增减。1周前和同事发生矛盾，咽部异物感加重，饮食减少，伴有干咳，口干；彩超、钡餐、胃镜等各项检查均未见异常。舌质淡，苔薄稍腻，脉滑数。

【中医诊断】梅核气。证属肝气郁结，痰阻上逆。

【西医诊断】慢性咽炎。

【治法】行气散结，降逆化痰。

【方药】温胆汤合半夏厚朴汤加味。姜半夏10g，淡竹茹10g，炒枳壳12g，广陈皮10g，云茯苓15g，软柴胡10g，姜厚朴6g，降香屑7g，杏仁泥10g，粉甘草6g，生姜3片。嘱节情志，勿劳累，忌食辛辣之品。

4月5日二诊：服3剂，自觉症状减轻，精神状况好转，原方加姜厚朴2g。

4月12日三诊：又服6剂，症状明显好转，上方加姜半夏2g，广郁金12g，醋青皮8g，续服6剂。

4月21日四诊：自觉症状消失，为巩固疗效，配服中药水丸。以化痰降逆，舒肝解郁。拟方：姜半夏80g，淡竹茹80g，广郁金70g，炒枳壳90g，广陈皮80g，云茯苓90g，秋桔梗70g，软柴胡80g，姜厚朴60g，降香屑40g，杏仁泥60g，制香附90g。1料。上药共研细面，水泛为丸，每次服9g，每日服2至3次。

药尽病愈，随访半年，未见复发。

【按语】梅核气，相当于现代医学"癔病""咽部神经官能症"等，起病多因情志不遂，肝气郁结，痰湿上逆；症状时轻时重，缠绵难愈。治疗关键在于疏利气机，祛痰降逆。因肝郁乘脾，脾运不健，生湿聚痰，痰气郁结于胸膈之上，故自觉咽中不适，有异物感，咯之不出，咽之不下，用本方合半夏厚朴汤，取其化痰理气之义，姜半夏、云茯苓、姜竹茹降逆化痰，降香屑、生姜片理气散结；配以软柴胡、炒枳壳理气开郁，化痰降逆。全方共奏疏肝降逆，化痰理气之效。梅核气极易反复，平日应注意情志调节，最后多以丸剂收功，效果往往满意。

（六）温胆汤治胆结石

医案：胆石症

李某，女，56岁，退休工人。2003年6月13日初诊。

【主诉】胁肋隐痛1年余。

【病史】近1年来胁肋隐痛，伴有向腰肩部放射痛。半月前，病情加重，甚至夜痛不能眠，伴胸闷憋胀，精神抑郁，口中微苦，脘腹作胀，纳呆便秘，舌质稍红，舌苔微黄腻，脉弦滑，查心电图正常，B超提示：胆囊炎合并胆结石（大小约1.2cm×1.0cm）。

【中医诊断】胆胀、胆石症。证属胆内郁热、肝气郁滞。

【西医诊断】胆囊炎合并胆结石。

【治法】清泄肝胆，理气通腑。

【方药】温胆汤合柴胡疏肝散加减。姜半夏10g，淡竹茹10g，炒枳壳12g，广陈皮10g，云茯苓15g，软柴胡9g，炒白芍12g，金钱草15g，海金沙

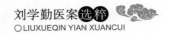
12g，嫩黄芩 12g，冬葵子 12g，粉甘草 6g。水煎，每日 1 剂，分两次温服。

6 月 17 日二诊：上药服用 3 剂，病人自述症状减轻，原方加炮川楝 12g，炒白芍 3g，以柔肝理气止痛。

6 月 30 日三诊：服 10 剂后，诸症大轻，仍有胸部憋胀不适，上方去嫩黄芩、海金沙，加紫丹参 20g，全瓜蒌 15g，以活血化瘀，开胸下气。连续服用 15 剂，患者自动停药。

1 年后陪伴女儿来诊，患者主动告知，临床症状消失。随嘱其复查 B 超示：胆囊炎基本痊愈，胆囊仍有结石。

【按语】本案肝失疏泄，肝胆气滞，气血瘀阻。胆者，中精之府，以通为顺，附伏于肝，互为表里，赖肝之疏泄，保其中清不浊，通降下行。若肝胆郁滞，失其通降，易引发本病。治疗当清浊利胆，理气通腑，化瘀止痛。方选温胆汤以清胆利气；软柴胡疏肝理气；炒白芍、炮川楝柔肝理气；取金钱草利水通淋，排除结石，是治疗结石病的要药，配合海金沙以加强利水排石的功效；紫丹参活血化瘀通络，以利结石排除；临证常用冬葵子治疗各类结石，本品甘寒，归大小肠、膀胱经，可通利水道，配嫩黄芩以泻肝利胆，利于减轻胆道压力，缓解胁痛，从而使胁痛轻，肝郁疏，湿热去，结石出（多限于泥沙样结石，或小块结石）。

（七）温胆汤治胃炎、胃下垂

医案：胃痞

张某，女，25 岁。2012 年 6 月 4 日初诊。

【主诉】胃脘痞满不适半年。

【病史】半年前因饮食不规律，渐出现胃脘痞胀不适，纳呆，烧心，肠鸣，排气减少。无胃痛。钡餐透视：慢性胃炎、胃下垂。近 1 个月来感右侧颈部至右胁肋部发闷，咯吐黄白痰，量多，失眠，噩梦纷纭，盗汗，每晨 7 时许腹痛排便，便后腹痛消失。平素心烦易怒。舌质淡，瘀点，苔根黄厚腻，脉弦细。

【中医诊断】胃痞。证属痰热互结，中焦失运。

【西医诊断】慢性胃炎、胃下垂。

【治法】化痰散结，清胆和胃。

【方药】温胆汤加春砂仁 9g，琥珀 10g，川黄连 6g，防风 10g，郁金

16g，白芍 30g。6 剂，颗粒剂，每日 1 剂，分 2 次冲服。

6 月 11 日二诊：服药有效，诸症均减，厚苔较前明显消退。稍觉胃胀，夜眠不安。上方去春砂仁、白芍、防风，加白术 8g，炒枣仁 30g，太子参 30g，6 剂，水煎服，日 1 剂。

6 月 25 日三诊：饮食、睡眠均有改善，晨起腹痛已不明显。上方加炒莱菔子 30g，10 剂，煎服。

【按语】该患者胁肋痞闷，咯痰量多，失眠多梦，心烦易怒，均为胆郁痰扰之象，苔黄厚腻为痰浊内阻之症；胃胀纳呆，为肝郁脾虚之证。方中温胆汤理气化痰，清胆和胃，又加春砂仁燥湿健脾、消胀，琥珀清心安神，黄连燥湿调中，兼可解毒，防风调和营卫，健脾止泻，通络止痛，郁金疏肝健脾，炒白芍养血柔肝，又可防温燥之品太过伤阴。

痞满是指以自觉心下痞塞，胸膈胀满，触之无形，按之柔软，压之无痛为主要症状的病证。常说的"心下痞"即指胃脘部痞满，又称"胃痞"。其发生的基本病机是中焦气机不利、脾胃升降失宜，治疗总以调理脾胃升降、行气除痞消满为基本法则。其治分扶正与祛邪两方面，扶正重在健脾益胃，补中益气或养阴益胃。祛邪包括消食导滞、除湿化痰、理气解郁、清热祛湿等法。本案即以除湿化痰为主。二诊、三诊先后加以枣仁安神定志，炒莱菔子理气消胀，化积导滞。

（八）温胆汤治吐酸（反流性食管炎）

医案：吐酸

李某，女，64 岁，市民。2012 年 11 月 2 日初诊。

【主诉】胃脘胀满 2 月余。

【病史】患者近 2 个月自觉胃脘胀满、发热，吐酸，食欲、食量尚可，大便稍干，曾按"阴虚火旺"服中药 20 余剂治疗，大便干好转，但仍觉口舌不适，胃脘及咽喉部发热发辣，凌晨早醒，餐后胃胀，舌质淡，舌尖有瘀点，舌下脉络粗紫，苔薄，脉滑稍数。胃镜提示"反流性食管炎"。

【中医诊断】吐酸。证属肝胃郁热，湿热中阻。

【西医诊断】反流性食管炎。

【治法】化痰清热，清肝泻火。

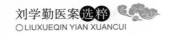

【方药】温胆汤加莲子心 10g，炒栀子 10g，青黛 9g，儿茶 9g，川黄连 6g，焦槟榔 6g。6 剂，水煎服，日 1 剂，分 2 次口服。

11 月 12 日二诊：药后大效，诸症悉减。胃脘胀满、发热均减轻，舌头涩痛好转。大便稍干。上方去川黄连，加佛手片 12g，北沙参 30g，5 剂，水煎服，日 1 剂，分 2 次口服，

11 月 23 日三诊：稍感胸闷，夜眠不安，后背发酸，喜按。温胆汤加炒栀子 10g，川黄连 6g，焦远志 12g，酸枣仁 20g，佛手片 12g。6 剂，水煎服，日 1 剂，分 2 次口服。

2013 年 1 月 11 日四诊：自觉上方较前两次更佳，胃胀、便秘大减。停药后胃脘隐痛，大便稍溏，小便灼热，喜叹息，耳鸣。化验尿潜血阳性。上方去川黄连，加马齿苋 30g，仙鹤草 40g。6 剂，水煎服，日 1 剂，分 2 次口服。

2013 年 1 月 21 日五诊：服药有效，胃痛消，胃胀减，小便发热，大便黏滞不畅。温胆汤加合欢皮 30g，炒栀子 10g，酸枣仁 20g，佛手片 12g，马齿苋 30g，首乌藤 30g。6 剂，水煎服，日 1 剂，分 2 次口服。

【按语】患者平素饮食不节，损伤脾胃，复加性情急躁易怒，肝气犯胃，肝胃郁热，故胃脘灼热；肝木克土，脾失健运，则胃脘痞胀；肝火上炎，口舌发辣不适；又按阴虚火旺治疗，滋阴助湿，湿聚成痰，则夜卧不安，早醒。方中以温胆汤清热化痰，化湿和胃，加莲子心、炒栀子清心除烦；青黛、儿茶清热解毒，凉血止血，清肝泻火；川黄连既可清热燥湿，泻火解毒，又有抗菌消炎之功；焦槟榔可消积除满、下气行水，并有杀虫之功。余常用温胆汤加减治疗疑难杂症、奇病、怪病。该病例从痞满、舌辣、易怒等症状可以看出，"肝郁""痰热""血瘀"悉备，为本虚标实之证，故以温胆汤化痰清热，开郁导滞，二诊时以佛手片疏肝理气，宽中除胀；北沙参养阴清热；三诊时加炒枣仁、焦远志安神助眠；五诊时以马齿苋清热解毒，化湿通腑；首乌藤安神解郁以助眠。

（九）温胆汤治咳嗽（咽炎、胃内胆汁反流）

医案：咳嗽

吴某，女，73 岁，市民。2012 年 5 月 28 日初诊。

【主诉】咳嗽、乏力 4 年余，复发 1 周。

【病史】近4年来间断咳嗽，咳而痰少，乏力，口干，口辣，食欲不佳，四肢困倦，时轻时重。1周前无明显诱因上述诸症复发，程度加重。现症：干咳，身困，口干，口辣，无食欲，胃脘不适，忧思郁怒，情绪不畅。脉沉弦，舌质偏暗，苔黄厚腻。有胃炎、胃下垂、咽炎病史5年，肝下移病史4年，胃镜示胃内胆汁反流。脉沉弦，舌质偏暗，苔黄厚腻。

【中医诊断】咳嗽。肺胃郁热，痰热内阻。

【西医诊断】咽炎、胃内胆汁反流。

【治法】清肺和胃，化痰止咳。

【方药】温胆汤加广郁金16g，金银花30g，嫩黄芩15g，太子参40g，广藿香、佩兰叶各12g，川贝母10g。6剂，水煎服，日1剂。

6月18日二诊：乏力、身困、咳嗽均减轻。上方去黄芩、广藿香、佩兰叶，加杏仁泥10g，川贝母2g，金银花10g，麦门冬20g，6剂。

6月29日三诊：服药有效，干咳、口干减轻，自感胃脘不适，餐前胃痛，口辣，乏力，舌质淡红，苔薄，脉沉弦。温胆汤加郁金16g，香附16g，金银花30g，白檀香12g，甘松20g，春砂仁9g。6剂，煎服。

7月13日四诊：食欲好转，食后腹胀，口辣，口涩，乏力，口酸，头晕，偶干咳。上方去檀香、甘松，加川贝母10g，海蛤壳30g。6剂。

7月20日五诊：诸症悉减，上方加粉甘草6g，10剂，煎服。

【按语】患者间断咳嗽4年余，从病程来看，为久咳，久病体虚，故乏力身困；咳久耗伤肺阴，则干咳少痰，口干欲饮；咳甚病进，肺金子盗母气，伤及脾土，则胃脘不适，食欲不振，乏力；阴虚化热，与痰浊交织，则苔黄厚腻。本例以温胆汤化痰除痞，理气散结，更加郁金疏肝理气，金银花、黄芩清热解毒，太子参益气扶正，广藿香、佩兰叶醒脾化湿，川贝母、杏仁泥润肺化痰止咳，麦门冬滋阴润燥，凉血活血。此处由脾着手治咳，三诊时又加甘松，春砂仁、白檀香健脾理气化湿之品，四诊加海蛤壳意在助其清化热痰之力。

体会：该患者主诉"口辣"临床不多见。口辣是由咸味、热觉、痛觉结合的一种舌体辛辣或麻辣感觉，口中有辛辣感或舌体麻辣感，如食辣椒样感觉，常由肺热或胃热引起。因为辣味是咸味、热觉及痛觉的综合感觉，自觉口辣的患者舌温一般偏高，咸味和痛觉都比较敏感。结合该患者咳嗽、肢困、舌脉等表现，按"怪病多从痰症治"着手，以温胆汤加味治之。病变脏腑责之肺与脾，病理关键在于痰与热，故其治重在化痰清热，宣肺健脾。病程两

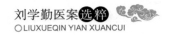
年，迁延不愈，气阴两亏为本，故祛邪同时不忘益气养阴扶正，伍以太子参、麦门冬、春砂仁等，使祛邪而不伤正。

小　结

温胆汤清热而不寒凝，化痰而不温燥，行气而不破气，和胃而能止呕，宁心而安神志，终使痰涎消解，余热得除，胆腑自然恢复其温和之气。临证运用温胆汤可以调理气血、阴阳、脏腑、经络等诸多疾病，该方配伍有度，不温不寒，不燥不凉，清中有泻，泻中有补，药效平稳，治疗范围颇广，远远不单单上述几个医案，还可以治疗咳嗽、胃痛、汗证、心悸、癫痫、呕吐、纳呆、腹痛、泄泻、头痛、多梦等数十种疾病，尤其是无从下手的奇、难、怪病，试用本方化裁，多能收到较好疗效。

二、归脾汤

归脾汤出自南宋《严氏济生方》，由白术、人参、黄芪、当归、甘草、茯苓、远志、酸枣仁、木香、龙眼肉、生姜、大枣组成，功能益气补血，健脾养心。主治重点在治脾，因为脾是气血化生之源，补脾即可以养心，且脾气得补，则血行得到统摄，方能引血归脾，其方名为"归脾"寓意可知。余以此"补脾养心"之法，以归脾汤为主治疗心血管疾病，疗效确切。

医案 1：心律不齐、心肌缺血

李某，男，77 岁，退休干部。2012 年 10 月 12 日初诊。

【主诉】间断心中不适 3 年。

【病史】患者于 3 年前开始时感心中不适，曾在淮河医院诊为房颤、早搏，半月前在该院行冠脉造影术，未提示冠心病。自诉心中不适感多发于夜间，发作时则伴乏力、汗出、心烦、体温偏低，35.4 ~ 36.0℃，持续时间 2 ~ 8 小时不等。20 天前心电图提示：窦性心动过缓（50 ~ 54 次 / 分），ST ~ T 改变。血压 150/90mmHg，左脉沉细，右脉弦细稍硬，舌质淡红，苔薄。

【中医诊断】心悸。证属心脾两虚，心神失养。

【西医诊断】心律不齐、心肌缺血。

【治法】健脾益气，养心安神。

【方药】归脾汤加减。生黄芪 30g，焦白术 10g，太子参 30g，全当归 15g，焦远志 12g，茯神 20g，炒枣仁 30g，广木香 6g，川黄连 9g，苦参 20g，生龙骨、生牡蛎各 30g（先煎），紫丹参 30g。6 剂，水煎服，日 1 剂，分 2 次口服。

11 月 2 日二诊：间断服上药 6 剂，心悸程度稍减，昨日凌晨 2 ~ 7 时又有发作，伴汗出、多尿。上方加苦参 10g。6 剂，水煎服，日 1 剂。

11 月 12 日三诊：心悸继减，精神稍有改善，夜眠不安。上方加炒栀子 10g，炒枣仁 10g，太子参 10g。10 剂，水煎服，日 1 剂。

11 月 30 日四诊：诸症好转，仍觉乏力。上方加生黄芪 20g。20 剂，水煎服，日 1 剂，分 2 次口服。

12 月 14 日五诊：心悸、乏力、多汗等症基本好转，上方加茯神 10g，生龙骨、生牡蛎各 10g，10 剂量，制水丸口服，巩固疗效。

【按语】中医之"心悸病"，部分属于西医之"冠心病"，也有属于心律失常者。而在中医方面，仍主要从气、血、阴、阳四个方面辨治。该患者年过七旬，年事已高，加之患"房颤、早搏"多年，元气大伤，心气不足。心气虚，心脉失养，则心悸、汗出；脾气亏虚，精微失布，则乏力。治以归脾汤健脾益气，养心安神，方中生黄芪、焦白术补气健脾，太子参益气养阴，全当归养血活血，焦远志安神定志；广木香芳香化湿，理气和中；黄连、苦参燥湿解毒；生龙骨、生牡蛎熄风定惊，平肝潜阳；加丹参活血化瘀，宁心安神。现代研究表明，黄连、苦参、龙骨、牡蛎均有纠正心律失常的作用。三诊时加炒栀子清心除烦，四诊后重用黄芪补气以行血。

医案 2：室性早搏

李某，女，43 岁，农民。2012 年 6 月 8 日初诊。

【主诉】胸闷，气短，心慌 1 周。

【病史】患者 1 周前劳累后出现心慌、气短、胸闷，站立时自感心中下坠感，气短难以接续，四肢无力，夜间失眠，口干。大便稍干。心电图检查提示：心肌缺血，室性早搏（频发），舌苔淡红，苔白湿，脉沉小滑，结代。

【中医诊断】心悸。证属气阴两虚，心神失养。

【西医诊断】室性早搏。

【治法】益气养阴，安神定志。

【方药】归脾汤加减。生黄芪 30g，炒白术 10g，太子参 30g，紫丹参

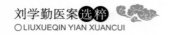

30g，焦远志 12g，茯神 30g，炒枣仁 30g，生龙骨、生牡蛎各 30g（先煎），川黄连 9g，苦参 30g，炒枳壳 12g，北五加皮 10g。6 剂，水煎 400mL，日 1 剂，分 2 次温服。

6 月 20 日二诊：服药有效，症状明显好转，但由坐位站立时仍有心慌出现，口渴稍减，但感口中发涩，进食后胃胀，上方去白术，加麦门冬 20g，五味子 5g，太子参 10g，生黄芪 10g，以增补气养阴之力。

7 月 9 日三诊：服药 10 剂，症状明显好转，口干、口涩、腹胀消失，偶感心慌，上方去枣仁、炒枳壳，加柏子仁 12g。12 剂。

7 月 23 日四诊：心悸夜间偶发，脉律已齐。上方去北五加皮，加太子参 10g。10 剂。

【按语】本案心悸的发生主要是由于过度劳累造成，患者平素过劳，耗伤元气，心气不足，则心慌，气短，胸闷；久站伤气，中气下陷，则心中有下垂感，甚至气短难续；脾气虚则精微失布，四肢失养，故四肢无力；心神失养，则阳不入阴，故失眠不寐；气虚及阴，则口干；气虚血行不畅则心脉失养，故脉结代。治宜气阴双补，补脾养心。方中生黄芪益气助阳，升阳举陷；白术健脾祛湿；太子参气阴双补；丹参凉血活血，安神宁心；远志、茯神助眠；生龙骨、生牡蛎平肝潜阳；黄连、苦参燥湿解毒，以防温补太过，且现代研究二者均有纠正心律失常的作用；炒枳壳行气活血。综观全方，既有补中益气之黄芪、白术、太子参，又有滋阴养血之麦门冬、五味子，养血安神之丹参，并佐以平肝安神之生龙骨、生牡蛎，燥湿解毒之川黄连，苦参；炒枳壳行气解郁，使补而不泄。总体补气为主，使阴得阳生，阳助阴长，临床应首先辨别阴阳气血虚损的偏颇，理清思路，一击获效，守方继进，终获大效。

医案 3：频发房早

魏某，女，36 岁，干部。1999 年 10 月 8 日初诊。

【主诉】心悸，头晕，两年余，加重月余。

【病史】两年前因过劳后出现心悸，头晕，即到开封淮河医院就诊，诊为心律失常，经治疗症状时轻时重，1 个月前上述症状加重，且倦怠乏力，面色无华，二便无明显异常。舌质淡，边齿痕，舌苔薄，脉沉小滑结代。心电图示：频发房早。

【中医诊断】心悸。证属心血不足。

【西医诊断】心律失常（频发房早）。

【治法】补血养心，益气安神。

【方药】归脾汤加减。生黄芪 20g，焦白术 8g，太子参 30g，全当归 12g，茯神 20g，焦远志 12g，柏仁、枣仁各 14g，川黄连 7g，炒枳壳 12g，生龙骨、生牡蛎各 20g，春砂仁 8g（后下），炙甘草 8g。3 剂。水煎，分 2 次温服，每日 1 剂。

10 月 11 日再诊：服药 3 剂，心悸轻，余同上，舌质淡，舌苔薄，脉沉细结代。上方加生黄芪 5g。

10 月 18 日三诊：继服 7 剂，心悸明显减轻，余症亦轻，脉律整，舌同上。上方加生黄芪 5g，炙甘草 8g，7 剂。

10 月 25 日四诊：诸症均消，舌苔薄，脉沉细。上方 7 剂。

11 月 1 日五诊：患者未诉特殊不适，精神，饮食均好，舌苔薄，脉沉细。上方 7 剂。

另配丸剂：生黄芪 200g，炒枳壳 100g，柏子仁 150g，全当归 150g，西洋参 80g，焦白术 80g，太子参 200g，川黄连 50g，焦远志 100g，生龙骨、生牡蛎各 200g，炒枣仁 150g，春砂仁 50g。共研细末，水泛为丸，如梧桐子大，每服 9g，每日 3 次，温开水送服。

12 月 10 日六诊：患者未诉不适，精神饮食好，脉沉细，舌苔薄，复查心电图无异常，嘱患者继续服药。

【按语】本案患者素体虚弱，再加上过度劳累，气血损伤，血虚不濡，心脉失养则悸，恰如《丹溪心法》记载："……人之所主者心，心之所养者血，心血一虚，神气不守，此惊悸之所肇端也。"心主血脉，其华在面，血虚不能上荣故面色少华；心气血亏虚，脉髓不充，则头晕；气虚血少，机体无以滋养则倦怠无力；舌为心苗，心血不足，故舌质淡苔薄，脉象亦是心血不足之征。宜用补血养心，益气安神之剂。方中太子参、生黄芪为君药，补中益气，化生气血；柏仁、枣仁、全当归补血和营，养心安神为臣药；焦白术、春砂仁、炒枳壳健脾理气，以防滋腻滞气；朱茯神、焦远志交通心肾，安神定志；生龙骨、牡蛎安神定魄；加用川黄连，以其苦寒之性清心中虚热留扰，并可制诸药温补之性，共为佐药。诸药合用，心脾同治，气血并补，使气旺则血自生，血足则心有所养。《沈氏女科辑要笺正》赞："归脾汤确为补益血液专剂。"前后治疗月余诸症消失，遂制丸剂，调理善后。

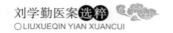

三、逍遥散

逍遥散是宋代《太平惠民和剂局方》名方，脱胎于张仲景四逆散、当归芍药散之法，由柴胡、当归、白芍、白术、茯苓、甘草、薄荷、生姜组成，有疏肝解郁、健脾和胃之功，主治肝郁血虚所致两胁作痛，寒热往来，头痛目眩，口燥咽干，神疲食少，月经不调，乳房作胀，脉弦而虚者。余临床常用此方治疗各种疑难杂症，收效颇佳。

医案 1：反流性食管炎、药物性肝炎

姬某，女，41 岁，农民。2012 年 1 月 22 日初诊。

【主诉】泛酸、烧心、胁痛半年余。

【病史】患者近半年来反复泛酸、烧心、胸骨后烧灼感，右胁隐痛不适，长期服多种中西药物，名量不详，半月前胃镜提示反流性食管炎，化验肝功能 ALT184U/L，外院诊为药物性肝炎，现胃胀，纳差，嗳气，舌质淡，苔滑，脉沉滑。

【中医诊断】吐酸。证属肝火犯胃，湿热中阻。

【西医诊断】反流性食管炎、药物性肝炎。

【治法】透邪解郁，舒肝健胃。

【方药】逍遥散加减。全当归 15g，炒白芍 15g，软柴胡 10g，薄荷叶 6g，蒲公英 30g，川贝母 10g，海蛤壳 30g，炒枳壳 12g，炒白术 10g，春砂仁 9g，川黄连 6g，吴茱萸 1g，10 剂，水煎服，日 1 剂。

2 月 18 日二诊：症稍减，仍泛酸，口苦，胃脘隐痛，舌脉同前，上方去蛤粉，炒枳壳，加黄连 6g，吴茱萸 1g。10 剂，水煎服，日 1 剂，分 2 次口服

2 月 27 日三诊：口苦、泛酸、胃痛减轻，间断嗳气，便溏，食量偏少，舌质淡，苔稍腻，上方加吴茱萸 2g，10 剂，水煎服，日 1 剂，分 2 次口服

【按语】该患者症见泛酸，烧心，腹胀，纳差，均为肝胃郁热之象。由于患者平素忧思多虑，肝气不疏，思则伤脾，气滞伤肝，肝气横克脾土，则腹胀，纳差，嗳气；气郁化热，则泛酸，烧心；气滞不通则痛，故右胁疼痛。治疗用逍遥散调肝理脾，方中以当归、白芍、白术、柴胡、薄荷等，取逍遥散意疏肝、健脾之意；以公英、蛤粉清热解毒，化痰降逆；川贝母，春砂仁燥湿化痰，健脾和胃；炒枳壳疏肝理气。二诊又加左金丸（黄连、吴茱萸）降逆止酸止痛。三诊大便稍溏，苔稍腻，则吴茱萸稍加量应用以化湿止

泻。主方取效则不更方,仅据其证候变化稍加调整,患者久病之体,难图速效,只可稳中求进。

医案 2：少阳汗证

孙某,女,60 岁。2012 年 7 月 3 日初诊。

【主诉】多汗 3 个月。

【病史】近 3 个月来汗出量多,脊背部发凉,夏季易发,伴尿频、尿痛,夜尿 3 ~ 4 次,尿道口发热,排尿淋漓不尽,少腹憋胀不适。15 年前及 10 年前曾行尿道息肉切除术 2 次。外院诊断尿道口提前开放。脉沉滑,舌质淡红,苔白稍厚。

【中医诊断】汗证、淋证。证属少阳枢机不利,肝郁脾虚,肾精不固。

【治法】治宜疏肝健脾,益肾填精。

【方药】逍遥散加味。全当归 15g,炒白芍 15g,柴胡 9g,土茯苓、云茯苓各 20g,焦白术 10g,薄荷 6g,木香 6g,川连 6g,枸杞子 20g,小香橼 12g,太子参 30g,炒枳壳 12g。6 剂,颗粒剂,日 1 剂,分两次冲服。

7 月 9 日二诊:症状稍减。天气变热时症状加重,头部汗多,小便明显减少。处理:上方去薄荷、木香、黄连,加防风 10g,太子参 10g,生龙骨、生牡蛎各 30g,7 剂,颗粒剂,分两次冲服。

7 月 16 日三诊:尿频、出汗减少。夜眠不安,大便稍干。处理:上方加枸杞子 10g,枣仁 30g,7 剂,颗粒剂,分两次冲服。

【按语】患者 15 年前手术治疗后元气大伤,脾肾两损,脾气不足,气虚下临,则少腹憋胀;夜尿频多,淋漓不尽,看似下焦湿热之淋证,实为肾虚失于固摄之"癃闭"。肺气亏虚,营卫不和,则表虚自汗。夏季暑邪耗气伤津,气虚益甚,故汗出更多。方中全当归、白芍养血和血,柴胡疏肝理气,升阳举陷;土茯苓、云茯苓解毒利湿,白术燥湿健脾,薄荷疏风解郁,木香行气燥湿和中;川连清热燥湿,枸杞子益肾填精,小香橼行气,太子参补气养阴,生津健脾;炒枳壳行气宽中。该患者实际主要夜尿频多、汗多量多为主症,其尿频并非缘自下焦湿热,而是肾虚精关不固所致;其汗出量多因于肝肾亏虚,肺卫不固,开合失司。投以逍遥散治之,从少阳着手,兼顾太阳之表,少阴之里,既有当归、白芍、白术、土茯苓、云茯苓健脾化湿养血滋阴活血之品,又有太子参、枸杞子益气补中,益肾填精之补,二诊加强防风祛风解表,兼有固表之功,生龙骨、生牡蛎补益肝肾,收敛止汗;三诊加枣仁安神助眠,镇静、通便。

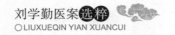

该病由来 10 余年，加重 3 个月，只能稳固其效，不可操之过急。

医案 3：更年期综合征

张某，女，47 岁，家庭主妇。2013 年 9 月 27 日初诊。

【主诉】右胁憋胀不适 5 年，加重 1 个月。

【病史】近 5 年来时感右胁憋胀不适，有时疼痛，口苦，纳差，胃酸，头晕，多梦，两腿酸软，便溏，每日两行。性情急躁易怒，月经尚正常。脉滑稍弦，苔黄根厚，舌质稍红。

【中医诊断】绝经前后诸证。证属肝郁脾虚，气滞血瘀。

【西医诊断】更年期综合征。

【治法】疏肝解郁，理气通络止痛。

【方药】逍遥散加减。丹参 20g，赤芍 20g，柴胡 9g，云茯苓 15g，炒白术 10g，薄荷 6g，郁金 16g，香附 16g，川楝子 12g，大腹皮 15g，炒枳壳 12g，甘草 6g。6 剂，水煎 400mL，日 1 剂，分 2 次口服。

10 月 4 日二诊：仍觉右胁憋胀，夜眠不安。上方去云茯苓、白术、郁金、香附，加炒栀子 10g，川黄连 6g，佛手 15g，琥珀 10g，6 剂，煎服。

10 月 11 日三诊：胃酸减轻，纳食仍少，口苦，胁胀，心烦焦虑，易惊恐。脉滑稍弦，舌质偏红，苔黄根厚。温胆汤加炒栀子 15g，琥珀 10g，佛手 15g，郁金 16g，香附 16g，川楝子 12g。6 剂，煎服。

10 月 18 日四诊：腰酸愈，口苦、胁胀、烦躁均减轻，睡眠好转。上方加郁金 4g，香附 4g。6 剂，水煎服。

10 月 25 日五诊：诸症均消，守上方 6 剂，煎服。

【按语】患者年近七七，肾气渐亏，肝木失养，则肝失疏泄，肝气郁滞，肝脉不通则痛，发为胁痛；肝胆不和，则口苦，肝木克土，脾失健运，则纳差、便溏；肝火犯胃，则胃酸；肝气郁结，则急躁易怒；脉弦滑、舌苔黄，为肝气郁结、化热化火之象。方中柴胡、薄荷疏肝解郁；云茯苓、白术健脾化湿，丹参、赤芍凉血活血，化瘀通络；郁金、香附疏肝利胆，活血化瘀，川楝子疏肝郁、养肝阴，兼可明目；大腹皮、炒枳壳行气宽中，消食除胀，甘草缓急和中，调和诸药。

肝气郁结是绝经前后诸症的主要病机，且素性急躁易怒。故治疗以疏肝解郁为主。初诊以逍遥散变方加丹参、赤芍、香附、郁金等大队理气解郁之品，以调肝理脾；二诊时加栀子、黄连、琥珀等以清心火，安神志，助睡眠；以此方为主稍加增损，辅以心理疏导，最终获效。但此类患者素性禀赋肝气不畅，疗后仍易复发。故在治疗同时，经常予以心理治疗也会起到非常重要的作用。

四、龙胆泻肝汤

龙胆泻肝汤出自《和剂局方》，由龙胆草、黄芩、栀子、柴胡、生地黄、当归、木通、车前子、泽泻、甘草等 10 味药组成，具有泻肝胆实火，清下焦湿热的功效，主治以头痛目赤、耳聋耳肿等为表现的肝胆实火上炎证及以阴肿、阴痒等为表现的肝经湿热下注证。余临床常用此方，除用于以上诸症之外，余以此方治疗心悸、痛风、面瘫亦取得较好疗效。

（一）龙胆泻肝汤治心悸、痛风（心肌缺血、右肾积水伴结石）

医案：心悸，痛风

夏某，男，48 岁。2012 年 10 月 12 日初诊。

【主诉】间断心悸、足踝肿痛两年。

【病史】患者近两年来间断心悸，心中不适，夜间汗出，饮食、睡眠尚可。原有痛风病史两年，经常足踝关节肿痛。半月前体检发现右肾积水伴右肾结石（直径 8mm）。化验肝功能：ALT57U/L，GGT152U/L，UA567mmol/L，TG3.26mmol/L，GLU6.6mmol/L。心电图：心肌缺血。脉弦硬，舌质暗红，苔黄薄。抽烟、饮酒史 20 余年。

【中医诊断】心悸、痛风。证属湿热下注。

【西医诊断】心肌缺血，右肾积水伴右肾结石，痛风。

【治法】清热化湿解毒。

【方药】龙胆泻肝汤加减。龙胆草 10g，炒栀子 10g，嫩黄芩 15g，软柴胡 9g，车前子 30g，建泽泻 30g，细木通 3g，全当归 15g，川萆薢 15g，茅苍术 10g，炒黄柏 8g，川牛膝 20g。20 剂，水煎服，日 1 剂，分 2 次口服。嘱戒酒，进食低嘌呤食物。

11 月 2 日二诊：心慌消失，夜间汗出好转，进食辛辣食物或饮酒后感阴部不适，小便有异味，纳眠可，大便调，手心多汗。上方加防风 10g。10 剂，水煎服，日 1 剂。

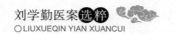
11月30日三诊：心慌偶发，行走时足痛，偶咳，余症减轻。上方去防风、当归、车前子，加川贝母10g，桃仁泥10g，杏仁泥10g，前胡15g，延胡索15g。10剂，水煎服，日1剂。

2013年1月7日四诊：诸症均减，偶感胃脘不适，烧心。化验血、尿常规均正常。复查UA499mmol/L，TG2.4mmol/L，ALT47U/L，均较前好转。重整上方。

处方：茅苍术20g，炒黄柏10g，川牛膝30g，川草薢15g，龙胆草10g，炒栀子12g，嫩黄芩15g，软柴胡9g，建泽泻30g，土茯苓30g，薏苡仁30g，川贝母9g。20剂，水煎服，日1剂，分2次口服。

1月28日五诊：心中不适感及烧心均好转，右腿酸痛。上方去泽泻，加土茯苓10g，20剂，水煎服，日1剂，分2次口服，巩固疗效。

【按语】患者嗜酒多年，聚湿生热，凝结成痰，痰浊上扰心神，则心神不宁，或发心慌；痰阻经络，气血运行不畅，则发为痛风；湿热蕴结肝胆，疏泄失常，则化验肝功能异常，血脂（湿浊之邪）升高；热迫津液外泄，则汗出；湿热下注于肾，煎熬成石，则成结石。脉弦、苔黄均为肝气郁滞、湿热蕴结之象。治用龙胆泻肝汤加减。方中龙胆草清肝利胆、化湿泄浊；炒栀子清热除烦；嫩黄芩清热解毒；软柴胡和解肝胆；车前子利湿通淋、明目；建泽泻清热利湿；细木通清热利尿；全当归养血活血，兼可润肠通便；川草薢分清泄浊；炒黄柏化湿解毒；川牛膝滋补肝肾，引血下行。同是清热化痰利湿，此案选用龙胆泻肝汤，而未用温胆汤，原因在于前者清热利湿解毒作用较强，后者化痰除痞、降逆止呕作用更佳，而清热解毒、利湿泄浊之力稍逊。患者"痛风"及下阴部不适均为湿热下注所致，故加川草薢、炒黄柏、茅苍术化湿解毒。

（二）龙胆泻肝汤治面瘫（面神经炎）

医案1：面瘫

侯某，女，38岁，业务员。2010年5月28日初诊。

【主诉】左侧面瘫2天。

【病史】2天前出现口角向右歪斜，左侧面瘫，左眼不能闭合，左侧额部无皱纹，左口角漏风，左颈项痛，耳后肿痛，舌质淡红，苔黄白稍厚，脉滑。

【中医诊断】面瘫。证属肝胆湿热，脉络阻滞。

【西医诊断】左侧面神经炎。

【治法】清热利湿，祛风通络。

【方药】龙胆草 6g，炒栀子 12g，黄芩 15g，车前子 30g，泽泻 15g，细木通 3g，当归 12g，全蝎 10g，白僵蚕 15g，蜈蚣 3 条，石菖蒲 10g。6 剂，水煎服，日 1 剂，分 2 次口服。

6 月 4 日二诊：面瘫减轻，服药有效，已在经期，感耳鸣，口苦，身困，舌脉同前。

处方：龙胆草 7g，炒栀子 12g，柴胡 10g，当归 10g，细木通 3g，泽泻 30g，黄芩 15g，蔻仁、春砂仁各 6g，石菖蒲 10g，灵磁石 30g，全蝎 10g，生黄芪 30g，蜈蚣 3 条。6 剂，水煎服，日 1 剂，分 2 次口服。

6 月 11 日三诊：面瘫减轻，舌质淡，苔黄水滑，脉缓。上方去当归、石菖蒲，加红花 15g，龙胆草 2g，广陈皮 9g，甘草 6g。6 剂，水煎服，日 1 剂，分 2 次口服。

6 月 18 日四诊：口角歪斜已不明显，左眼已能闭合，抬头已有皱纹，上方加龙胆草 3g。10 剂，水煎服，日 1 剂，分 2 次口服。

1 个月后复诊，服上药后面瘫痊愈。

【按语】急性面神经炎所致面瘫，中医称口僻，一般认为是正虚脉络空虚，风邪乘虚而入所致。因思《素问·生气通天论》："湿热不攘，大筋绠短，小筋弛长，绠短为拘，弛长为痿。"之明训，故认为口僻的主要病因为湿热。至清康熙时汪昂著《医方集解》言其："治肝胆经实火湿热，胁痛耳聋，胆溢口苦，筋痿阴汗，阴肿阴痛，白浊溲血。"乾隆时编撰《医宗金鉴》言其："治胁痛口苦，耳聋耳肿，筋痿阴湿，热痒阴肿，白浊溲血。"其后，临床医生应用龙胆泻肝汤亦大多不超出《医方集解》和《医宗金鉴》之范围。虽有将此方应用于其他病证者，但少见将此方用于治疗面瘫者。

龙胆泻肝汤具有泻肝胆实火，清三焦湿热之功。胆经湿热清利，面神经肿胀消退，则疾可除矣，所以本方使用越早越好。一般来讲，口僻每晚治两天，至少延迟痊愈半个月以上。后期若配以针刺，可能会提高疗效。

医案 2：面瘫

王某，男，49 岁。2005 年 7 月 10 日初诊。

【主诉】口眼歪斜半个月。

【病史】患者半月前劳动时出大汗，后在风口纳凉、入睡，醒后发现面部向左侧歪斜，言语不利，遂在当地乡卫生所诊治，给予维生素 B_1、B_6 片口服，并针刺数次，效不佳。又用治面中风膏药数帖贴敷，仍不缓解，故来我院诊治。入院症见：面部鼻唇沟、嘴向左侧歪斜，言语不利，口角流涎，额纹消失，额头僵硬，耳根部仍有轻微酸胀感，疼痛不适，心烦，失眠，时可疼醒，大便干结、2～3日一行，小便发黄，量少，舌质稍红，舌苔黄腻，脉弦数稍大。

【中医诊断】面瘫。证属内热蕴结，热邪上犯，风邪内袭，浸渍面部，遂成面瘫。

【西医诊断】面神经炎。

【治法】清热通络，祛风活血。

【方药】龙胆草 9g，炒栀子 12g，黄芩 12g，柴胡 10g，生地黄 20g，泽泻 15g，木通 3g，当归 12g，白芷 10g，全蝎 10g，草红花 10g，甘草 6g。水煎服，分 2 次饭前温服。

连服 5 剂，症状似有缓解，加重龙胆草、草红花用量，再如上法煎服 7 剂，面部歪斜基本纠正。上方研粉制胶囊，每次服 6 粒，每日 3 次，饭前温开水送服。又服半月痊愈出院。

出院 3 个月至半年期间多次随访，疗效巩固。

【按语】面中风发病早期以耳根部酸、胀、痛为甚，并有口眼斜，白睛外露等症，当属实证，即使体质虚弱，也属本虚标实。治疗当分别先后，先以清热利水、祛风通络之剂，以清热消炎，利水消肿，待里热缓解，发病根源得到控制，临床症状逐渐停止发展，继而稳定一两天。然后，可见症状较快恢复，再用祛风通经、活血化瘀之品。恢复缓慢时，若见虚性症状，治疗原则应立即改为补气养血，祛风通络为主，佐以清热利湿，直至临床痊愈。面瘫证在急性期应抓紧时机，积极治疗，治疗越早，痊愈越快。一般来说，早一天治疗，就能提前一周痊愈。同时，配合内服药物外用面瘫膏（三七粉、猪牙皂、香醋）加温，贴敷患侧，视病情每天或隔日 1 次，或配用针刺疗法治疗，可缩短疗程，提高疗效。

余治疗面瘫还有以下 5 点体会：

1. 关于时间的问题：所谓"时间"，是指发病后就医的时间。就医越早恢复越快，一般来说：发病伊始，若能早一天就医，就可以提前一周左右恢复，相反，若延迟一天就医，就会推后一周，甚至一周以上的时间痊愈。因为，病初风邪和湿热邪气刚刚侵入络脉，病情属轻，病位属浅，也就是现代医学所讲的面神经的炎症和水肿刚刚开始，此时，若能选药对症，迎头痛击，效果一定会好，会快。所以，初患面瘫应分秒必争，抓紧时间尽快治疗是该病在较短时间内痊愈康复的根本保障。

2. 关于复发问题：面瘫病人经用面瘫汤等治疗后，一般都能恢复正常，尚未见到第 2 次复发者。临诊所见两次复发患者，均系选用多法、多医治疗，效果不佳，慕名来诊者。究其复发原因不外两个：第一个，首次治疗不彻底，多因病人急于求成，过早停止治疗，此时，里热未得尽除，每遇外邪，最易复发。正所谓"邪之所凑，其气必虚"。第二个原因是首次治疗未能根治，即面瘫基本恢复正常后，未进行扶正阶段的治疗，益气养血，扫尽余邪，是巩固疗效，防止复发的根本保证。正所谓"正气存内，邪不可干"。

3. 关于虚实问题：面瘫发病早期以耳根部酸、胀、痛为重，并有口眼㖞斜、白睛外露等症，当属实证。即使体质虚弱，或病情较轻，也属本虚标实。开始治疗均应以治"实"为主，先用清热利湿、祛风通络之剂，以清热消炎，利水消肿，待里热缓解，发病根源得到控制，临床症状逐渐停止发展，继而好转，再加强祛风通经，活血化瘀之品。若见虚性症状，恢复缓慢时，治疗原则应立即改为补气养血，祛风通络为主，佐以清热利湿，直至临床痊愈。口僻证在急性期应抓紧时机，积极治疗，可同时配合外用面瘫膏，贴敷患侧，恢复期巩固阶段，应按时服用益气养血，化瘀通络的面瘫胶囊一段时间，以增强患者自身的抗病能力，以收全功。

4. 关于激素问题：现代医学治疗面瘫证，特别是急性期和亚急性期多用激素类药物，以消除局部炎症及减轻面神经水肿，缓解神经受压和促进神经功能恢复。配用维生素 B_1、维生素 B_{12} 及理疗、康复等法，以改善患侧局部血循环，消除神经水肿，部分患者疗效较好，但也有相当一部分患者治疗效果不甚理想，此时，再用中医药治疗。临床经验证明，这些患者往往比开始单用中药治疗，收效较慢，必须较长时间服药，才能取得较好疗效。这可能与没有尽早清除该病的主要病因"热邪"有密切关系。开始若能配服清除内热之剂，可能效果会更好些。

5. 关于针灸的问题：治疗面瘫余赞成选用针灸配合治疗，但有个原则应该注意，这就是在服用面瘫汤的同时，要么配合面瘫膏外敷，要么配合针灸治疗，二者只能选其一，一般不主张同时选用。

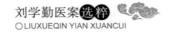
五、藿香正气散

藿香正气散是宋代官方确定的成方，主要由广藿香、苏叶、白芷、秋桔梗、广陈皮、云茯苓、白术、川厚朴、神曲、大腹皮、甘草等十多味中药组成，有解表和中、理气化湿功效。虽多用于外感风寒、内伤湿滞及四时感冒，但对夏季暑湿感冒效果尤为显著。余常用该方治疗胃痛，收效颇佳。

医案 1：慢性胃炎

周某，男，70 岁，退休工人。2012 年 5 月 13 日初诊。

【主诉】胃脘及胁腹部窜痛 4 月余。

【病史】近 4 个月来无明显诱因出现胃脘及胁腹部窜痛，痛位不定，伴右胁肋部不适，时感心情不畅，头目不清。纳眠可，矢气少，二便调。舌质淡暗，苔黄白厚腻面大，舌下脉络紫暗，脉弦硬。原有慢性胃炎病史 3 年。

【中医诊断】胃痛。证属湿困中焦，气机不畅。

【西医诊断】慢性胃炎。

【治法】化湿和胃，通络止痛。

【方药】藿香正气散加减。广藿香 10g，佩兰叶 10g，大腹皮 10g，苏梗 10g，秋桔梗 10g，土茯苓 20g，薏苡仁 30g，川厚朴 6g，清半夏 10g，香白芷 10g，川黄连 6g，广木香 6g，草红花 12g，杭菊花 12g，广陈皮 10g。6 剂，水煎服，日 1 剂，分 2 次口服。

5 月 20 日二诊：药后大效，胃脘及腹痛均大减，但仍感腹部不适，性质难以形容，两胁间断隐痛，程度较前有所减轻。脉同前，舌苔较前渐退。上方去川黄连、草红花、杭菊花，加延胡索 15g，乌药 6g，小茴香 6g。5 剂，煎服，日 1 剂。

5 月 27 日三诊：胃痛消，胁、腹隐痛大减，口干口苦。上方去乌药、小茴香，加川楝子 10g，5 剂，水煎服。

【按语】患者情绪不舒，肝失条达，气滞血瘀，不通则痛，胁腹及胃脘为肝经循行之处，故表现为胃脘及胁腹疼痛；肝木克土，脾失健运，湿浊中阻，日久化热则苔黄厚腻，脉弦硬。该患者脘腹伴胁肋疼痛为主症，病于春夏之交，加之内伤湿滞，故选藿香正气散为主方加减。内化湿浊，调畅气机。方以藿香正气散加佩兰以化湿理气和中，但该方重化湿而清热解毒之力不足，以土茯苓易云茯苓，并加薏苡仁、川黄连增其解毒清热之功；清半夏、广木香均为燥湿调中之品，草红花活血通络，杭菊花平肝潜阳，清肝明目。二诊湿渐退而气滞仍存，故以延胡索、乌药、小茴香理气和中止痛，气机通畅，则湿浊得散，其痛自消。三诊更加川楝子疏肝解郁。全方以化湿、祛瘀、理气、通络为主线，思路清晰，药症相符，故获佳效。

医案 2：浅表性胃炎

于某，男，43 岁，职员。2013 年 2 月 22 日初诊。

【主诉】胃痛、干呕 1 月余。

【病史】患者 1 个月前与家人生气后出现胃痛，晨起干呕，进酸食后胃痛，餐后吐涎，服用奥美拉唑胶囊，效差。查体：舌质暗，苔厚腻，脉沉。

【中医诊断】胃痛。证属湿滞中焦，胃络不通。

【西医诊断】慢性浅表性胃炎。

【治法】化湿和胃，通络止痛。

【方药】藿香正气散加减。广藿香 12g，佩兰 12g，大腹皮 12g，苏梗 10g，广陈皮 9g，土茯苓 30g，川厚朴 6g，姜半夏 10g，白芷 10g，红花 10g，白蔻仁 9g。3 剂，水煎服，日 1 剂，早晚分两次分温服。

3 月 1 日二诊：服上药后胃痛好转，干呕好转。进食甜点后再发，但较前轻。处方：守上方加生薏苡仁 30g。6 剂。水煎服，日 1 剂，早晚分两次分温服。

3 月 7 日三诊：胃痛、干呕症状消失。

【按语】本病患者由于情志不畅，导致气郁湿滞，在临床上运用藿香正气散加减，理气与祛湿并重，每能取胜。本方广藿香理气和中为主，广藿香、佩兰芳香化湿，紫苏梗、白芷宽中行气能理胸膈，腹皮、川厚朴消除中满，广陈皮、半夏利气祛痰，土茯苓、白术、白蔻仁、甘草和中健脾。加用红花以活血通络。故用本方在胃痛治疗中有理气和中止痛之功，诸药合用，共起理气化湿止痛的作用。由此可见，止痛诸法中，除常用的行气、活血、疏肝等法，化湿法亦是不可忽视的重要部分。

六、大承气汤

大承气汤出自《伤寒杂病论》，是张仲景为治疗阳明腑实证而立，为临床上治疗肠梗阻的主方。余认为用好该方的关键在于辨证精准、中病即止，

医案 1：阳明腑实便秘

明某，男，42 岁，工人。2000 年 8 月 4 日初诊。

【主诉】腹痛、便秘 3 天。

【病史】大便 3 日未行，腹胀疼痛，不转矢气，恶心呕吐，难以进食，舌苔白厚，脉沉弦有力。血化验：白细胞 11.7×10^9/L，中性 76%。某西医院外科诊为急性肠梗阻。患者不允手术，求治中医。

【中医诊断】便秘。证属阳明腑实。

【治法】急下存阴，通腑泄热。

【方药】急进大承气汤。生大黄 10g（后下），炒枳实 9g，川厚朴 7g，芒硝（冲服）9g，广木香 7g。

1 剂，燥屎下，诸症除，神清气爽。8 月 6 日验血：白细胞 6.7×10^9/L，中性：69%。嘱以粥食养护胃气，以善其后。

医案 2：阳明腑实便秘

王某，男，56 岁，农民。2003 年 2 月 1 日初诊。

【主诉】腹部胀痛、大便不通 4 天。

【病史】近 4 天腹胀疼痛，4 日未排大便，不转矢气，恶心欲吐，难以进食，脉弦而有力，舌苔黄白较厚。

【中医诊断】便秘。证属阳明腑实。

【治法】泄热通腑。

【方药】急进承气辈。生大黄 10g（后下），炒枳实 9g，川厚朴 7g，芒硝 12g（冲服）。

1 剂，燥屎下，诸症除，神清气爽。继以粥食调养善后。

【按语】经曰："六腑者传化物而不藏，故实而不能满也。"六腑以通为用，以降为顺。余主张，六腑不通之疾，必以通腑为先，正所谓"阳明之邪，仍假阳明为出路"，急用攻下，承顺胃气，痛苦疾患，霍然而愈。

大承气汤为寒下的代表方剂。主治：①阳明腑实证；②热结旁流证；③里实热证之热厥、痉病或发狂等。但重点是伤寒邪传阳明之腑，入里化热，与肠中燥屎相结而成为里实热证。其运用以痞（心下闷塞坚硬）、满（胸胁脘腹胀满）、燥（肠有燥屎，干结不下）、实（腹中硬满，痛而拒按，大便不通或下利清水而腹中硬满不减）四证及苔黄、脉实为依据。方用大黄通实，芒硝润燥，枳实消痞，川厚朴除满，共奏"釜底抽薪，急下存阴"之功。煎煮时，应先煎枳、朴，后下大黄，最后下芒硝，以增强泄下作用。本案1患者正值中年，案2患者体质壮实，故均可攻邪通腑，存阴保命。

七、血府逐瘀汤

血府逐瘀汤出自清代著名医家王清任所著《医林改错》一书，由桃仁、红花、当归、川芎、赤芍、生地黄、柴胡、炒枳壳、牛膝、秋桔梗、甘草等十一味药组成。是王清任所创"逐瘀汤"系列方中应用最为广泛的方剂。方中药物气血同治，升降相因，具有活血化瘀而不伤正、疏肝理气而不耗阴的特点。由于其疗效确切，一直为临床医家所喜用，成为活血化瘀法的基本方。余临床用此方为主加减治疗脱发，取得较好疗效。

医案1：脱发——瘀血阻络

周某，男，22岁，工人。1980年8月8日初诊。

【主诉】脱发3年。

【病史】自幼体弱。脱发三载，日重一日，全发斑脱达三分之二，屡治罔效。舌质暗，苔白，脉沉细两尺弱。

【中医诊断】脱发。证属瘀血阻络，血不荣发，肾气亏虚。

【治法】活血通络，祛瘀生新，补益肾气。

【方药】血府逐瘀汤加减。全当归12g，川芎片7g，干生地黄16g，草红花9g，京赤芍12g，炒枳实8g，软柴胡7g，粉丹皮9g，怀牛膝12g，皂角刺6g，川续断12g，粉甘草6g。

连服10剂，脱发减少，尺脉较前有力。上方加炒刺猬皮12g，又服10剂，脱发止，新发生。原方稍作出入，续服35剂，新发全生，黑而润泽。又用补肾养血之品6剂，以培本善后。

医案2：脱发——瘀血阻络

刘某，男，32岁，农民。1978年4月26日初诊。

【主诉】脱发5年余。

【病史】近5年脱发明显，呈片状脱发，现已满头光秃，稀发寥寥，抑郁寡言，舌质暗紫，脉弦。

【中医诊断】脱发。证属瘀血阻络，血不荣发，肝郁气滞。

【治法】活血通络，祛瘀生新，理气解郁。

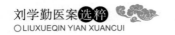
【方药】血府逐瘀汤加减。全当归 12g，京赤芍 12g，干生地黄 15g，草红花 9g，川芎片 9g，怀牛膝 12g，桃仁泥 10g，女贞子 12g，广陈皮 9g，软柴胡 6g，粉甘草 6g。

上方煎服 6 剂。脱发减轻。加皂角刺 7g，又服 15 剂，脱发渐止，新发初生，脉弦细，舌偏暗。效不更方，上方去怀牛膝加何首乌、旱莲草各 12g，继服 10 剂，脱发全部生长，至今 6 年未复发。

医案 3：脱发——瘀阻夹痰

朱某，男，18 岁，学生。1981 年 10 月 19 日初诊。

【主诉】片状脱发半年。

【病史】患者因露宿受寒，骤患脱发，多治无效，症见片状脱发 7 处，头顶全脱，舌质暗，苔薄腻，脉弦滑。

【中医诊断】脱发。证属瘀阻夹痰。

【治法】化瘀消痰。

【方药】桃仁、杏仁各 12g，全当归 15g，川芎片 12g，草红花 10g，京赤芍 9g，软柴胡 7g，怀牛膝 12g，白芥子 12g，姜半夏 9g，广陈皮 7g，川藁本 9g。

上方服 6 剂，新发渐生。续服 30 剂，巩固疗效。

3 个月后随访，乌发满头，其疾早痊。

【按语】脱发古称"油风"，俗称"鬼剃头"，其治多以血虚，肾亏阴虚、血热、气虚等立法遣方。上述三案，均脱发三分之二有余，察脉证，审病机，究源流，均因瘀阻而作。花萼之荣在其根，发长润泽源于血。瘀血阻络，发失濡养，自枯而脱。清·王清任血府逐瘀汤，活血理气并行，以期气行血行，事半功倍。瘀血祛、新血生，毛发得养，犹如枯涸禾苗得雨露灌溉油然而生矣。

以上三案，虽均属瘀血阻络，然其兼证不同，其治亦异。案一，瘀兼肾虚，故加川续断以补肾生精；案二，因郁致瘀加广陈皮以理气，柴芎以解郁；案三，瘀兼痰浊，加二陈以燥湿化痰，合川藁本以入颠，直达病所，入芥、杏以利气豁痰，痰瘀相关，痰祛瘀消，取效亦捷。三案治法，同中有异，体现了辨证论治原则，故均获良效。

八、桂枝加龙骨牡蛎汤

桂枝加龙骨牡蛎汤出自《金匮要略·血痹虚劳病篇》，由桂枝、芍药、生姜、甘草、大枣、龙骨、牡蛎组成，具有调和阴阳，固涩敛阴，潜阳安神的作用。用其治疗梦交、低烧、汗症，收效满意。

医案 1：梦交

郭某，女、39 岁。2006 年 10 月 18 日初诊。

【主诉】梦交 3 年。

【病史】寐则梦交，病延 3 载，伴心悸纳差，眩晕恶心，时有肢颤，舌尖红，舌苔薄白，脉细滑。

【中医诊断】梦交。证属阳浮于上，精亏于下，阴阳失调。

【治法】育阴潜阳，重镇安神。

【方药】桂枝加龙骨牡蛎汤加味。桂枝尖 8g，粉甘草 5g，炒白芍 9g，生龙骨 30g（先煎），生牡蛎 30g（先煎），杭菊花 12g，双钩藤 12g，生姜 3 片，红枣 5 个。

水煎温服 2 剂，症状缓解，原方加焦远志 9g，柏仁、枣仁 12g，又 4 剂告愈。

【按语】徐彬曰："女子以阴虚而夹火则梦交。"仲师有明训："男子失精，女子梦交，桂枝加龙骨牡蛎汤主之。"本证火浮不敛，阳浮于上，精孤于下，龙雷之火无能归肾。斯证成矣，取桂枝加龙骨牡蛎汤潜阳入阴，阴阳交泰，故效应手。

医案 2：低烧

顾某，女，23 岁，护士。2002 年 4 月 22 日初诊

【主诉】间断低烧半年。

【病史】半年来不明原因高烧 4 次，体温均在 39.6℃以上，每次均需激素降温。高烧后则低烧缠绵，体温 37.5℃左右，伴自汗盗汗，心悸气短，眠差多梦，乏力纳呆，舌质淡，舌苔白，脉细数无力。

【中医诊断】低热。证属体虚邪恋，心阳不足，营卫失和之候。

【治法】调和营卫，潜阳入阴，佐以益气固表。

【方药】桂枝加龙骨牡蛎汤合玉屏风散。川桂枝 8g，炒白芍 8g，炙甘草 5g，生龙骨、生牡蛎各 30g（先煎），生黄芪 12g，防风 8g，焦白术 8g，生姜 3 片，大枣 10 枚。

上方共服 8 剂，汗止热退，诸症缓解，续以补益之剂渐次康复。

【按语】本方以桂枝汤调和营卫，滋阴和阳，安内攘外，龙骨、牡蛎固表敛汗，镇心安神，辅以玉屏风益气固表，两方协用，和营卫，收浮阳，固

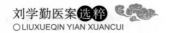

肌表。然龙骨、牡蛎必得桂枝方效，正如曹颖甫氏所云："若营卫未和而漫事收敛，其必无济也。"

医案 3：汗证

任某，女，工人，48 岁。1979 年 10 月 16 日初诊。

【主诉】夜间多汗半年。

【病史】眠则大汗，心悸乏力，失眠，多梦，舌淡红，舌苔薄黄，脉沉细弦。

【中医诊断】汗证。证属营卫不和。

【治法】调和营卫。

【方药】桂枝加龙骨牡蛎汤加味。桂枝尖 5g，炒白芍 14g，生龙骨、生牡蛎各 24g（先煎），浮小麦 30g，粉甘草 5g，大红枣 5 枚，生姜片 3 片。

【按语】经云："损其心者，调其营卫。"桂枝汤调营卫，滋阴和阳以安内攘外，龙骨、牡蛎固表敛汗，镇心安神，药中证的，两剂而愈。

九、柴胡桂枝汤

柴胡桂枝汤是《伤寒论》中治疗太阳、少阳并病的方剂，是由小柴胡汤合桂枝汤各半量而组成，主要用于太阳少阳并病引起的发热恶寒、肢体疼痛等症。虽药少味精，但用之治疗高热，每获佳效。

医案 1：外感发热

孟某，女，55 岁，工人。1982 年 9 月 4 日初诊。

【主诉】发热 4 天。

【病史】4 天前感冒，发热，体温最高 39℃，微恶风寒，周身困痛，口苦，心烦欲呕，脉弦滑数。化验血常规：白细胞 16400/mm³，中性 85%。

【中医诊断】外感发热。证属太少同病。

【治法】解表清里，太少同治。

【方药】柴胡桂枝汤加味。软柴胡 12g，桂枝尖 8g，炒白芍 8g，嫩黄芩 12g，姜半夏 9g，粉甘草 5g，太子参 12g，生姜片 3 片，大红枣 5 个，忍冬藤 30g。

水煎 2 剂，体温降至 36.5℃，白细胞 9800/mm³，中性 66%，症消病愈。

医案 2：外感发热

齐某，女，60 岁，家庭妇女。1982 年 8 月 7 日初诊。

【主诉】间断发热 1 周。

【病史】发热，体温最高 39.2℃，微恶风寒，头晕，肢节烦疼，口苦咽干，心烦喜呕，脉弦细数。

【中医诊断】外感发热。证属太少同病。

【治法】解表清里，太少同治。

【方药】柴胡桂枝汤加味。软柴胡 10g，姜半夏 9g，炙甘草 9g，嫩黄芩 12g，桂枝尖 8g，炒白芍 8g，金银花、忍冬藤各 30g，太子参 12g，生姜片 3 片，红枣 5 个。

水煎 2 剂，体温恢复至 36.8℃，症消病愈。

【按语】柯琴曰："仲景书中最重柴桂二方，以桂枝解太阳肌表，又可以调诸经之肌表，小柴胡解少阳之表，亦可以和三阳之半表。"发热微恶风寒，肢节烦疼表未解也；头晕，口苦咽干，心烦喜呕邪在少阳也；脉弦细数太少俱病也，故投柴桂汤立见效验。

十、小柴胡汤

小柴胡汤源自《伤寒杂病论》，由柴胡、黄芩、人参、半夏、甘草、生姜、大枣组成，功效主要是和解少阳，和胃降逆，扶正祛邪。

医案 1：高热

黄某，男，25 岁，教工。1982 年 2 月 25 日初诊。

【病史】往来寒热、继而头痛汗出，口苦不食，四肢乏力，口唇舌烂，脉浮细弦。体温：39.5℃。

【中医诊断】高热。证属邪在少阳，枢机不利。

【方药】小柴胡汤。软柴胡 12g，姜半夏 9g，嫩黄芩 12g，醋青皮 8g，嫩常山 9g，香白芷 9g，粉甘草 5g，生姜 3 片，大红枣 3 个。水煎 1 剂，诸症悉除。

医案 2：高热

李某，男，48 岁，大学教师。1985 年 9 月 4 日初诊。

【病史】往来寒热，口苦干涩，两太阳穴痛，四肢乏力，舌苔黄白稍厚，脉弦滑。体温：39℃。

【中医诊断】高热。证属邪在少阳，枢机不利。

【方药】小柴胡汤。软柴胡 14g，嫩黄芩 12g，姜半夏 2g，太子参 15g，

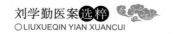

粉甘草 6g，生姜 3 片，大红枣 3 个。水煎 1 剂，诸症悉除。

【按语】邪入少阳，汗下非易，唯"和解"一法，可使"上焦得通，津液得下，胃气因和"。小柴胡证，但见一证便是，不必悉具。紧扣"寒热往来"，投药即验，更见其治病如神。

十一、旋覆代赭汤

旋覆代赭汤出于《伤寒论》，由旋覆花、人参、代赭石、甘草、半夏、生姜、大枣组成，主治胃气虚弱，痰浊内阻，心下痞硬，噫气不除者。临床常以此方治疗呕吐，合用左金丸则其效更佳。

医案 1：呕吐

刘某，男，67 岁，农民。1981 年 9 月 17 日初诊。

【主诉】呕恶不止 20 余日。

【病史】现嗳气吞酸，脘中嘈杂，舌质稍红，舌苔薄黄腻，脉弦稍滑。

【中医诊断】呕吐。属肝木伐土，脾虚气逆之候。

【西医诊断】神经性呕吐。

【治法】化痰和胃，降逆止呕。

【方药】旋覆代赭汤合左金丸加味。旋覆花 9g（布包），代赭石 12g，太子参 12g，姜半夏 9g，炙甘草 6g，黄连 9g，吴茱萸 2g，广郁金 12g，炒枳壳 9g，川厚朴花 12g。

水煎 1 剂，呕恶渐止，三服而安。

医案 2：呕吐

冯某，男，56 岁，工人。1983 年 11 月 4 日初诊。

【主诉】食入即吐半月。

【病史】呕恶不止，食入即吐，脉虚而弦滑，舌质淡，舌苔黄白厚面大。

【中医诊断】呕吐。属肝木伐土，脾虚气逆之候。

【方药】旋覆代赭汤合左金丸加味。旋覆花 12g（布包），代赭石 12g，太子参 12g，姜半夏 12g，粉甘草 5g，川黄连 6g，淡吴茱萸 2g，制香附 12g，生姜片 5 片，姜竹茹 9g，广陈皮 9g。

1 剂，水煎频服，呕止病愈。

【按语】"胃本不呕、肝木贼之则呕"。木实则土虚，脾虚生痰，痰阻气逆，故以旋覆代赭降逆化痰，益气和胃；以左金辛开苦降，清泻肝火；使肝木得清，中焦健运，痰浊涤除，则清升浊降，诸症缓解，吴禹载谓本方"治反胃噎食气逆不降神效"，信不诬也。

十二、苓桂术甘汤

苓桂术甘汤出自《金匮要略》，由云茯苓、桂枝、白术、甘草组成。具有温阳化饮，健脾利湿的作用。主治中阳不足之痰饮证。用其治疗眩晕效佳。

医案 1：眩晕

李某，男，40 岁，干部。1976 年 12 月 20 日初诊。

【主诉】眩晕 3 个月。

【病史】近 3 个月来眩晕频作，恶心呕吐，耳鸣耳聋，颈项强痛，面色苍白，闭目自汗，舌淡体大，舌苔白薄而滑，脉滑短有力。

【中医诊断】眩晕。证属脾虚失运，水湿内停，聚湿生痰，痰浊交阻，清阳不升，浊阴不降，发为眩晕。

【治法】健脾化饮，重镇降逆。

【方药】苓桂术甘汤加味。云茯苓 18g，桂枝尖 9g，焦白术 12g，炙甘草 9g，生龙骨、生牡蛎各 24g，灵磁石 24g，干荷叶 12g，姜半夏 9g，粉葛根 18g，生代赭石 12g，钩藤 12g。

水煎频服 2 剂，晕轻呕止，更进 3 剂，眩晕尽除，精神饱满，现已 10 年，未见复发。

医案 2：眩晕

史某，男，15 岁，学生。1978 年 5 月 15 日初诊。

【主诉】眩晕伴呕恶、耳鸣半月。

【病史】头晕目眩，视物旋转，恶心呕吐，耳鸣口干，面色苍白，脉弦细，舌质偏红，舌苔白薄。

【中医诊断】眩晕。证属水湿集聚，清阳被阻，兼有肝郁阳胜。

【治法】温化痰饮，祛风潜阳。

【方药】苓桂术甘汤加味。云茯苓 18g，桂枝尖 6g，焦白术 9g，粉甘草 6g，生龙骨、生牡蛎各 18g，灵磁石 18g，干荷叶 12g，杭菊花 9g，冬桑叶 9g。

嘱服 2 剂，基本不晕，再进 2 剂，以收全功。

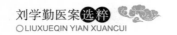

【按语】以上两案均以苓桂术甘汤为主治疗。该方取云茯苓为主以淡渗逐饮而出下窍，桂枝为辅以通阳输水而走皮毛，白术利湿，佐苓、桂消痰以助温运，甘草和中助苓、术健脾以制水邪，共奏中焦得健，饮邪得祛，清阳得升，眩晕自止之效。更加龙骨、牡蛎、磁、赭以重镇降逆，安神潜阳，干荷叶、钩藤升清祛风，以期眩晕早愈。

十三、附子粳米汤

附子粳米汤源自东汉张仲景《金匮要略·腹满寒疝宿食病脉证治第十》："腹中寒气，雷鸣切痛，胸胁逆满，呕吐，附子粳米汤主之。"方中附子、粳米功用最大，而方中妙用在于粳米一味，该药得水中之精甚厚，故可为向导，引诸药之力达于水饮之中，如此则寒气得祛，水饮得除，病证自愈。故粳米虽为佐使之品，而竟入于方名，

医案1：泄泻

胡某，男，27岁。2012年7月27日初诊。

【主诉】间断腹泻8年。

【病史】自幼喜进冷饮，8年前渐出现间断腹泻，进食油腻、饮食不洁或饮食过凉后易发，大便稀溏或呈水样，腹泻时肠鸣，不伴腹痛。平素乏力、怕冷，易感冒。曾行肠镜检查无异常，化验排除乙肝、丙肝、艾滋病等。脉沉，舌质淡红，苔薄。

【中医诊断】泄泻。证属肠寒证。

【西医诊断】慢性肠炎。

【治法】温阳益气，化湿止泻。

【方药】附子粳米汤加味。姜半夏10g，炮附子9g，生姜2块，甘草6g，广木香6g，紫丁香5g，次沉香10g，春砂仁9g，太子参30g。6剂，颗粒剂，日1剂，分两次米粥冲服。

8月2日二诊：症减。大便日1～3次不等，乏力减轻，无腹痛。上方加诃子肉6g，6剂，水煎服。

上方调理半月余，大便已成形，每日1次。脉缓，稍弦滑，舌质淡红，少苔。

处方：太子参40g，炒白术10g，云茯苓15g，姜半夏10g，炮附子12g，紫丁香5g，次沉香10g，木香6g，春砂仁9g，诃子肉9g，枸杞子20g，甘草

6g，6 剂。

【按语】患者喜食生冷，损伤脾胃，致脾胃阳虚，胃失和降，脾失运化，则便溏、泄泻；脾虚精微失布，正气亏乏，则乏力；土病及金，母病及子，肺卫失固，故体虚易患感冒。脉沉、舌淡、苔薄均为脾胃阳虚，正气不足之象。方中附子温中祛寒，姜半夏降逆止呕，生姜温中止呕，甘草即可解附子半夏之毒，又可和中缓急，调和诸药。木香行气滞，止泻痢；丁香温中降逆，散寒止痛，温肾助阳；沉香行气止痛，温中止呕，纳气平喘；春砂仁化湿理气，温脾止泻；太子参补益气血，补脾生津。用此方更加诃子肉以固肠止泻，太子参补气生津，丁香、木香、沉香芳香化湿和中降逆，健脾止泻。

值得注意的是，此处附子与半夏同用，似乎违反了中药"十八反"中的"乌头反半夏"之说。但实际上，附子并不等同于乌头，二者虽然关系密切但却是两味药，药性与毒性皆有一定的区别，附子是乌头块根上所附生的子根，功能为回阳救逆，补火助阳，逐里寒之力胜；乌头是乌头的主根（母根），分为川乌和草乌两种，二者功效相似，皆有祛风除湿、温经止痛之功，乌头祛风通痹之力较附子为胜，但补火祛寒之力不及附子，故古有"附子逐寒，乌头祛风"之说，而乌头的毒性较附子为大，应用时其用量及配伍皆应谨慎。在《神农本草经》中有"乌头反半夏"之说，但并没有说附子反半夏。临床常以附子配伍半夏应用，未见有不良反应发生。

医案 2：腹痛

曹某，女，40 岁，工人。1985 年 3 月 2 日初诊。

【主诉】腹痛、肠鸣、纳呆 3 月余。

【病史】近 3 个月来腹中肠鸣隐痛，矢气特多，纳呆腹胀，大便时溏。舌淡苔滑，脉小滑。

【中医诊断】腹痛。证属肠寒。

【治法】温中散寒，理气止痛。

【方药】附子粳米汤为正治。炮附子 7g，粳米 12g，姜半夏 8g，粉甘草 5g，炒枳壳炭 9g，紫丁香 3g，广陈皮炭 9g，次沉香 6g（后下），广木香 5g。水浸 1 小时，武火煎 5、6 分钟，取汁温服。2 剂大轻，4 剂病愈。

【按语】吴谦云："腹中切痛寒也，腹中雷鸣气也，腹中寒气，故雷鸣切痛。""脏寒生满病。"故腹胀纳差。选附子粳米汤"胜寒气、和内外，此治腹中寒之法也"。更加丁、木、沉、枳、陈辛温芳香，行气止痛，肠寒疾患，

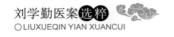

迅速得愈。

十四、小青龙汤

小青龙汤出自张仲景《伤寒论》，方由麻黄、芍药、细辛、干姜、甘草、桂枝、五味子、半夏组成，有解表散寒、温肺化饮之功。

医案：咳嗽

刘某，女，71，岁，农民。1999年3月12日初诊。

【主诉】间断咳嗽10年，复发2天。

【病史】10年前患者出现咳嗽，咳痰，夏季较轻，秋冬加剧，痰吐出即觉得爽快，呼气容易，而吸气难，畏寒怕冷。多方求治，遍服中西药物，疗效不佳。2天前因感受风寒后，出现恶寒怕冷，咳嗽频作，时轻时重，遇风寒加重，咯痰清稀，色白量多，喘息，食少纳呆，寐差易醒，大便2日未行；舌质淡，舌苔白薄，脉浮数。

【中医诊断】咳嗽。证属外寒内饮，痰湿蕴肺。

【西医诊断】慢性支气管炎急性发作。

【治法】散寒化饮，宣肺祛痰。

【方药】小青龙汤加减。淡干姜3g，辽细辛2g，桂枝尖7g，生麻黄7g，炒白芍12g，姜半夏10g，五味子8g，川贝母10g，杏仁泥10g，瓜蒌仁20g，炙甘草6g。水煎服，每日1剂，分2次温服。

3月15日二诊：服上药3剂后，咳嗽大轻，喘息，咳痰量亦减少，夜能入寐且能熟睡，但惟有头部稍痛，舌脉同上。上方加川贝母2g，续服3剂。

3月19日三诊：咳嗽停止，咳痰量均明显减少，呼吸通畅，夜寐好，舌质淡，舌苔薄白，脉细。给予温阳化饮，调补肝肾之剂，拟方如下。

处方：桂枝尖6g，大熟地黄12g，山萸肉15g，云茯苓15g，生山药20g，姜半夏10g，上肉桂2g，淡干姜3g，五味子6g，瓜蒌仁、火麻仁各20g，枸杞子15g，炙甘草6g。水煎温服6剂。

3月26日四诊：诸症消，精神好，饮食可，脉舌同上。上方3剂，间日1剂，以巩固疗效。

【按语】本案为农家老年妇女，患病日久，又复感外邪，出现痰浊壅肺，肺气失宣，故咳嗽咯痰，咳嗽日久，耗伤肺金，肺气耗损，无以顾护，故时时恶寒，春夏阳长，秋冬阴胜，故春夏较轻，秋冬较剧，急则治其标，故谨遵经旨"病痰饮者，当以温药和之"，方中生麻黄、桂枝尖解表散寒，宣肺平喘；淡干姜、辽细辛、姜半夏温化水饮，散寒降逆，配以酸敛之白芍、五味子，一开一合，散中有收，既可防麻、桂耗散太过，又可防姜、夏之温燥伤阴；川贝母甘寒而润，能润肺止咳；杏仁泥苦温，为油脂类药物，既能宣肺止咳，又能润肠通便，两药一温一寒，一润一宣，润肺止咳之力更强；瓜蒌仁润肺化痰，滑肠通便；甘草一则调和诸药，二则止嗽化痰。合之共成散寒化饮，宣肺止咳，化痰通便之剂。服药后，喘静咳止，后以缓则治其本，治从温阳化饮，调补肝肾入手，用大熟地黄、生山药、山萸肉滋补肾阴，桂枝尖、上肉桂温润肾阳；云茯苓利水渗湿健脾，上药平补肾阳，共治其本；姜半夏化痰降逆止咳；淡干姜温阳化饮，五味子收敛肺气，以治其标。诸药相合，标本兼治而收全功。

十五、麻杏石甘汤

麻杏石甘汤出自《伤寒论》，由麻黄、杏仁、甘草、石膏组方。可辛凉宣泄，清肺平喘。主治肺热喘咳，甚则气急，鼻翼扇动，有汗或无汗，身热不解，口渴，脉滑数，苔薄黄。

医案：咳嗽

宋某，女，56岁，退休工人。2003年4月11日初诊。

【主诉】间断咳嗽5个月。

【病史】5个月前患者因风热外感咳嗽至今，自服金银花、连翘丸未愈。现咳嗽时作，喉痒颇甚，咳声嘶哑，口干咽痛，咳痰不爽，咯黄色黏痰，咳嗽难眠，以致精神差，舌质淡，舌苔黄白厚稍腻，脉两寸微弱不振，关尺滑而有力。

【中医诊断】咳嗽。证属风热外袭，发散不及。

【西医诊断】慢性支气管炎。

【治法】清热养阴，化痰止咳。

【方药】麻杏石甘汤加减。生麻黄7g，杏仁泥10g，生石膏24g，川贝母10g，鱼腥草20g，前胡12g，射干8g，五味子6g，广陈皮10g，嫩黄芩12g，粉甘草7g。水煎服，每日1剂，分2次温服。

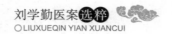

4月15日二诊：服上药3剂后，自觉症状减轻，喉痒，音哑，口干咽痛好转，咯黄色黏痰减少，睡眠差，舌脉同上。效不更方，加鱼腥草10g，继进6剂。

4月22日三诊：家人来诉诸症皆减，睡眠较前好转，睡5～7小时。舌质淡，舌苔薄白，脉滑。仍照上方又进6剂而病愈。

【按语】患者因不慎外感风热，服金银花、连翘解毒丸后，余热在肺，留恋未清，与痰热相搏结，壅遏肺气，肺气不利而失宣肃故咳嗽咯痰，痰热上扰故精神差，治以清肺泄热，宣肺降气，化痰止咳，方选麻杏石甘汤加减。方中生麻黄宣散肺气以平喘，重用石膏以清肺泄热，以降上炎之火，麻黄、石膏相制为用，虽一辛温，一辛寒，但辛寒大于辛温；杏仁泥苦温宣利肺气，助麻黄以止咳平喘；川贝母、前胡化痰止咳，降泄肺热；嫩黄芩引火下趋于膀胱，使火邪从小便而出；鱼腥草清热解毒，清肺经热邪；五味子为《伤寒论》止咳之专药，用五味子酸能收敛，性温而润，上敛肺气，下滋肾阴，以宣散肺气，敛散相合以复肺主气之能；甘草调和诸药，止咳化痰，标本兼治而收效。

十六、大柴胡汤

大柴胡汤出自《伤寒论》，全方是由柴胡、黄芩、芍药、半夏、生姜、枳实、大枣、大黄而组成，功可和解少阳，内泻热结。常用于急性胰腺炎、急性胆囊炎、胆石症、胃及十二指肠溃疡等属少阳阳明合病者。

医案：胃痛

张某，女，56岁。2012年9月13日初诊。

【主诉】胃脘胀痛2天。

【病史】患者2天前因暴饮暴食后出现胃脘部胀满，疼痛，恶心，发热，体温38.5℃，大便干结，查血淀粉酶786U/L，尿淀粉酶891U/L，血常规WBC：11.62×10^9/L，N：78%。彩超：肝内胆管结石，胰头水肿。舌质红，苔黄腻，脉弦滑。

【中医诊断】胃痛。证属热毒炽盛，腑气不通。

【西医诊断】急性胰腺炎。

【治法】通腑泻浊、清热解毒、疏肝理气。

【方药】大柴胡汤加减。大黄8g，柴胡9g，炒枳实12g，黄芩16g，清半夏10g，炒白芍30g，败酱草30g，炒枳壳12g，蒲公英30g，薏苡仁30g，炒莱菔子 30g，甘草 6g，大枣 2 个，生姜 3 片。水煎至 400mL，早晚分两次温服，每日 1 剂。

连服 3 剂后胃脘胀痛好转，恶心症状消失，大便每日一次，体温最高37.4℃，感觉乏力。舌质红，苔黄，脉弦滑。守上方加太子参 30g，继续服用10 剂，患者胃脘部疼痛，胀满症状消失，乏力症状好转，食欲增加，体温正常，复查彩超：肝内胆管结石，胰头正常，血常规：WBC 4.31×10⁹/L，N：64%，血淀粉酶 126U/L，尿淀粉酶 37U/L。

【按语】患者急性胰腺炎所表现的胃脘部胀满、疼痛、大便干结与大柴胡汤证相似，符合《金匮要略》"按之心下满痛者，此为实也，当下之，宜大柴胡汤"之论述。方中柴胡以解表；里证燥实，故用大黄、枳实以攻里。芍药安脾敛阴，黄芩退热解渴，半夏和胃止呕，姜辛散而枣甘缓，以调营卫而行津液。方中加薏苡仁除热胜湿，利肠破肿，败酱草排脓破血，清热解毒。蒲公英清热解毒，消痈散结，再加以炒枳壳、炒莱菔子以理气消胀。在二诊中，患者发热，导致脾气虚弱，给予太子参以健脾益气而不伤阴。实验研究表明，大黄中的鞣酸有抑制胰酶分泌的作用，并且对胰蛋白酶、胰脂肪酶、胰淀粉酶均具有抑制作用。现代研究表明，大柴胡汤在治疗急性胰腺炎时，可以保护胃肠道，减轻急性胰腺炎患者腹腔压力，恢复肠道功能。

十七、柴胡加龙骨牡蛎汤

柴胡加龙骨牡蛎汤出自《伤寒论》第 107 条，由柴胡、半夏、党参、龙骨、牡蛎、桂枝、大黄、茯苓、黄芩、生姜、大枣等 12 味中药组成。用以治疗"伤寒八九日，下之，胸满烦惊，小便不利，谵语，一身尽重，不可转侧者"诸症。为伤寒失治或误治之后，正气亏损，邪气乘虚内犯少阳，致使枢机不利，少火被郁，弥漫三焦，表里俱病，虚实互见的证候。

医案 1：自汗

娄某，女，47 岁，市民。2012 年 6 月 25 日初诊。

【主诉】出冷汗伴畏寒 1 个月。

【病史】患者于 1 个月来出现汗出量多，汗后畏寒怕冷，伴见肩背发凉、腰背酸痛、心烦，胃脘不适，偶有反胃，小便浑浊等症。舌淡，苔薄白，有齿痕，脉沉小。

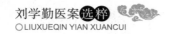

【中医诊断】自汗症。证属肝脾郁热，阳失温煦。

【治法】调和肝脾，固表止汗。

【方药】柴胡龙骨牡蛎汤合玉屏风散加减治疗。柴胡 6g，黄芩 12g，半夏 10g，生龙骨、生牡蛎各 30g，代赭石 15g，生黄芪 30g，防风 10g，白术 8g，砂仁 9g，怀牛膝 20g，当归 15g，红花 15g。12 剂，水煎，分两次温服。

服上方后汗出症状消失，仍有怕冷及胃脘疼痛症状，继用半夏泻心汤加减治疗而愈。

医案 2：盗汗

王某，女，50 岁，农民。2012 年 8 月 24 日初诊。

【主诉】盗汗 1 月余。

【病史】患者于 1 个月前开始出现盗汗，汗出量多，以头、颈、胸部为主，伴见口苦、口臭，性急烦躁、耳鸣耳闷、肘膝关节酸困、手足发凉，夜寐不安、头目不清、眼睛发痒等症，纳食及二便正常。既往有乙肝病史两年。舌质暗，体瘦小，苔薄黄，面大，脉沉。

【中医诊断】盗汗。证属阴虚火旺，枢机不利。

【治法】和解少阳，滋阴透热。

【方药】柴胡加龙骨牡蛎汤合青蒿鳖甲汤加减治疗。半夏 10g，太参 30g，柴胡 10g，黄芩 20g，青蒿 15g，鳖甲 30g，生龙骨、生牡蛎各 30g，防风 10g，代赭石 20g，川牛膝 20g，白薇 30g。6 剂，水煎，分两次温服。

服上方后，盗汗症状消失，口苦、口臭、烦躁诸症均有明显好转。

【按语】该方条文中虽然没有汗出症状，但是该方的基本功效是和解少阳，清泄表里之邪热，而邪热内蕴常常可引起汗出异常。在治疗以汗证为主症的疾病时，但见上述症状，可守"但见一症便是，不必悉具"的原则加减应用。因此对于一些自汗、盗汗伴见烦躁、失眠、口苦咽干、头晕等症候的均可加减治疗。方中小柴胡汤和解少阳枢机，清泻肝胆邪热，龙骨、牡蛎重镇安神、平肝潜阳，在此取其敛汗固涩的作用。原方有铅丹一味，多代之以赭石，一则防其毒性，二则赭石具有凉心安神的作用，汗为心之液，心火既平则汗症自止。汗证虽然病因多端，但在一定程度上存在内有郁热的病机，而非单纯的营卫不和，因此多去桂枝防其辛温之性。然后再根据病因病机合其他方药加减治疗。

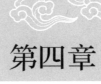

第四章

经验方医案

第一节 常用验方及医案

一、咳平汤

【组成】云茯苓 10g，广陈皮 8g，姜半夏 10g，杏仁泥 10g，浙贝母 15g，秋桔梗 12g，前胡 10g，炙枇杷叶 15g，炙紫菀 12g，炙甘草 5g。

【功效】燥湿化痰，止咳平喘。

【主治】急、慢性咳嗽，迁延不愈。症见反复咳嗽、咯痰，色白，量少，咽痒，反复发作，经久不愈。

【方解】方中云茯苓甘淡而平，甘则能补，淡则能渗，既能扶正，又能祛邪，功专宜心脾，利水湿，且补而不峻，利而不猛，为健脾渗湿之要药。广陈皮辛散苦降，其性温和，燥而不烈，为脾、肺气分之药。既能行气健脾，调中快膈，又能健脾燥湿，导滞化痰，止咳平喘。还能健脾和胃，降逆止呕。姜半夏体滑性燥，能走能散，能燥能润，既能燥湿化痰，又能降逆止呕。杏仁泥辛苦温润，辛能散邪，苦可下气，润能通便，温可宣滞，既有发散风寒之能，又有下气止咳平喘之力。浙贝母苦泄小寒清热，既能清肺凉心，润肺化痰，又能开郁散结，清泄胸中郁结之火，二者伍用：浙贝母清润化痰止咳，杏仁泥降气祛痰，宣肺平喘，润肠通便，浙贝母突出一个清润，杏仁泥侧重一个宣降，一清一宣，一润一降，化痰止咳甚效。秋桔梗辛散苦泄，为载药上行的肺经引经药，宣开肺气，祛痰利气。《本草纲目》云："秋桔梗气微温，味苦辛，味厚气轻，阳中之阴，升也，入手太阴肺经气分及足少阴经。"前胡辛散苦降，既能宣肺散风清热，又能降气化痰，两者配伍，秋桔梗偏宣，前胡偏降，一宣一降，肺之宣降恢复正常。紫菀甘润苦泄，辛温而不燥，入肺经，长于润肺下气，开肺郁，化痰而止咳。炙枇杷叶能清肺润燥，化痰止咳，下气平喘；炙甘草既能调和诸药，又能润肺祛痰止咳。诸药相伍，宣降相辅，

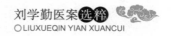

共畅气机，从而达到宣肺化痰，降逆止咳之目的。此方温而不燥，其性平和，大凡新久咳嗽，由外感引发者咸宜。

【加减】若兼喘者，加生麻黄、生桑皮；若表寒仍在，恶风鼻塞，流涕者，加荆芥、防风、紫苏；风热者加冬桑叶、杭菊花；若咳白色泡沫样痰，容易咳出，加辽细辛、淡干姜、白芥子等；痰黏难咳，不易出者，选加天竺黄、海浮石等；咳而便秘不通者，先通其便，便通咳易平，选加瓜蒌仁、肉苁蓉等；夹热者选加嫩黄芩、金银花、净连翘等；腹胀便溏者，选加潞党参、焦白术等；痰多胸痞，食欲不振，选加苏子梗、草豆蔻、春砂仁、炒莱菔子等；若咳甚，不能平卧者，选加款冬花、降香梢；反复感冒者加玉屏风散；夜咳甚者加全当归；咽痛者加射干、牛蒡子等；干咳少痰者选加南沙参、北沙参、明玉竹等；若痰盛气喘选加葶苈子、苏子梗等。

医案 1：慢性支气管炎

王某，女，56 岁，农民。1995 年 10 月 15 日初诊。

【主诉】间断咳嗽、咯痰 1 年余，加重半月。

【病史】患者 1 年前因感受风寒后致咳嗽、咯痰，经治疗症状好转，嗣后，每遇风寒即咳，时轻时重。半月前又因受寒出现咳嗽，咯痰不爽，色白黏腻，时有闷喘，咳甚时，夜不能平卧，胸中满闷，食少纳呆，舌质淡，舌苔白，脉濡滑。

【中医诊断】咳嗽。证属肺脾气虚，痰湿蕴结。

【西医诊断】慢性支气管炎。

【治法】健脾祛湿，宣肺平喘，止咳化痰。

【方药】咳平汤加减。清半夏 10g，广陈皮 10g，云茯苓 12g，生桑皮 12g，生麻黄 6g，川厚朴 6g，炙紫菀 10g，炙枇杷叶 12g，杏仁泥 10g，川贝母 10g，炙甘草 6g。水煎服，每日 1 剂，分 2 次温服。

10 月 20 日二诊：服上药 3 剂后，咳嗽、咯痰、闷喘稍有减轻，但仍吐白色黏痰，食少，脉滑，舌苔薄白。上方加生桑皮 4g，生麻黄 2g，草豆蔻、春砂仁各 5g，续服 6 剂。

10 月 27 日三诊：服药后，自述闷喘已止，咳嗽基本消失，时吐白色黏痰，量少，饮食较前增多，脉舌同上。上方加天竺黄 5g，继服 6 剂，以资巩固。

11 月 4 日四诊：病人来述，咳嗽闷喘，吐痰均已止，因天气渐寒，害怕病情反复；故配服宣肺平喘，补肾纳气，化痰止咳之丸剂，服用 2 个月，巩固疗效。拟方如下。

生桑皮 80g，生麻黄 40g，山茱萸 120g，清半夏 50g，广陈皮 60g，枸杞子 120g，云茯苓 90g，川厚朴 30g，杏仁泥 60g，川贝母 80g，炙甘草 30g，春砂仁 40g，蛤蚧 2 对（去头、足，黄酒浸泡 1 昼夜）。1 料。

上药共研细末，水泛为丸，分 60 天服，每次 6g，每天 2 次，温开水送服。1 年后来诊他疾时，诉咳嗽未再复发。

【按语】本案患者脾胃虚弱不能生金，湿困脾阳，致脾运化失职，水湿凝聚成痰，脾为生痰之源，肺为贮痰之器，肺气失于宣降之职发为咳嗽，正如《类证治裁·咳嗽》"因痰致咳者，痰为重，主治在脾，因咳动痰者，咳在肺，主治在肺"。故治宜健脾祛湿、宣肺化痰，方选咳平汤加减。在治疗咳嗽时要特别强调："肺为娇脏"，治疗时掌握用药要"温而不燥，润而不凉，宣而不散"的原则。方中以清半夏、广陈皮理气燥湿化痰，湿去脾旺，痰无有生；云茯苓健脾渗湿，生麻黄能开宣肺气，散风寒而平喘；生桑皮清肺消痰而降气平喘；炙紫菀、炙枇杷叶二者苦甘微温，归肺、胃经，性质温润苦泄，和胃降逆，有较好的化痰止咳之效；杏仁泥苦泄降气，止咳平喘；一宣一降以复肺宣降之职焉，方有宣肺、泻肺、降肺、润肺相结合，以宣肺平喘，化痰止咳。后用丸剂，以咳平汤宣肺化痰，降逆止咳，配以山茱萸酸微温，归肝、肾经，补益肝肾，收敛固涩，纳气平喘；枸杞子甘平，归肝、肾、肺经，滋肺阴，补肝肾，平喘咳；蛤蚧咸平，归肺、肾经，补肺气，助肾阳，定喘嗽，益精血；诸药相合，以补肾纳气，润肺止咳，降逆平喘。以收全功。

医案 2：支气管炎

于某，女，77 岁，家庭妇女。2000 年 1 月 8 日初诊。

【主诉】咳嗽、咯痰 2 月余。

【病史】患者 2 个月前受凉后出现咳嗽，咯痰，闷喘，即住开封市第一人民医院治疗，经抗炎治疗后，闷喘轻，但仍咳嗽，吐白黏痰，吐之不爽，胃纳不振，神疲乏力，舌质淡，苔白厚腻，脉弦滑。胸片示：支气管炎。

【中医诊断】咳嗽。证属痰湿犯肺型。

【西医诊断】支气管炎。

【治法】宣肺止咳，燥湿化痰。

【方药】咳平汤加减。广陈皮 10g，天竺黄 5g，前胡、延胡索各 12g，秋桔梗 12g，姜半夏 10g，胆南星 8g，杏仁泥 10g，炙紫菀 10g，云茯苓 15g，

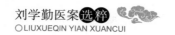
青礞石 12g，川贝母 10g，炙甘草 5g。水煎服，每日 1 剂，分 2 次温服。

1 月 11 日再诊：服药后咳嗽咯痰大轻，余症亦轻，舌质淡，舌苔白，脉弦滑。上方加川贝母 2g，4 剂。

1 月 15 日三诊：患者诉服药后咳嗽愈，诸症消，无特殊不适，舌质淡，舌苔薄白，脉弦滑。上方 3 剂，以巩固疗效。

【按语】寒邪内侵，首先犯肺，肺气壅遏不宣，清肃失常，而痰液滋生阻塞气道，故咳嗽，脾虚则痰湿内停，脾弱气虚则神疲乏力，胃纳不振，脉舌亦为痰湿之象。故以咳平汤加味宣肺止咳，燥湿化痰。方中广陈皮辛散苦降，其性温和，燥而不烈，为脾、肺气分之药，健脾燥湿，化痰止咳；秋桔梗辛开苦泄，但辛而不燥，苦而不峻，既能开宣肺气，又能宣通气分，祛痰排脓，载药上行；川贝母润肺化痰，清热止咳；杏仁泥降气祛痰，宣肺平喘，润肠通便；紫菀温而不热，质润而不燥，能润肺下气，化痰止咳；天竺黄、胆南星清热豁痰；前胡既能宣肺散风清热，又能降气化痰；云茯苓、半夏健脾燥湿化痰；青礞石下气消痰；甘草调和诸药并能止咳化痰。诸药伍用，使脾健、湿除、肺宣、痰祛、咳止。

医案 3：咳喘（肺心病合并感染）

胡某，女，76 岁。2012 年 10 月 15 日初诊。

【主诉】间断闷喘、心慌 10 年，加重伴咳嗽 1 周。

【病史】原有慢性支气管炎病史 10 余年。间断胸闷、气喘、心慌，遇冷及活动后易发。外院曾诊为肺心病。1 周前感冒后闷喘、心慌加重，伴咳嗽，咯吐白黏痰，自汗，畏寒怕冷。纳眠可，夜尿频，4～5 次左右，脉沉，舌质淡稍暗，苔白厚腻，面大。

【中医诊断】咳喘、心悸。证属肺气失宣，痰湿内阻。

【西医诊断】肺心病合并感染

【治法】化痰祛湿，止咳平喘。

【方药】咳平汤加味。云茯苓 10g，川厚朴 6g，清半夏 10g，广陈皮 8g，杏仁泥 10g，炙枇杷叶 15g，炙紫菀 12g，粉甘草 5g，延胡索 12g，前胡 12g，射干 10g，秋桔梗 10g，天竺黄 5g，胆南星 8g，青礞石 12g，太子参 30g。6 剂，水煎服，日 1 剂，分 2 次口服。

10 月 22 日二诊：药后白天咳嗽减轻，夜间仍咳，咯吐白黏痰，吐痰较前顺畅，活动后仍觉闷喘，胸前及心下痞闷，有压迫感，喜出长气，凌晨 5～6

时易发。进食后不易消化。便前腹痛，大便后腹痛缓解。上方去天竺黄、胆南星、青礞石，加焦远志 12g，川贝母 10g，枸杞子 30g。6 剂，水煎服，日 1 剂。

11 月 9 日三诊：共服上方 12 剂，诸症均减轻，白天基本不咳，闷喘基本消失。上方加太子参 10g，山茱萸 20g。12 剂，水煎服，巩固疗效。

【按语】患者为老年女性，年过七旬，久患咳喘，肺气大虚，肾气不固，肺虚失于清肃，上逆则为咳为喘；肺卫失固，则畏寒、自汗；痰湿阻肺，则咯痰色白；宗气亏虚，胸膈不利，则易发胸闷、心悸；肾失摄纳，则夜尿频多。治用经验方咳平汤（云茯苓、川厚朴、清半夏、广陈皮、杏仁泥、炙枇杷叶、炙紫菀、粉甘草），方中云茯苓健脾利湿，川厚朴、广陈皮化痰止咳，清半夏燥湿化痰，理气降逆；杏仁泥化痰止咳，兼可通便；炙枇杷叶、炙紫菀化痰止咳，前胡宣肺化痰，延胡索理气活血，射干利咽散结，秋桔梗清肺解毒；天竺黄、胆南星、青礞石化痰、清热、散结。太子参补肺健脾，扶正祛邪。

慢性咳喘为老年患者常见病、多发病，该病的发生多责之于肺、脾、肾三脏。肺主气，司呼吸，主宣发肃降，通调水道。肺卫受邪，卫外不固，则易患感冒、咳嗽。肺病日久，子病犯母，脾失健运，痰湿内阻，则乏力、腹胀，咳痰量多，正所谓"脾为生痰之源，肺为贮痰之器"。肺主气，心主血，肺气不利则心血运行不畅，心神失养，则心悸、胸闷。老年患者咳喘病以虚证居多，其治应以补虚为主，或健脾益气，如本案应用太子参、云茯苓，或益肾固摄，如本案应用枸杞子、山茱萸等，兼顾化痰、理气。本案治疗即为肺肾两调、兼顾化痰平喘、安神宁心。

医案 4：久咳

苏某，女，70 岁。2009 年 2 月 20 日初诊。

【主诉】间断咳嗽 20 余年。

【病史】患者素体偏瘦，近 20 余年时有咳嗽，曾服用多种治疗咳嗽的中西药物，效果不明显，近期咳嗽复发，甚则闷喘，晚上加重，咽干、咽痒，睡眠差，大便干，平时易上火，舌质红，苔白腻，脉沉滑。

【中医诊断】咳嗽。证属痰湿阻肺，兼有内热。

【治法】化痰止咳，清热宣肺。

【方药】咳平汤加炒苏子 4g，射干 10g，诃子 3g，远志 12g。3 剂，水煎取 200mL，分 2 次服，每日 1 剂。

2 月 23 日复诊，咳嗽减轻，睡眠差，上方去远志、射干加五味子 6g，

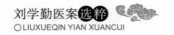

炒酸枣仁 30g。6 剂继服。

3 月 2 日复诊，咳嗽已轻，入夜口干，舌边尖红，苔白厚腻，上方去苏子、诃子加川贝母 10g，炒酸枣仁 10g，广藿香 12g，佩兰 12g。6 剂。

3 月 9 日复诊，咳嗽明显减轻，睡眠差，舌质淡苔白厚腻。上方加琥珀 10g，合欢皮 30g。6 剂。

1 年后患者因他病来诊，自诉回家后又照上方服十余剂，咳嗽未再复发。

【按语】该患者年高体弱，患病日久，咳甚闷喘，大便偏干，体格偏瘦，瘦人多火，舌质红苔白腻，胃中有湿，肺失宣肃，故用咳平汤加射干清热解毒，利咽祛痰。苏子、诃子并用，更有深意，余认为肺主开合，炒苏子味辛主开，诃子酸涩主合。两者相伍，以顺肺气开合之性。远志宁心安神兼有祛痰止咳作用。复诊时因其舌苔厚腻加芳香化湿之广藿香、佩兰，睡眠不佳加安神之炒酸枣仁、琥珀、合欢皮。理法方药，一以贯之，故能取得较满意的疗效。

医案 5：慢性阻塞性肺病

康某，男，49 岁。2012 年 6 月 1 日初诊。

【主诉】咳嗽 30 余年。

【病史】30 年前感冒后出现咳嗽，咯白黏痰，无发热、胸痛、咯血。2011 年 5 月某医院纤支镜检查提示：右侧支气管堵塞。平时感冒时咳嗽加重，静点抗生素后症状减轻。近 3 年来经常因咳剧失去知觉，数十秒后可自行转醒。食眠可。脉沉滑，舌质稍红，舌体稍大，苔白薄。

【中医诊断】咳嗽。证属痰湿内阻，肺气上逆。

【治法】理气止咳，化痰开窍。

【方药】咳平汤加秋桔梗 12g，射干 10g，前胡 12g，延胡索 12g，青礞石 12g，天竺黄 6g，胆南星 9g。6 剂，水煎服，日 1 剂。

6 月 8 日二诊：服药有效，咳嗽减轻，咯痰减少，咳剧失去知觉次数减少。上方去青礞石，加太子参 30g。6 剂，水煎服，日 1 剂。

6 月 18 日三诊：1 周前感冒后咳喘加重，咯吐脓痰。调整处方，增加化痰止咳之功。

处方：猫爪草 20g，鱼腥草 30g，金银花 30g，浙贝母 15g，杏仁泥 10g，清半夏 10g，川厚朴 6g，云茯苓 20g，化橘红 12g，炙紫菀 10g，炙枇杷叶 20g。6 剂，水煎服，日 1 剂。

6 月 25 日四诊：仍咳嗽，咯痰量多质稠，色黄白，纳食良好。舌质红，体大，齿痕，苔白。咳平汤加射干 10g，川贝母 12g，青礞石 12g，秋桔梗 12g，胆南星 9g，天竺黄 6g。6 剂，水煎服，日 1 剂。

7 月 9 日五诊：服药有效，咳嗽明显好转，咯痰明显减少。上方加炒苏子 9g，6 剂，水煎服，日 1 剂。

8 月 3 日六诊：咳嗽、咯痰基本消失，余无不适。上方加太子参 30g，6 剂，水煎服，日 1 剂。

【按语】患者感受外邪之后，失治误治，迁延日久，邪气渐深，正气亏耗，肺失宣肃，顽痰内伏，以致咳甚时气机逆乱，引发伏痰，痰浊上蒙清窍，则发为"痰厥"，人事不省。迁延不愈，遇感冒则易发，为肺卫不固之象。肺气虚易受邪，宣发肃降失职，则痰浊壅滞，咯吐白黏痰；肺气上逆，则发为咳嗽。脉沉、舌体大均为痰湿阻肺之症。此证既有脾肺气虚之象，又有宿痰内伏之因，乃虚实夹杂之症。治疗以理气降逆、清热化痰、开窍醒神之法，肺脾同治。方中半夏，辛温滑利，能走能散，能润能燥，和胃健脾除湿，下逆气，发声音；云茯苓，甘淡而平，健脾扶正，利湿驱邪；广陈皮，辛散苦降，燥而不烈，既能行气健脾，又可燥湿化痰，止咳平喘。三药相伍即为二陈汤，为燥湿化痰、理气和中之常用方，脾气既健，使宿痰得消，新痰不生。杏仁泥，辛苦甘温而利，除风散寒，降气行痰，润燥消积，下气止咳平喘；秋桔梗，辛苦而平，清利咽喉，开胸膈之滞气；前胡，降火消痰，推陈致新，善治咳嗽呕逆；延胡索，辛苦温，活血理气，善行血中气滞；紫菀，辛温润肺，善治寒热气结、咳逆上气；枇杷叶，苦平，清肺和胃降逆。诸药合用，有升有降，肺气宣肃功能恢复，则正气得生，邪有出路，咳嗽自止。胆星，燥湿除痰，破结下气；浙贝母，咸寒辛，宣散肺郁，止咳，散结，善治顽痰燥痰；礞石，甘咸重坠，为治惊利痰之圣药；天竺黄，甘寒，利窍豁痰，祛风热；以上诸药，祛痰开窍，善治顽痰，顽痰宿根既除，则怪症自愈。甘草调和诸药。三诊时痰浊蕴肺，入里化热，咯吐脓痰，故加猫爪草、鱼腥草、金银花清热解毒，浙贝母、清半夏化痰止咳，杏仁泥止咳平喘。四诊时内热渐退，再用咳平汤加味以化痰散结；五诊时加炒苏子降气化痰，止咳平喘。六诊症轻，又加太子参补气健脾，生津润肺。攻补得当，"清""化"结合，终能获效。

医案 6：支气管及周围炎

薛某，男，31 岁。2009 年 2 月 6 日初诊。

【主诉】间断咳嗽 10 年，复发半年。

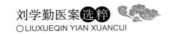

【病史】患者间断咳嗽 10 年,最近一次咳嗽 6 个月。遍服西药消炎止咳及止咳类中成药皆不能根治。曾做 CT 检查:①两肺支气管及周围炎;②右下肺及纵隔钙化灶。血常规检查:WBC3.1×10^9/L,L0.45。现症:咳嗽阵作,痰少色黄黏稠,不易咳出,咽痒,食欲不振,入夜咳嗽影响睡眠,二便正常,舌质暗红,苔白腻,脉沉小滑。

【中医诊断】咳嗽。证属肺气不利,胃气失和,内蕴伏热。

【西医诊断】两肺支气管及周围炎。

【治法】清热化痰,止咳平喘。

【方药】咳平汤加鱼腥草 30g,猫爪草 30g,射干 10g,青礞石 12g。3 剂。水煎服。

2月9日复诊:服药后咳嗽较前减轻,痰较易咳出。药已对证,效不更方,上方加黄芪 25g,五味子 6g,益气敛肺。继服 15 剂。

半年后回访,咳嗽治愈,未再复发。

【按语】咳嗽虽分外感、内伤两类。但顽固性咳嗽往往内外合邪,辨证较难,余认为,久咳不愈,肺失宣降,经气不利,必影响胃气通降,使胃气上逆,又加重咳嗽,治疗当注意通降胃气,咳平汤中半夏、川厚朴、枇杷叶皆入胃经,降气祛痰;云茯苓、广陈皮入脾经,健脾和胃,化痰止咳。该患者咳嗽十余年,屡治不效,舌质红,脉小滑,此为咳嗽日久,内有伏热,故在原方基础上加鱼腥草、猫爪草、射干清肺止咳,青礞石善化顽痰,后用黄芪、五味子益气固肺,扶正祛邪,药仅数味,但切中病机,十年之疴,二诊而愈。

医案 7:喘证(扩张型心肌病、支气管炎)

张某,男,61 岁。2011 年 12 月 19 日初诊。

【主诉】胸闷、气喘 1 年余,伴咳嗽 1 个月。

【病史】近 1 年来时感胸闷、气喘,活动后气短、乏力,间断发作,至外院诊为扩张型心肌病,曾服螺内酯、地高辛、美托洛尔片等药物治疗,效果欠佳。1 个月前受凉后出现咳嗽,咯吐白黏痰,咽痛。心脏彩超:全心增大,二尖瓣反流,心功能不全。舌尖红,苔白,面大厚,脉沉弱。

【中医诊断】咳喘。证属痰湿内阻,肺气失宣。

【西医诊断】支气管炎、扩张型心肌病。

【治法】止咳平喘,清热化痰。

【方药】咳平汤加减。云茯苓 10g,姜半夏 10g,广陈皮 10g,川厚朴 6g,

炙枇杷叶 15g，炙紫菀 15g，杏仁泥 10g，粉甘草 6g，川贝母 10g，猫爪草 30g，射干 10g，秋桔梗 12g，诃子肉 5g，前胡、延胡索各 12g，6 剂，水煎服。

12 月 30 日二诊：共服上方 10 剂，症状明显好转，咳嗽、咯痰基本消失。活动后仍感胸闷气短，早餐后恶心，嗳气，夜眠不安，乏力。调整治疗以平喘为主，方用喘平汤（桃仁、杏仁各 10g，桑白皮 15g，生麻黄 6g，次沉香 10g，山茱萸 20g，枸杞子 20g，地龙 20g）加川贝母 10g，焦远志 12g，太子参 40g，春砂仁 9g，炒枳壳 12g，生黄芪 30g，6 剂，水煎服，日 1 剂。

1 月 6 日三诊：咳嗽消失，闷喘减轻，夜眠不安。处理：上方加柏子仁 12g，龙眼肉 10g，6 剂，水煎服，日 1 剂。

【按语】患者 1 年前感冒后未愈，渐出现闷喘之症，为肺卫受邪，累及于心，心气受损，则动辄闷喘，气短难续，乏力身困；肺卫不固，易感外邪，肺失清肃，则易发咳嗽、咯痰等症；痰湿蕴肺，则痰白质黏。舌质红、苔白厚、脉沉弱为痰湿阻肺化热之象。方中以咳平汤燥湿化痰，理气降逆，杏仁泥止咳化痰，川贝母化痰散结，加猫爪草，该药归肝、肺二经，可散结、消肿，配合射干解毒利咽，清热化痰散结消肿；秋桔梗宣肺利咽，祛痰排脓；诃子敛肺止咳；前胡、延胡索宣散风热，下气消痰。

患者 1 年前感冒后治疗不够彻底，余邪未净，肺卫之气受损，肺失清肃，则活动后闷喘。此次复感外邪，咳痰又作，为本虚标实之症，心肺气虚为本，痰湿阻肺为标，且有化热之势。故"急则治其标，缓则治其本"，初诊以咳平汤加味以止咳化痰平喘为主，咳减后闷喘仍作，且伴恶心、嗳气等气虚气逆之症，故二诊改用喘平汤加味泻肺平喘，理气降逆，且加生黄芪益气扶正，联合太子参扶正以祛邪。三诊则以柏子仁、龙眼肉养心安神以助眠。整个治疗条理清晰，步步为营，药到病除。

医案 8：肺胀（慢支、肺气肿）

蔡某，男，82 岁。2012 年 7 月 20 日初诊。

【主诉】咳痰、气短两年。

【病史】两年前渐出现咳嗽咯痰，喉间痰鸣，活动后加重；咯白黏痰，平时易感冒，感冒后咳嗽症状加重，伴胸闷，纳食少，夜眠差，失眠，每晚睡 2～3 小时，二便正常。既往有支气管炎、肺气肿病史 10 余年。脉弦，寸弱，舌淡，瘀斑，苔白。胸片示：慢性支气管炎合并肺气肿。

【中医诊断】肺胀。证属气虚痰阻，肺气失宣。

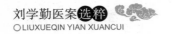

【西医诊断】慢性支气管炎合并肺气肿。

【治法】清肺化痰，止咳平喘。

【方药】咳平汤加射干 10g，秋桔梗 10g，前胡、延胡索各 12g，生麻黄 7g，生桑皮 15g，太子参 30g，青礞石 10g，15 剂，水煎 400mL，日 1 剂，分两次口服。

8 月 6 日二诊：服药有效，咯痰减轻，咽喉不利、闷气症状减轻，仍失眠，睡不安稳，行走后气短，纳可。上方加太子参 10g，枣仁 30g，合欢皮 30g，15 剂，煎服。

8 月 27 日三诊：闷气明显好转，仍有咳嗽，咯白黏痰，仍失眠。咳平汤加射干 10g，秋桔梗 10g，青礞石 12g，太子参 40g，前胡、延胡索各 12g，炒枣仁 40g，枸杞子 30g。30 剂，颗粒剂。

10 月 8 日四诊：诸症均减。痰黏难咳，失眠。上方去枣仁、枸杞子，加五味子 5g，山茱萸 20g，30 剂颗粒。

12 月 3 日五诊：症状明显减轻。咳平汤加青礞石 12g，地龙 30g，覆盆子 15g，太子参 40g，射干 10g，山茱萸 30g，五味子 5g。30 剂颗粒，配服咳喘膏。

【按语】患者年过八旬，年老肾亏，失于摄纳，易发胸闷、咳喘；正气不足，肺气亏虚，通调水道失职，痰湿蕴肺，则咳嗽、咯痰，喉间痰鸣；痰湿内扰，心神不宁，则失眠；脉弱、舌尖均为正气不足，心肺气虚之象。方中以咳平汤燥湿化痰，止咳平喘；射干利咽消痰，秋桔梗化痰降气，前胡、延胡索宣肺止咳；生麻黄、生桑皮泻肺平喘，化痰止咳。太子参健脾益肺，扶正祛邪。青礞石清热涤痰。

咳平汤是余总结数十年临床经验形成的经验方，主要由广陈皮、云茯苓、杏仁泥、紫菀、枇杷叶等药物组成，主治湿痰蕴结、肺气上逆所致咳痰、闷喘诸症。该病案在咳平汤基础上加太子参补气养阴，枣仁、合欢皮安神助眠、解郁、润肠，枸杞子补肾益精，以助纳气；五味子、山茱萸补肾摄纳；青礞石化痰散结。整体思路以化痰清肺、纳肾平喘为主。

二、喘平汤

【组成】生麻黄 6g，生桑皮 15g，净萸肉 20g，枸杞子 20g，干地龙 15g，桃仁、杏仁各 10g，炙甘草 5g。水煎服。

【功效】补肾定喘，止咳脱敏。

【主治】虚证哮喘。

【方解】方中山茱萸甘、酸、温，入肝、肾经。既能补肾之阴，又能温补肾阳。为一味平补阴阳的要药；枸杞子味甘，性平，入肝、肾经。功擅补阴壮水，滋水涵木；地龙味咸，性寒，入肝、脾、膀胱经。本品既能舒肺平喘，又能祛风解痉，清热利尿。现代药理研究证实，干地龙中提出之含氮物质对支气管有显著扩张作用。生麻黄味辛性温，长于升散，宣通肺气，止咳定喘；杏仁泥味苦性温，色白入肺，降气止咳，二者一宣一降，宣降合法，肺气通调，咳止喘平；桃仁泥味苦、甘，性平，能活血润肺止咳，长于活血祛瘀，可助平喘祛痰药以畅行气血，宣肺通络；生桑皮味甘、辛，性寒。入肺经，擅走肺中气分，能清肺热，泻肺火，散瘀血，清痰止嗽，下气平喘，又能制麻黄之温；甘草味甘，性平，入心、肺、胃经。能泻火解毒，润肺祛痰止咳，且能调合诸药，全方共奏补肾平喘之功。

【加减】若肺阴虚明显者选加五味子、生百合、南沙参、北沙参等；肾虚明显者选蛤蚧粉、菟丝子、补骨脂；脾虚明显者选加焦白术、云茯苓；痰多者选加天竺黄、姜半夏、胆南星、川厚朴、白芥子等。

医案 1：过敏性哮喘

陆某，女，34 岁。2008 年 10 月 8 日初诊。

【主诉】间断鼻塞、闷喘 4 年，复发 1 周。

【病史】近 4 年来间断鼻塞、胸闷、气喘，遇冷易发，外院诊为过敏性鼻炎、哮喘，未系统治疗。1 周前受凉后诸症复发，鼻痒，胸闷，气喘，咳嗽，痰少。舌质淡暗，苔白，脉沉稍弱。

【中医诊断】哮喘、鼻鼽。证属肺肾两虚。

【西医诊断】过敏性鼻炎、过敏性哮喘。

【治法】宣肺平喘，补肾固精。

【方药】喘平汤加味。山茱萸 30g，枸杞子 30g，桃仁、杏仁各 10g，地龙 30g，次沉香 8g，半夏 10g，生麻黄 7g，生桑皮 15g，炒五灵脂 12g，乌梅 12g，春砂仁 9g，炙枇杷叶 10g。6 剂，水煎服，日 1 剂，分 2 次口服。

10 月 15 日二诊：咳嗽好转，闷喘减轻，仍鼻痒、鼻塞、喷嚏。稍调上方。

处方：枸杞子 20g，山茱萸 20g，地龙 20g，次沉香 8g，炒五灵脂 12g，乌梅 12g，辛夷 10g，山柰 9g，鹅不食草 12g，蝉衣 12g，薄荷 6g。6 剂，水煎服，日 1 剂，分 2 次口服。

10 月 22 日三诊：服药有效，有时喘。

处方：枸杞子 25g，川贝母 12g，山茱萸 25g，地龙 25g，次沉香 8g，炒五灵脂 12g，山柰 9g，乌梅 12g，辛夷 10g，鹅不食草 12g，蝉衣 12g，薄荷 6g。6 剂。

11 月 7 日四诊：上方去薄荷，加枸杞子 5g，山茱萸 5g，桃仁、杏仁各 10g，14 剂。

11 月 28 日五诊：鼻塞，过敏性哮喘。

处方：枸杞子 30g，山茱萸 30g，地龙 25g，次沉香 8g，炒五灵脂 12g，乌梅 12g，辛夷 10g，山柰 9g，鹅不食草 12g，蝉衣 12g，川贝母 12g，炒苍耳子 8g。14 剂。

2009 年 4 月 3 日六诊：上方增损调理 1 月余，鼻塞、鼻痒、闷喘症状明显减轻。昨日受凉后又发咳嗽、闷喘，痰少，脉滑，舌质红苔白腻，上方加百部 12g。15 剂。

4 月 20 日七诊：服药平稳，已不喘，鼻塞已轻，上方加全蝎 10g。15 剂。

5 月 15 日八诊：症状减轻，上方加乌梅 20g，金银花 30g。12 剂。

5 月 22 日九诊：服药闷喘已愈。

处方：西洋参 20g，山茱萸 150g，桃仁、杏仁各 50g，乌梅 60g，川贝母 60g，枸杞子 150g，辛夷 50g，地龙 150g，羚羊角粉 9g，蝉衣 60g，炒五灵脂 90g，全蝎 60g，山柰 50g，苍耳子 30g，春砂仁 30g。金银花 120g。颗粒剂，装胶囊，分 60 天服完。

2010 年 4 月 19 日因习惯性流产来诊，诉服上药后鼻炎、哮喘好转，逾年未发。

【按语】患者虽值中年，但禀赋不足，肺气虚弱，肺开窍于鼻，肺虚则鼻窍不利，易发鼻塞、流涕等症；肺气上逆，则为喘为咳；肺失宣发肃降，则胸闷；母病及子，则肾水失养，乏力、脉弱。治以喘平汤上宣肺金，下滋肾水，加五灵脂活血化瘀，乌梅酸甘敛肺，现代研究二者均有抑制变态反应、解痉平喘作用。另加春砂仁化湿和中，培土以生金；炙枇杷叶润肺止咳。三诊后又加蝉蜕祛风、通窍，九诊后加西洋参补气生津，扶正祛邪，并制胶囊口服，巩固疗效，使数载顽疾得以痊愈，且疗效稳固。

医案 2：支气管哮喘

于某，女，57 岁。2012 年 10 月 19 日初诊。

【主诉】间断咳嗽、闷喘 20 年，再发 2 个月。

【病史】近 20 年间断咳嗽、咯痰，色黄，痰中有块。秋冬季加重，伴有腹胀、泛酸、烧心，纳食少，夜眠少，大便黏滞，排便不畅。未经正规治疗。舌质淡，苔白薄、脉弦偏细稍滑。原有"支气管哮喘"病史 20 余年。

【中医诊断】咳喘。证属肺肾两虚，痰湿阻滞。

【西医诊断】支气管哮喘。

【治法】宣肺平喘，补肾摄纳。

【方药】喘平汤加味。地龙 20g，枸杞子 30g，净山茱萸 30g，覆盆子 15g，菟丝子 15g，桃仁、杏仁各 10g，生麻黄 7g，生桑皮 15g，射干 10g，青礞石 12g，姜半夏 10g，厚朴 7g。6 剂，水煎 400mL，日 1 剂，分 2 次口服。

10 月 25 日二诊：腹胀、烧心消失，偶有泛酸。白痰较前易咯。上方去覆盆子，加地龙 10g，次沉香 10g，6 剂。

11 月 2 日三诊：仍胸闷，气喘，餐后烧心，胃脘部不适感减轻。仍有痰，无咽痒、咽痛。

处方：桃仁、杏仁各 10g，菟丝子 30g，覆盆子 15g，益智仁 12g，枸杞子 30g，山茱萸 30g，生麻黄 7g，地龙 30g，生桑皮 15g，次沉香 10g，射干 10g，半夏 10g，6 剂，煎服。

11 月 9 日四诊：胃脘不适感消失，纳食增加。咳嗽、胸闷明显减轻，活动后仍发。上方加覆盆子 5g，5 剂。

11 月 23 日五诊：闷喘减轻，早晚咽喉不利。上方去麻黄、桑皮，加太子参 30g，秋桔梗 10g，10 剂。

12 月 21 日六诊：服上药 16 剂，近 1 周未服药，闷喘咳嗽未发。胃胀、烧心消失。自觉喉中有痰，难咯，夜间喉间哮鸣，晨起消失。

处方：射干 10g，地龙 30g，山茱萸 30g，枸杞子 30g，益智仁 12g，覆盆子 15g，菟丝子 30g，桃仁、杏仁各 10g，太子参 30g，广陈皮 9g，姜半夏 10g，云茯苓 20g，6 剂。2013 年 7 月随访，未发。

【按语】患者 20 年前罹患感冒后失治误治，导致咳喘、咯痰等症状反复发作，迁延不愈。肺卫主表，肌表不固，易患感冒；肺失宣降，肺气上逆，则为咳喘；子盗母气，脾土受累，失于健运，则腹胀；脾虚湿聚，生痰蕴肺，则咯痰。母病及子，金伤及水，肾不纳气，则哮喘时发。方中地龙化痰通络平喘，枸杞子、山茱萸益肾填精，覆盆子补肝益肾，固精缩尿，兼可明目；菟丝子滋补肝肾，明目止泻；桃、杏仁泥化痰止咳，兼可活血化瘀；生麻黄、生桑皮宣肺平喘，祛痰止咳，且桑皮用量倍于麻黄。射干清热解毒、祛痰利咽，散血消肿；青礞石坠痰下气，平肝定惊，消食攻积。半夏、川厚朴理气化痰，止咳平喘。余认为，哮喘的中医治疗，关键在于理顺气机，而理顺气机的要点在于"宣、降、纳"三法；因为肺气以宣为用，以降为顺，以纳为益（受纳于肾）。该案治疗就围绕这三者兼顾，故获佳效。

医案 3：支气管哮喘激素依赖

李某，女，53 岁。2009 年 4 月 10 日初诊。

【主诉】哮喘 18 年。

【病史】患者原有"支气管哮喘"病史 18 年，常年应用激素类西药治疗，已形成药物依赖。停用西药则哮喘发作，伴乏力、身困，腰膝酸软，有时咳痰，色白。断经 5 年。舌质淡暗，苔白稍厚，脉沉滑稍数。

【中医诊断】哮喘。证属肺肾两虚，卫外不固。

【西医诊断】支气管哮喘。

【治法】补肾填精，益卫固表，化痰平喘。

【方药】喘平汤加味。枸杞子 25g，山茱萸 25g，桃仁、杏仁各 10g，地龙 25g，黄芪 30g，川贝母 10g，生麻黄 3g，生桑皮 15g，炒苏子 10g，半夏 10g，橘红 12g，炙枇杷叶 20g，甘草 6g。6 剂，煎服。嘱西药治喘药逐渐减量。

4 月 20 日二诊：服药喘轻，阵发性躁汗。上方加生龙骨、生牡蛎、代赭石、川牛膝、怀牛膝重镇潜降，引血下行。

处方：枸杞子 30g，山茱萸 30g，桃仁、杏仁各 10g，地龙 30g，川贝母 10g，生麻黄 7g，生桑皮 15g，防风 10g，生龙骨、牡蛎各 30g，川牛膝、怀牛膝各 30g，代赭石 15g，肉桂 2g。10 剂。

5 月 1 日三诊：闷喘轻，激素已减半。眠、食差，头汗多，上方去防风、生龙骨、生牡蛎、代赭石、肉桂、川牛膝、怀牛膝，加炒枣仁 40g，白蔻仁、春砂仁各 6g，黄芪 30g，半夏 10g，广陈皮 10g。10 剂。

5 月 8 日四诊：哮喘减轻，出汗减少，下午烧心，彩超提示重度脂肪肝。

处方：当归 15g，红花 15g，怀牛膝 30g，代赭石 15g，上肉桂 3g，生龙骨、生牡蛎各 30g，山茱萸 30g，地龙 30g，生麻黄 7g，生桑皮 15g，防风 12g，炒枣仁 40g。

5月18日五诊：服药出汗已止，激素已减三分之二，肝区胀，口干苦，舌质淡红。

处方：桃仁、杏仁各 10g，山茱萸 30g，枸杞子 30g，地龙 30g，川贝母 10g，生桑皮 15g，生麻黄 7g，次沉香 9g，生龙骨、生牡蛎各 30g，防风 10g，炒枣仁 40g，春砂仁 9g。6 剂。

5月25日六诊：闷喘大减。上方去防风，加大腹皮 15g。6 剂。另配胶囊：蛤蚧二对，西洋参 15g，炒苏子 20g，生麻黄 20g，生桑皮 40g，地龙 60g，山茱萸 60g，枸杞子 60g，上沉香 15g，春砂仁 10g，颗粒剂，装胶囊，分 21 天服完。

6月1日七诊：服药平稳，上方去枣仁，加焦远志 12g，柏仁、枣仁各 14g。12 剂。

6月15日八诊：停用激素 5 天，哮喘无加重，自感乏力，头昏沉。

处方：黄芪 50g，生麻黄 7g，生桑皮 15g，川贝母 10g，枸杞子 30g，山茱萸 30g，桃仁、杏仁各 10g，地龙 30g，防风 10g，柏仁、枣仁各 14g，远志 12g，生龙骨、生牡蛎各 30g，大腹皮 15g。13 剂。

【按语】慢性哮喘患者常用激素类药物治疗，长期、反复应用激素类药物治疗，易形成药物依赖，即用药则症状迅速缓解，停药则病情反复。余认为，此类患者在联合中医中药治疗期间，初期治疗时，西药不可骤停，以免哮喘症状因停药而加重。应逐渐减量应用，待中药充分发挥作用、肺肾之气得以调补后，方可酌情停用西药。此类患者往往需要更长的治疗疗程。

治哮喘日久者常用蛤蚧。蛤蚧具有温肾助阳、纳气平喘之功，对顽固性哮喘疗效较好。多研粉冲服，或装胶囊口服。常用其治疗顽固性哮喘，证属肾精亏虚，失于固摄，肾不纳气而喘者。该患者应用激素控制哮喘多年，肾虚益甚，故初期中医治疗同时激素仍然应用，待肾虚缓解，激素逐渐减量，直至停服。改中医治疗，以绝其本。

医案 4：慢支、肺气肿

汪某，女，66 岁，退休工人。2008 年 11 月 28 日初诊。

【病史】原有气管炎、肺气肿病史 20 年，近 1 个月来闷喘无痰，动则尤甚，小便频数，入夜尤甚，舌质淡红，苔薄白，脉沉弱。

【中医诊断】喘证。证属本虚标实，虚实夹杂。

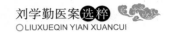

【西医诊断】慢性支气管炎、肺气肿。

【治法】标本兼治，宣肺平喘，肺肾并调。

【方药】喘平汤加女贞子 20g，菟丝子 15g，覆盆子 15g，半夏 10g，橘红 12g。6 剂，水煎服，每日 1 剂。

12 月 8 日二诊：服药有效，小便次数减少，闷喘减轻，已能上楼，纳谷不馨，上方去菟丝子，加山茱萸 5g，枸杞子 5g，春砂仁 9g。10 剂。

12 月 19 日三诊：服药后闷喘缓解，用上方 5 倍剂量，颗粒剂装胶囊，每次 5 粒，巩固疗效。

【按语】喘证病因较复杂，治疗当分虚实、别寒热。一般认为，实喘治肺，虚喘治肾，但临床中往往虚实夹杂，寒热互见，治疗宜全面考虑，喘平汤虚实兼顾，寒热并用，较传统用药疗效明显。该患者喘证日久，肺气宣降失司，元气受损，故动则喘甚。小便入夜频数，为肾不摄纳所致。患者虚象明显，舌苔正常，脉象偏弱，故用喘平汤原方加女贞子、菟丝子、覆盆子补肾益精，缩尿平喘，半夏、橘红健脾和胃，一诊即效，二诊病去大半，后以胶囊剂缓服收功。

医案 5：感冒恢复期

王某，男，28 岁，职员。2012 年 7 月 6 日初诊

【主诉】闷喘、心慌半个月。

【病史】半月前受凉感冒，感冒好转后出现胸闷气喘、心慌不适，伴乏力身困，腰膝酸困，纳食尚可，二便调，夜眠可。胸片、心电图及心脏彩超检查无异常。无头晕、咳痰、发热等症。舌质淡，苔薄，脉沉。

【中医诊断】喘证；心悸。证属肺肾两虚，余邪未清。

【治法】补肾纳气，宣肺平喘。

【方药】喘平汤加味。制山茱萸 20g，枸杞子 20g，桃仁、杏仁各 10g，地龙 30g，生麻黄 6g，桑白皮 15g，乌梅 15g，五灵脂 15g，蝉蜕 12g，金银花 30g，净连翘 30g，广陈皮 10g，太子参 30g。6 剂，水煎服，日 1 剂，分 2 次口服。

7 月 20 日二诊：共服上药 12 剂，诸症大减，现间断乏力、气短，偶发心慌。上方去地龙、金银花、净连翘，加制山茱萸 10g，枸杞子 10g，次沉香 10g，生黄芪 30g。6 剂，水煎服，日 1 剂。

7 月 30 日三诊：乏力、闷喘、心悸等症继续减轻。食欲欠佳。上方加生

黄芪 10g，太子参 10g，春砂仁 9g（后下），10 剂，水煎服，日 1 剂。

11 月 16 日其母因胃病来诊，诉患者共服上方 20 剂，诸症好转，至今未发。

【按语】本案患者素体薄弱，卫外不固，肺气受邪，宣发、肃降不利，故胸闷气喘；肺金不固，涉及心火，心肺两虚，心气亏虚，则心悸不适；正气匮乏，则乏力身困；舌淡、苔薄、脉沉均为肺肾两虚之征。本案病程虽短，但在气虚体乏的基础上复感外邪，故为虚实夹杂之证。治疗在补虚同时，兼顾宣肺祛邪。方用经验方喘平汤加味。方中制山茱萸补益肝肾，收敛固涩，固精缩尿，且可生津止渴；枸杞子滋补肝肾，益精明目；桃仁活血化瘀，润肠通便；杏仁泥化痰止喘，兼可通便；地龙活血、通络、平喘、利尿；麻黄配桑白皮宣肺平喘；乌梅上敛肺气，下涩大肠；炒五灵脂活血祛瘀；蝉蜕疏风散热，利咽透疹；金银花、净连翘疏风清热解毒；广陈皮化痰除湿；太子参补气生津，扶正祛邪。全方总体以麻黄、桑白皮、金银花、净连翘疏风解表，同时以山茱萸、枸杞子、太子参益肾培元，纳气平喘。

三、胸痹汤

【组成】瓜蒌 15g，丹参 20g，赤芍 20g，当归 10g，半夏 10g，薤白 6g，降香 6g。

【功效】活血化痰，开胸理气。

【主治】痰瘀互结之胸痹证，症见胸满而痛，甚至胸痛彻背，入夜痛甚，伴心悸、胸闷，舌质偏暗、舌体偏大、苔腻，脉滑或结代等症。

【方解】方中瓜蒌味甘性寒入肺经，涤痰散结，开胸通痹，《别录》言其可"主胸痹"；成无己谓之可"通胸中郁热"；药理研究有扩张血管、提高冠脉血流量和耐缺氧能力，改善心肌缺血，并且对药物诱发的心律失常有一定的抑制作用。丹参活血祛瘀止痛，养血安神，《本草纲目》言其"活血，通心包络"，《云南中草药选》"活血散瘀，镇静止痛"，《吴普本草》"治心腹痛"，现代研究丹参具有清除氧自由基、改善心肌缺血再灌注损伤的作用，与瓜蒌共为君药。薤白辛温，通阳散结，理气宽胸，《本草纲目》言其可治"少阴病厥逆泄痢，及胸痹刺痛"，化痰散寒，能散胸中凝滞之阴寒、化上焦结聚之痰浊、宣胸中阳气以宽胸，乃治胸痹之要药，其提取物对主动脉粥样硬化斑块形成有预防作用。赤芍活血通经，凉血散瘀，半夏解毒散结，化痰降逆，当归养血活血，兼可润肠通便，使血行络通痛止，共为臣药；降香化瘀止血，理气止痛，郁金活血止痛，疏肝解郁，凉血清心；三七可散瘀定痛，川芎活血行气，祛风止痛，炒枳壳行气化痰，共为佐使药。全方活血、化痰、行气，兼可通络止痛，使血活、痰消、气行、络通，则痛止，故可获佳效。

【加减】热象明显者加黄连、生地；心烦躁扰者加炒栀子、郁金；胸痛明显者加延胡索、炒枳壳；便秘者加生大黄、马齿苋。

医案 1：胸痹（心绞痛）

李某，女，63 岁，退休干部。1997 年 10 月 12 日初诊。

【主诉】间断胸痛 3 年。

【病史】患者 3 年前因劳累后出现胸痛彻背，胸闷气短，心悸乏力，即到开封市四院就诊，查心电图示：广泛心肌供血不足，即住院治疗，症状缓解，但心电图无改善。嗣后，每遇劳累，过饱或情志不舒，痼疾复发，均服中西药或输液，症状时轻时重。3 周前又因过度悲伤而致胸痛彻背，胸闷气短，心悸乏力，口苦，每日数发，夜多痛醒，疼痛持续 10 分钟左右，均服速效救心丸后缓解，发作时大汗淋漓，面色苍白。心电图示：广泛心肌供血不足，舌质淡暗，舌边齿痕，舌苔薄白，脉沉。

【中医诊断】胸痹。证属胸阳痹闭，心血瘀阻。

【西医诊断】心绞痛。

【治法】通阳宣痹，益气活血。

【方药】胸痹汤增损。全瓜蒌 20g，薤白头 8g，生黄芪 30g，紫丹参 30g，姜半夏 10g，京赤芍 20g，川芎片 9g，广郁金 12g，全当归 14g，次沉香 8g，怀牛膝 20g，石菖蒲 9g。嘱心情舒畅，避免刺激，起居有常，寒温适宜，劳逸结合。

10 月 14 日再诊：服药 3 剂后，发病次数减少，程度稍轻，舌质淡暗，舌边齿痕，舌苔薄白，脉沉。上方去怀牛膝，加京赤芍 10g，炒枳壳 12g。6 剂。

10 月 20 日三诊：疼痛止，口苦愈，但仍感乏力气短，舌质淡暗，舌边齿痕，舌苔薄白，脉沉。上方加生黄芪 10g，6 剂。

10 月 27 日四诊：患者诉每遇劳累及情志不舒出现胸痛，但发作次数减少，时间缩短，程度递轻，舌质淡，舌边齿痕，舌苔薄白，脉沉。

处方：生黄芪 30g，姜半夏 10g，石菖蒲 10g，川芎片 9g，全瓜蒌 20g，京赤芍 20g，全当归 14g，炒枳壳 12g，薤白头 8g，降香梢 8g，广郁金 12g，紫丹参 30g，6剂。

11月3日五诊：近1周胸痛未发，时有胸闷气短，余无特殊不适，舌质淡暗，舌边齿痕，舌苔薄白，脉沉。上方加京赤芍 10g，6剂。

11月10日六诊：服药期间因过劳犯病一次，但程度很轻，时间很短，胸闷气短，心悸乏力均轻。舌质淡暗，舌边齿痕，舌苔薄白，脉沉。上方加生黄芪 5g，6剂。

11月17日七诊：自诉近未犯病，精神饮食均好，舌质淡暗，舌边齿痕，舌苔薄白，脉沉。复查心电图示：下壁心肌供血不足。上方加生黄芪 5g，怀牛膝 20g，6剂。

11月24日八诊：胸痛未犯，胸闷气短续轻，舌质淡，舌边齿痕，舌苔白，脉沉。

处方：生黄芪 30g，薤白头 8g，广郁金 14g，紫丹参 30g，全瓜蒌 24g，姜半夏 10g，京赤芍 30g，降香梢 7g，全当归 14g，炒枳壳 12g，石菖蒲 10g，川芎片 9g，6剂。

12月1日九诊：无特殊不适，舌质淡，舌苔薄白，脉沉。上方加生黄芪 10g，6剂。

12月8日十诊：无特殊不适，舌质淡，舌边齿痕，舌苔白，脉沉。上方6剂。另配胶囊：西红花 25g，西洋参 90g，川芎片 90g，上沉香 15g，田三七 30g，紫丹参 90g，共研细末，装胶囊，每日2次，每次2粒，温开水送服。

1998年2月2日十一诊：无特殊不适，舌质淡，舌苔白，脉沉。复查心电图示：下壁心肌供血不足。但与前心电图比较明显改善，嘱继服胶囊。

2月27日十二诊：未诉特殊不适，精神饮食均好，复查心电图示：心电图大致正常。配胶囊再服1料。

丸药处方：西红花 15g，西洋参 60g，上沉香 10g，川芎片 60g，田三七 30g，紫丹参 60g。共研细末，装胶囊，每日2次，每次2粒，温开水送服。

【按语】胸痹心痛乃"上焦阳微"导致血运失常和血脉痹阻，临床所见，多为本虚标实，因虚致实，故多以补为通，以通为补，通补兼施。基于此，自拟胸痹汤，方中瓜蒌苦寒，能宣能泄，可宣通阳气，更取薤白辛温，不仅能通畅阳气，还能宽胸肺，破寒凝而止痛，故为通阳散寒，行气止痛必不可少的佳品。临床凡痰饮停聚，胸阳痹闭之胸闷、心痛彻背者，多用全瓜蒌、薤白头、姜半夏而达到开胸除痹的目的。又因姜半夏辛温，具有开泄滑利之能，故能运脾除湿；石菖蒲祛痰开窍；生黄芪以补气，增加通阳作用。痰浊内停，必影响血液运行，因此，加用紫丹参、全当归、怀牛膝、京赤芍、川芎片以活血化瘀；广郁金、次沉香以理气止痛。诸药合用，共起到通阳宣痹，益气活血的作用。胸痹可望向愈。

医案2：胸痹（窦性心动过速）

宋某，男，36岁。2012年9月28日初诊。

【主诉】胸闷不适1月余。

【病史】患者1月前无明显诱因出现胸闷、气短、乏力，无明显胸痛。心电图检查提示：窦性心动过速，心率109次/分，纳、眠可，大便稍溏，脉小滑数，舌质淡暗，体大，苔薄面大。无发热、咳痰等症。

【中医诊断】胸痹。证属气虚血瘀，络脉失养。

【西医诊断】窦性心动过速。

【治法】益气通络，活血化瘀。

【方药】胸痹汤加味。全瓜蒌15g，紫丹参20g，京赤芍20g，全当归15g，清半夏10g，降香6g，次沉香10g，薤白6g，炒枳壳12g，石菖蒲12g，香白芷10g，延胡索15g，太子参30g。6剂，水煎服，日1剂，分2次口服。

10月5日二诊：服药有效，诉胸闷、气短等症状减轻过半，夜眠欠佳。上方去延胡索，加广郁金16g，焦远志12g，柏子仁15g，炒枣仁15g，太子参10g，7剂，水煎服，日1剂。

10月19日三诊：胸闷基本消失，气短明显好转，大便不成形。上方去石菖蒲、香白芷，加川芎片9g，7剂，水煎服，日1剂。

10月26日四诊：仍觉气短，大便每日1行，仍不成形；上方去郁金，加焦白术10g。10剂，水煎服，日1剂。

11月8日五诊：大便正常，气短减轻，胸闷未发。上方加生黄芪30g，10剂，水煎服，日1剂，巩固疗效。

【按语】患者平素工作压力过大，忧思抑郁，肝气不疏，气行不畅，木不疏土，肝郁脾虚，脾失健运，精微失布，则乏力气短、大便易溏；心神失养，宗气失濡，则胸闷；舌质淡、脉小滑数均为气血亏虚之征。治以胸痹汤化痰祛瘀，活血通络，兼顾补气行气。方中瓜蒌、薤白化痰散结，丹参、赤芍、当归活血化瘀；清半夏理气化痰；降香理气镇痛，兼可化瘀；炒枳壳行气宽中；石菖蒲开窍宁神，化湿和胃；香白芷祛风解表，散寒止痛，除湿通窍；

延胡索理气止痛，太子参补气养阴。中医病名"胸痹"是指胸部闷痛，甚则胸痛彻背、气短喘息不得卧的疾病。本案患者虽无胸痛症状，因于病程尚短，邪入尚浅，且为中年男性，筋骨尚坚，病情尚未发展到"气滞血瘀"的重症阶段。故治疗月余可愈。本案患者气虚表现较为明显，尤其以脾气亏虚为著，故复诊中先后加焦白术、生黄芪等益气健脾，则便溏渐消，气短、乏力等症得以好转。

医案 3：胸痹（心肌缺血）

张某，女，63 岁。2012 年 7 月 20 日初诊。

【主诉】心前区疼痛伴心悸 20 余年。

【病史】20 年前开始无诱因出现心前区刺痛，伴心悸，间断发作，天冷、生气、劳累时发作频繁，持续 3～5 分钟可自行缓解。心电图提示：频发早搏、心肌缺血。现周身疼痛，肿胀，颈部以上汗出明显，夜尿频，4～5 次，多眠，骑车及说话时即可入睡，打鼾。高血压 5 年。脉弦结代，舌质淡，苔白湿面大较厚。

【中医诊断】胸痹。证属痰瘀互阻，肝气郁滞。

【西医诊断】心肌缺血。

【治法】活血祛瘀，化痰通络，安神解郁。

【方药】胸痹汤加川芎 9g，炒枳壳 12g，郁金 16g，川黄连 9g，苦参 20g，远志 12g。6 剂，水煎服，日 1 剂。

8 月 3 日二诊：服药有效，胸闷疼痛及心悸明显减轻。手痛、手肿减轻，口干口苦。上方去远志，加香附 16g，炮川楝子 12g，6 剂。

8 月 17 日三诊：胸痛、早搏明显好转，精神改善，嗜睡消失。仍有周身疼痛，但肿胀明显好转。自诉服药后口干，脉律整齐。上方加苦参 10g，12 剂，水煎服。

8 月 31 日四诊：药后胁痛、脚肿、下肢酸沉均大减，现口干、耳痒、口苦、苔白。上方去川楝子，加黄芩 12g，12 剂。

9 月 21 日五诊：药后症减，停药后稍有反复，现胸痛、早搏好转，胸闷、腿沉大减。仍打鼾，夜间憋闷。结代脉消失。现脉弦硬，舌质淡偏暗，苔白湿厚。胸痹汤加川芎 9g，郁金 16g，黄连 9g，苦参 20g，苍术、白术各 10g，6 剂。

10 月 12 日六诊：症减。咽痒、咳嗽。口角烂。上方加苦参 10g，莲子肉 20g，6 剂。

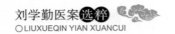

11月30日七诊：偶发心中不适，夜眠不安。胸痹汤加苍术、白术各30g，川芎9g，远志12g，柏子仁15g，苦参30g，川黄连9g，10剂。

【按语】患者平素情志不遂，经气不畅，气滞血瘀，心脉痹阻，故胸痛；气血运行不畅，则周身疼痛；气滞津阻，则发肿胀。水湿不化，凝结成痰，痰浊蒙窍，则多眠喜寐。胸痹汤主要由瓜蒌、丹参、赤芍、当归、郁金、三七、半夏、薤白、降香等药物组成，具有活血化痰、开胸理气，炒枳壳、郁金疏肝解郁，理气通络；川黄连、苦参燥湿解毒，远志安神养心，兼可通便。

胸痹汤为余治疗胸痹病临床经验方，主治痰瘀互结之胸痹证，症见胸满而痛、甚或胸闷彻背，入夜痛甚，伴心悸，胸闷，舌暗脉涩或结代等。本案在此基础上更加川芎、炒枳壳、郁金等以增其行气活血之功。

医案4：胸痹、眩晕（颈椎病）

沈某，女，48岁。2012年9月24日初诊。

【主诉】头晕半年余。

【病史】半年前无明显诱因开始出现头晕、恶心、呕吐，先后两次在市一人民医院住院治疗，好转出院。现仍间断头晕，急躁易怒，失眠多梦，夜眠4～5小时，周身乏力，后颈背部疼痛，心悸不安，时有叹息，大便溏结不调。心电图正常。脉沉细数，舌质淡偏暗，瘀点，苔白，舌下静脉粗紫。

【中医诊断】胸痹、眩晕。证属气滞血瘀，痰湿阻络。

【西医诊断】颈椎病（冠心型）。

【治法】活血化痰，开胸理气，养心安神。

【方药】胸痹汤加川芎9g，炒枳壳12g，炒栀子12g，炒枣仁30g，合欢皮30g，太子参30g，6剂，水煎服，日1剂，分2次口服。

10月8日二诊：服药症减，头晕、恶心、呕吐均有明显好转。仍有烦躁、多梦、颈部不适，健忘。药后月经血块明显减少，稍有腹泻。甲状腺彩超示：双侧甲状腺实质性结节。上方加太子参10g，葛根20g，6剂，煎服。

10月15日三诊：诸症均明显减轻，现口干、多梦、易紧张，排便量多。另开方：温胆汤加生龙骨、生牡蛎各20g，焦远志12g，天花粉30g，焦白术10g，炒栀子10g，郁金20g，春砂仁9g，6剂，颗粒剂，冲服。

10月22日四诊：诸症均减。现口干、口角疱疹，后背酸痛，四肢酸沉。处理：上方去白术，加生山药30g，鸡血藤40g，6剂颗粒。

【按语】患者年近七十，肾气不足，水不涵木，肝气郁滞，失于条达，则急躁易怒；气滞血瘀，经气不和，则后背疼痛；脑为髓海，肾虚髓海不足，则头晕；肝气乘脾，脾失健运，则乏力便溏。方中以胸痹汤化痰散结，活血化瘀，理气行痹；加川芎行气以活血，炒枳壳行气宽中，炒栀子清热解毒，清心除烦；炒枣仁安神助眠，合欢皮安神解郁，太子参补气益血，生津健脾。该患者虽主诉头晕半年，但兼症多发，其病机关键在于气滞血瘀，故可以胸痹汤为主方以化痰开瘀，并加川芎、炒枳壳行气，太子参补气。三诊后瘀症减轻，唯痰浊内扰明显，则换用温胆汤化痰宁神，加龙骨、牡蛎、远志平肝潜阳，安神定志，白术、春砂仁健脾化湿，郁金疏肝解郁。

四、胃平汤

【组成】太子参30g，清半夏10g，川黄连6g，嫩黄芩15g，炒枳壳12g，淡干姜3g，粉甘草6g。

【功效】平调寒热，消痞散结，和胃降逆。

【主治】虚实兼夹、寒热错杂之胃痞证。症见心下痞塞胀满，饮食难下，食少纳差，或干哕，呕吐，或肠鸣下利，或嘈杂、吐酸，嗳气，舌质淡，苔腻或微黄。

【方解】方中太子参具有补肺健脾、养胃生津之功。《江苏植药志》："治胃弱消化不良。"《中药志》："治肺虚咳嗽，脾虚泄泻。"现代药理研究本品对机体具有"适应原"样作用，能增强机体各种有害刺激的防御能力。还可增强人体内的物质代谢。同时具有抗疲劳，抗应激、延长寿命作用。清半夏辛开散结，苦降和胃，消痞止呕，药理研究可抑制呕吐中枢而止呕，并有显著的抑制胃液分泌、预防和治疗胃溃疡作用。川黄连清热燥湿，泻火解毒。现代研究对胃肠平滑肌有兴奋与抑制双向调节的功效。其主要生物成分小檗碱有止泻作用，对胃黏膜有显著保护作用。嫩黄芩清热燥湿，泻火解毒。炒枳壳理气宽中，行滞消胀。用于胸胁气滞，胀满疼痛，食积不化，痰饮内停、胃下垂等病。药理研究能使胃肠运动收缩节律增加，并有增强小肠平滑肌紧张程度和位相性收缩功能的作用。淡干姜温中散寒，回阳通脉，温肺化饮。其提取物有镇静，镇痛，抗炎，止呕的作用；粉甘草补中，缓急止痛，调和诸药。诸药合用，辛开苦降，寒热并用，攻补兼施，与慢性浅表性胃炎虚实兼夹，寒热错杂之病机相符。

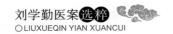

【加减】脘腹胀满者加佛手、香橼行气消痞；恶心、呕吐者加春砂仁、草豆蔻和胃止呕；纳呆、苔腻者加广藿香、佩兰化湿醒脾；腹胀、便秘者加槟榔、酒大黄行气导滞；胃脘疼痛者加川楝子、延胡索理气止痛；肝气郁滞者加香附、郁金理气除胀，疏肝解郁。

医案 1：慢性胃炎

李某，男，33 岁。2013 年 10 月 11 日初诊。

【主诉】胃脘部胀满 11 个月。

【病史】患者 11 个月前因饮食过多，出现胃脘部胀满，疼痛泛酸，曾多方治疗，效差，现症见：胃脘部胀满，饮食后加重，伴两胁胀，发紧，口干，嗳气，大便干结，3 至 4 天一行，夜里尿频，每晚 2 至 3 次，多梦。脉沉，舌质淡红，苔薄。电子胃镜：慢性浅表性胃炎。肝脏彩超：肝光点增粗，肝内钙化灶，胆囊壁增厚，双肾实质性损伤。

【中医诊断】胃痞。证属寒热错杂。

【西医诊断】慢性胃炎。

【治法】辛开苦降，行气消痞。

【方药】胃平汤加味。清半夏 12g，黄连 6g，黄芩 15g，太子参 30g，炒枳壳 12g，干姜 3g，槟榔 6g，马齿苋 30g，佛手 15g，香附 16g，郁金 16g，瓜蒌仁 30g，火麻仁 30g，炒栀子 10g，甘草 6g，6 剂，水煎服。

2013 年 10 月 18 日二诊：胃胀症状消失，大便 3 日一行，略干。排便不畅。

处方：黄芩 15g，黄连 6g，酒大黄 6g，炒白芍 30g，槟榔 6g，广木香 6g，当归 30g，炒栀子 10g，瓜蒌仁 30g，火麻仁 30g，郁李仁 30g，炒枳壳 12g，桃仁 10g，杏仁泥 10g。6 剂，水煎服。

2013 年 11 月 1 日三诊：大便较前顺畅，每日一行。上方去酒军，加马齿苋 30g，佛手 15g，6 剂，水煎服。

2013 年 11 月 8 日四诊：大便正常，1 日 1 次，收方 6 剂。

【按语】慢性胃炎是临床上最常见的胃肠病证，临床表现主要是胃脘胀满、食后加重，或伴有疼痛、嗳气、泛酸、口干、大便不调等症状。余治疗慢性胃炎多将其归属中医学中"痞证"范畴，认为本病的病因病机是肝脾（胃）失和、升降无序，寒热错杂。在该病机的致病因素下又引起疼痛、泛酸、纳呆、嗳气、口干、大便失调等一系列胃肠症状。因此治疗该病多以半夏泻心汤变方、胃平汤加减治疗，该方有调和肝脾（胃），消痞除胀，燮理升降的作用，临床应用准确多有一剂知，两剂愈的良好疗效。对于伴见便秘者，多配伍应用芍药汤合五仁丸加减治疗，清热燥湿，调和气血，润肠通便。余经验马齿苋宽中下气，凉血消积，润肠通便，对各种非虚寒性便秘有良好的治疗效果。

医案2：胃炎伴糜烂

李某，男，60岁，退休工人。2012年4月27日初诊。

【主诉】胃脘痞满1月余。

【病史】1个月前无明显诱因出现胃脘部痞满不适，进食后加重，伴烧心、反酸、嗳气，曾服奥美拉唑等药物治疗，效差。现感口干，胃胀。2011年5月胃镜：慢性浅表性胃炎伴糜烂。舌质淡红，苔白薄而大，舌下脉络粗紫，脉弦。

【中医诊断】胃痞。证属肝胃不和，寒热互结。

【西医诊断】慢性浅表性胃炎伴糜烂。

【治法】疏肝和胃，理气降逆。

【方药】胃平汤加槟榔5g，降香9g，春砂仁9g，郁金16g，香附16g。6剂，水煎服400mL，日1剂，分2次

5月14日二诊：胃胀减轻，反酸烧心仍有，自觉食道有热灼感，无疼痛。舌脉同前。

处方：当归15g，白芍15g，柴胡9g，白术8g，云茯苓20g，川贝母12g，海蛤壳30g，公英30g，炒枳壳12g，春砂仁9g，川黄连6g，吴茱萸1g。6剂，水煎服，日1剂。

5月25日三诊：胃胀消失，偶泛酸，余症均大减。上方加吴茱萸1g，10剂，水煎服，日1剂。

【按语】患者素性急躁易怒，肝气不舒，肝木克土，脾失健运，则胃脘部痞满不适；脾气受损，食后胃胀；肝胃不和，胃气上逆，则反酸、嗳气；肝气郁滞，血行不畅，则舌下脉络粗紫。方中以胃平汤健脾和胃，理气降逆，辛开苦降；槟榔行胃肠之气，消积导滞；降香味辛，能散能行，可理气化瘀止痛；春砂仁辛散温通，气味芬芳，其化湿醒脾、行气温中之效均佳，古人曰其"为醒脾调胃之要药"；郁金活血止痛，行气解郁；香附疏肝解郁，理气调中。二诊症减，改用逍遥散结疏肝养血健脾，川贝母蛤粉，公英清热化痰散结，吴茱萸疏肝解郁，降逆止呕。

医案3：浅表性胃炎伴糜烂

焦某，男，42岁，公务员。2012年5月4日初诊。

【主诉】胃脘痞满1年，加重2个月。

【病史】近1年来自感胃脘痞满，心下发硬，进食时食道有灼热感。胃镜：HP（－），浅表性胃炎伴糜烂。彩超：肝右叶小实质性占位性病变（肝血管瘤）。舌质淡，稍暗。苔黄白面大稍薄，脉弦细。

【中医诊断】胃痞。证属肝胃不和，寒热互结。

【西医诊断】浅表性胃炎伴糜烂。

【治法】疏肝和胃，行气消痞。

【方药】胃平汤加春砂仁9g，郁金20g，香附10g，降香9g，生姜1包，红枣1包。6剂，颗粒剂，冲服。

5月14日二诊：药后症减，间断胃脘痞满。上方加香附10g，焦槟榔6g，地骷髅30g，6剂。

5月21日三诊：症平。复查AFP、CEA均正常。胃平汤加焦槟榔10g，降香10g，草豆蔻、春砂仁各6g，香附20g，郁金20g，乌药6g。6剂，水煎服。

【按语】患者喜食肥甘，饮食不节，损伤脾胃，脾失健运，胃失和降，则饮食难化，胃脘痞满；胃居心下，自感心下发硬；肝气郁滞，气郁化火，犯胃上炎，则胃脘灼热；舌质暗，苔黄面大，为气滞血瘀、湿邪阻滞之象。方以胃平汤辛开苦降，理气降逆，攻补兼施；加春砂仁化湿醒脾，行气温中；郁金行气解郁，活血止痛；香附理气调中，疏肝解郁；降香理气化瘀活血，生姜温胃止呕，红枣和胃健脾，缓和药性。胃平汤治疗肝胃不和之胃脘痞满诸症，功在辛开苦降，散结和胃除痞。二诊时取效，则效不更方，继加香附、焦槟榔，更加地骷髅理气和胃，降气消肿；三诊时，加白豆蔻化湿行气，温中止呕；春砂仁理气和胃，燥湿健脾；乌药行气止痛，兼可温肾散寒。此案主治在于理气解郁，兼散结以除痞。并嘱患者规律清淡饮食，戒烟限酒，以防宿疾复发。

医案4：慢性萎缩性胃炎，肠化生异常

詹某，女，55岁。2007年3月26日初诊。

【主诉】胃胀隐痛、纳差、消瘦两年。

【病史】患者两年前出现胃脘部胀满，隐痛不适，无规律，无食欲，形体进行性消瘦，两年来，体重下降10kg，在省市多家医院查电子胃镜：慢性萎缩性胃炎伴肠化生。西医治疗，效差。来诊时症见：胃脘部胀满隐痛不适，无食欲，饮食后感食管有阻挡感，形体消瘦，舌质红，苔黄薄，脉弦细。

【中医诊断】胃痞。证属寒热互结，兼有瘀热。

【西医诊断】慢性萎缩性胃炎伴肠化生。

【治法】辛开苦降，兼以活血化瘀。

【方药】胃平汤加味。姜半夏 10g，川黄连 6g，嫩黄芩 16g，淡干姜 3g，太子参 15g，炒白术 8g，炒枳壳 12g，酒大黄 5g，全当归 15g，紫丹参 20g，炒白芍 30g，粉甘草 6g。浓煎，分两次饭前 1 小时温服。

服 6 剂后，患者胃脘部隐痛、胀满不适症状好转，食欲增加，但饮食后仍感食管有阻挡感。舌质红，苔黄薄，脉弦细。上方加苏梗 12g，秋桔梗 12g。

又服 15 剂，患者胃脘部隐痛、胀满不适、饮食后仍感食管有阻挡感症状消失，食欲恢复正常。守上方加减再服 90 剂，患者体重增加 7kg，余未述不适。查胃镜：未见明显异常。

【按语】慢性萎缩性胃炎在中医学中并未系统阐述，病因为饮食不节，情志不畅，劳倦内伤。病机为脾胃升降功能失常，湿邪中阻，久而生热，湿热胶滞之邪内蕴，以致阴阳失调，清浊混淆。治以辛开苦降，益脾健胃为大法。方中半夏、干姜辛散开结，与党参、炙甘草、大枣配伍升补清阳；黄连、黄芩苦降以泄其浊阴，补泻兼施，上下复位，中气得和，当归、丹参活血化瘀。诸药合用，可使胃气得复，瘀滞得消，恢复其和降之权，本病可除。

医案 5：萎缩性胃炎伴胆汁反流

李某，女，70 岁，农民。2012 年 10 月 12 日初诊。

【主诉】胃脘痞满 3 年。

【病史】近 3 年间断胃脘痞满，伴烧心，反酸，嗳气，前胸、后背疼痛，偶胃痛，食觉尚好，二便尚好，夜眠一般。曾服莫沙比利等药物，效果不佳。原有高血压，甲亢病史。脉沉眩，舌结淡，苔白湿较厚。2012 年 6 月 11 日电子胃镜提示：萎缩性胃炎伴糜烂、胆汁反流。十二直肠降段憩室。HP（阳性）。2012 年 6 月 9 日彩超：甲状腺弥漫性病变，多发性实性结节，轻度脂肪肝，胆结石。

【中医诊断】胃痞。证属肝胃不和，寒热错杂。

【西医诊断】萎缩性胃炎伴胆汁反流。

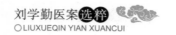

【方药】疏肝健脾和胃，化痰降逆除胀。

【治法】胃平汤加降香 9g，旋覆花 12g，代赭石 15g，川贝母 10g，海蛤壳 30g，广郁金 20g。6 剂，颗粒剂，日 1 剂，分 2 次冲服。

10 月 19 日二诊：症状稍减，自觉早饱，烧心，心下痞。胸闷彻背，善太息，舌脉同前。胃平汤加降香 10g，槟榔 8g，草豆蔻、春砂仁各 6g，广郁金 20g，全瓜蒌 15g，薤白 7g。6 剂颗粒。

10 月 26 日三诊：前胸闷，彻背痛，打饱嗝，善太息，烧心，心下痞。脉沉弦，舌象如前。

处方：全当归 15g，炒白芍 30g，软柴胡 9g，薄荷 6g，焦白术 8g，蒲公英 30g，炒枳壳 12g，春砂仁 9g，川黄连 9g，山茱萸 20g，川贝母 10g，海蛤壳 30g，降香 10g。6 剂，水煎服。

1 个月后其妹来诊，诉患者上症基本好转，饮食如常。

【按语】患者平常急躁为怒，情志不遂，肝气不疏，肝木横克脾土，则脾失健运，胃失和降，发为胃痞；肝火犯胃，胃气上逆，则烧心，反酸，嗳气，气滞痰阻，不通则痛，故胸背，胃腔痞痛，脉沉眩，苔白湿厚为肝气犯胃，痰湿中阻之象。胃平汤中半夏辛开散结，苦降和胃，干姜温中化痰，黄芩、黄连、净连翘苦寒泻热，兼可散结除痞；炒枳壳、炒莱菔子理气和胃，太子参、白术、甘草健脾补中，旋覆花、代赭石消痰行水，降气止呕，降香化痰止血，理气止痛，川贝母、海蛤粉清热化痰散结，郁金疏肝解郁，行气消痞。

中医"胃痞"病多见于现代医学的胃炎、反流性食管炎、十二直肠球炎、消化性溃疡等疾病，中医的发病机制总不外虚、实两端：虚在于脾胃升清降胀功能下降，实在于气滞、痰浊、血瘀内结，致中焦痞塞，升降失调，发为本病，本案主要在于气滞痰阻，故以胃平汤健脾和胃，辛开苦降，加川贝母、海蛤壳、旋覆花等化痰降逆散结。二诊更加槟榔、草豆蔻、春砂仁、瓜蒌、薤白增其消痞散结，理气导滞之功，三诊换用逍遥散加减透邪解郁，调肝理脾。

医案 6：功能性胃肠病

姚某，男，55 岁，农民。2013 年 11 月 11 日初诊。

【主诉】腹胀两年余。

【病史】患者两年来时感腹胀，胀及两胁，半年前在河南大学附属淮河住院治疗，诊断为功能性胃肠病；结肠息肉；脂肪肝。现症：两胁胀痛，腰痛腰酸，有时腹部发热，食后腹胀，坐时明显，餐前餐后均胀，晨起即胀，下午加重，肠鸣，便溏，日2行。脉滑偏弦，舌质淡稍暗，苔白。

【中医诊断】腹胀。证属寒热错杂，气机不畅。

【西医诊断】功能性胃肠病。

【治法】辛开苦降，条畅气机。

【方药】胃平汤加味。清半夏12g，黄连6g，黄芩15g，太子参30g，炒枳壳12g，干姜3g，甘草6g，槟榔5g，木香5g，乌药6g，佛手15g，郁金10g，香附20g，蔻仁6g，春砂仁6g。6剂水煎服。

11月18日复诊：服上药3剂后即感诸症均好转，6剂服后症状基本消失。上方加乌药3g，小香橼15g，6剂水煎服。

【按语】腹胀一症首见于《灵枢·水胀》篇，可以是患者主观上的感觉，也可以是一种客观存在的病理现象。本病多因饮食不节、过食肥甘损伤脾胃或情志不舒，导致肝气郁结、脾失健运，胃失受纳，气机升降失常而发。治疗腹胀以胃平汤加减治疗。结合本案患者腹部发热、食后即胀，上午症轻午后症重等症，当为寒热错杂证，与胃平汤主治病机相同。方中半夏辛温滑利，消痞散结，干姜温中散寒，黄芩、黄连苦寒泄热，与干姜配伍，升降并用，苦辛并施，寒热平调，苦寒以清热除湿，辛通能开气泄浊，太子参补气健运中州，甘草补脾和中调和诸药。患者腹胀及胁肋，加槟榔、佛手、郁金、香附疏肝理气，消胀除痞，木香辛温燥湿健脾，白蔻仁、春砂仁理气醒脾，乌药辛开温中，行气除胀。

医案7：功能性消化不良

王某，女，56岁，家庭妇女。2012年6月12日初诊。

【主诉】胃胀、纳差半年。

【病史】患者半年前出现胃脘部胀满不适，嗳气、食欲不振，在多家医院查电子胃镜：未见明显异常。给予多潘立酮等胃动力药，效差。现症：胃脘部滞塞不舒，纳呆食少，每餐进食约1～2两，稍多食则胀增，嗳气频频，口苦心烦，舌红苔薄黄，脉弦。

【中医诊断】胃痞。证属寒热夹杂，肝胃不和。

【西医诊断】功能性消化不良。

【治法】辛开苦降，和胃消胀。

【方药】胃平汤加味。姜半夏10g，黄连6g，黄芩16g，干姜3g，太子参30g，炒枳壳12g，炒莱菔子30g，炒白术6g，郁金16g，香附16g，槟榔6g，

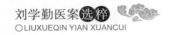

甘草 6g。6 剂。每日 1 剂，浓煎，分两次饭前 1 小时温服。

服 6 剂后，患者症状明显减轻，纳食稍增。宗前方稍事加减，共服 24 剂。诸症消失，饮食恢复正常。随访至今，未再复作。

【按语】胃痞属中医学痞证范畴。临床多表现为寒热错杂、虚实夹杂的病理变化。故治疗必须正邪兼顾，虚实同调，辛开苦降法正体现了这一原则，该法出自张仲景之《伤寒杂病论》，主治脾胃虚弱，寒热错杂，升降失常，气机壅塞所致之证，主要症状为胃脘痞满，食欲不振。方中半夏、干姜性味辛甘，能升能散，是以"辛甘以升地气"；黄芩、黄连性味苦寒，能降能泻，四药并用，苦辛并进以利升降，寒热互用以调阴阳；佐以太子参、甘草补脾益气和中，目的在于补泻并用，加速痞满的消除，加以郁金、香附疏肝理气，和胃消胀。如此辛开苦降与甘温补虚并用，辛甘化阳而不凝，开塞通闭而不滞。

医案 8：慢性乙型肝炎

薛某，女，41 岁，农民。2012 年 8 月 3 日初诊。

【主诉】发现乙肝 10 余年。

【病史】患者 2010 年 3 月在淮河诊为"慢性乙型肝炎"，并开始服用"阿德福韦酯片"治疗至今。10 个月前复查 HBV-DNA 转阴。平素自觉右胁疼痛不适，乏力，腹胀，纳差，便溏。月经先期，量少，色暗。脉小滑，舌质淡，偏暗，苔白湿，较厚。彩超：肝实质损伤性改变。化验肝功能：ALT55U/L。

【中医诊断】肝著。证属肝胃不和，气滞血瘀。

【治法】疏肝和胃，通络止痛。

【方药】胃平汤加味。清半夏 10g，川黄连 6g，嫩黄芩 15g，太子参 30g，炒枳壳 12g，淡干姜 3g，广郁金 10g，制香附 10g，大腹皮 15g，春砂仁 9g（后下），粉甘草 5g。6 剂，水煎服，日 1 剂，分 2 次口服。

8 月 22 日二诊：药后诸症大减，近 10 天来又觉胃胀不适，活动后心慌气短，夜眠不安，月经不调，量少。上方加川楝子 12g，白檀香 12g，甘松 20g。6 剂，水煎服，日 1 剂。

8 月 29 日三诊：心慌气短好转。仍觉食欲不振，失眠多梦。温胆汤加炒枣仁 30g，太子参 40g，春砂仁 9g（后下），广郁金 16g，制香附 16g。10 剂，水煎服，日 1 剂。

9 月 12 日四诊：心慌气短已愈。右胁疼痛减轻，食欲改善。有时口苦，排便不爽。上方去广郁金、制香附，加川楝子 12g，川黄连 6g，延胡索 15g。

10 剂，水煎服，日 1 剂。

10 月 26 日五诊：诸症悉愈。复查肝功能均正常，HBV-DNA 阴性。

【按语】患者感受疫毒之邪日久，复加工作压力过大，心情不佳，肝气郁滞，不通则痛，故右胁疼痛不适；肝气犯胃，运化失职，故腹胀便溏。治宜疏肝和胃，通络止痛。方选胃平汤辛开苦降，消痞散结，更加广郁金、制香附疏肝解郁，活血通经；大腹皮宽中行气，消痞除胀；春砂仁芳香和胃，行气化湿。全方以理气宽中，和胃疏肝为主。慢性乙型肝炎在中医多以"胁痛"辨治，而实际上不少乙肝患者并无胁肋疼痛症状，或仅感胸胁轻微不适，或以乏力、脘痞为主要表现。故又有以"肝著"之名来概括慢性肝炎者。从治疗而言，如果仅仅停留在"见肝治肝"的阶段，显然不能满足慢性乙肝的临床治疗需求。该病病位虽在肝胆，但十有八九波及脾胃，故古人云"见肝之病，知肝传脾，当先实脾"。据此，余就以"肝胃同治"入手，以胃平汤加味治疗慢性乙肝。三诊后调以温胆汤加味清热化痰，安神定志。总体上以疏肝、理气、解郁、和胃为大法。不但腹胀脘痞等症状好转，肝病亦趋于稳定，一举两得。

医案 8：胆囊炎、胆结石

于某，女，56 岁，农民。2012 年 9 月 7 日初诊。

【主诉】右胁及胃脘疼痛 10 年，加重 1 年。

【病史】患者 10 年前生气后渐出现右胁疼痛，伴胃脘胀痛，右胁下有压痛，未治疗。近 1 年来症状加重，痛剧则难忍，伴乏力，口苦，纳呆，失眠，便秘。2 月前外院彩超提示"胆结石、胆囊炎"。脉滑，舌质淡，边齿痕，苔薄白。

【中医诊断】胆胀、胆石症。证属肝郁脾虚，寒热互结。

【治法】疏肝理气，和胃利胆。

【方药】胃平汤加味。清半夏 10g，川黄连 6g，嫩黄芩 15g，淡干姜 3g，炒枳壳 12g，太子参 30g，粉甘草 6g，焦槟榔 6g，炒莱菔子 30g，广郁金 20g，制香附 20g，炒枣仁 30g，金银花 30g，春砂仁 9g（后下）。6 剂，颗粒剂，日 1 剂，分 2 次冲服。

9 月 12 日二诊：症状稍减，时觉足心有凉气上窜。上方去春砂仁，加粉葛根 30g，6 剂，颗粒剂，日 1 剂，分 2 次冲服。

另开方泡浴双下肢：川芎片 30g，全当归 60g，草红花 30g，骨碎补 60g，苏木 60g，桂枝 30g，炮附子 30g，防风 30g，生黄芪 100g。3 剂，水煎 2000mL，两日 1 剂，泡浴双足。

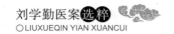
9月21日三诊：胃胀、失眠及便干均较前改善。自觉口酸，脉滑，舌质淡稍暗，边齿痕，苔白滑。调整处方，胃平汤加金钱草30g，海金沙30g，冬葵子15g，广郁金16g，制香附16g，大腹皮15g，草豆蔻6g（后下），春砂仁6g（后下）。10剂，水煎服，日1剂。

上方出入调理1月余，诸症基本消失，半年后复查彩超胆囊壁毛糙，结石已排出。

【按语】患者生性内向，忧思易怒，肝气不疏，气滞不通，则右胁疼痛；肝胆经气失和，则口苦；肝木横克脾土，脾失健运，则胃脘胀痛，纳呆；胃失和降，则便干；脾失健运，精微失布，则乏力；舌质淡、边齿痕均为肝郁脾虚、湿邪中阻之象。方用胃平汤辛开苦降，平调寒热；加焦槟榔消食导滞，理气和胃；炒莱菔子消食化痰，理气消胀；制香附、广郁金疏肝解郁，活血通经；炒枣仁安神助眠，润肠通便；金银花疏风清热解毒，春砂仁燥湿和中。胃平汤原为余治疗中焦寒热错杂、肝胃不和所致胃痞、胃痛、嘈杂之经验方，此处用来治疗胆结石、胆囊炎，体现了"胆胃同治"的临证经验，病虽异而治却同，因其"要"（病机）一（相同）也。

五、疏肝和胃汤

【组成】全当归12g，炒白芍12g，乌贼骨15g，薏苡仁15g，五灵脂12g，佛手15g，白檀香9g（后下），川楝子12g，粉甘草9g。

【功效】疏肝解郁，和胃止痛。

【主治】胃及十二指肠球部溃疡、慢性胃炎。症见胃脘疼痛，嗳腐吞酸，消化不良，严重者消瘦体弱，大便化验有潜血等。

【方解】方中全当归、炒白芍养血活血，柔肝养肝；乌贼骨收湿敛疮，制酸止痛；薏苡仁可清热、除湿、止痛；五灵脂散瘀止痛，祛瘀止血；佛手舒肝健脾、和胃、止呕消胀、理气化痰；白檀香芳香醒脾，化湿和胃；川楝子疏肝解郁，行气止痛；粉甘草和中缓急，调和诸药。

医案1：胁痛

田某，男，55岁。农民。2008年8月22日初诊。

【主诉】发现乙肝10年，胁痛、胃胀两个月。

【病史】原有乙肝病史10余年，近2个月以来右胁胀痛，胃脘痞满，嗳气泛酸，纳差腹胀，全身乏力，舌质红，苔薄腻，脉沉滑数。胃镜检查：慢性浅表性胃窦炎伴轻度糜烂。

【中医诊断】胁痛。证属肝郁犯胃，气机升降失常，湿阻中焦。

【西医诊断】慢性乙型肝炎、慢性浅表性胃窦炎伴轻度糜烂。

【治法】疏肝和胃，理气化湿。

【方药】疏肝和胃汤加旋覆花 15g（包煎），代赭石 15g，槟榔 9g，降香 9g，檀香 12g，薄荷 6g，白豆蔻 6g，春砂仁 6g。6 剂。水煎服，每日 1 剂。

8 月 29 日复诊，诉服药后胁痛轻，胃痞减，食欲增，乏力改善，上方加白术 5g。6 剂。

2009 年 1 月 12 日三诊：上次服药后胃脘痞满已愈，外出打工。近 1 周劳累生气后，又觉胃脘痞满，有时右胁胀痛不适，纳差乏力，舌质红苔白腻，脉弦滑数。证属肝胃不和，湿郁中焦。治用疏肝和胃汤加土茯苓 20g，薄荷 6g，白豆蔻 6g，春砂仁 6g，郁金 15g，香附 15g，槟榔 6g，太子参 30g。15 剂。水煎服，每日 1 剂。

3 月 2 日四诊：服药食纳增，胃胀下午明显，有时嗳气倒饱。胃平汤加槟榔 7g，旋覆花 15g（包煎），代赭石 15g，白豆蔻 6g，春砂仁 6g，降香 7g，地骷髅 30g。6 剂。

3 月 9 日五诊：药效明显，胃已不胀。胃镜检查：胃黏膜光滑。上方继服 6 剂以巩固疗效。

医案 2：胁痛

王某，男，30 岁。2008 年 11 月 10 日初诊。

【主诉】两胁胀痛半月。

【病史】患者原有乙肝病史 5 年，近半月因熬夜劳累，自觉两胁胀满疼痛，胃脘胀痛、烧心泛酸，舌质红苔薄干，脉沉小滑。肝功能检查：谷丙转氨酶 73U/L， γ–转肽酶 52U/L，。胃镜检查：慢性浅表性胃炎；十二指肠溃疡。

【中医诊断】胁痛。证属肝胃不和，气机失常。

【西医诊断】慢性乙型肝炎、慢性浅表性胃炎；十二指肠溃疡。

【治法】疏肝理气，和胃降逆。

【方药】疏肝和胃汤加薄荷 6g，春砂仁 9g。6 剂。水煎服每日 1 剂。

11 月 17 日复诊：服药有效，诸症均减，舌质红，苔薄。上方去薄荷加重楼 25g，清热凉血。10 剂。

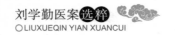

2009年2月9日三诊:服药后胁痛已愈,食纳正常,肝功能检查已正常,近来因过春节饮食肥甘厚味,又觉胃脘痞满,腹部胀痛,右胁有时隐痛,胃平汤加广藿香12g,佩兰12g,香附12g,降香8g,白檀香12g,白豆蔻6g,春砂仁6g,樟木15g,延胡索15g。6剂。

2月20日。服药胃脘痞满已大轻,肝区略感不适,胃镜检查:慢性浅表性胃炎。上方去广藿香、佩兰,加佛手12g。再服6剂巩固疗效。

【按语】患者原有乙肝,但以右胁胀痛,胃脘痞满,嗳气泛酸、腹胀纳差为主,证属肝胃不和,故用疏肝和胃汤加旋覆花、代赭石、槟榔降逆和胃,降香、白檀香、薄荷理气解郁,白豆蔻、春砂仁化湿醒脾。二诊即见大效。后因生气劳累复发,加郁金、香附、薄荷疏肝理气止痛,土茯苓化湿解毒,太子参补中兼清,服药食纳增,胃胀下午明显,嗳气倒饱。改方以胃平汤加旋覆花、代赭石、降香、地骷髅等下气消胀,加减调理而愈。

王某有乙肝,两胁胀痛,转氨酶升高,故治疗以疏肝和胃汤加薄荷、春砂仁疏肝和胃,重楼入肝经清热凉血解毒,胁痛愈后,以胃脘痞满为主症,乃改方以胃平汤辛开苦降为主,加香附、降香、白檀香、樟木、延胡索、佛手疏肝理气止痛为辅。方随证转,药因症移,取得较好效果。

六、和胃降逆汤

【组成】焦白术10g,云茯苓10g,蒲公英20g,浙贝母20g,软柴胡6g,炒枳壳12g,石菖蒲12g,海蛤壳20g,姜半夏10g,全当归12g,炒白芍15g。

【功效】疏肝理气,和胃降逆,清热化痰。

【主治】反流性食管炎。

【方解】方中焦白术,云茯苓健脾和胃;蒲公英苦甘寒,清热解毒,利尿散结;贝母味甘性凉,《长沙药解》谓:"贝母苦寒之性,泄热凉金,降浊消痰,其力非小,然清金而不败胃气,甚可嘉焉。"软柴胡,炒枳壳疏肝理气;石菖蒲辛微温,入心肝脾经,开窍豁痰,理气活血;海蛤壳咸平。《本草经疏》谓:"文蛤之咸,能消散上下结气。"清热利湿,化痰软坚;姜半夏,炒枳壳理气和胃,化痰降逆;当归尾,炒白芍活血养血以柔肝,诸药合用,共奏疏肝理气,和胃降逆,清热化痰,活血养血之功。

【加减】湿热者加广藿香、佩兰叶梗、薏苡仁、川黄连、嫩黄芩以清热利湿；气滞者加广郁金、制香附以疏肝理气；食欲不振者加白蔻仁；大便秘结者加瓜蒌仁、火麻仁、郁李仁；虚寒者加淡干姜；瘀阻者加紫丹参；嗳气者加旋覆花、代赭石。

医案 1：吐酸

赵某，女，43 岁，干部。1998 年 3 月 20 日初诊。

【主诉】烧心、反酸、嗳气 1 年，加重 2 月余。

【病史】患者 1 年前因工作不顺心出现反酸、烧心、嗳气，餐后尤甚，2 个月来，返酸加重，伴胸骨后隐痛，有灼烧感，吞咽不利，嗳气口苦，胁肋不舒，心烦脘痞，舌质淡，舌苔黄白面大，脉弦滑。胃镜检查示：反流性食管炎。

【中医诊断】吐酸。证属肝郁气滞，胃失和降。

【治法】疏肝理气，和胃降逆，清热化痰。

【方药】和胃降逆汤加减。软柴胡 8g，炒枳壳 12g，广郁金 12g，蒲公英 20g，川贝母 12g，石菖蒲 10g，姜半夏 10g，海蛤壳 30g，全当归 12g，炒白芍 15g，旋覆花 12g（布包），代赭石 12g，水煎浓服，每日 1 剂，3 剂并嘱患者忌食辛辣油炸食品，忌过饱。

3 月 23 日二诊：诉服药后诸症减，嗳气止，脉舌同前，上方去旋覆花、代赭石，加焦白术 10g，云茯苓 15g，6 剂。

3 月 30 日三诊：胁肋不舒，心烦脘痞，口苦均愈，感胸骨后稍有热感，舌质淡、舌苔薄白，脉弦滑，上方加蒲公英 10g。6 剂。

4 月 6 日四诊：诸症消，无特殊不适，上方稍有增损又服 20 余剂，复查胃镜示：食管黏膜正常，两年后来诊他疾时，诉反流性食管炎治愈后未再复发。

医案 2：吐酸

崔某，男，38 岁，工人。1999 年 10 月 11 日初诊。

【主诉】烧心、反酸、嗳气 1 年，加重半月余。

【病史】患者 1 年前始出现烧心、反酸，胸骨后有灼烧感，嗳气，时有胃脘胀痛或痞满等。患者平素嗜食肥甘厚味，嗜烟酒，半月前上述症状呈持续加重，舌质淡暗，舌苔黄厚腻，脉弦滑。胃镜检查示：反流性食管炎。

【中医诊断】吐酸。证属痰瘀互结。

【治法】清热化痰，和胃降逆，理气活血。

【方药】和胃降逆汤加减。海蛤壳 30g，蒲公英 30g，紫丹参 30g，全当归 12g，炒白芍 15g，焦白术 8g，云茯苓 15g，炒枳壳 12g，姜半夏 10g，石菖蒲 10g，浙贝母 20g，降香梢 7g。水煎浓服，每日 1 剂，并嘱患者忌酒，忌饱食，忌肥甘厚味，油炸食品。

10 月 18 日二诊：服药 6 剂后，烧心，反酸，胃脘胀痛明显好转，嗳气愈，上方去降香，加吴茱萸 1g，川黄连 6g，6 剂。

10 月 25 日三诊：诉烧心，反酸，胃脘胀痛等症已去大半，舌质淡稍暗，舌苔黄厚白，脉弦似滑，上方加浙贝母 10g。

11 月 1 日四诊：诸症消，精神好。上方稍有增损，又服 10 余剂，复查胃镜示：食管黏膜正常。

医案 3：吐酸

袁某，男，53 岁，医生。2002 年 9 月 6 日初诊。

【主诉】烧心、反酸、胸骨后烧灼感 1 月余。

【病史】患者近 1 个月来时感烧心，反酸，吞咽时胸骨后、剑突部有灼烧感，持续加重，胃镜检查示：反流性食管炎。服西药治疗效不佳。大便干结，2 日一行，患者平素喜食辛辣，偶有饮酒。舌质淡红，舌苔黄白面大，脉沉弦。

【中医诊断】吐酸。证属肝郁化火，肝火犯胃。

【治法】疏肝泻火，和胃降逆，清热化痰。

【方药】和胃降逆汤加减。全当归 12g，炒白芍 15g，炒枳壳 12g，广郁金 12g，姜半夏 10g，石菖蒲 10g，海蛤壳 30g，蒲公英 20g，川黄连 6g，淡吴茱萸 1g，浙贝母 20g，广藿香、佩兰叶梗各 14g，水煎浓服，每日 1 剂，并嘱患者忌食辛辣之品。

9 月 9 日二诊：服药 3 剂后，烧心、反酸明显好转，效不更弦，上方加蒲公英 10g，6 剂。

9 月 16 日三诊：诉烧心、吞咽时胸骨后剑突部隐痛、灼烧感基本消失，但偶有反酸，大便通畅，每天 1 次。舌质淡红，舌苔薄白，脉沉弦，上方去广藿香、佩兰叶梗，加乌贼骨 12g，6 剂。

9 月 23 日四诊：诸症消，无特殊不适。上方稍有增损，又服 12 余剂，复查胃镜示：食管黏膜正常。

【按语】反流性食管炎虽然病位在食管，但食管与胃相连。胃与脾互为表里，常为肝所克，肝之经脉"夹胃属肝络胆，上贯膈，布胁肋，循喉咙之后，上入颃颡"。说明本病与肝胆脾胃关系密切。三案均以和胃降逆汤为主治疗。

医案 1 乃肝郁气滞，胃失和降所致，故加广郁金疏肝解郁，行气消胀；旋覆花既善于降逆止咳，又长于下气散结消痰；代赭石既能镇胃降气而止咳，又能平肝降逆，还能除热利膈，驱气、火、痰、瘀诸邪于下。共使肝气疏，清气升，浊气降，痰除、瘀消、热清，病愈。医案 2 乃痰瘀互结所致，故加降香梢，既能降气辟秽化浊，又能活血散郁；又加紫丹参，既能活血化瘀，行气止痛，又去瘀生新。由于施治得法，一诊而效，四诊而愈。医案 3 乃肝郁化火，肝火犯胃之证，故加左金丸，重用苦寒之黄连以泻心火，即"实则泻其子"之意，又有清胃止呕之功；吴茱萸，疏肝解郁，并助黄连降逆止呕，又能制黄连过于寒凉，一寒一热，以达清泻肝火，降逆止呕之效，使胃气得降、肝火得泻、痰热得清，病当自愈。

七、胃安汤

【组成】生百合 20g，台乌药 6g，炒白芍 15g，生蒲黄 8g（布包），炒灵脂 8g，大甘松 15g，白檀香 8g，生甘草 6g。

【功效】行气活血，通络止痛。

【主治】瘀血胃痛。

【方解】胃安汤系百合汤、芍药甘草汤、失笑散三方加味而成。其中百合味甘不腻，性寒不峻，补中益气，和合百脉，肺为百脉之宗，服之心气欢合，安神益胆，调养五脏，补脾清肺，使邪热去而脾胃安；乌药味辛性温，顺气降逆，散寒止痛，上入肺脾，疏畅胸腹，两药合用，一温一寒，柔中有刚，润而不滞，调理寒热错杂之气以止痛；失笑散活血祛瘀，通利血脉以止痛；芍甘汤解痉止痛，有中药吗啡之称"镇上下内外之痛"；更加甘松温而不热，其气芳香能开脾郁，其性温通，行气止痛；檀香入气分，行气宽中，散寒止痛。全方寒热并用，甘苦联合，理气活血多法并施，共奏疏肝和胃，养血和营，活血化瘀，理气止痛之效。以治寒热错杂，虚实并见，气血皆病之证。

【加减】气滞较甚者加香附、九香虫、佛手片；伴胁胀者加柴胡、青皮；血瘀较甚，痛有定处，痛如针刺，舌质暗，舌下静脉粗紫者，加红花、当归、丹参；胃阴虚者加沙参、麦门冬、石斛；气阴两虚者加黄芪、并重用百合；胃郁热者加生石膏、知母；脾胃虚寒者加炮附子、高良姜；食积者加焦三仙、鸡内金；泛酸烧心者加左金丸或煅瓦楞、乌贝散；胃酸缺乏者加乌梅肉、川

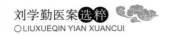

木瓜，并重用甘草；嗳气者加旋覆花、代赭石；胃痛甚者重用白芍，加延胡索；便秘者加瓜蒌仁、麻仁、郁李仁等各司其症。

医案：萎缩性胃炎

柏某，女，50岁，干部。2007年8月27日初诊。

【主诉】间断胃痛10年。

【病史】近10余年间断胃痛，每遇情志不舒或饮食失节辄发，近日因生气痼疾复发，胃脘疼痛，痛有定处如针刺，夜间加重，痛时可触到硬块，伴胃脘痞胀，烧心吐酸，舌质暗，舌下静脉粗紫，脉弦细。胃镜示"萎缩性胃炎"。

【中医诊断】胃痛。证属气滞血瘀，胃络不通。

【西医诊断】慢性萎缩性胃炎。

【治法】行气活血，通络止痛。

【方药】胃安汤加丹参15g，延胡索15g，归尾15g，煅瓦楞30g。

水煎连服5剂，痛缓胀减，原方续进5剂，症状消失，嘱其再进10剂巩固疗效，1个月后复查胃镜正常。随访1年未发。

八、胆宁汤

【组成】川黄连6g，嫩黄芩15g，姜半夏10g，淡干姜3g，金钱草30g，广郁金15g，太子参15g，炒枳壳12g，生大黄6g（后下），粉甘草5g。用法：水煎服，每日1剂，分两次温服。

【功效】疏肝和胃，清除湿热，利胆消痞，排石通便

【主治】急、慢性胆囊炎，胆石症，中医辨证属肝胆湿热、胆经郁热、寒热互结者。

【方解】方中嫩黄芩、川黄连清热解毒，苦寒泻热，清中焦之热以和阳；姜半夏之辛合干姜之辛以开结，除中焦之湿以和阴；四药参合，二寒二热，辛开苦降，以顺其阴阳之性而调和阴阳，有清热泻火、和胃消痞之妙。使中焦脾胃升降自如。周慎斋云："诸病不已，必寻到脾胃之中，方无一失。何以言之？脾胃一伤，四脏皆无生气，故疾病日多矣。万物从土而生，亦从土而归，治病不愈，寻到脾胃而愈者甚众。"太子参、甘草，益气和中，以补中焦之虚；金钱草、广郁金疏肝利胆，理气止痛。诸药寒热并用以调其阴阳，辛开并进以顺其升降，补泻并施以调其虚实，治胆顾肝，胆胃同治，使肝疏脾运，

气机条达，则湿热不生，胆腑清宁以治本。更加生大黄（或玄明粉）除湿利胆，排石通便。其轻泻作用可利胆，疏通胆道，湿热可去，结石才可能排出，达到肝疏、胆利、胃和、胆宁的目的。不仅可使结石排出、溶化、炎症消散，而且清除了其形成的根源。并能调整脏腑功能，提高机体抗病能力，远期疗效巩固，澄本清源，标本兼治，药证合拍，疗效肯定。现代药理研究证实：金钱草有促进肝细胞分泌胆汁，冲刷胆管结石、收缩胆囊、促进胆管排石、松弛奥狄括约肌，使胆管内结石易于排入肠道，阻断胆色素结石形成等药理作用；生大黄能促进胆汁、胆红素和胆酸分泌，增加胆汁流量，松弛奥狄氏括约肌，改善功能性胆汁淤滞，并具有广谱抗菌抗病毒作用，能消除炎性反应，还有解热、活血作用；郁金能促进胆汁分泌和排泄、利胆退黄、排石消炎的作用。黄芩、黄连均有不同程度的抗菌、抑菌作用。其中黄芩还有利胆、保肝、解热、利尿、镇静、降血脂、抗氧化作用。黄连还有利胆、使血清胆固醇含量降低；炒枳壳能使胃肠道平滑肌兴奋，肠道运动收缩节律增强而有力；干姜有利胆、镇痛、抗菌作用；甘草提取物具有抗炎、解痉、保肝、降脂、抑制血小板聚集等作用。诸药合用，脾胃健旺，湿热得除，肝胆疏泄通利。可见，本方既有西医利胆排石、抗菌消炎、解痉镇痛作用。又具有中医之疏肝和胃、清热除湿、利胆消痞之功效。不仅可消除结石，而且有助于预防结石的复发，从而达到从根本上预防结石形成的目的。

【加减】黄疸者选加嫩茵陈、炒栀子、牡丹皮；嗳气、呕吐者选加旋覆花、代赭石、姜竹茹；失眠者选加琥珀粉、炒枣仁、首乌藤、合欢皮等；发热者选加金银花、生石膏、净连翘、蒲公英等；痛甚者选加川楝子、延胡索等；脘腹胀甚者选加广木香、制香附等；口苦、心烦、易怒者选加龙胆草、炒栀子等；大便干燥者加大生大黄用量，另选加瓜蒌仁、郁李仁、肉苁蓉等；气滞者选加软柴胡、川楝子、制香附等；气虚者选加生黄芪、焦白术，加大太子参用量；阴虚津伤者选加细生地、麦门冬等；瘀滞者选加紫丹参、京赤芍等。

医案1：胆囊炎伴胆囊结石

张某，女，38岁，市民。2012年4月16日初诊。

【主诉】阵发性右上腹疼痛2个月，伴恶心2天。

【病史】患者2个月前出现阵发性右上腹疼痛，未治疗，2天前出现恶心、无食欲，发热，大便干结，舌质偏红，苔黄薄，脉弦。T37.6℃，查肝、胆、脾彩超：胆囊大小50mm×40mm，壁厚3mm，内壁毛糙，胆囊内可见数枚强

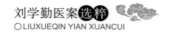

回声光团，后伴弱声影，其中单枚最大直径 0.6cm。

【中医诊断】胆石症（肝胆湿热）。

【西医诊断】胆囊炎伴胆囊结石。

【中医治则】清肝祛湿，利胆排石。

【方药】胆宁汤加减。姜半夏 10g，川黄连 6g，嫩黄芩 16g，淡干姜 3g，太子参 15g，金钱草 20g，广郁金 16g，炒枳壳 12g，生大黄 5g（后下），海金沙 20g，焦白术 8g，粉甘草 6g。浓煎，分两次饭前 1 小时温服。

服 6 剂后，患者右上腹疼痛，发热症状消失，食欲增加，大便每日 1 次。舌质偏红，舌苔薄黄，脉弦。上方金钱草加至 30g，又服 6 剂，患者诸症消，无不适，舌质偏红，舌苔白薄，脉弦。守上方继服 12 剂，复查肝、胆、脾彩超：胆囊大小正常，轮廓清晰，胆囊内壁欠光滑。胆囊内未发现结石回声。随访至今未发。

【按语】中医认为，肝胆与胃相邻，足厥阴之脉挟胃属肝络胆。《灵枢·四时气》篇云："邪在胆，逆在胃，胆液泄则口苦，胃气逆则呕苦。"余运用自拟经验方胆宁汤治疗胆石症，疗效显著。方中黄芩、黄连清热解毒，苦寒泻热，清中焦之热以和阳；姜半夏、淡干姜辛开散结，除中焦之湿，以和阴；四药参合，两寒两热，辛开苦降，以顺其阴阳，调和阴阳，有清热泻火、和胃消痞之妙。太子参、甘草益气和中，以补中焦之虚，金钱草、郁金疏肝利胆，理气止痛。诸药寒热并用以调其阴阳，辛开并进以顺其升降，补泻并施以调其虚实，治胆顾肝，肝胃同治，使肝舒脾运，气机条达，则湿热不生，胆府清宁以治本。更加生大黄除湿利胆，排石通便，其轻泻作用可以利胆，疏通胆道，清湿热，湿热去胆石才能排出，达到肝疏、胆利、胃和、胆宁的目的。不仅可使胆结石排出、溶化、炎症消散，而且可以解除胆结石形成的根源，并能调整脏腑功能，提高机体抗病能力。

医案 2：肝胆管结石

陈某，男，40 岁，干部。1997 年 10 月 17 日初诊。

【主诉】阵发性右胁疼痛 5 个月，加重伴发热 1 天。

【病史】5 个月前无明显诱因出现右胁疼痛，即到河南大学校医院就诊，查 B 超后诊断为：肝内胆管结石。经中西医治疗，症状时轻时重。一天前无明显诱因出现右胁疼痛，拒按，腹胀而满，寒战发热，口苦咽干，大便秘结，小便黄赤，痛苦面容，舌质红，舌苔黄、厚、燥，脉滑数，T38.8℃。查体：腹肌紧张，右上腹压痛，拒按，墨菲征阳性。B超提示：胆囊内壁毛糙，胆囊大小5cm×4cm，胆囊内未见结石回声，肝内胆管扩张，中段可见0.5cm×0.4cm强回声光团，后伴弱声影。WBC14.6×10^9/L，N0.82。

【中医诊断】胁痛（热毒炽盛型）。

【西医诊断】肝胆管结石。

【中医治则】清热解毒，疏肝利胆，泻下排石。

【方药】胆宁汤加水牛角粉、嫩茵陈。水牛角粉10g（冲服），金钱草30g，姜半夏10g，生大黄10g（后下），嫩茵陈30g（后下），广郁金14g，川黄连6g，淡干姜2g，嫩黄芩14g，炒枳壳14g，太子参15g，粉甘草6g。3剂。浓煎，分两次温服，每日1剂。并嘱患者保持心情舒畅，避免情志刺激，饮食以清淡稀软为宜。

10月20日二诊：服药后大便通畅，右胁疼痛减轻，腹胀满减，小便黄，T37.2℃，舌质稍红，舌苔黄厚、面大，脉滑稍数，药已中的，拟上方炒枳壳加至16g，嫩茵陈加至35g。继服3剂。

10月24日三诊：身凉气爽，右胁疼痛续轻，腹胀满消，口苦咽干轻，小便正常，舌质淡红，舌苔黄稍厚，脉滑。复查血常规WBC7.1×10^9/L，N0.68。高热已退，炎症已消，上方稍有增减，去水牛角粉，加冬葵子15g，大黄改为5g，6剂。

10月31日四诊和11月7日五诊：各服药6剂，病情进一步趋缓，仅有大便稀，每日2次，余无特殊不适，舌质淡红，舌苔黄，脉滑，上方去大黄，太子参加至20g，鸡内金15g。6剂。

11月14日六诊：未诉特殊不适，精神、饮食均好，舌质淡红，舌苔黄，脉滑。复查B超示：胆囊内壁光滑，大小正常，肝内胆管可见0.4cm×0.3cm强回声光团，后伴弱声影。

守上方6剂后，炎症已消，结石已小，但仍存在，此时可缓缓取功，拟照上方继服煎药6剂，等待成药配成服药。

成药胶囊处方：姜半夏100g，川黄连60g，嫩黄芩150g，淡干姜30g，金钱草300g，广郁金150g，玄明粉100g，太子参150g，炒枳壳150g，冬葵子150g。上药共研细粉，装"0"号胶囊内，每粒含生药0.5g。

11月22日七诊：未诉特殊不适，精神、饮食均好，舌质淡红，舌苔黄，脉滑。嘱患者停服汤剂，改服所配胶囊，每次4～12粒，每日3次，以大

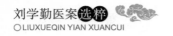

便溏为度。

12月12日八诊：患者未诉特殊不适，精神、饮食均好，舌质淡，舌苔黄薄，脉滑。嘱患者续服所配胶囊。

1998年1月12日九诊：精神、饮食均好，舌质淡，舌苔黄薄，脉滑。复查B超：肝、胆、脾未见异常。嘱患者续服所配胶囊，以巩固疗效。

3月30日十诊：患者未诉特殊不适，精神、饮食均好，舌质淡，舌苔黄薄，脉滑。复查B超：肝、胆、脾未见异常。嘱停药，保持心情舒畅，饮食有节，起居有常，适当劳作。

【按语】肝居胁下，其经布于两胁，胆附于肝，其脉亦循于胁，湿热内郁，气机不畅，经络受阻，故右胁疼痛拒按；湿热中阻，脾失健运，故腹胀而满；湿热蕴结于肝胆，里热炽盛，胆汁潴留不通，故高热、口苦咽干；胃腑热盛，腑气不通，故大便秘结；湿热下注膀胱，故小便黄赤；舌质红，舌苔黄、厚、燥，脉滑数均为热毒燔炽之证。治当标本同行，拟方以清热解毒，疏肝利胆，通下排石为原则。方用专治胆囊炎、胆结石的胆宁汤加水牛角粉代替羚羊角粉以清肺肝，凉血解毒，退热治标，重用嫩茵陈清热利湿，现代药理研究证实：嫩茵陈有利胆作用，能增加胆汁分泌，亦能增加胆汁中固体物、胆酸和胆红素的排出量，还能降低奥狄括约肌的紧张度，同时还有清热、抗菌、消炎的作用。药证合拍，高热较快退去，结石渐渐融化，到最后全部消失，病告痊愈。

医案3：胆囊炎

张某，女，46岁，市民。1998年5月11日初诊。

【主诉】右胁胀痛、心下痞满3月余，加重2天。

【病史】3个月前因情志不舒致右胁胀痛，心下痞满，即到开封市第一人民医院就诊，查B超确诊为"胆囊炎"。服中西药物治疗，症状时轻时重。两天前上述症状加重，伴急躁易怒，口苦，厌油纳差，眠差多梦，大便干结，舌质淡，边齿痕，舌苔白、湿面大，脉沉弦，B超提示：胆囊炎。

【中医诊断】胁痛。证属肝郁气滞，胆胃不和型。

【西医诊断】胆囊炎。

【中医治则】疏肝解郁，利胆和胃。

【方药】胆宁汤加味。姜半夏10g，川黄连5g，嫩黄芩9g，太子参30g，淡干姜5g，广郁金15g，金钱草30g，炒枳壳12g，春砂仁6g（后下），软柴胡 8g，嫩茵陈 20g。水煎浓服，每日 1 剂。

5 月 18 日二诊：服药 6 剂，右胁胀痛、心下痞满大轻，饮食增，大便通，急躁易怒渐消，舌质淡，边齿痕，舌苔白湿，脉沉弦，上方太子参加至 30g，淡干姜加至 7g，炒枳壳加至 15g。

5 月 25 日三诊：续服 6 剂后，诸症消，精神、饮食均好，舌质淡，舌苔薄白，脉弦滑。上方嫩茵陈加至 30g。

6 月 1 日四诊：患者未诉特殊不适，舌质淡红，舌苔薄白，脉弦滑。给服胆宁胶囊（姜半夏、川黄连、嫩黄芩、淡干姜、金钱草、广郁金、太子参、玄明粉等），每次 4～12 粒，以大便稀为度，每日 3 次，温开水送服。

7 月 13 日五诊：服胆宁胶囊月余，复查 B 超示：肝、胆、脾未见异常。嘱患者再服胆宁胶囊半个月，以巩固疗效。

【按语】肝喜条达，主疏泄，其经络布胁肋，循少腹，患者因情志不遂，木失条达，肝失疏泄，郁而化火，则急躁易怒、口苦、眠差多梦、大便干结；肝郁乘脾，则心下痞满，纳差厌油。胆为中精之腑，内藏"精汁"，传化物而不藏，稍有所积，皆为有形之邪，治应疏之、降之、通之、泻之，祛其邪，利其气。《内经》曰："木郁达之。"治以胆宁汤疏肝解郁，利胆和胃。更加软柴胡以加强疏肝解郁之力，《本草经解》："柴胡清轻，升达胆气，胆气条达，则十一脏从之宣化，故心腹胃肠中，凡有结气，皆能散。"嫩茵陈清热利胆；春砂仁辛散温通，芳香理气，醒脾开胃，行气止痛。药证合拍，症状迅速缓解，后以胆宁胶囊治疗月余而愈。

九、消水汤

【组成】生黄芪 30g，葶苈子 6g，淡猪苓 30g，云茯苓 30g，建泽泻 30g，茅苍术 30g，焦白术 30g，川牛膝 30g，怀牛膝 30g，汉防己 30g。水煎服，每日 1 剂，分两次温服。

【功效】益气健脾、利水消胀。

【主治】脾虚湿困型之鼓胀，西医诊断肝硬化腹水或伴胸腔积液者，以及其他水肿患者。症见腹大胀满，胸闷，双下肢水肿，全身浮肿，舌质淡红，苔白湿，脉弦滑。

【方解】方中黄芪味甘，性微温，归肺、脾、肝、肾经，具有健脾益气、利水消肿的作用；葶苈子味苦、辛，性大寒，归肺膀胱经，能下气行水，《本经》："主癥瘕积聚结气，饮食寒热，破坚逐邪，通利水道。"二药合用，补气泻水，而又不伤正，尤其适合于肝硬化腹水合并胸腔积液的患者。云茯苓味甘、淡，性平，归心、脾、肾经，具有利水渗湿、健脾之功，《药品化义》则称之能"云茯苓最为利水除湿要药"。淡猪苓味甘、淡，性平，归肾、膀胱经，具有利水渗湿之功，《本经》谓之"利水道"。经常淡猪苓、云茯苓合用治疗肝硬化腹水。建泽泻味甘、淡，性寒，归肾、膀胱经，具有利水、渗湿、泄浊之功效。焦白术味苦、甘，性温，归脾、胃经，具有补气健脾、燥湿利水之功效，《珍珠囊》谓之能"除湿益气，温中补阳"。茅苍术健脾益气，化湿利水。焦白术、茅苍术合用，既能补气温阳化气，又能健脾化湿利水。汉防己味苦、性寒，归膀胱、肾、脾经，具有利水消肿、祛风止痛的作用，专治水肿鼓胀、湿热脚气、手足挛痛等症，用其发挥行气利水、消肿防壅的作用；川牛膝、怀牛膝味苦、酸，性平，归肝、肾经，具有活血祛瘀、补肝肾之功。诸药合用，共奏益气健脾、利水渗湿之功，标本兼顾，相得益彰。随着对中药药理研究的深入，方中有关组成药物的现代研究进一步诠释了该方具有排钠，防止水钠潴留的作用机制。其中白术健脾益气，可提高血浆白蛋白含量。泽泻含有生物碱、天门冬素、脂肪酸、大黄素、泽泻醇 C 单醋酸酯等化学成分，其提取物有利尿、调节免疫等作用。云茯苓、淡猪苓有协同利尿、降低转氨酶作用。淡猪苓还有抗病毒，降低乙肝表面抗原，降乙肝 DNA 的作用。牛膝含钾，不但活血祛瘀，补益肝肾，引药下行，方内大量用牛膝，以补充因利水而丢失的钾，防止电解质紊乱。

医案 1：肝硬化腹水

王某，女，63 岁，农民。2012 年 1 月 2 日初诊。

【主诉】腹胀、胁痛 1 年余，加重 1 个月。

【病史】近 1 年来间断腹部胀满，两胁疼痛，左侧为主。先后出现上消化道出血 2 次，均在外院治疗好转。B 超示肝硬化腹水。现症见：面色萎黄，腹胀，胁痛，尿黄，纳差，尿少，下肢水肿。舌尖红，苔黄腻，左脉沉细、弦滑，右脉沉细滑。

【中医诊断】鼓胀。证属肝郁脾虚，气滞水停。

【西医诊断】肝硬化腹水。

【治法】健脾益气，利水消肿。

【方药】自拟方消水汤加减。云茯苓、淡猪苓各 30g，川牛膝、怀牛膝各 20g，建泽泻 30g，汉防己 30g，太子参 30g，生黄芪 30g，广郁金 20g，制香附 20g，草豆蔻 6g（后下），春砂仁 6g（后下），葶苈子 10g，炒枳实 12g，焦槟榔 9g，6 剂，水煎服，日 1 剂。

1 月 30 日二诊：服中药后腹胀、腿肿等症均减，因家事未按时复诊。服上方 10 剂后自行停药，改服西药利尿剂（间断）。服西药 2 周后，腹胀又发，伴口干不多饮，大便质干，1 ~ 2 日 1 行，腰酸乏力，舌质红少苔，脉沉细稍散。中医辨证为阴虚鼓胀，调整处方以一贯煎加味。

处方：生地黄、熟地黄各 12g，川楝子 12g，全当归 12g，麦门冬 15g，山茱萸 20g，枸杞子 20g，春砂仁 9g（后下），细石斛 15g，南沙参、北沙参各 30g，焦槟榔 6g，姜半夏 10g，佛手片 12g，五味子 6g，云茯苓、淡猪苓各 30g，6 剂，水煎服。

上方增损调理 1 月余，腹胀、胁痛、腿肿等症明显好转，后制水丸巩固治疗。

【按语】患者平素体质欠佳，正虚感邪，留恋不去，阻滞肝胆脉络，气滞血瘀，溢于脉外则吐血、便血；积于胁下则成积块；肝木克土，则腹胀、纳差；气滞不通则胁痛；胆汁外泄则尿黄；津停气阻则腿肿；湿热内蕴则苔黄腻。治以自拟方消水汤利湿消肿。方中以香附、郁金疏肝理气，活血祛瘀，兼有清肝利胆退黄之功；草豆蔻、春砂仁健脾理气除胀，太子参、生黄芪益气扶正，生黄芪又可利水消肿；猪苓、茯苓、泽泻、葶苈子、汉防己利湿消肿，川、怀牛膝活血补肾，枳实、槟榔理气除胀。

中医"鼓胀"病以腹部胀大，皮色苍黄、甚至青筋暴露为主要临床表现，病位在肝、胆、脾、肾，病机主要责之于气滞、血瘀、水停，早期以气滞水停、湿热蕴结肝胆为主，中后期则出现肝脾血瘀、肝肾阴虚、脾肾阳虚诸症，且易并发昏迷、血症（吐血、便血、衄血等）。该案例患者初诊主要为气滞血瘀水停之鼓胀，兼有湿热内结，治以消水汤健脾益气、利水消肿，理气消胀治疗后，症减。但之后患者大量服用西药利尿剂，停服中药，致邪盛正虚，肝肾阴亏，此时施治需养阴利水，故余治以一贯煎滋补肝肾之阴，同时更用猪苓、云茯苓等利湿消肿，使补而不滞，扶正不忘祛邪。

医案 2：肝硬化合并胸腹水

张某，男，56 岁，农民。2012 年 9 月 21 日初诊。

【主诉】间断腹胀，纳差 4 年，伴胸闷 3 个月。

【病史】4年前因上消化道出血（呕血、便血）在开封市第一人民医院按乙肝肝硬化腹水并消化道出血治疗好转。3年前曾因肝硬化腹水在我院住院治疗。3月前始伴胸闷、发热，在本市某西医院按肝硬化化合并胸腹水治疗。现腹胀，纳差，眠差，便溏，日3～4次，尿少，腿肿，现服阿德福韦酯、拉米夫定、呋噻咪、螺内酯等药物。（2012年7月12日市六院）彩超：肝硬化，脾大，脾栓术后，少量腹水，右侧胸水，门脉直径14mm，脾厚78mm，肋下40mm，脾门内径8mm。

【中医诊断】鼓胀、悬饮。证属气滞血瘀，饮停胸胁及腹中。

【西医诊断】肝硬化合并胸腹水

【治法】行气健脾，利水消肿。

【方药】消水汤加广郁金16g，制香附16g，生黄芪30g，葶苈子9g，大腹皮15g，秋桔梗12g，大枣5枚，生姜3片。6剂，水煎服，日1剂。

10月5日二诊：服药6剂，腹胀、胸闷均有减轻，纳食改善，活动后双下肢轻度水肿。上方加太子参40g，10剂。

10月15日三诊：症减。上方加生黄芪10g，葶苈子3g，6剂。

10月26日四诊：胸闷及活动后下肢浮肿明显好转。上方加生黄芪10g。6剂。

2012年11月9日五诊：活动后水肿及腹水加重。近2个月全身瘙痒，后背明显，纳眠少，便溏。上方葶苈子改为10g，6剂。

11月30日六诊：劳累后水肿加重。HBV-DNA1.936×10⁵copies/mL，TB65.1mmol/L，ALT43U/L，AST93U/L，彩超：肝硬化并腹水，脾大、门脉高压、胆囊肿大。上方加冬瓜子皮各30g。10剂。

【按语】该患者肝积日久，气滞、血瘀交结于胁下，使肝失疏泄，脾失健运，则腹胀、纳差、便溏；肾失气化，津液失布，则尿少，腹水、胸水，下肢水肿。消水汤（猪苓、茯苓、苍术、白术、川牛膝、怀牛膝、汉防己、泽泻）健脾渗湿，利水消肿；加香附、郁金疏肝解郁，理气消胀，生黄芪补气利水，扶正祛邪；葶苈子消炎平喘，利水消肿，大腹皮理气宽中，秋桔梗宣肺、利咽、祛痰、排脓。

体会：消水汤是余治疗肝硬化腹水经验方，临床用治顽固性肝硬化腹水、疗效理想。本案又在原有基础上加香附、郁金、大腹皮等理气药，更加生黄芪、太子参补气以利水，太子参兼可滋阴，以防利湿太过伤阴，生黄芪的应用则可防止大量利气药伤气，使"泄中有补，行中有固"。

医案 3：水肿

沈某，女，64 岁，退休干部。2012 年 2 月 6 日初诊。

【主诉】颜面及双腿浮肿 2 周。

【病史】近 2 周伴颜面及双腿浮肿，失眠多梦，腰酸腰痛，食欲不振，食量下降，腹胀厌食。近 3 年经常便秘，大便 3～4 日一行，质干，排便困难，舌质稍红，舌体偏大，无苔。

【中医诊断】水肿。证属脾肾两虚，水津失布。

【中医治则】健脾利水消肿，养心安神通便。

【方药】消水汤加减。苍术、白术各 20g，猪苓、云茯苓各 30g，汉防己 30g，川牛膝、怀牛膝各 20g，建泽泻 30g，合欢皮 30g，琥珀 10g，首乌藤 30g，炒枣仁 30g，炒杜仲 20g，川续断 20g，大腹皮 15g。6 剂，每日 1 剂，水煎，分 2 次温服。

2 月 13 日二诊：服上方 6 剂，眼睑及双腿浮肿好转，腰酸腰痛大减，纳食较前改善，食后稍感腹胀，便秘明显减轻，大便 1～2 日一行，质稍干，舌脉同前。守上方，加苍术、白术各 10g，春砂仁 9g（后下），6 剂，水煎服，日 1 剂。

2 月 27 日三诊：面肿已好转，未再反复，大便每日 1～2 次，软便，排便通畅，夜眠欠佳。上方去猪苓、云茯苓、汉防己，加焦远志 12g，10 剂，水煎服，日 1 剂。

【按语】该患者年老肾亏，气化失职，水津失布，则发水肿，表现为脸肿、腿肿；脾虚失于运化水谷精微，不能为胃行其津液，则便秘，腹胀，纳差。脾虚心神失养，则失眠，多梦。该病例乍看症状较多，便秘与水肿并见，且伴失眠多梦，如以常法，滋阴通便，有加重水肿之嫌；或以利水消肿之法，治疗水肿，又有津液亏损，肠燥津枯，加重便秘之虑，而对该证余抓住其"脾肾两亏"之病机关键，以二术、二苓同用，健脾和胃，淡渗利湿，既利水消肿，又助其运化通降，使肠腑功能得以恢复，此证之失眠多梦，责之心脾两虚，故以琥珀镇静安神，合欢皮、首乌藤、炒枣仁养心安神，炒枣仁又兼通便之功，可谓一举两得。同时以炒杜仲、川续断、川牛膝、怀牛膝补肾强腰，化气行水；大腹皮宽胸理气，消胀除痞。二诊获效，效不更方，稍加春砂仁化湿和胃，健脾理气，以善其后。

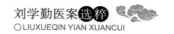

十、平肝祛风汤

【组成】软柴胡 6g，香白芷 10g，辽细辛 1.5g，川芎片 8g，姜半夏 8g，炒白蒺藜 10g，炒苍耳子 8g，炒白芍 8g，全当归 9g，夏枯草 12g。

【功效】平肝祛风，通络祛瘀。

【主治】头痛（头风）。

【方解】方中软柴胡、香白芷、辽细辛、辛散理气，一走少阳，一走阳明，一走少阴，且软柴胡可载药上浮，直达头面；香白芷性善上行而散风邪；辽细辛祛风散寒，现代药理研究证实，小剂量水煎有镇痛作用。川芎片辛温味薄而气雄，功擅疏通，能行血中之气，祛血中之风，上行头目之颠而通络，《神农本草经》云"主中风入脑头痛"为治疗头痛之要药。姜半夏燥湿化痰，降逆止呕，《医学启源》"治太阴痰厥头病，非此不能除"；夏枯草《滇南本草》"夏枯草，祛肝风，行经络……行肝气，开肝郁，止筋骨疼痛，目珠痛"。白蒺藜、苍耳子平肝祛风，《本草蒙筌》载"苍耳子止头痛善通顶门，追风毒任在骨髓"；炒白芍敛阴以防辛散太过，又有缓急止痛之长。全当归养血活血，通络止痛，此乃"治风先治血，血行风自灭"之理。全方疏散风寒之中兼有通络祛瘀之长，通达气血之内又寓通窍之功，且发中藏收，通中寓敛，直为其用，各尽其长。

【加减】若疼痛剧烈者，加全蝎、大蜈蚣；前额及眉棱骨痛者，加粉葛根；两太阳穴痛者，加嫩黄芩，重用柴胡；颠顶痛者，加吴茱萸；头痛如裹者，加茅苍术、独活；失眠者，加炒枣仁、首乌藤；痰湿者，加广陈皮、天竺黄、胆南星；瘀血者加紫丹参、桃仁泥、草红花；肝阳亢盛者，加明天麻、杭菊花、钩藤、生石决明；口苦心烦者加炒栀子、嫩黄芩；气虚者加生黄芪、太子参；血虚者加干生地，重用当归。

医案 1：头痛

许某，女，31岁，干部。1997年9月15日初诊。

【主诉】头痛间发 4 年余，加重 6 天。

【病史】患者 4 年前因产后受风致左侧偏头痛，发作时头痛如锥刺，伴恶心欲吐，每月发作 2～3 次，曾在武汉市某院查脑电图，头颅 CT 均正常，西医诊断为血管神经性头痛，遍服中西药物疗效不佳，需服去痛片，可暂时缓解。1 周前无明显诱因痛疾复发，头痛如锥刺，恶心欲吐，失眠多梦，靠服去痛片维持，痛苦面容，舌质淡暗，舌苔黄，脉弦细。

【中医诊断】头痛。证属肝阳上亢，风痰阻络。

【治法】平肝祛风，通络止痛。

【方药】平肝祛风汤加减。全当归 12g，炒白芍 12g，姜半夏 10g，辽细辛 2g，全蝎 10g，川芎片 8g，炒白蒺藜 12g，炒苍耳子 9g，夏枯草 12g，双钩藤 12g，软柴胡 8g，大蜈蚣 3 条，炒枣仁 30g。

服药 3 剂，痛去大半，头痛发作时已不服去痛片。上方稍加出入，又进 10 剂，病告痊愈，嘱其再进 6 剂，以资巩固，追访两年，头痛未再发作。

医案 2：头风

吕某，女，62 岁，农民。1998 年 1 月 28 日初诊。

【主诉】头痛 38 年，加重 1 周。

【病史】1960 年产后 5 天，汗出受风，左侧太阳穴疼痛，继而全头疼痛，怕风怕寒，初期发汗或服止痛片，头痛可缓解，后愈犯愈重，每犯头痛，跳痛、锥痛、劈痛，痛状实难形容，恶心，呕吐，甚至吐出胆汁，疼痛难忍，撞墙欲死。来诊时头戴三层帽子，一层为布帽，二层毛线帽，最外面是大棉帽，伴口苦、异味、鼻塞、失眠等，观舌质淡暗，舌苔黄白根厚焦躁，脉弦细。

【中医诊断】头风。证属肝阳上亢，风痰阻络。

【治法】平肝祛风，化瘀通络。

【方药】平肝祛风汤加减。软柴胡 10g，嫩黄芩 12g，姜半夏 10g，炒白蒺藜 12g，防风 10g，夏枯草 14g，辽细辛 13g，炒苍耳子 8g，全蝎 10g，全当归 14g，炒白芍 14g，辛夷 10g。水浸泡武火煎煮 15～20 分钟，取浓汁，二煎仍用武火煎 10 分钟，取浓汁，两汁兑后，分两次温服，嘱避风寒。

2 月 1 日二诊：服药 3 剂，头痛缓解，眠食皆好，效不更方，原方加辽细辛 1g，继服 6 剂。

2 月 11 日三诊：头痛已去大半，鼻窍通，口苦愈，头部仅戴一毛线帽。

2 月 18 日四诊：头痛消失，仅觉有时头木，自诉昨日下地干活二个多小时，未戴帽，头未痛，似乎怕风。原方 6 剂。

2 月 28 日五诊：头痛痊愈，嘱其再服 6 剂，隔日 1 剂，巩固疗效，防止复发。

【按语】前案属"头痛"，后案疼痛更重，时间特长，当属"头风"。两案均用自拟方平肝祛风汤加减均较快治愈。后案因其热生燥，故始终取小柴胡汤意，一则引经，二则和解，三则清热去燥，与诸多祛风、通络、化瘀、通窍之品联合使用，似有集中药力，猛追直达病所之意，38年产后痼疾终得治愈。

十一、芪蛭地黄汤

【组成】生黄芪 30g，水蛭 8g，生山药 20g，茅苍术 15g，蒸玄参 15g，云茯苓 15g，建泽泻 15g，干生地黄 20g，天花粉 15，枸杞子 20g，山茱萸 20g，牡丹皮 10g。水煎服。

【功效】益气养阴，滋补肝肾，健脾化瘀。

【主治】2型糖尿病。

【方解】方中生黄芪甘温，补气升阳，利水消肿，而偏于补脾阳；生山药甘平，补脾养肺，养阴生津，益肾固精，而侧重于补脾阴。二药合用，一阴一阳，阴阳相合，相互促进，相互转化，共收健脾胃、促运化、敛脾精、止漏浊、消尿糖之功。茅苍术苦温燥湿，辛香发散，功专健脾燥湿；蒸玄参咸寒，质润多汁，功善滋阴降火，泻火解毒。二者伍用，以蒸玄参之润制茅苍术之燥，又以茅苍术之温燥制蒸玄参之滞腻；云茯苓健脾益气，培后天之本；天花粉性凉而润，能生津止渴，清肺润燥；生地黄味厚气薄，滋阴清热，养血润燥，生津止渴；山茱萸补益肝肾，收敛元气，固涩滑脱；枸杞子善补肾益精，养肝明目；牡丹皮凉血活血，既能泻血中伏火，又能散热壅血瘀；建泽泻清热利湿；水蛭活血化瘀。全方补而不腻，清而不燥，活血而无峻猛伤正之虞。

【加减】若兼心悸、气短者选加焦远志、柏子仁、石菖蒲等；兼腰痛者选加桑寄生、川续断、制狗脊等；失眠者加炒枣仁、蒸首乌等；大便干结者加瓜蒌仁、火麻仁、肉苁蓉等；胸闷痛者加全瓜蒌、薤白头、广郁金、紫丹参等；阴阳两虚者加炮附子、上肉桂；皮肤瘙痒者加地肤子、白鲜皮；兼痰湿者，减滋阴之品，加广陈皮、姜半夏等，一旦兼证控制，血糖亦会同时下降。

医案1：消渴

乔某，男，48岁，干部。1997年6月2日初诊。

【主诉】多饮、多尿、乏力2个月。

【病史】2个月前患者出现口干舌燥，多饮，小便量多，周身乏力，神疲懒言，胃脘部灼热，嘈杂不适，时有脐周部疼痛，大便干结，2～3日1次，舌质淡红，边红甚，少津，舌苔白，脉滑略数。空腹血糖：180mg/dL。

【中医诊断】消渴。证属阴虚内热，虚火上扰。

【治法】清热养阴，生津止渴。

【方药】芪蛭地黄汤加减。生黄芪 20g，水蛭 8g，干生地黄 20g，南沙参、北沙参各 25g，天花粉 25g，粉葛根 20g，明玉竹 15g，细石斛 15g，牡丹皮 12g，川黄连 8g，生知母 12g。水煎，分 2 次温服，每日 1 剂。

6 月 6 日二诊：服上药 4 剂后，口干，多饮，小便多症状略减轻，精神有所好转，大便 1～2 天 1 次，脉滑略数，舌边红，舌苔黄白。上方加益智仁 12g，以补肾缩尿。

6 月 13 日三诊：服药 6 剂，精神较前好转，仍感口干、渴，舌质淡，舌边略红，舌苔薄，脉滑略数。空腹血糖：180mg/dL，尿糖：弱阳性，继予以益气养阴，补肾生津之剂，拟方如下。

处方：生黄芪 30g，水蛭 8g，南沙参、北沙参各 30g，天花粉 30g，生山药 30g，制黄精 15g，明玉竹 15g，益智仁 20g，枸杞子 12g，牡丹皮 12g，肉苁蓉 12g，川黄连 7g。

6 月 16 日四诊：守上方 3 剂后，查：空腹血糖：110mg/dL，尿糖：±。上述症状已消失，舌质淡，脉小滑。又拟方：补肾固精，养阴止渴。

处方：生黄芪 30g，水蛭 8g，干生地黄 20g，生山药 30g，枸杞子 14g，山茱萸 15g，茅苍术 30g，天花粉 30g，大熟地黄 15g，蒸玄参 30g，白蔻仁 8g，制黄精 12g。继服 1 月。症状全消，血糖、尿糖均正常。

【按语】本案为中年男性，阴精亏虚为本，燥热炽盛为标。余论治本病，紧扣阴精亏虚之本，标本兼治。方中南沙参、北沙参、天花粉甘、苦、寒，清胃、养阴、生津、润肺；干生地黄，甘寒益胃，既补肺阴又滋肾以治本，诸药并举，大补肺肾阴精；生黄芪补肺脾二经，以益肾水之上源，使气旺自能生水，且能助脾气上升，复其散精达肺之职；枸杞子甘平，归肝、肾、肺经，滋补肝肾，明目；生山药健脾补阴，则脾气健运，脾为胃行其津液，脾气散精，生津液；肉苁蓉润肠通便，肺与大肠相表里，使得热从大肠出；牡丹皮清热养阴合云茯苓利水助脾；益智仁敛精补肾等以治标；知母配伍甘寒养阴之品中，热性反被佐制，后又改用以补肾固精，养阴止渴之剂，标本兼顾而收全功。

医案 2：消渴

袁某，男，53 岁，医务工作者。1985 年 4 月 9 日初诊。

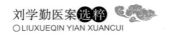

【主诉】多食、多饮两年余。

【病史】两年前患者出现多食,口干多饮,腰酸乏力,面色萎黄,精神倦怠,便溏尿频,舌质稍红,脉小滑偏弱。尿常规:尿糖(+++);尿液镜检:黏液丝;空腹血糖:190mg/dL。

【中医诊断】消渴。证属气阴不足,脾失健运。

【治法】益气健脾,生津止渴。

【方药】生黄芪30g,水蛭8g,茅苍术30g,天花粉30g,天门冬、麦门冬各20g,粉葛根15g,蒸玄参30g,生山药30g,干生地黄20g,云茯苓15g,菟丝子14g,枸杞子14g。水煎服,分2次温服,每日1剂。

5月6日二诊:服上药6剂后,患者诉口干多饮稍减轻,精神明显好转,小便次数仍然较多,舌质淡红,苔薄白,脉弦稍滑。以益气养阴,补肾缩尿,生津止渴。

处方:茅苍术30g,生黄芪40g,天花粉30g,麦门冬30g,蒸玄参30g,生山药30g,干生地黄30g,枸杞子20g,益智仁15g,建泽泻30g,川黄连5g,水蛭8g。

5月27日三诊:服上药20剂,口干尿频消失,脉滑,舌平。空腹血糖:100mg/dL。继用上方原意合二至丸加减。

处方:茅苍术30g,生黄芪40g,天花粉30g,麦门冬30g,蒸玄参30g,生山药30g,干生地黄30g,益智仁15g,建泽泻20g,川黄连5g,女贞子15g,水蛭8g,旱莲草15g。

6月10日四诊:上药又进12剂,自述所有症状均消失,未感明显不适,舌脉平。空腹血糖:90mg/dL。仍以益气养阴,生津止渴以资巩固疗效。

处方:生黄芪20g,水蛭8g,天花粉20g,建泽泻20g,蒸玄参20g,生牡蛎20g,川黄连4g,干生地黄20g,茅苍术20g。续服6剂,间日1剂,分两次温服。

另外,按照5月6日方加菟丝子15g,益智仁15g,取6剂,共研细粉,水泛为丸,如梧桐子大小,每次9g,每日2～3次,继续服用2～3个月,每半个月,复查1次血糖和尿常规,嘱咐病人控制饮食,适当运动。其间多次复查血糖,均在正常范围。

【按语】消渴之名,首见《素问·奇病论》篇:"此肥美之所发也,此人必数食甘美而多肥也,肥者令人内热,甘者令人中满,故其气上溢,转而消渴。"

《圣泽总录·消渴》谓："渴而饮水者，小便中有脂，似麸而甘……原其本则一，推其标则三。"本案患者阴虚为本，终至肺燥、胃热、肾虚，故见多饮、多食、多尿等证。久病阴伤气耗，津虚不能化气，致气阴两虚，复因气虚不能生津，故治宜气阴双补，兼以滋肾固精。生黄芪甘温补中益气升阳而止渴，生山药甘平益脾阴固肾精，干生地黄滋阴凉血，补肾固精，三药相配健脾益气生津，补肾涩精止遗，漏泄自止而尿糖减少；蒸玄参滋阴润燥；茅苍术敛脾精，止漏泄；杨士瀛称苍术"敛脾精不禁，治小便漏浊不止"，茅苍术虽燥，配伍蒸玄参之润；粉葛根配紫丹参生津止渴，祛瘀生新；菟丝子、枸杞子补肾固精；天花粉生津清热；川黄连清热降火；云茯苓、建泽泻为佐使药，防滋阴太过而生湿，药证相符，疗效满意。

医案 3：消渴

张某，男，65 岁，退休干部。1989 年 4 月 1 日初诊。

【主诉】口干、多饮、多尿、多食，小便频数 1 年余。

【病史】1 年前患者出现口干、多饮、多食、小便频数，在开封市第一人民医院，诊断为糖尿病，给予消渴丸、D860 等药物，疗效不佳，遂来我院就诊。现口干渴加重半月余，小便频数，量多，时混浊如膏，夜间尤甚，近 1 个月身体逐渐消瘦 7～9 斤，伴精神倦怠，腰膝酸软，时头晕乏力，大便偏干，2～3 日一行。舌质暗红，少苔，脉细稍滑。尿常规示：尿糖（+++），空腹血糖：210mg/dL。

【中医诊断】消渴。证属肾阴亏虚，肾失固摄。

【治法】滋补肾阴，生精固涩。

【方药】芪蛭地黄汤加减。生黄芪 20g，水蛭 8g，生地黄、熟地黄各 15g，枸杞子 12g，生山药 20g，山茱萸 15g，天花粉 20g，建泽泻 20g，牡丹皮 12g，云茯苓 15g，益智仁 12g，川黄连 7g。水煎服，分 2 次温服，每日 1 剂。

4 月 7 日二诊：服药 3 剂，口干渴减轻，精神好转，仍感乏力，守上方加山茱萸 5g，天花粉 10g，生黄芪 10g，续进 6 剂。

4 月 14 日三诊，病人自述口渴已不明显，小便次数略减少，混浊轻，精神好转，舌质淡暗，舌苔薄白，脉小滑，空腹血糖：170mg/dL。尿常规显示：尿糖（++）。仍按原方加枸杞子 5g，生山药 10g，益智仁 3g，再服 6 剂。

4 月 21 日四诊：口渴基本消失，小便次数减少，尿液中混浊物消失，腰膝酸软也明显好转，舌质淡略暗，苔薄，脉小滑。空腹血糖：150mg/dL。尿

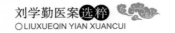
常规示：尿糖++。重新调整处方以滋养肝肾，益气健脾，生津固涩为治。

处方：生黄芪40g，水蛭8g，山茱萸30g，川黄连7g，生地黄、熟地黄各20g，建泽泻20g，茅苍术30g，天花粉30g，生山药30g，益智仁15g，蒸玄参30g，枸杞子20g。

5月15日五诊：上药服用20剂，病人精神佳，口干渴消失，腰膝酸软明显好转，舌质淡，舌苔薄白，脉滑稍数。尿常规示：尿糖（+），空腹血糖130mg/dL。上方再服用15剂。

6月5日六诊：未诉不适，查尿常规示尿糖（-），空腹血糖：100mg/dL。因天气炎热，不想再服用中药汤剂，改服丸剂，巩固疗效，丸剂以益气健脾，滋补肝肾，生津固涩为主。

处方：西洋参80g，生黄芪200g，山茱萸150g，川黄连40g，生地黄、熟地黄各120g，建泽泻120g，茅苍术130g，天花粉150g，生山药150g，益智仁90g，蒸玄参150g，桑寄生90g，菟丝子90g，枸杞子90g，水蛭80g。共研细粉，水泛为丸，如梧桐子大小，服用100天左右，每次服9g，每天服2~3次，饭前后1小时温开水冲服。

【按语】本案为老年男性，阴精亏虚，阴津不足，热邪上扰为标，肾亏则水不涵木，相火妄动，火性炎上，消烁肺阴，津液干涸，不能输布，故见口干多饮；火扰中宫，则胃燥津亏，故多食；肾虚则相火旺，阴虚火盛，更损肾阴，肾阴被耗，阴损及阳，下焦虚衰，摄纳不固，约束无权，故见小便频数，腰膝酸软，头晕，治以益气养阴，补肾固精。方中生黄芪益气生津，调脾健胃之气以升清降浊；生山药健脾胃而补肺气，脾胃健运则清开浊降，津液化生有源；生地黄、熟地黄清热生津，且滋补肾中真阴，上潮以润肺；山茱萸补肾填精养阴；天花粉清热生津止渴；云茯苓、健泽泻健脾益气，清热利湿；川黄连清胃泻火；益智仁温补肾阳，收敛固精，缩小便。水蛭活血化瘀。诸药共奏滋肾阴以降妄炎之火，补脾气以助生化之功，水升火降，中焦健旺，气复阴回，标本兼治，一诊而效，五诊症消，后以益气健脾，滋补肝肾，生津固涩之丸剂巩固疗效。

医案4：消渴

张某，女，57岁，山东人。1998年10月19日初诊。

【主诉】口渴多饮、尿频量多两年余。

【病史】患者近两年来烦渴多饮，口干舌燥，小便频数量多，伴气短，乏力，腰酸腿软，舌质淡暗，舌苔薄白，脉沉细。现每日口服优降糖片 2.5mg，1 日 2 次，查空腹血糖：265mg/dL，尿糖（++++）。

【中医诊断】消渴。证属气阴两虚，脾肾不足。

【方药】芪蛭地黄汤加减。生黄芪 30g，水蛭 7g，生山药 30g，干生地黄 20g，茅苍术 30g，蒸玄参 30g，山茱萸 20g，枸杞子 20g，云茯苓 20g，天花粉 30g，粉葛根 20g。首取 5 剂，每日 1 剂，水煎取汁，分两次饭前温服。

10 月 26 日二诊：上药服完，患者口渴症状有明显改善，但尿频，乏力，腰酸腿软等症状基本同前，查其舌质淡暗，舌苔白，脉沉细。以方测证，结合该诊病况，认为患者脾肾双亏，气阴两虚，辨证准确，遂拟上方加女贞子、墨旱莲各 15g。

11 月 16 日三诊：患者服药 20 剂，诉诸多症状明显改善，于是西药量减半，效不更方，上方稍有增损，又服 30 剂。复查血糖 120mg/dL，尿糖（+），遂以上方 10 倍量配丸剂，长期服用，以巩固疗效。

【按语】患者消渴两年余，曾服用西药降糖灵、优降糖等药物效果不佳，病情反复。其本已虚，若再单纯应用中药控制症状，降低血糖恐疗程较长，于是中西合璧，选用西药优降糖，再配合上述益气养阴祛瘀中药以治之，症状较快缓解。

十二、消散导滞汤

【组成】软柴胡 6g，夏枯草 15g，穿山甲 6g（先煎），山慈菇 12g，生牡蛎 20g（先煎），浙贝母 20g，京三棱 8g，蓬莪术 8g，秋桔梗 10g。

【功效】疏肝解郁，化痰软坚，活血散结。

【主治】单纯性甲状腺肿大。

【方解】方中穿山甲性善走窜，荡涤瘀滞，破结软坚；山慈菇既能化痰，又能破瘀；软柴胡、夏枯草疏肝解郁；生牡蛎、浙贝母软坚散结；京三棱、蓬莪术行气活血，破结力宏；秋桔梗开宣肺气，且有化痰之功。此即《内经》"诸气膹郁，皆属于肺"，又"肺主一身之气"。全方共奏疏肝解郁，化痰软坚，活血散结之功。使气滞散，瘀血消，痰凝除，病乃愈。

【加减】临证若兼易怒，烦热，口苦咽干者，选加粉丹皮、炒栀子、龙胆草等；气滞甚者选加制香附、炒枳壳等；痰凝甚者，选加胆南星、白芥子；肝肾阴虚者，

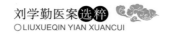

加女贞子、旱莲草、山茱萸等；气虚者加生黄芪、太子参等。

医案1：单纯甲状腺肿大

李某，女，37岁，市民。1998年4月6日初诊。

【主诉】咽喉部憋胀疼痛、吞咽阻挡1周。

【病史】患者1周前无意间在颈部摸到一枣大小的肿物，感胀痛，表面光滑，质地偏硬，可随吞咽动作而上下移动，今日感咽部憋胀疼痛，吞咽阻挡，经同位素扫描提示甲状腺肿大查 T_3、T_4 及 I^{131} 试验均属正常。西医诊断为单纯性甲状腺肿建议其手术治疗。患者因畏于手术，遂求余诊治。

【方药】消散导滞汤加味：京三棱10g，蓬莪术10g，秋桔梗12g，山慈菇14g，玉蝴蝶14g，穿山甲10g（先煎），夏枯草15g，生牡蛎30g（先煎），制鳖甲30g（先煎），败龟甲30g（先煎），软柴胡10g，山豆根10g，水煎服6剂。

4月13日二诊：服药后，咽喉部憋胀疼痛大轻，肿块已变软，舌质淡，舌苔薄白，脉弦滑，患者诉鳖甲、龟甲不报销，要求调换他药。故上方去鳖甲、龟甲，加浙贝母30g，露蜂房12g，6剂。

4月20日三诊：诉服药后，咽喉憋胀疼痛已基本消失，肿块渐小，精神、饮食可，脉舌同前。上方加京三棱2g，蓬莪术2g，6剂。

4月27日四诊：患者要求配丸剂，仍守上方汤剂6剂继服，另方配水丸：

处方：制鳖甲100g，蓬莪术40g，山豆根40g，秋桔梗60g，穿山甲100g，浙贝母100g，生牡蛎100g，软柴胡60g，夏枯草80g，京三棱40g，山慈菇60g，玉蝴蝶60g，败龟甲100g，露蜂房60g。共研细末，水泛为丸，每次9g，温开水送服，每日3次。

6月22日五诊，患者未诉特殊不适，肿块已消，同位素扫描未见异常，患者要求再服丸剂1料，以巩固疗效。

医案2：单纯甲状腺肿大

钱某，女，42岁，干部。2002年3月18日初诊。

【主诉】发现颈部肿块8个月。

【病史】患者于2001年7月发现颈部有一肿块，无明显症状，未引起重视，1个月前进食有阻挡感，即到河南大学淮河医院就诊，经同位素扫描提示：甲状腺肿大。查 T_3、T_4、甲状腺摄碘试验均属正常，西医诊断为：单纯甲状腺肿。服中西药治疗疗效不佳，经人介绍来就诊。自诉甲状腺肿大半年余，近1个月来肿块增大，吞咽有阻挡感，急躁易怒，胁胀口苦，查颈前左下有肿块，呈椭圆形，约 3cm×2.5cm，无压痛，表面光滑，质地较硬，随吞咽而上下移动，未扪及周围淋巴结，舌质淡，舌苔薄黄，脉弦滑。

【治法】证属肝郁气滞，痰凝血瘀。治以疏肝解郁，化痰祛瘀，软坚散结。

【方药】消散导滞汤加减。软柴胡 8g，夏枯草 12g，穿山甲 8g（先煎），山慈菇 12g，生牡蛎 30g（先煎），浙贝母 20g，京三棱 10g，蓬莪术 10g，制鳖甲 20g（先煎），败龟甲 20g（先煎），炒栀子 10g，龙胆草 5g。7 剂，每日 1 剂，分 2 次水煎口服。

3 月 25 日二诊：服药后急躁易怒、胁胀口苦均轻，余同前。上方加制鳖甲 10g，败龟甲 10g，浙贝母 10g，7 剂。

4 月 1 日三诊：颈部肿块减小，诸症轻，急躁易怒，胁胀口苦消，上方去龙胆草、炒栀子，加秋桔梗 12g，10 剂。

4 月 12 日四诊：颈部肿块明显缩小，摸之仅有黄豆大小，吞咽通畅，心情舒畅，诸症消，舌质淡红，舌苔薄白，脉弦滑，上方稍有增损又服 20 剂，肿块消。

【按语】上述两案均为中年妇女，均患"单纯性甲状腺肿大"，医案 1 症状不多，余以疏肝解郁，化痰祛瘀，软坚散结之消散导滞汤加山豆根大苦大寒，清热解毒，消肿止痛，清利咽喉，为治咽喉肿痛之要药。玉蝴蝶疏肝利咽，由于施治得法，故一诊即有显效，五诊而获痊愈。医案 2，急躁易怒，胁胀口苦之肝旺之征，故加龙胆草泻肝胆火，炒栀子清肝胆热。二诊后肝旺之征即消，又加秋桔梗疏畅胸中气滞，使气行血行，同时又有化痰之功，使气行，瘀散，痰消、病愈。

十三、活血通络止痛汤

【组成】软柴胡 8g，穿山甲 68g，广郁金 12g，制香附 10g，天花粉 15g，桃仁泥 10g，草红花 12g，当归尾 12g，生大黄 8g（后下），炒王不留行 20g，丝瓜络 8g，秋桔梗 12g，杏仁泥 10g，粉甘草 6g。

【功效】疏肝理气，活血消肿，祛瘀止痛。

【主治】肋软骨炎。

【方解】方中软柴胡为厥、少二经引经药，直达病所，能畅达肝经郁闭之气，气行血亦行；穿山甲走窜，破诸经络之结滞；更用桃仁泥之润以行之，草红花之温以导之，当归尾之辛以通之，使败血逐而下行；又因血瘀之处，必生瘀热，故用天花粉清除瘀热；粉甘草缓急止痛；生大黄能荡涤凝瘀败血，而除瘀热；更加炒王不留行、丝瓜络以通经活络，清热化痰；广郁金、制香附疏肝理气解郁，妙在用秋桔梗、杏仁泥开宣肺气，此即《内经》"诸气膹郁，皆属于肺"，又"肺主一身之气"。用之能使肝气疏，经脉畅，气血活，瘀血祛，"通则不痛"而诸症悉愈。

【加减】如瘀血偏重，症见局部隆起，刺痛难忍，痛有定处，夜间为甚，舌质暗或有瘀点，舌下静脉粗紫者，加紫丹参 10～30g，京赤芍 10～30g 等；热毒炽盛，症见局部肿胀隆起，跳痛为主，痛处有灼热感，口苦烦渴，咽喉肿痛，便结溲黄，舌质红，舌苔黄，加金银花 15～30g，嫩黄芩 10～15g，蒲公英 15～30g，生大黄加大用量至 20g；肝气郁结者，症见局部隆起胀痛，胸胁满闷，善太息，心烦易怒，情志抑郁，食欲不振者，加炒枳壳 8～12g，醋青皮 5～8g 等；应用此方除治疗肋间瘀血疼痛外，亦治其他部位的瘀血疼痛，以及肋间神经痛等，只有在临证时明察细辨，据证化裁，灵活运用，方获良效。

医案 1：胁痛

张某，男，56 岁，教师。2001 年 7 月 9 日初诊。

【主诉】左季胁疼痛 3 天。

【病史】患者 3 天前，因洗澡搓背时用力过大，致左季胁疼痛，痛如锥刺不能忍，左季胁肿胀隆起，左侧胸部 X 线片正常。舌质淡暗，舌苔黄，脉弦。

【中医诊断】胁痛。此乃肋间瘀血留着，不通则痛。

【西医诊断】肋软骨炎。

【治法】疏肝理气，活血祛瘀，消肿止痛。

【方药】活血通络止痛汤加减。软柴胡 7g，当归尾 12g，穿山甲 8g，桃仁泥 10g，草红花 12g，生大黄 7g（后下），天花粉 12g，制香附 12g，广郁金 12g，紫丹参 30g，炒王不留行 30g，丝瓜络 7g，水煎分两次温服，每日 1 剂。

7 月 13 日二诊：服药 4 剂后左肋疼痛大轻，余无特殊不适，脉舌同上。效不更方，上方加当归尾 3g，草红花 3g，又服 5 剂，诸症消，疾病愈。

医案 2：胁痛

李某，女，38 岁，干部。1998 年 4 月 10 日初诊。

【主诉】右肋痛 1 周，加重 3 天。

【病史】患者 1 周前因外出乘车拥挤，又突遇紧急刹车，自觉右肋部疼痛，咳嗽、深呼吸时疼痛加剧，日渐加重，口苦咽干，在当地医院诊断为肋软骨炎，给予西药及局部注射药治疗，效果不显，回汴后即前来就诊。查体：右侧第四肋软骨靠近胸肋关节部隆起，压痛明显，微有热感，右侧胸部 X 线片正常，舌质淡红，舌苔黄薄，脉弦滑。

【中医诊断】胁痛。此乃肋间瘀血留着，瘀久化热。

【西医诊断】肋软骨炎。

【治法】疏肝理气，活血祛瘀，清热凉血，消肿止痛。

【方药】活血通络止痛汤加减。软柴胡 6g，当归尾 12g，穿山甲 8g，桃仁泥 10g，草红花 12g，生大黄 10g（后下），天花粉 15g，广郁金 14g，紫丹参 30g，丝瓜络 8g，金银花 20g，蒲公英 20g，水煎分两次温服，每日 1 剂。

4 月 13 日二诊：服药 3 剂，右肋热感消，疼痛轻，口苦咽干亦愈，脉舌同前。上方去金银花、蒲公英，加炒王不留行 30g，制香附 12g，4 剂。

4 月 17 日三诊：后右肋疼痛大轻，隆起已不明显，仍守上方继服 3 剂，以收全功。

医案 3：胸痹

刘某，男，42 岁，医生。2004 年 12 月 24 日初诊。

【主诉】跌伤后胸痛 1 天。

【病史】患者昨晚因不慎跌倒至沙发上，致胸骨柄下软骨处隆起疼痛，笑及胸部活动时疼痛加剧。查体：胸骨柄下软骨处微肿，压痛明显，舌质淡，舌苔黄薄，脉弦，胸部正位片正常。

【中医诊断】胸痹。此乃瘀血留滞，不通则痛。

【治法】疏肝理气，活血消肿，祛瘀止痛。

【方药】活血通络止痛汤加减。软柴胡 8g，天花粉 15g，全当归 12g，穿山甲 8g，桃仁、杏仁各 10g，草红花 12g，生大黄 8g（后下），制香附 12g，广郁金 12g，炒王不留行 30g，丝瓜络 7g，水煎分两次温服，每日 1 剂。

12 月 27 日二诊：服药 3 剂，胸肋疼痛大轻，脉舌同上，上方加炒枳壳 12g，继续服 3 剂。

12 月 31 日三诊：胸肋隆起疼痛均消，无特殊不适，仍守上方 3 剂，巩固疗效。

【按语】肋软骨炎是肋软骨的无菌性炎症，又称缺血性炎症，系肋软骨

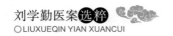

的供血小动脉栓塞所致。以上三案均有外伤史，此乃胸中瘀阻兼有气滞之证，伤气则气滞，伤血则血瘀；气滞能使血瘀，血瘀则阻气行，即"不通则痛"。案1、案3均以活血通络止痛汤活血通络，祛瘀止痛，更加广郁金、制香附，疏肝理气，使气行则血行，重用炒王不留行、丝瓜络以加强通经活络之力。案2：瘀久化热，故用活血通络止痛汤加金银花、蒲公英以清热凉血解毒，使气行血活，经脉通畅，瘀祛肿消，通则不痛，则疼痛止，肿块消，疾病愈。

十四、补肾化瘀汤

【组成】蒸熟地 15g，山茱萸 15g，枸杞子 15g，制香附 12g，当归尾 12g，炒白芍 15g，川芎片 8g，怀牛膝 12g。

【功效】补肾调肝，行气活血。

【主治】闭经。

【方解】全当归甘辛性温，归心、肝、脾经，补血活血，和肝止痛，为妇科调经要药；蒸熟地养血滋阴，补精益髓，既为补血要药，又是滋阴主药；川芎片辛香行散，温通血脉，既能活血祛瘀，又能行气开郁，为血中之气药，有通达气血之功效；炒白芍苦酸微寒，归肝脾二经，养血调经，柔肝止痛，为调经之良药；怀牛膝补肝肾，活血祛瘀，引血下行；枸杞子味甘性平，归肝肾经，补阴壮水，滋水涵木；山茱萸味酸性温，归肝肾经，既能补肝肾之阴，又能温补肾阳，是一味平补肝肾的要药；制香附味辛微苦，归肝、三焦经，芳香走窜，能疏肝理气解郁，配于补肾养血药之中，使全方补而不滞。诸药共奏，调肝补肾，活血化瘀之功。

【加减】血瘀明显者，选加桃仁泥、草红花、益母草、泽兰叶等活血化瘀；气血虚弱明显者加太子参、生黄芪、焦白术等益气健脾；气滞明显者选加炒枳壳、广郁金、炮川楝、软柴胡等疏肝理气；痰湿明显者选加姜半夏、广陈皮、云茯苓、白芥子、焦白术等健脾燥湿，化痰通经；下元虚寒者加上肉桂、小茴香，温煦下焦；肾虚明显者选加淫羊藿、仙茅、巴戟天、菟丝子等以温补肾阳。

医案 1：闭经

薛某，女，38岁。1998年11月16日初诊。

【主诉】闭经 3 个月余。

【病史】3 个月前无明显诱因出现闭经，腰酸畏寒，周身发胀，头晕，心烦意乱，舌质淡，舌苔薄，脉沉弦。

【中医诊断】闭经。证属肾虚血瘀。

【治法】补肾填精，活血祛瘀。

【方药】补肾化瘀汤加味。蒸熟地黄 14g，当归尾 14g，川芎片 8g，枸杞子 20g，山茱萸 20g，制香附 12g，怀牛膝 15g，炒白芍 15g，台乌药 8g，生山药 30g，益母草 30g，上肉桂 3g（后下）。水煎服，每日 1 剂。

11 月 23 日二诊：服药后月经已至，行经 4 天，量少，色暗，诸症缓解，舌质淡，舌苔薄，脉沉弦，上方加肉苁蓉 15g，仙茅 10g。继续水煎温服。

11 月 30 日三诊：诸症消，无特殊不适，守上方 7 剂，以巩固疗效，1 年后就诊他疾时，诉治疗后每月按时来潮。

【按语】此案为肾虚气血失调所致，故治疗先以补肾化瘀，行气活血，温补胞宫之剂，月经来潮，后改为调肝补肾之剂以收全功。

医案 2：闭经

赵某，女，41 岁。2000 年 5 月 15 日初诊。

【主诉】闭经半年余。

【病史】患者 1 年前与人争吵后，心情不愉快，开始出现月经延期，量少，余无特殊不适，未引起重视，亦未治疗。半年前，突因工作变故，不释于怀，闭经不行，曾在开封市妇产医院妇科检查未见异常。服中西药治疗效不佳，现闭经半年，胁肋胀满，腰膝酸软，烦躁易怒，舌质淡，舌苔薄，脉沉细稍弦。

【中医诊断】闭经。证属肝郁肾虚。

【治法】疏肝解郁，补肾益精，活血化瘀。

【方药】补肾化瘀汤加减。当归尾 12g，炒白芍 12g，蒸熟地黄 12g，制香附 12g，怀牛膝 15g，炒枳壳 12g，枸杞子 15g，山茱萸 15g，益母草 20g，软柴胡 7g，泽兰叶 12g，上肉桂 12g。水煎服，每日 1 剂，并嘱患者要调整心情，配合治疗。

5 月 22 日二诊：服药后精神转佳，情绪改善，胁肋胀满、烦躁易怒均轻，舌质淡，舌苔薄，脉沉细稍弦，上方加益母草 10g，川芎片 8g。

5 月 29 日三诊：患者诉服药后自觉腹胀，脉舌同前，上方加当归尾 3g，炒白芍 3g，怀牛膝 5g。

6 月 5 日四诊：诉其月经于 6 月 4 日已至，但经量较少。色暗，有血块，

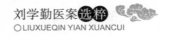

仍守上方加上肉桂 2g。

6月 12 日五诊：诉服药后经量增多，仍色暗，有血块，3 日前经期已结束。仍守上方 7 剂，隔日 1 剂以巩固疗效。后随访月经按月来潮。

【按语】女子以血为本，以肝为先天，肝为冲脉之本，受五脏六腑之血而贮之，司血脉并与肾精相互滋生。此案因情志不畅致肝气郁结，疏泄失常而致闭经，故投以疏肝理气解郁，补肾益精，活血化瘀之剂，加之患者心理调理，使疾病较快痊愈。

医案 3：闭经

杨某，女，30 岁。2002 年 10 月 14 日初诊。

【主诉】闭经 4 个月余。

【病史】患者 4 个月前装修房屋，操劳过度，经即不行，随之出现腰膝酸软，倦怠懒言，带下量多，形体丰腴，舌质淡，舌苔黄厚，脉沉细，妇科检查未见异常，B 超检查：子宫附件未见异常。

【中医诊断】闭经。证属脾肾两虚，血行不畅。

【治法】健脾燥湿，补肾益精，活血化瘀。

【方药】补肾化瘀汤化裁。广陈皮 10g，云茯苓 15g，姜半夏 10g，当归尾 12g，炒白芍 12g，川芎片 8g，山茱萸 20g，制香附 12g，蒸熟地黄 15g，怀牛膝 15g，春砂仁 5g（后下），茅苍术 8g。水煎服，每日 1 剂，并嘱患者应少食油炸食物，多食清淡之物。

10 月 21 日二诊：服药后白带量少，精神好，脉舌同前。上方加云茯苓 5g，炒白芍 8g。

10 月 28 日三诊：腰膝酸软，倦怠懒言均大轻，仍守上方加泽兰叶 12g。

11 月 4 日四诊：诸症消，月经于 11 月 2 日来潮，第 1～2 天腹胀，经量偏少，色红，至今未净，仍守上方，去川芎片，7 剂，隔日 1 剂以巩固疗效。

【按语】《妇科切要》曰："肥白妇人，经闭而不通者，此是痰湿于脂膜壅塞之故。""治病必求于本"为中医治疗原则，此案为脾虚湿盛，肾虚血瘀，故治以健脾燥湿，补肾益精，活血化瘀为正治，药证相合，故取效速捷。余曾多次告诫，治疗闭经切忌见闭经就用破血之品，不顾虚实，概以通为治，实证或属相宜，而虚证遇之，必将变证百出，应相加辨证，合理用药，使药物直达病所，经闭自愈。

十五、通乳汤

产后乳汁甚少或全无称为缺乳，多因产妇素体虚弱，气血不足，复因分娩失血过多，气随血耗，脾胃虚弱，生化之源不足，无以生乳；或因产后情志抑郁，肝失条达，气机不畅，胁肋胀痛，乳胀而不得出；或因平素饮食不节，肥胖之体，复加产后嗜食肥甘厚味，痰湿阻滞经络，气血不畅，则乳汁难下。《傅青主女科》谓："妇人产后绝无点滴之乳，人以为乳管之闭也，谁知是气与血之两涸乎！夫乳乃气血之所化而成也，无血固不能生乳汁，无气亦不能生乳汁。"余治疗本病组方亦充分体现了此法则，多用自拟通乳汤。

【组成】生黄芪 30g，全当归 10g，生地黄、熟地黄各 15g，路路通 12g，穿山甲 8g，白通草 10g，丝瓜络 8g，炒王不留行 20g，漏芦 12g，软柴胡 10g，秋桔梗 10g，春砂仁 6g（后下），水浸后武火煎，取浓汁，分两次饭后 1 小时温服。

【功效】益气养血，通络泌乳。

【主治】缺乳症。

【方解】方中漏芦、穿山甲、路路通利窍通乳；全当归、生熟地黄、生黄芪益气养荣；通草、丝瓜络、炒王不留通乳活络；春砂仁醒脾和胃，增加饮食。加少量软柴胡疏肝理气；秋桔梗载乳上行。诸药合用，可使气血得补，乳络得通，脾胃得健，气血生化之源得充，而乳汁犹如涌泉而下。

【加减】若乳房不胀，点滴无乳者去柴胡、漏芦，加野党参、麦门冬，倍用黄芪以益气养荣；若乳房胀硬，有包块者加醋青皮、皂角刺，倍用柴胡以疏肝理气；若乳房胀痛，硬肿微热者加全瓜蒌、蒲公英、金银花、净连翘清热散结；若大便干结者加瓜蒌仁、火麻仁、郁李仁以润肠通便；若形体肥胖，湿盛者去生黄芪、生熟地黄，加云茯苓、姜半夏、茅苍术。各司其症，量病选加。近年来，随着人民生活水平不断提高，产后多恐身体虚弱而乱用补品，嗜食肥甘厚味，致使痰湿内盛，阻滞经络，气血不畅，乳汁不通，而屡见不鲜。产后适量补充一些营养成分是有必要的，但不可过量。同时，应保持心情舒畅，饮食有节，只有医患相互配合，方能取得理想效果。

医案 1：缺乳症

曹某，女，28 岁，干部。1999 年 8 月 16 日初诊。

【主诉】产后 10 天乳汁不下。

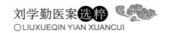

【病史】患者素体虚弱，新产第一胎，产后无不适，至第 5 日渐觉乳稍胀，延至第 7 日，两乳房柔软而不胀，乳汁点滴不通，挤之不出，曾服鲤鱼汤、猪蹄汤均罔效，诊时患者面色苍白，纳差，舌质淡，舌边齿痕，舌苔薄白，脉沉细。

【中医诊断】缺乳症。证属气血双虚。

【治法】益气养血，通络泌乳。

【方药】通乳汤加味。生黄芪 40g，生地黄、熟地黄各 15g，穿山甲 9g，当归尾 14g，炒王不留行 15g，漏芦 14g，路路通 12g，天花粉 24g，焦白术 8g，麦门冬 20g，秋桔梗 12g，白通草 10g，春砂仁 7g（后下），服药 1 剂食增，乳汁渐增，3 剂服毕，乳汁如泉，足以哺吮。

【按语】乳汁为精血所化，源于脾胃其根在肾，其行在肝，受冲任所司。缺乳，虚者多因产后气血方虚，乳汁化源不足；或肾精方虚，无精化血，冲任气血衰少，无以化乳；实者多因肝郁气滞，乳脉不行所致。方中生黄芪、全当归益气生血以滋化源；焦白术健脾补虚，增加食量；穿山甲、路路通、王不留行活血通络以下乳，通草、丝瓜络利窍通乳；生地黄、熟地黄滋肾水，养真阴；天花粉、麦门冬养阴生津；秋桔梗升提诸药以利窍，诸药相伍有化乳、通乳、下乳之功。

医案 2：缺乳症

董某，女，31 岁，工人。1975 年 3 月 25 日初诊。

【主诉】产后乳汁量少半年。

【病史】患者产后半年以来，乳汁不足，婴儿奶不够吃，产后月经曾来一次，后未至；3 天前因生气后乳汁更少，神疲乏力，面色苍白，纳差，不欲饮食，眠一般，多梦易醒，二便可；舌质淡，舌苔薄白，脉弦稍细。

【中医诊断】缺乳症。证属气血亏虚，肝气郁结。

【治法】益气养血，疏肝通络。

【方药】通乳汤加减。生黄芪 20g，全当归 12g，鹿角霜 12g，路路通 9g，生地黄、熟地黄各 12g，软柴胡 10g，天花粉 20g，春砂仁 8g（后下），穿山甲 8g，炒王不留行 20g，丝瓜络 8g。水煎服，每日 1 剂，分 2 次温服。嘱咐病人节情志，勿劳累，多和亲人沟通，加强交流，多到户外走动。

3 月 29 日二诊：服药 3 剂，乳汁较前增多，精神稍有好转，饮食稍有增加，舌脉同上。效不更方，原方加生黄芪 10g，全当归 3g，路路通 3g，以增强补气养血通经之效。

4月5日三诊：又服6剂，病人自述乳汁已基本正常，心情也明显好转，精神较好，纳尚可，睡眠易醒，时有梦，舌质淡，苔薄白，脉小滑。守原方以加强养血脉，通经络，安神魄之剂。

生黄芪30g，全当归15g，穿山甲10g，鹿角霜12g，路路通12g，生地黄、熟地黄各15g，软柴胡12g，天花粉30g，炒王不留行30g，丝瓜络15g，炒枣仁30g，春砂仁8g（后下）。

4月12日四诊：服用6剂，诸症皆消，未见其他不适，睡眠改善，在上方基础上，续进5剂，间日1剂，以增强疗效。

医案3：缺乳症

袁某，女，22岁，农民。1971年9月16日初诊。

【主诉】产后半月，断乳3天。

【病史】产后半月，乳汁充足，婴儿食用，足足有余。3日前，因产一女婴，婆媳和夫妻之间均发生矛盾，失声痛哭半日，第两天乳汁减少，继而乳汁几乎全无。神情呆滞，不思饮食，夜不能眠，舌质淡红，舌苔白湿，脉弦细，左关脉明显增大。

【中医诊断】缺乳症。证属肝气郁结，乳脉闭塞。

【治法】疏肝解郁，活络通乳。

【方药】柴胡疏肝散和通乳汤加减。软柴胡12g，全当归12g，炒白芍12g，炒枳壳12g，广郁金12g，制香附12g，穿山甲10g，炒王不留行30g，天花粉30g，丝瓜络8g，春砂仁8g，粉甘草6g，水煎取浓汁，分两次温服，每日1剂。

9月19日二诊：上方服2剂，乳汁渐增，神情亦稍好，效不更方，原方加路路通12g，继服3剂。

9月23日三诊：上药服2剂后，乳汁已恢复正常，第3剂服讫，乳汁如前，为巩固疗效，原方隔一二日服1剂，再服3剂，以收全功。

【按语】以上两案均为青年妇女，前案因产后出现气血亏虚，虚则气血之源。影响乳汁的生化，故致缺乳及神疲乏力，舌质淡，苔薄白，脉细；加之情志抑郁，怒则伤肝，肝失疏泄，致乳脉不通。《儒门事亲》云："啼哭悲怒郁结，以致乳脉不行。"《妇科正宗》云："产妇有两种乳脉不行，有气盛而壅闭不行者，有血少气弱涩而不行者。虚者当补之，盛者当疏之……"，治宜益气养血为主，佐以疏肝通络为标；通乳汤加减。生黄芪甘微温，归脾肺经，能补脾气，且有升举阳气之效；全当归甘辛温，归肝心脾经，为补血之要药，既能补血，又能活血，二者相配，使气行血行，以加强补气养血的功效；大熟地黄、干生地黄滋肾水，补血气，益真阴，从而达到养血滋阴，补精益髓；软柴胡疏肝解郁，调畅气机；穿山甲咸微寒，归肝胃经，善于走窜，性专行散，能通经络而达病所，与炒王不留行配伍，可增强通经行乳之效；丝瓜络《本草纲目》"能通人脉络脏腑……及治诸血病也"，长以祛风通络、下乳；天花粉消肿散结，养阴生津；方中用鹿角霜是治疗该病的一大特色，味甘咸，性温，补肝肾，益精血，尤其对精血亏虚、虚劳、产后导致的虚寒者，补而不黏滞，效果较好。全方标本同治，气血充盛，肝气调达，气血充足则能化生乳汁，乳汁自然通畅。后案属"气盛而壅闭不行者"，故用大队疏肝理气，解郁通络之柴、归、芍、郁、附之品，更选通乳汤中通乳之力强者，妙投炒枳壳宽中下气，使乳脉通畅，郁气得解，乳汁自然恢复，似泉如初。

第二节　专病验方系列及医案

一、治肝炎验方系列及医案

（一）清热化湿汤（强肝丸Ⅰ号）

【组成与用法】重楼 30g，土茯苓 20g，板蓝根 20g，净连翘 20g，薏苡仁 30g，广郁金 12g，草豆蔻 6g（后下），淡猪苓 20g，广藿香 10g。水煎服。

【功效】清热化湿，疏肝解毒。

【主治】慢性活动性肝炎湿热蕴结证。症见两胁疼痛，食欲不振或恶心、呕吐，嗳气痞满，身困乏力，舌苔黄厚或腻，脉弦滑。

【方解】重楼苦寒，入肝经血分，清热解毒。《本草正义》："重楼乃苦泄解毒之品，濒湖谓足厥阴经之药，盖清热肝胆之郁热，熄风降火，亦能退肿消痰，利水去湿。"土茯苓甘、淡，性平，清热除湿，泄浊解毒。《本草正义》："土茯苓，利湿去热，能入络，搜剔湿热之蕴毒。"板蓝根、净连翘清热解毒，凉血；薏苡仁清热，健脾化湿；草豆蔻辛、温，香燥，温中健脾化湿，行气止痛；

广郁金疏肝利胆，行气解郁，活血止血；淡猪苓功专利水渗湿；广藿香芳香化湿，健胃醒脾。张山雷说："广藿香芳香而不嫌其猛烈，温煦而不偏于燥热，能祛除阴霾湿邪，而助脾胃正气，为湿困脾阳，倦怠无力，饮食不甘，舌苔浊垢者最捷之药。"诸药相伍，共奏清热解毒、芳香化湿之效。

医案：慢性乙型肝炎、肝囊肿、胆囊炎

杨某，男，49岁，市民。2005年1月10日初诊。

【主诉】腹胀、纳差、泛酸2月余。

【病史】患者2个月前因便血在开封市第一人民医院就诊为胃溃疡合并出血，治疗后出血停止，但仍间断腹胀、纳差、泛酸。2周前化验提示乙肝"小三阳"，肝功能：总胆红素22.3μmol/L，ALT156U/L，AST61U/L，ALP142U/L，GGT140U/L。化验HBV–DNA2.01×10³copies/mL。彩超：肝内囊性肿物（10mm×12mm）、轻度胆囊炎。肝纤维化四项：HA264.3ng/mL，LN129ng/mL，PⅢ～NP84.7ng/mL，C～Ⅳ101.5ng/mL。脉滑，舌质淡，舌体大，苔黄面大。

【中医诊断】肝著；吐酸。证属湿热蕴结。

【西医诊断】慢性乙型肝炎（中度）；胃溃疡。

【中医治则】清热解毒，利湿泄浊。

【方药】清热化湿汤加减。重楼30g，土茯苓20g，板蓝根20g，净连翘20g，广郁金12g，薏苡仁30g，草豆蔻6g（后下），淡猪苓20g，广藿香12g，佩兰叶12g，广陈皮10g，姜半夏10g，川厚朴6g。6剂，水煎400mL，每日1剂，分2次温服。

1月21日二诊：腹胀、纳差、泛酸均减轻，自感乏力，二诊方去广郁金、制香附，加金银花30g，生黄芪30g，太子参30g，以益气清热。12剂，用法同前。

2月18日三诊：服上药20剂，诸症基本消失。近日劳累后感四肢关节酸痛，舌根苔厚，为湿热困阻之征，治宗上意，加桂枝以解毒凉血，通阳化浊。

处方：薏苡仁30g，土茯苓30g，净连翘30g，忍冬藤30g，金银花30g，广藿香12g，佩兰叶12g，大腹皮15g，生黄芪30g，太子参30g，桂枝尖5g，草红花15g。7剂，用法同前。

3月4日四诊：纳食改善，腹胀缓解，未再泛酸，大便正常。脉滑，舌质淡，体大，苔厚。调整治则，在化湿泄浊基础上，加用清热解毒之品，以抑制乙肝病毒复制。

处方：薏苡仁30g，土茯苓30g，片姜黄15g，金钱草30g，重楼30g，

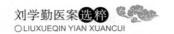

山豆根 8g，苦参 30g，白花蛇舌草 30g，生黄芪 30g，巴戟天 7g，蔻仁、春砂仁各 6g（后下），炒枳壳 12g。15 剂，用法同前。

上方为主间断调理半年，腹胀、泛酸等症减轻。右胁稍感不适。复查肝功能：总胆红素 12.1μmol/L，ALT17U/L，AST21U/L，ALP81U/L，GGT24U/L。两对半为"小三阳"，HBV–DNA6.51×10^{2}copies/mL。彩超：肝内囊性肿物（5mm×7mm）。肝纤维化四项：HA101.2ng/mL，LN63ng/mL，PⅢ～NP75.4ng/mL，C～Ⅳ 31.5ng/mL，均较 8 个月前好转。治疗重点调整为化痰散结，行气活血：制鳖甲 30g，生牡蛎 30g，草红花 14g，紫丹参 30g，浙贝母 30g，穿山甲 9g，制香附 15，乌药 6g，炒枳壳 12g，全当归 15g，大腹皮 15g，怀牛膝 20g。7 剂，用法同前。

上方稍有出入调理 1 年余停药。2009 年 6 月 12 日因感冒来诊，诉肝病已愈，近 4 年多次复查肝功能正常，HBV–DNA＜500copies/mL，2008 年复查胃镜提示慢性浅表性胃炎，原溃疡已愈。

【按语】该案特点在于化湿法的应用。患者原有胃溃疡并消化道出血病史，且有轻度肝损伤，肝纤维化指标偏高，加之腹胀、纳差、泛酸等肝胃郁热表现，辨证为湿热中阻。初诊时以清热化湿汤化湿解毒。待湿浊渐消，更加重楼清热解毒，同时以黄芪、太子参补气健脾，扶正祛邪。余在多年临床基础上发现，湿困中焦，易发肝胃同病，脾胃湿热与肝胆湿热具有以下五个共同点：一是病因相同，脾胃湿热与肝胆湿热多由感受湿热之邪，或偏嗜肥甘厚腻，酿湿生热所致；二是症状类似，都有纳呆、呕恶、腹胀等消化系统症状；三是两者均可有黄疸的症状，黄疸是由湿热熏蒸，胆汁不循常道而外溢肌肤所致，如出现黄疸，皆为阳黄；四是舌脉相近，均为舌红苔黄腻、脉滑偏数等湿热之象；五是病程缠绵，容易反复。如本案既有活动性肝炎，又有消化道溃疡，但其治疗只要抓住其病机关键，使湿浊得清，郁热得化，则肝胆、脾胃之病皆去。本案患者调理 8 个月余，症状均减，肝功能及肝纤维化四项指标好转，乙肝病毒量减少，肝囊肿缩小，至末期改以活血化瘀、软坚散结治疗，以巩固疗效。3 年后复诊，不但肝病已愈，消化道溃疡亦消失。这里进一步体现了中医治疗的整体观和中医药远期疗效的可靠性。

（二）疏肝健脾汤（强肝丸Ⅱ号）

【组成与用法】全当归 12g，炒白芍 15g，软柴胡 9g，焦白术 10g，云茯苓 24g，广郁金 12g，川楝子 12g，制香附 12g，炒枳壳 12g，粉甘草 6g。水煎服。

【功效】疏肝解郁，健脾降浊。

【主治】慢性肝炎之肝郁脾虚证。症见：右胁胀痛，乏力易怒，食少便溏，舌质淡或淡红，舌体偏大，舌苔白湿或白滑，脉沉细或弦滑。中医辨证属胁痛，证属肝郁脾虚型。

【方解】肝为将军之官，藏血之脏，体阴用阳。方中软柴胡、广郁金、制香附疏肝解郁，此即《内经》"木郁达之"之旨；焦白术、云茯苓、粉甘草培补脾土，意在"实土以御木侮"；现代药理研究证实，健脾药有增强调整、提高机体的免疫力和解毒功能，有助于自身稳定和终止一些有害免疫反应的发生。这里亦从一个新的角度论证了仲景"见肝之病，知肝传脾，当先实脾"理论的正确性。全当归、炒白芍养血柔肝，补肝体以和肝用，体用兼顾，肝脾同治。本方妙加炒枳壳和软柴胡，协同升清降浊；炒白芍配粉甘草，酸甘化阴，缓急止痛。四药联手，一升一降，一散一敛，一行一守，一补一泄。全方可宣达气机，解郁散结，升清降浊，健脾和营，缓急止痛。

【加减】夹湿明显者，选加三仁汤；夹热明显者，选加自拟疏肝解毒汤（强肝丸Ⅲ号）；湿热并重者选加龙胆泻肝汤。

医案：慢性乙型肝炎、脂肪肝

安某，男，53 岁，通许县人。2004 年 8 月 2 日初诊。

【主诉】右胁疼痛不适 10 余年。

【病史】患者 10 余年前体检发现乙肝大三阳，未治疗。近 10 余年来间断右胁疼痛不适，伴全身乏力，纳差，腹胀，厌食油腻，口苦，便溏，每日 1 ~ 2 次，夜眠尚可。舌质淡暗，边有齿痕，苔薄白，脉弦细。肝功能示：TB34.5μmol/L、ALT61U/L，AST45U/L，ALP105/L，γ-GT51U/L，麝香草酚浊度 6U，TP74.6g/L，ALB35.2g/L，GLB39.4g/L。AFP32.5ng/mL。乙肝两对半：HBsAg、HBcAb 阳性，HBV-DNA2.20×10⁴copies/mL。彩超提示脂肪肝。

【中医诊断】胁痛。肝郁脾虚，湿瘀互阻。

【西医诊断】慢性乙型肝炎、脂肪肝。

【治法】健脾疏肝，利湿化瘀。

【方药】疏肝健脾汤加减。全当归 12g，炒白芍 15g，软柴胡 9g，焦白术 10g，云茯苓 24g，制香附 12g，广郁金 12g，生黄芪 30g，炒枳壳 12g，紫丹参 30g，重楼 25g，粉甘草 6g。6 剂，颗粒剂，每日 1 剂，分 2 次冲服。

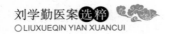

上方稍有增损调理 1 个月，右胁疼痛不适感减轻，转为隐痛，饮食增加，精神改善，排便欠畅，舌质红，边有齿痕，苔薄，脉弦。上方加量并加行气导滞、通经止痛之品。

处方：茅苍术 15g，生黄芪 35g，川厚朴 7g，焦槟榔 8g，川楝子 12g，紫丹参 30g，广郁金 14g，制香附 14g，草豆蔻 9g（后下），建泽泻 30g，重楼 30g，片姜黄 12g。10 剂，颗粒剂，分 2 次冲服。

共服上方 30 余剂，2004 年 11 月 22 日复查肝功能示：TB12.3μmol/L，ALT35U/L，AST25U/L，ALP81/L，γ-GT49U/L，麝香草酚浊度 3U，TP81.3g/L，ALB40.2g/L，GLB41.1g/L。AFP29.4ng/mL。右胁偶痛，痛即发胀，治疗以健脾益肾、化瘀解毒为主。

处方：茅苍术 10g，炒白术 10g，广郁金 15g，生黄芪 40g，大腹皮 15g，重楼 30g，紫丹参 30g，建泽泻 30g，太子参 40g，枸杞子 25g，山茱萸 25g，制黄精 15g，草豆蔻 9g（后下），女贞子 15g。10 剂，颗粒剂，分 2 次冲服。

间断调理半年，自述诸症均消。2005 年 5 月 27 日化验肝纤维化四项提示：HA184.4ng/mL，LN103.7ng/mL，PⅢ~NP135.7ng/mL，C-Ⅳ72.8ng/mL。肝功能示：ALT56U/L，AST64U/L，ALP84U/L，γ-GT40U/L。AFP6.8ng/mL。彩超提示：肝光点稍增粗，胆、脾、肾未见明显异常，调整治疗原则为活血化瘀、软坚散结，继续逆转肝纤维化。

处方：制黄精 20g，制鳖甲 30g（先煎），生牡蛎 30g（先煎），穿山甲 10g（先煎），山茱萸 25g，浙贝母 30g，夏枯草 15g，茅苍术 20g，生黄芪 40g，建泽泻 30g，广郁金 15g，重楼 30g，草豆蔻 6g（后下），春砂仁 6g（后下）。

中药调理 1 年余，饮食改善，体重增加，2006 年 7 月 14 日复查肝功能示：TB11.0μmol/L、ALT28U/L，AST24U/L，ALP64U/L，γ-GT27U/L，TP74.5g/L，ALB43.3g/L，AFP6ng/mL。轻度乳糜血清，CHO5.7mmol/L，TG3.3mmol/L。乙肝五项：HBsAg，HBeAb、HBcAb 阳性，HBV-DNA8.05×10²copies/mL。病毒降低，e 抗体出现。彩超：轻度胆囊炎。因公出差，患者要求服中成药。调整治则以化湿泄浊、软坚散结为主。

处方：制鳖甲 150g，败龟甲 150g，穿山甲 100g，三七粉 100g，广郁金 100g，羚羊角粉 40g，西洋参 50g，制香附 100g，嫩茵陈 100g，生黄芪 200g，草豆蔻 50g，春砂仁 50g，焦槟榔 60g。1 料，研粉，装胶囊，每服 6 粒，每日 3 次，口服。另外配服胆宁胶囊。

2011 年 12 月 1 日：诸症皆消，未觉不适。复查肝功能均正常，乙肝五项提示 "小三阳"，HBV–DNA ＜ 500copies/mL。AFP2.7ng/mL，已正常。复查肝纤维化四项提示：HA92.4ng/mL，LN71.7ng/mL，P Ⅲ –NP63.5ng/mL，C Ⅳ 86.4ng/mL。均正常。空腹血糖 5.99mmol/L。彩超：肝、胆、脾无明显异常。再次制中成药以缓缓收功，以化瘀利胆、化瘀通络为治则。

处方：金银花 300g，冬葵子 300g，清半夏 100g，川黄连 90g，嫩黄芩 200g，淡干姜 40g，川楝子 150g，太子参 300g，海金沙 300g，穿山甲 100g，制鳖甲 300g，败龟甲 300g，延胡索 150g，鬼箭羽 300g，广郁金 200g，酒大黄 90g。1 料，制水丸，每服 6g，每日 3 次，口服。

【按语】慢性乙型肝炎、脂肪肝、胆囊炎、糖尿病均为慢性疾患，且均与肝直接相关。该患者初起以治肝为主，治则为疏肝健脾，利湿化瘀。中期胁痛已减，肝功恢复，但因休养过度，出现脂肪肝，治疗原则调整为以化瘀泄浊、软坚散结为主，兼顾清胆利湿；后期治疗以治高黏血症、糖尿病为主，重点在于益气养阴，活血化瘀。以此可以看出，方随病变，药随证行，对于复杂病证，要总能抓住不同病理阶段的各自特点，各有侧重，"集中优势兵力解决主要问题"，正是余解决疑难杂症的核心思路。

（三）疏肝解毒汤（强肝丸Ⅲ号）

【组成与用法】嫩茵陈 30g（后下），炒栀子 9g，炒黄柏 8g，板蓝根 20g，广郁金 12g，炒枳壳 12g，草红花 9g，粉甘草 4g。用法：水煎服，每日 1 剂，分 2 次温服。若病情严重，每日可分服 1.5 ～ 2 剂，每 8 小时或 6 小时温服 1 次。

【功效】疏肝解毒，利胆清热，化瘀退黄。

【主治】肝炎活动期或慢性活动性肝炎出现黄疸，中医辨证属湿毒蕴结者。症见：目黄，身黄，小便黄，身痒，乏力，胁痛，恶心，纳呆，腹胀，舌质淡红，舌体偏大，舌苔黄白、面大、较厚，脉象弦细或数。

【方解】嫩茵陈、炒栀子性皆苦寒，苦可燥湿，寒能清热，且二者均有利小便作用，可使热毒之邪自小便而去。加入炒黄柏、板蓝根更能加强清热祛湿、抗御病毒之力。现代药理研究证实，清热解毒药物有抑制肝炎病毒，调整机体免疫功能的作用。广郁金疏肝利胆，草红花入血化瘀，均可加强退黄；炒枳壳宽中下气；甘草调和诸药。全方共奏祛湿热、除黄疸、疏肝郁、和胃

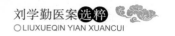

气之功。

【加减】热邪壅盛者加炒栀子至 12g，加黄柏至 10g，另加重楼 30g，虎杖 15g；湿邪偏盛者加滑石粉 12g，薏苡仁 30g；毒热猖獗者，加羚羊角粉 1g（以水牛角粉 10g 代替），青黛粉 9g，分次冲服；腹脘胀满者加大腹皮 15g，草豆蔻 6g；胁肋疼痛者加制香附 12g，川楝子 12g；皮肤瘙痒明显者加重草红花量至 15g。

医案：慢性乙型肝炎——湿毒蕴结型

李某，男，35 岁，工人。1986 年 6 月 12 日初诊。

【主诉】胁痛、腹胀、纳差 1 年余。

【病史】患慢性乙型肝炎 1 年余，间断出现右胁胀痛、脘腹胀满、恶心纳差、小便黄少等症，舌质偏红，舌苔黄厚面大，脉弦滑。查体：腹软，肝上界第 6 肋间，肝大剑突下 2cm，锁中肋下 2cm，质软，有明显压痛和叩击痛。肝功能提示：黄疸指数 12U，ALT280U/L，麝香草酚浊度 10U。四诊合参，证属湿热互结，留滞体内，湿不发泄，郁蒸助热，热不宣达，蕴结助湿，终成湿毒内蕴。

【中医诊断】肝著。证属湿毒蕴结。

【西医诊断】慢性活动性乙型肝炎、中度。

【中医治则】清热解毒，疏肝活血。

【方药】疏肝解毒汤加减。嫩茵陈 45g（后下），炒栀子 9g，板蓝根 30g，炒黄柏 8g，广郁金 12g，炒枳壳 9g，草红花 10g，紫丹参 30g，生麦芽 30g，制鳖甲 24g（先煎），粉甘草 6g。

先用水煮制鳖甲 40 分钟，除嫩茵陈外余药用清水适量浸泡 40 分钟，和制鳖甲同煎 20 ~ 30 分钟后，加入嫩茵陈，再煎 10 分钟即可，取汁 150mL，第二煎再加清水适量，煎煮 20 ~ 30 分钟，取汁 150mL，将两次所煎药汁兑匀，分两次饭前或饭后 1 小时温服，每日 1 剂。

6 月 15 日二诊：药稳症缓，上方加土茯苓 24g，草豆蔻 5g（后下）。6 剂，每日 1 剂，水煎，分 2 次温服。

6 月 22 日三诊：服药后腹胀痛轻，饮食增，小便量较前增多，色稍黄，舌质偏红，舌苔黄稍厚面大，脉弦滑，二诊方去生麦芽，加重楼 24g。6 剂，每日 1 剂，水煎，分 2 次温服。

6 月 29 日四诊：诸症轻，舌质淡红，舌苔黄白面大，脉弦滑，三诊方重楼加 6g，加土茯苓 6g。

7月6日五诊：症状基本消失，肝大回缩，复查肝功能各项指标均正常，仍守四诊方 7 剂。

另配丸药：软柴胡 50g，嫩茵陈 100g，制鳖甲 100g，紫丹参 60g，板蓝根 90g，重楼 90g，广郁金 60g，焦白术 30g，炒枳壳 40g，姜半夏 30g，上沉香 30g，川黄连 18g，共研细末，水泛为丸，每次服 9g，每日 2 次，1 个月后复查肝功能仍正常。丸剂方共服 3 料，期间多次复查肝功能均正常。

【按语】患者正气不足，感受疫毒、湿热、瘀血搏结于肝胆，气血运行不畅，不通则痛，发为胁痛；湿热困于中焦，脾失健运，肝失疏泄，则脘腹胀满，恶心纳差，湿热蕴结，胆汁不循常道而外溢，下注膀胱，则小便黄少。舌质偏红，舌苔黄厚面大，脉弦滑均为湿热互结，留滞体内，湿不发泄，郁蒸助热，热不宣达，蕴结助湿之象。故其治重在清热解毒，兼顾化湿、祛瘀，以疏肝解毒汤加紫丹参、制鳖甲等活血软坚，生麦芽和胃消胀。复诊时先后加重楼、土茯苓清热解毒。此案切中病机，投药适中，1 个月内症状、体征、肝功恢复，固守原方，改服水丸，又巩固月半，病告痊愈，疗效巩固。此案在体征、症状、肝功全部正常后，仍坚持一段时间善后治疗，为取得远期效果，奠定了良好基础。

（四）疏肝化瘀汤（强肝丸Ⅳ号）

【组成与用法】全当归 12g，草红花 10g，川芎片 8g，京赤芍 20g，片姜黄 12g，广郁金 12g，制香附 12g，丝瓜络 6g，广木香 5g，板蓝根 20g，重楼 20g。用法：水煎服，每日 1 剂，分 2 次温服。

【功效】疏肝活血，化瘀通络。

【主治】慢性迁延性肝炎，慢性活动性肝炎，早期肝硬化，证属肝气郁结，血行不畅，脉络痹阻，结于胁下，兼有热毒，中医辨证属"积聚""癥瘕"者。症见：右胁或两胁刺痛，纳呆乏力或见蟹爪纹络，朱砂掌，蜘蛛痣。舌质暗或有瘀点、瘀斑，舌苔黄白薄或稍厚，脉弦滞涩。

【方解】肝为刚脏，性喜条达，最恶抑郁，肝病经久，缠绵不愈，郁结之气，必累及血而瘀于脉络，肝脉瘀阻，疏泄失司，肝气更郁，瘀血更盛。本方以全当归、草红花、川芎片、京赤芍活血化瘀，药专力强；制香附、片姜黄、广木香疏肝理气，直入厥阴，取其"气行血行"之意。丝瓜络直通脉络，以助化瘀，共同达到《内经》所强调的"通其脉络""疏其气血""令其条达"的目的。板蓝根、重楼清热解毒，活血化瘀，重楼可引诸药直达厥阴肝经。全方化瘀活血，使瘀从气化，毒随瘀解，为治疗慢性迁延性肝炎、慢性活动性肝炎、早期肝硬化之良方，现代医家从临床实践中证实，运用活血化瘀法具有明显的抑制或减轻肝细胞变性坏死的作用。

【加减】胃脘胀满者，选加大腹皮 12g，大麦芽 15g，次沉香 6g；胁下癥瘕者，选加制鳖甲 15g（先煎），败龟甲 15g（先煎），穿山甲 6g（先煎）；牙龈出血或鼻衄者，选加田三七 3g（冲服），栀子炭 12g，牡丹皮 10g，丝瓜络 6g；失眠者，选加炒酸枣仁 20g，琥珀粉 2g（冲服），首乌藤 30g；多梦心悸者，选加生龙骨 20g，生牡蛎 20g，焦远志 10g，柏子仁 12g。

医案：慢性丙型肝炎

王某，女，52 岁，太康县居民。2004 年 12 月 20 日初诊。

【主诉】发现丙型肝炎 10 年，右胁胀痛 2 月余。

【病史】26 年前因产后大出血有输血史。10 年前体检发现丙肝抗体阳性，因无明显症状，未进一步检查及治疗。2 个月前劳累后自感右胁胀痛，或为刺痛，生气或活动后加重，进食后胃脘部胀满不舒，夜眠尚可，大便调，断经 3 年。脉沉弦涩滞，舌质暗红，可见瘀斑，舌下脉络增粗，苔薄淡黄。1 个月前在郑州大学一附院化验肝功能：ALT86U/L，AST91U/L；抗 HCV 阳性，HCV–RNA 阳性。B 超：早期肝硬化、脾大（厚 50mm）。胃镜：食管静脉曲张（重度）、门脉高压性胃黏膜病变。

【中医诊断】胁痛。证属气滞血瘀，热毒蕴结。

【西医诊断】慢性丙型肝炎，中度。

【治法】活血理气，清热解毒。

【方药】疏肝化瘀汤加减。全当归 10g，草红花 10g，川芎片 9g，京赤芍 20g，紫丹参 10g，广郁金 15g，制香附 15g，重楼 20g，板蓝根 20g，川牛膝 15g，净连翘 20g，炒莱菔子 30g。6 剂，每日 1 剂，水煎分 2 次温服。同时给舒肝健胃丸口服。

2005 年 1 月 10 日二诊：胃脘胀满稍减，右胁下仍胀，活动后胀甚，纳食量少，乏力身困。上方去炒莱菔子，加太子参 30g。10 剂，每日 1 剂，水煎，分 2 次温服。

4月4日复诊：上方加减调理近3个月，乏力及右胁疼痛基本消失，仍感胃脘隐痛不舒，排便不畅。守上方之意，加扶正解毒之品。

处方：生黄芪30g，净连翘30g，巴戟天8g，白花蛇舌草30g，重楼30g，紫丹参20g，何首乌30g，苦参20g，太子参30g，草豆蔻9g，炒枳壳12g，京赤芍20g。10剂，每日1剂，水煎，分2次温服。

5月13日复诊：胃脘隐痛消失，排便基本正常。上方去巴戟天、京赤芍，加板蓝根20g，制鳖甲15g。10剂，每日1剂，水煎分2次温服。

上方稍有出入，服药3个月余，临床症状基本消失，2005年10月10日复查肝功能：ALT22U/L，麝香草酚浊度3U，又以上方为基础方，配水丸，每日3次，每次9g，又服4个月，2006年3月18日复查肝功能，B超均正常，HCVRNA阴性。

【按语】方中全当归、草红花、川牛膝养血活血，兼可润肠通便；川芎行气活血；紫丹参、京赤芍活血祛瘀，除烦安神，消肿止痛；制香附、广郁金疏肝解郁，利胆活血；板蓝根清热解毒，凉血止血；净连翘清热解毒，消痈散结；重楼清热解毒，消肿止痛，凉肝定惊；莱菔子消食除胀，降气化痰。全方紧扣"活血、理气、解毒"三大要素。2005年4月4日复诊时更加生黄芪扶正祛邪；巴戟天补肾壮阳，祛风除湿；白花蛇舌草清热解毒，活血利尿；何首乌解毒，消痈，润肠通便。全方具有解毒化湿、理气活血之功效，可起到保肝降酶、抑制丙肝病毒复制的作用。临床常用重楼、板蓝根、白花蛇舌草等解毒之品治疗病毒性肝炎，无论对乙肝还是丙肝病毒，均有较好的抗病毒作用。

（五）调补肝肾汤（强肝丸Ⅴ号）

【组成与用法】熟地黄20g，炒山药20g，山茱萸15g，五味子8g，制黄精12g，枸杞子20g，全当归12g，川芎片9g，京赤芍9g，炒白芍9g，草豆蔻5g（后下）。水煎服。

【功效】调补肝肾，养血化瘀。

【主治】慢性迁延性肝炎，慢性活动性肝炎，早期肝硬化，中医辨证属于肝肾亏虚兼有血瘀者。症见：右胁隐隐作痛，偶有胀痛。动则加重，腰膝酸痛，食少乏力，或失眠，遗精，或溺黄，舌质红或偏红，舌苔黄薄，脉象细弦或沉细弦。

【方解】乙癸同源，补肾即助肝。"补"中有"调"是为了更好地补，故用熟地黄、炒山药、山茱萸、五味子调补肝肾；制黄精滋肾润肺，补脾益气，滋肾填精，强筋壮骨；枸杞子补肾益精，养肝明目，补血安神，生津止渴，润肺止咳。肝病日久，累及于肾，以"虚"为主，"虚"中夹瘀，大多如是，故方中全当归、川芎片、赤芍、白芍化瘀养肝，以和调补肝肾之品，以期二者相辅相成，相得益彰；草豆蔻理气和胃，消胀助食，又防补益之品过腻碍胃。诸药共奏调补肝肾、养血化瘀之功。在临床中以此方用于肝肾虚弱，夹有瘀滞之胁痛、腿酸、腰痛、乏力、腹胀、食少者，有良好治疗效果。

【加减】兼见气虚者，加生黄芪15g，太子参20g；兼见脾虚者，加焦白术9g，云茯苓10g；兼有黄疸者，加嫩茵陈20g（后下），冬葵子12g，金钱草15g；热象明显者，选加重楼15g，板蓝根或大青叶15g，牡丹皮12g，净连翘20g；失眠易惊者，加琥珀粉2g（冲服），生龙骨20g，生牡蛎20g；遗精者，加莲须8g，生芡实20g。

医案：丙肝肝硬化

张某，男，48岁，干部。2011年11月13日初诊。

【主诉】间断右胁隐痛3年余。

【病史】7年前外伤后有输血史。3年前体检发现丙型肝炎，化验HCV-RNA阳性，肝功能轻度异常，自感右胁隐痛不适，间断发作。应用干扰素等西药抗病毒治疗1年余，HCV-RNA转阴，肝功能复常，1年前停药。半年前胁痛再发，复查肝功能再次异常，化验ALT56U/L，AST50U/L，HCV-RNA6.64×10^6copies/mL，彩超：肝硬化，故来诊。现症：右胁隐痛，乏力身困，口干口苦，双眼干涩，腰膝酸软，纳食尚可，晨起尿黄，大便调。舌质暗红，苔少，脉弦细而涩。

【中医诊断】肝积。证属肝肾亏虚，血行瘀滞。

【西医诊断】慢性病毒性肝炎、丙型。

【治法】调补肝肾，化瘀通络。

【方药】调补肝肾汤加减。熟地黄15g，制黄精15g，山茱萸20g，川楝子12g，女贞子30g，太子参30g，枸杞子20g，板蓝根30g，净连翘30g，炒枳壳12g，五味子8g，全当归12g，京赤芍15g，粉甘草6g。6剂，水煎400mL，日1剂，分2次温服。

2011年12月16日二诊：服上药30剂，胁痛减轻，复查肝功能ALT：30U/L，AST：40U/L，较前好转，大便溏泻，舌脉同前。上方去麦门冬，加猪苓30g，山茱萸10g。30剂，水煎服。

3个月后随访，患者复查肝功能均正常，胁痛、口干、眼干等症状消失。

2013年4月其妻来诊他疾，诉患者复查数次肝功、B超均正常，无自觉症状。

【按语】该患者罹患肝病日久，邪胜正衰，肝肾俱虚。肝体主阴，以藏血为主，肝之精血亏虚则肝络失养，不荣则痛，故右胁隐痛；肝用主阳，以条达、疏泄为职，肝之疏泄失职则横克脾土，脾土运化水谷精微失常，则乏力身困；肝开窍于目，肝阴亏虚则目窍失于濡润，故两眼干涩；肝胆经气不利，少阳枢机失衡，则口苦、尿黄；肝病日久及肾，肾精匮乏，腰府失养，则腰膝酸软。余治以调补肝肾之法。以制黄精、女贞子、枸杞子、五味子、山茱萸、滋肾填精，养阴柔肝，补肾为主，而达补肝之目的，滋水以涵木，且内含"虚则补其母"之意；炒枳壳、川楝子行气消痞，理气宽中，既有疏肝之功，又使补而不滞；板蓝根清热解毒，利湿退黄，以祛其邪；全当归养血活血；太子参益气健脾生津；甘草缓急和中，健脾益气，又有调和诸药之功。全方"补"中有"调"，"养"中有"化"，使肝体得养，肾精得滋，则诸症俱消。

二、治不寐验方系列及医案

（一）安神定惊汤

【组成】清半夏10g，炒栀子10g，酸枣仁30g，朱茯神15g，广陈皮10g，焦远志10g，琥珀粉8g（冲服），淡竹茹10g，生龙骨、生牡蛎各20g（先煎），炒枳壳10g，炙甘草6g。

【功效】清胆除烦，安神定志。

【主治】心胆气虚、血不养神诸症。症见虚烦不得眠，睡后易惊醒，心神不安，胆怯恐惧，遇事易惊，倦怠乏力，时心悸、气短、汗出，舌质淡，舌苔薄，脉弦细。

【方解】方中清半夏温燥之性，可燥湿化痰，与云茯苓配伍，增强燥湿和胃的功效；广陈皮苦能泄，辛能散，温能和，取其理气燥湿和胃；朱茯神安神渗湿；炒枳壳泄气除涎；淡竹茹清热解郁；生龙骨、生牡蛎甘涩入肝，归心肝经，镇静安神，收敛固脱，镇惊安魂；琥珀粉以安五脏、定魂魄，配合炒枣仁甘而润，熟用治疗胆虚不得眠效好；胃气愈逆则胆气愈郁，兼以和降胃气，使胆气舒展，肝气亦得缓和。本方清热而不寒凝，化痰而不燥，痰涎消解，余热尽去，胆腑自然恢复其温和之气，心胆得宁，心神得以濡养，胆有所依，神有所归。

【加减】烦躁，易急，可酌加广郁金 9 ~ 12g，加大炒栀子用量，以化郁除烦；胆怯恐惧，遇事易惊较甚者，可酌加浮小麦 30 ~ 60g，灵磁石 15 ~ 30g，大红枣 5 ~ 8 枚，以镇惊安神，养心定志。

医案：不寐

秦某，女，45 岁，干部。1987 年 2 月 28 日初诊。

【主诉】失眠 1 个月。

【病史】1 个月前不明诱因出现入睡困难，平均日睡 2 ~ 3 小时，甚则彻夜不寐，睡后易惊醒，心神不安，胆怯恐惧，遇事易惊，倦怠乏力，时心悸、气短、汗出，烦躁不安，头晕头痛，四肢倦怠沉重。舌质淡，舌苔白厚，脉弦细稍数。

【中医诊断】不寐。证属心气不足，心胆气虚，血不养神。

【治法】清胆除烦，养心安神，化痰定志。

【方药】安神定惊汤加味。清半夏 10g，炒栀子 12g，炒枣仁 20g，朱茯神 20g，广陈皮 10g，焦远志 12g，云茯苓 20g，琥珀粉 8g（冲服），淡竹茹 10g，生龙骨、生牡蛎各 20g（先煎），炒枳壳 12g，炙甘草 5g。水煎服，分两次温服，每日 1 剂。

3 月 3 日二诊：服药 3 剂，睡眠明显改善，最好时达 5 小时，惊醒次数减少，头晕乏力减轻，舌脉同前。守原方上加炒枣仁 10g，生龙骨、生牡蛎各 10g，继服 5 剂。

3 月 9 日三诊：睡眠逐渐趋向正常，每晚 6 ~ 7 小时，质量明显提高，易惊、害怕、胆怯逐渐消失，精神尚好，舌质淡，舌苔薄白，脉小滑。上方加琥珀粉 2g，朱茯神 10g，以增强安神，定惊之效。再进 10 剂。

3 月 21 日四诊：睡眠趋于正常，每晚 7 小时左右，舌质淡，舌苔薄白，脉小滑。效不更方，上方加石菖蒲 10g，以宁心安神。

4 月 9 日五诊：服药 15 剂，睡眠正常，每晚 7 ~ 8 小时，质量好，余症全消，舌质淡，舌苔薄白，脉小滑。配服中成药巩固疗效。

处方：清半夏 100g，炒栀子 120g，炒枣仁 300g，朱茯神 300g，广陈皮 100g，焦远志 120g，云茯苓 200g，琥珀粉 80g，淡竹茹 100g，生龙骨、生牡蛎各 300g，炒枳壳 120g，石菖蒲 120g，炙甘草 50g。上药共研细末，水泛为丸，如梧桐子大小，每服 9g，临睡前 1 小时服。嘱加强锻炼，心情愉快，按时休息，适当劳作。

【按语】此案为心胆气虚，血不养神，日久痰火上扰导致不寐。《景岳全书·不寐》云："痰火内扰，心神不安，思虑过伤，火炽痰瘀而致不寐者多矣。"因胆为中正之官，清静之腑，喜宁谧，恶烦扰，喜柔和，不喜壅郁；痰在胆经，痰火内扰，火热炽盛致心神不安，故不寐。故治宜清胆除烦，养心安神，化痰定志。姜半夏降逆和胃，燥湿化痰；云茯苓健脾渗湿，以杜生痰之源，与姜半夏配伍，增强燥湿和胃的作用，并有降逆化痰的功效；淡竹茹清热化痰，止呕除烦，兼有清热解郁；炒枳壳行气除涎；广陈皮辛散温和，取其理气燥湿和胃，兼行气化痰；炒栀子清心除烦；生龙骨、生牡蛎甘涩入肝，归心、肝经，镇静安神，收敛固脱，镇惊安魂；琥珀粉安五脏、定魂魄，镇心安神，配合炒枣仁甘而润，宁心安神，熟用治疗胆虚不得眠效好；胃气愈逆则胆气愈郁，兼以和降胃气，使胆气舒展，肝气亦得缓和。全方具有清而不寒，化痰而不温燥，胆腑自然恢复其温和之气，心胆得宁，心神得以濡养，魂得以归，胆有所依，神得以安。

（二）交泰安神汤

【组成】川黄连 6g，上肉桂 3g（后下），双钩藤 20g，生石决明 20g（先煎），首乌藤 20g，夏枯草 15g，青龙齿 20g（先煎），炒枣仁 20g，合欢皮 20g，粉甘草 6g。

【功效】清火潜阳，交通安神。

【主治】肝阳上亢或心神不交所致诸症。症见不寐多梦，口苦咽干，烦躁易怒，头胀而痛，遇情志不遂而加重，时耳鸣，舌质稍红，舌苔黄，脉弦略数，关脉大，寸尺脉弱小。

【方解】方中川黄连清心降火，少佐上肉桂，以引火归原；双钩藤甘、微寒，归肝、心包经，既可清肝热，又可平肝风；石决明味微咸，性微凉，为凉肝、镇肝、平肝潜阳熄风之要药；青龙齿性味甘涩凉，镇惊安神；合欢皮味甘气平，能入脾补阴，入心缓气，具有安五脏，和心志，解郁烦之效；夏枯草苦辛寒，归肝胆经，清泄肝火，散郁结，降血压；首乌藤、炒枣仁味酸性收，养心安神，解郁除烦；纵观全方，可清泄肝火，镇肝潜阳，交通心肾，安神定志。

【加减】若见目赤便秘，可酌加生大黄 6～9g，芒硝 7～10g，以通腑泄热；若肝肾阴虚者，可酌加何首乌 12～20g，枸杞子 9～15g；若肝火上炎者，可酌加炒栀子 9～15g，粉丹皮 7～12g，以清心除烦。

医案：不寐

贺某，男，43 岁，个体老板。2001 年 10 月 21 日初诊。

【主诉】失眠多梦半月。

【病史】半月前，因忧思失眠，每晚最多睡 3～4 小时，多梦易醒，口苦咽干，心情郁闷，烦躁易怒，头胀而痛，生气加重，纳少，耳鸣，左重右轻，尿黄量少，大便 2～3 日 1 次，稍干，舌质偏红，舌苔黄略腻，脉弦略数。

【中医诊断】不寐。证属肝阳上亢，内扰清窍而致失眠。

【治法】清火潜阳，交通安神。

【方药】交泰安神汤加味。川黄连 6g，上肉桂 1g（后下），双钩藤 15g，生石决明 20g（先煎），龙胆草 7g，首乌藤 20g，夏枯草 12g，青龙齿 10g（先煎），干荷叶 12g，白菊花 12g，炒枣仁 20g，合欢皮 15g。嘱节情志，勿劳累，调整心态，宁静勿躁。

10 月 25 日二诊：服药 3 剂，睡眠时间略增加，心情烦躁稍有缓解，原方加生大黄 9g，琥珀粉 8g，以增强通腑泄热，安神之力。

11 月 1 日三诊：又服 6 剂，每晚睡眠 5～6 小时，质量较好，夜醒次数减少，烦躁能忍受，耳鸣已愈，小便正常，大便已通，舌质略红，舌苔薄黄，脉滑略弦。

11 月 8 日四诊：继服 6 剂，睡 7 个小时左右，多梦逐渐减少，余症好转，二便正常。上方 3 剂，间日 1 剂，巩固疗效。

【按语】方中川黄连清心降火，少佐上肉桂，引火归原，二药合用交通心肾；双钩藤微寒，既可清肝热，又可平肝风；生石决明潜降力强，能使肝热、肝火、肝阳下降，以平肝热、熄肝风，为平肝潜阳熄风之要药；干荷叶升发清阳，清热散瘀，和生石决明相配，一升一降，升降相随，其功益彰；青龙齿镇惊安神；合欢皮入脾补阴，具有安五脏，和心志，解郁除烦之效；夏枯草清泻肝火，散郁结，降血压；首乌藤、炒枣仁养心安神，解郁除烦；杭菊花，质轻气凉，为疏风清热之要药，能清肝泻火，平降肝阳；龙胆草苦寒沉降，能清泻肝胆实火。纵观全方，使肝火清，肝阳潜，神自安。

（三）养血安神汤

【组成】全当归 12g，炒白芍 12g，朱茯神 15g，生黄芪 30g，酸枣仁 30g，炒枳壳 12g，紫丹参 20g，生龙骨、生牡蛎各 20g（先煎），琥珀粉 8g（冲服），炙甘草 6g。

【功效】补益心脾，养血安神。

【主治】气血不足、心神失养所致的不寐。症见入睡困难，易醒多梦，醒后不易入睡，心悸气短，精神倦怠，四肢乏力，面色少华，食少便溏，舌质淡，舌苔薄白，脉细弱。

【方解】方中生黄芪味甘，大补肺脾元气而固护卫阳，全当归甘辛温，归肝心脾经，味厚，为阴中之阴，有良好的补血养血作用，生黄芪用量重于全当归用量的 2 ～ 3 倍，取其有形之血不能自生，以气统血，气行则血行之意；炒白芍酸收而苦泄，有补益、收敛的之效，味酸甘缓，酸甘相合，补阴血；炒枣仁养心阴，益肝血，宁心安神；紫丹参活血化瘀，养血安神，合炒枣仁配伍，以增强养血安神之效；生龙骨、生牡蛎、琥珀粉、朱茯神甘平，归心、肝经，以镇静安神，定惊祛烦，收敛固涩；炒枳壳行气宽中除胀，助气机运化；全方共奏补益心脾，养血安神之功。

【加减】心血亏虚较甚者，可酌加鸡血藤 15 ～ 30g，大熟地黄 8 ～ 12g，以养心血；若彻夜不寐者，可加重生龙骨、生牡蛎、琥珀粉之量，以重镇安神。

医案：不寐

翟某，女，32 岁，职员。2003 年 10 月 12 日初诊。

【主诉】失眠、乏力，心慌半年。

【病史】患者平素身体较弱，半年前，因小产后，出现心悸气短，活动加重，伴四肢乏力，入睡困难，易醒多梦，醒后不易入睡，其则睡 2 ～ 3 小时，遇劳累不寐加重，面色萎黄，精神倦怠，纳少，不欲食，便溏，舌质淡，舌苔薄白，脉细弱无力。

【中医诊断】不寐。证属气血亏虚，心神失养。

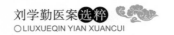
【治法】补益心脾，养血安神。

【方药】养血安神汤加味。全当归 12g，生黄芪 20g，炒白芍 15g，焦白术 10g，朱茯神 20g，焦远志 12g，酸枣仁 20g，炒枳壳 10g，紫丹参 12g，生龙骨、生牡蛎各 15g，鸡血藤 15g，琥珀粉 7g，炙甘草 6g。水煎，每日 1 剂，分两次温服。

10 月 15 日二诊：服药 3 剂，心悸气短，睡眠均有不同程度好转，精神稍好，饮食稍增，舌脉同上。效不更方，守原方加生黄芪 4g，紫丹参 8g，酸枣仁 5g，草豆蔻、春砂仁各 6g，6 剂。

10 月 23 日三诊：每晚睡眠约 4～5 小时，质量较前好转，但仍易醒，多梦减少，心悸气短，疲乏均减轻大半，精神尚可，舌平，脉小滑，原方加酸枣仁 5g，生龙骨、生牡蛎各 5g，鸡血藤 5g。

11 月 1 日四诊：又服 6 剂，睡眠明显改善，能睡 5～6 小时，每夜醒 1～2 次，醒后仍能入睡，能干轻微家务，不觉劳累，精神爽，面色略有红润，饮食正常，舌质淡，舌苔薄，脉滑缓。病人 10 天后，要外出学习 2 个月，要求配服中成药。

处方：西洋参 60g，全当归 120g，生黄芪 200g，炒白芍 150g，焦白术 100g，朱茯神 200g，焦远志 120g，酸枣仁 260g，炒枳壳 100g，紫丹参 200g，生龙骨、生牡蛎各 260g，鸡血藤 200g，琥珀粉 70g，草豆蔻、春砂仁各 70g，川芎片 90g，炙甘草 60g。上方共研细末，水泛为丸，如梧桐子大小，每次 9g，每日 2 次，温开水送服。嘱适当锻炼，心情愉快，定时休息，不宜劳累。

3 月 3 日五诊：中药丸剂服近 4 个月，心悸气短已完全消失，睡眠已经恢复正常，每晚睡 6～7 小时左右，纳眠均正常，病告痊愈。

【按语】本案为中青年妇女，因产后出现气血亏虚，心神失养导致失眠。方中生黄芪大补肺脾元气，固护卫阳，药量偏重，取其有形之血不能自生，以气统血，气行则血行之意；全当归补血养血，二者相配以增强补气养血之力；炒白芍有补益、收敛之效，味酸甘缓，酸甘相合，补阴血；炒枣仁养心阴，益肝血，宁心安神；紫丹参活血化瘀，养血安神，合炒枣仁配伍，以增强养血安神之效；生龙骨、生牡蛎、琥珀粉、朱茯神镇静安神，定惊除烦，收敛固涩；炒枳壳作用稍缓，行气宽中除胀，助气机运化；焦白术健脾祛湿，益气升血；鸡血藤既能活血，又能补血；焦远志既能宁心安神，又可豁痰开窍，还能交通心肾，以苦温泄热振心阳，使心气下交于肾，以辛温化肾寒，令肾气上达于心，以致阴平阳秘，水火既济，失眠之症可除。后以丸剂缓缓收功。

（四）消导安神汤

【组成】生大黄 8g（后下），焦三仙各 12g，广陈皮 10g，炒莱菔子 20g，川厚朴 8g，清半夏 10g，制香附 12g，净连翘 20g，朱茯神 20g，琥珀粉 3g（冲服），粉甘草 6g。

【功效】消食导滞，和胃降逆。

【主治】胃肠积热，食滞肠胃所致的不寐。症见脘腹胀满或胀痛，而出现的不寐病，伴嗳腐吞酸，恶心欲吐，打饱嗝，大便异臭，便秘 2～3 日未行，舌苔黄厚腻，面大，脉滑数。

【方解】方中生大黄苦寒沉降，有较好的泻下作用，为治疗积滞便秘的要药；配川厚朴以加强攻下的作用；生麦芽甘平，助淀粉性食物的消化，尤适用于米面薯芋等食物积滞不化；神曲、谷芽均可消食和胃，健脾和中；制香附味辛能散，苦能降，甘能和，性平而不寒不热，善于舒肝解郁，调理气机，有行气止痛之效；炒莱菔子善消食化积，除胀行滞，与广陈皮配伍，可增强消食之力；净连翘清热解毒，泻肠胃积热，以助消化；朱茯神、琥珀粉镇静安神，安魂定志；粉甘草调和诸药。综观全方，荡涤肠胃积热，泻顽固不化宿食，行腹中阻滞气机，以安魂魄定心志，达到肠通、热泻、眠安。

【加减】脘腹胀满或胀痛，可酌加炒枳实 9～15g，次沉香 6～9g，佛手片 9～12g，以疏利肝气，消胀止痛；若见嗳腐吞酸，可酌加乌贼骨 9～15g，浙贝母 9～15g，以抑酸和胃。

医案：不寐

郝某，男，16 岁，学生。1998 年 2 月 9 日初诊。

【主诉】失眠、腹胀 2 天。

【病史】2 天前，因食油腻之品，夜晚不得眠，易急躁，脘腹胀满，嗳腐吞酸，伴恶心欲吐，打饱嗝，口中异味难闻，大便奇臭，便秘 2 日未行，舌苔黄白厚腻，面大，脉滑数。

【中医诊断】不寐。证属食积停滞，胃气不和。

【治法】消食导滞，和胃降逆。

【方药】消导安神汤加味。生大黄 5g（后下），焦三仙各 8g，广陈皮 8g，炒莱菔子 20g，川厚朴 6g，清半夏 8g，制香附 10g，净连翘 20g，朱茯神 20g，炒枳实 8g，琥珀粉 6g（冲服），粉甘草 5g。水煎，每日 1 剂，分两次温服。

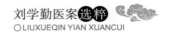

嘱忌食油腻厚味，宜清淡饮食。

2月12日二诊：服药3剂，睡眠大有好转，胃脘部胀满已减轻过半，口中异味也轻，精神较前好，大便每日1～2次，便溏，排泄出不消化食物，臭味难闻，舌质淡，舌苔白稍腻，脉滑。原方加净连翘5g，生大黄2g，再服3剂。

2月15日三诊：诸症消，睡眠如常，舌质淡，舌苔薄白，脉小滑。上方3剂，巩固疗效。

【按语】此案为食积停滞肠胃所导致的不寐。《素问·逆调论》曰："胃不和则卧不安。"方中生大黄荡涤胃肠实热，清除燥结、积滞，为治疗食积便秘的要药；配川厚朴以加强攻下作用，以行气消滞，二者配伍增强通腑泻热的功效；生麦芽助淀粉性食物的消化，尤适用于米面薯芋等食物积滞不化；神曲、谷芽均为消食和胃，健脾和中；制香附微苦能降，微甘能和，性平而不寒不热，善于舒肝理气，解郁化滞，有行气止痛之效；炒莱菔子善消食化积，除胀行滞，与广陈皮配伍，可增强消食之力；炒枳实苦寒降气，长于破滞气，行痰湿，消积滞，除痞塞；半夏体滑性燥，能走能散，既能降逆止呕，又能燥湿和胃而通阴阳；净连翘清热解毒，泻肠胃积热，以助消化；朱茯神、琥珀粉镇静安神，定志；粉甘草调和诸药。前后三诊，数剂中药，以荡涤积热，泻不化宿食，行气消滞，兼以安魂魄，定心志，达到热泻、腑通、积消、眠安的目的。

（五）养心安神汤

【组成】焦远志12g，柏子仁10g，生龙骨、生牡蛎各20g（先煎），炒枣仁30g，天门冬、麦门冬各15g，干生地黄10g，紫丹参20g，五味子8g，朱茯神20g，炒栀子10g，春砂仁6g（后下），炙甘草6g。

【功效】养心益气，补血安神。

【主治】心气不足所致的不寐。失眠健忘，睡后易醒，时醒时睡，多梦，头晕，气短懒言，面色不华，精神倦怠，纳呆食少，舌质淡，苔薄，脉细弱。证属：心气不足，心失所养，心神不宁。

【方解】方中焦远志辛苦微温，归肺、心经，宁心安神，与柏子仁配伍加强养心安神之效；柏子仁性平，味甘而补，辛而能润，其气清香，能透心肾，益脾胃，该药能养心气，安魂定魄，益智宁神；天门冬、麦门冬、干生地黄滋养阴精；紫丹参既以活血凉血见长，又能养血安神；生龙骨、生牡蛎、朱茯神、炒枣仁镇静安神，兼安养心神；五味子收敛耗散之心气；春砂仁辛温通散，善于化湿、行气、为醒脾和胃之要药。诸药相合，以养心气，益心阴，定魂魄，醒脾胃。

【加减】若烦躁不安，自汗、盗汗，舌淡红，苔少，脉细数，可酌加阿胶 5 ~ 8g（烊化），西洋参 2 ~ 4g（另炖），以滋阴益气；若阳虚汗出，四肢不温，可酌加炮附子 6 ~ 9g，煅龙骨、煅牡蛎各 12 ~ 20g，以温阳敛汗。

医案：不寐

高某，女，18 岁，学生。2002 年 6 月 21 日初诊。

【主诉】不寐、健忘 2 个月，加重 1 周。

【病史】2 个月前，因将参加高考，通宵熬夜，导致不寐健忘；1 周前，不寐加重，高考临近，压力过大，思虑过度，每夜眠 3 小时左右，睡后易醒，醒后入睡困难，易惊，多梦，伴头晕目眩，气短懒言，面色不华，精神倦怠，纳呆食少，舌质淡，舌苔薄，脉细弱无力。

【中医诊断】不寐。证属心气亏虚，心神失养。

【治法】养心益气，补血安神。

【方药】养心安神汤加味。焦远志 9g，柏子仁 10g，生龙骨、生牡蛎各 15g（先煎），炒枣仁 20g，天门冬、麦门冬各 10g，全当归 10g，紫丹参 15g，五味子 5g，朱茯神 20g，焦白术 10g，春砂仁 7g（后下），炙甘草 5g。水煎，每日 1 剂，分两次温服。嘱放下包袱，减轻压力，心情舒畅。

6 月 24 日二诊：服药 3 剂，又经反复做思想工作，病人积极配合治疗，睡眠稍有好转，眠 3 ~ 5 小时，易醒易惊，但较前减轻，精神略好，饮食稍有增加，舌质淡红，舌苔薄，脉小滑。上方加太子参 20g，炒枣仁 10g，春砂仁 1g。

6 月 28 日三诊：又服 5 剂，睡眠明显好转，每晚眠 4 ~ 6 小时，睡眠质量有所提高，易醒、易惊的次数减少，精神较好，食欲渐增，舌平，脉滑缓。按时休息，压力渐消，续加生黄芪 20g，焦远志 2g。

7 月 2 日四诊：续服 5 剂，睡眠正常，每晚眠 7 ~ 8 小时，精神爽，疲乏感渐消，食欲恢复正常，舌脉平。照上方再进 5 剂，巩固疗效。

【按语】此案为高中生，因思虑过度，耗伤阴血，日久导致心失濡养，神不守舍引起的失眠。方中全当归辛甘温润，以甘温和血，辛温散寒，为血中气药，可补血养血，与太子参、生黄芪补气药相配，以加强补益气血的作用，使气行血行；焦远志宁心安神，与柏子仁配伍加强养心安神之效；柏子仁养心气，安魂定魄，益智宁神；天门冬、麦门冬滋养阴精；紫丹参以活血见长，又能养血安神；生龙骨、生牡蛎、朱茯神、炒枣仁镇静安神；五味子收敛耗散之心气；春砂仁化湿、行气、为醒脾和胃之要药。诸药相合，使血有所靠，心有所养，气有所依，神有所安，魂有所归，则病告痊愈。

（六）滋肾安神汤

【组成】干生地或大熟地 10g，云茯苓 15g，牡丹皮 10g，山茱萸 15g，建泽泻 15g，生山药 15g，炒枣仁 30g，枸杞子 15g，合欢皮 20g，首乌藤 20g，粉甘草 6g。

【功效】滋补肾阴，养心安神。

【主治】肝肾阴虚所致的不寐。症见心烦不寐，头晕耳鸣，精神萎靡，急躁汗出，健忘，腰膝酸软，男子滑精早泄，阳痿，女子月经不调；舌质淡红，舌苔薄，脉沉细。证属心肾不济，阴阳失调者。

【方解】方中以大熟地、山茱萸，味厚，为阴中之阴，补肾填精，酸敛闭藏，能滋少阴，补肾水；生山药甘归脾，脾气实则能运化水谷之精微，充精气；以上三味药可补肾、肝、脾三阴而重在补肾阴；云茯苓味甘而淡，健脾利水渗湿；建泽泻味甘咸寒，甘从湿化，咸从水化，以泻水中之火；粉丹皮气寒味苦辛，寒能胜热，苦能入血，益少阴，平虚热；枸杞子归肝肾肺经，以加强滋补肝肾之效；配以炒枣仁味酸性收，入心肝经，养心安神，解郁除烦；全方补中有泻，泻中有补，酸中有敛，一补一泻，一酸一敛，一安一解，起到平补平泻，以防补益太过，达到调养肝肾，养心安神之效。

【加减】如出现潮热盗汗，五心烦热，舌质偏红，脉细数者，可酌加炒黄柏 7～10g，盐知母 8～12g；心烦不寐，彻夜不眠者，可酌加朱砂（研末，0.6～0.9g，吞服），灵磁石 15～30g，生龙骨、生牡蛎各 20～30g，以重镇安神。

医案：不寐

齐某，男，56岁，干部。1998年2月26日初诊。

【主诉】失眠两年，加重1个月。

【病史】两年前，不明诱因出现不寐，遇劳加重，经常反复，时好时坏；近1个月来，逐渐加重，入睡困难，多梦，头晕耳鸣，精神倦怠，易疲劳，注意力不集中，健忘，腰膝酸软，四肢不温，性功能减退，早泄，小便频数，尤夜间较甚；舌质淡红，舌苔薄，脉沉细。

【中医诊断】不寐。证属心肾失调，肾气不足。

【治法】滋补肝肾，养心安神。

【方药】滋肾安神汤加减。大熟地黄12g，生山药15g，云茯苓15g，枸杞子20g，粉丹皮12g，山茱萸12g，建泽泻15g，菟丝子20g，炒枣仁20g，合欢皮30g，首乌藤20g，炙甘草6g。水煎，每日1剂，分两次温服。

3月2日二诊：服药3剂，不寐稍轻，精神好转，夜尿仍频，原方去粉丹皮，加益智仁12g，炒杜仲12g，补肝肾，缩泉止尿，继服6剂。

3月9日三诊：睡眠5～6小时，做梦较多，夜尿次数减少，睡眠质量、精神均不同程度好转，舌质淡，舌苔薄，脉小滑。上方加炒枣仁10g，生龙骨、生牡蛎各20g，6剂。

3月16日四诊：睡眠质量明显好转，每晚眠约5～7小时，余症均轻。舌脉平。上方加山茱萸3g，首乌藤10g，再进7剂，以资巩固。

【按语】此案为老年男性，属心肾不济，阴阳失调导致的不寐。方中以大熟地黄、山茱萸、生山药酸敛闭藏，补肾精，滋少阴，充精气，重在补肾阴；云茯苓、建泽泻、粉丹皮健脾利水渗湿，泻水中之火，益少阴，平虚热；配以炒枣仁、合欢皮、首乌藤养心安神，解郁除烦，数药相合以增强安神定志的功效；后用益智仁、炒杜仲以加强滋补肝肾，缩泉止尿之效；诸药能起到平补平泻，以防补益太过，达到滋养肝肾，养心安神，定惊止魄之效。

（七）化瘀安神汤

【组成】软柴胡10g，京赤芍15g，桃仁泥10g，草红花9g，炒枳实12g，川芎片8g，全当归10g，炒栀子12g，炒枣仁30g，怀牛膝15g，朱茯神20g，粉甘草6g。

【功效】化瘀安神，调畅气机。

【主治】血瘀兼有气滞所致的不寐。症见难以入睡或彻夜不寐，且病程较长，多梦，易醒善惊，两胁胀满，急躁易怒，太息，女性患者可伴有月经量少，色暗，面色起黄褐斑，大便干，舌质偏暗，舌苔黄或白，脉弦数。证属血瘀气滞，久而化热，内扰心神。

【方解】本方由血府逐瘀汤加朱茯神、炒枣仁、炒栀子化瘀安神之品化裁而成，体现了化瘀与安神药、解郁与除烦药相配伍的特点。化瘀活血寓养血之义，化瘀而不伤正气，行气之中又兼升降气机之功，解郁除烦安神以使心静、气顺、郁解、神有所依。方以桃仁、草红花化瘀活血，血不得气不活，气不得血不行，故以治本为主；川芎片辛香行散，温通血脉，既能祛瘀活血，又能行气开郁，为血中之气药，具有通达气血的功效，与全当归、京赤芍配伍，可增强活血散瘀、行气解郁之功；全当归养血滋阴，祛瘀而不伤正；软柴胡、炒枳实疏肝理气，调畅气机，解胸中之郁，使气行则血行；怀牛膝活通血脉，瘀血易除；炒枣仁、朱茯神养心阴，益肝血而宁心安神；炒栀子善于泻心、肺、胃经之火而除烦，解郁泄热；诸药相合，有化瘀行气，解郁除烦，安神宁志之效。

【加减】若肝气郁滞较甚，胁肋胀痛，可酌加青广陈皮各 5 ~ 7g，炮川楝 7 ~ 12g，醋延胡索 8 ~ 15g，以调达肝气；若血瘀明显者，可酌加京三棱 6 ~ 10g，蓬莪术 7 ~ 12g，怀牛膝 9 ~ 15g，以破血化瘀。

医案：不寐

王某，女，47 岁，职员。2003 年 5 月 15 日初诊。

【主诉】不寐 10 年余。

【病史】近 10 余年经常失眠，时轻时重，遇情志不遂则加重。1 周前，因与同事发生摩擦，不寐复发，易醒，醒后不易入睡，烦躁多梦，爱发脾气，右上肢发麻，善叹气，平素月经量少，色暗，有血块，时间大多错后 7 ~ 15 天；舌质暗，舌尖有瘀点，舌苔薄黄，脉沉涩。

【中医诊断】不寐。证属肝气郁滞，瘀血阻络。

【治法】疏肝解郁，化瘀安神。

【方药】化瘀安神汤加味。软柴胡 9g，京赤芍 20g，桃仁泥 9g，炒枳实 12g，川芎片 10g，全当归 12g，炒栀子 12g，炒枣仁 20g，怀牛膝 15g，朱茯神 20g，广郁金 12g，粉甘草 6g。水煎服，每日 1 剂，分两次温服。

5 月 22 日二诊：服药 6 剂，睡眠有所改善，易醒，但较服药前症状减轻，舌质偏暗，舌苔薄稍黄，脉涩。上方加生龙骨、生牡蛎各 30g，制香附 12g，广郁金 3g，舒肝理气，解郁除烦。再进 6 剂。

5 月 29 日三诊：睡眠基本正常，大约 6 小时左右，睡眠质量明显提高，多梦较前减少，服药期间，月经已至，色稍暗，量比上次多，血块减少，舌质淡暗，舌苔薄，脉滑略弦。原方加炒枣仁 10g，琥珀粉 8g，以加强镇静安神。

6 月 15 日四诊：又服 6 剂，睡眠正常，每夜眠 6 ~ 7 小时，多梦明显减少，嘱节情志，勿劳累，间日 1 剂，续进 6 剂，巩固疗效。

【按语】此案不寐为"血瘀气滞型"。选用王清任《医林改错》血府逐瘀汤："治夜不能睡，用安神养心药治疗之不效者，此方若神。"余运用化瘀安神汤时，紧抓病史血瘀、气滞两个个方面，血瘀见舌质暗，舌边瘀点，脉沉涩；气滞见遇情志不遂加重，发脾气，善叹息等，加之病程长达 10 年之久，渐成此证。方中当归性柔而润，既能补血养血，又能活血祛瘀；川芎辛温香窜，走而不守，为血中之气药，活血行气；桃仁入血分而化瘀生新，其药性缓和而纯，无峻利克伐之弊；赤芍清热凉血，活血散瘀；柴胡疏肝解郁，宣畅气血；炒枳实升降上焦之气而宽胸，尤以怀牛膝通利血脉，引血下行；炒栀子苦寒，归心肺三焦经，善于消泻心、肺、胃经之火邪而除烦，烦消火降，则眠安；广郁金疏肝行气以解郁；朱茯神、炒枣仁养心阴，益肝血而宁心安神，二者配伍，增强安心神，定魂魄之效；综观全方，活血化瘀而不伤血，疏肝解郁而不耗气，安神定志以除烦，全方使血活气行，瘀化热消而肝郁得解，病告痊愈。

（七）醒脑安神汤

【组成】清半夏 10g，石菖蒲 12g，化橘红 10g，胆南星 6g，草红花 10g，琥珀粉 6g（冲服），天竺黄 10g，朱茯神 20g，侧柏叶 10g，广郁金 12g，炒栀子 12g，粉甘草 6g。

【功效】醒脑化痰，解郁安神。

【主治】痰热内扰所致的胸脘满闷，咳痰黏稠，惊悸癫狂的不寐。症见心烦意乱，口苦咽干，胸闷恶心，头重目眩，嗳气，吐黄白黏痰，大便干，舌质偏红，舌苔厚腻，脉滑数。证属肝胆有热，痰瘀阻肺，扰动心神者。

【方解】方中清半夏降逆和胃，燥湿化痰；石菖蒲辛温，归心胃经，具有芳香开窍，宁心安神之功，兼有化湿、豁痰、辟秽之效，对于痰湿蒙蔽心窍的神昏，疗效显著；广陈皮理气燥湿；炒枳壳行气消痰，使痰随气下；炒栀子宣泄热邪，解郁除烦；天竺黄甘寒，归心肝胆经，清热化痰，清心定惊；胆南星性味苦凉，清化痰热，息风定惊，尤其对于痰热惊风所致神昏不清，效果较好；侧柏叶苦涩微寒，归肺肝大肠经，既能凉血，又能止咳祛痰；广郁金凉血清心、行气开郁，与石菖蒲相配，加强豁痰清心的功效；草红花入心、肝血分，有辛散温通之性，能活血祛瘀，兼有化滞。全方配伍使脑窍开，痰热清，郁滞化，神自安。

【加减】口苦咽干，目眩较甚者，可酌加软柴胡 8 ~ 12g，炒黄芩 8 ~ 12g，夏枯草 9 ~ 15g，以疏肝解郁，清利明目；若饮食停滞，胃中不和，嗳腐吞酸，可酌加炒莱菔子 20 ~ 30g，川黄连 5 ~ 8g，海蛤壳 9 ~ 15g。

医案：不寐

袁某，女，39 岁，工人。1987 年 8 月 27 日初诊。

【主诉】失眠 3 个月。

【病史】26 年前，有癫痫病史，经数年治疗，病情基本稳定，遇劳累后，情志不遂出现小的发作，间断服用小剂量西药控制，基本未出现大发作；3 个月前，因和爱人发生摩擦，突然昏倒，不醒人事，大约 10 分钟左右，逐渐苏醒，嗣后出现夜不能寐，心烦意乱，思虑过度，过于悲观，服西药效果不理想，家人要求中药治疗，伴口苦咽干，胸闷恶心，头重目眩，嗳气叹息，时吐黄色块痰，纳一般，大便干，2 ~ 3 日 1 次，舌质偏红，舌苔厚腻，脉滑弦数。

【中医诊断】不寐。证属肝胆郁热，痰瘀阻肺，扰动心神。

【治法】醒脑开窍，化痰解郁，安神定魂。

【方药】醒脑安神汤加味。清半夏 10g，石菖蒲 10g，化橘红 12g，胆南星 8g，青礞石 15g，草红花 12g，琥珀粉 8g，天竺黄 10g，朱茯神 20g，淡全蝎 9g，侧柏叶 12g，广郁金 12g，炒栀子 12g，粉甘草 6g。水煎，每日 1 剂，分两次温服。嘱家人开导病人，保持心情愉快，避免情志波动，加强户外活动。

8 月 31 日二诊：服药 3 剂，未再出现昏厥，情绪稳定，睡眠、烦躁好转，舌质稍红，舌苔黄白厚稍腻，脉滑稍弦。守原方加朱茯神 10g，炒枣仁 20g，以增强安神定志。

9 月 7 日三诊：又服 6 剂，眠较前好，每晚 5 ~ 6 个小时，心情好转，愿意交谈，精神尚好，叹息减少，舌质淡红，舌苔薄黄，脉滑略弦。上方上加琥珀粉 2g，淡全蝎 1g。

9 月 16 日四诊：续服 7 剂，诸症消，睡眠正常，言谈举止已复常人，精神好，饮食可，大便每日 1 次，稍干，舌平，脉小滑。为巩固疗效，防止复发，配中药丸剂。

处方：清半夏 100g，石菖蒲 100g，化橘红 120g，胆南星 80g，青礞石 150g，草红花 120g，琥珀粉 80g，天竺黄 100g，朱茯神 300g，淡全蝎 90g，侧柏叶 120g，广郁金 120g，炒栀子 120g，粉甘草 60g。上方共研细末，水泛为丸，如梧桐子大小，每次 9g，每日 2～3 次。嘱病人适当锻炼，保持心情愉快，按时休息，勿劳累，坚持服用中药水丸一两年，以求彻底治愈。

【按语】此案因情志不遂后，诱发不寐。病机多为肝气郁滞，日久痰热内扰所出现的痫证而致失眠病，方中清半夏降逆和胃，燥湿化痰；石菖蒲芳香开窍，宁心安神，用于痰湿蒙蔽心窍的神昏，效佳，兼有化湿、豁痰之力；天竺黄清热化痰；胆南星清化痰热，二者均有息风定惊，尤其对于痰热惊风所致神昏不清，效果较好；青礞石既能攻消痰积，又能平肝镇惊，为治惊痫之良药，并能逐痰降火而定惊；与石菖蒲相配，加强豁痰清心的功效；广陈皮、炒枳壳行气消痰，燥湿，使痰随气下；炒栀子宣泄热邪，解郁除烦；侧柏叶苦涩微寒，归肺肝大肠经，既能凉血，又有止咳祛痰；广郁金舒肝解郁、行气降逆；草红花活血祛瘀，兼有化滞；琥珀粉善治惊风癫痫，与炒枣仁、淡全蝎同用相配，以息风镇痉，增强安神定惊之效；诸药相投，可使醒脑窍开，热痰清化，肝郁得解，神志自安，眠可安卧，病得祛除。

三、治腰痛验方系列及医案

（一）化瘀壮腰汤

【组成】全当归 10g，台乌药 6g，桃仁、杏仁各 10g，川芎片 10g，次沉香 8g（后下），炒杜仲 10g，广郁金 12g，川续断 10g，制狗脊 10g，制香附 10g，川牛膝、怀牛膝各 15g。

【功效】行气活血，滋养肝肾，化瘀止痛。

【主治】肝肾亏虚、气血瘀阻型腰痛。症见腰部疼痛,行动受限,时轻时重,遇劳则发；甚则行走迟缓,不能直立,精神倦怠,纳眠尚可,舌质稍暗,舌苔薄白,脉沉细。

【方解】本方适用于气血瘀滞，肾精亏虚，腰府失养所致的腰酸沉痛，病程缠绵，反复发作者。方中全当归补血活血，止痛散寒；桃仁、杏仁苦平，归心肝肺大肠，祛瘀之力较强，尤以瘀阻疼痛效佳；川芎片为血中之气药，活血行气，祛风通络，化瘀止痛；台乌药辛开温散，善于疏通气机，能顺气畅中，散寒止痛；次沉香辛、苦、温，归脾胃肾经，有行气止痛，降逆调中，温肾纳气之效；制香附、广郁金，可疏肝理气，活血祛瘀，通经止痛；川续断、炒杜仲、制狗脊甘、温，归肝、肾经，补益肝肾，强筋壮骨，行血脉，祛风除湿；怀牛膝既能补肝肾，强筋骨，又能通血脉而利关节，性善下走，治疗腰膝关节酸痛，为其专长，川牛膝以活血祛瘀见长，二者合用，起到补肾、强筋、化瘀的功效。全方配伍，共见温补肝肾，化瘀止痛，行气活血之功。

【加减】若血瘀痛甚者，可选加土鳖虫 6～8g，京三棱 9～12g，以通络止痛，破血祛瘀；若肢体困重，可选加大秦艽 9～12g，川木瓜 6～10g，独活 5～8g，海桐皮 10～15g，以舒筋通经，祛风除湿，活络止痛；腰痛日久，影响肝肾者，可酌加枸杞子 10～15g，山萸萸 9～15g，大熟地黄 9～12g，并加大全当归、川牛膝、怀牛膝的用量，以滋补肝肾，强健筋骨。

医案 1：腰痛

陈某，男，40 岁，杂技团演员。2005 年 9 月 5 日初诊。

【主诉】腰痛 2 周。

【病史】2 周前，排演节目，扭伤腰部，贴敷止痛膏药，不能缓解，现腰部左侧有手掌大一块疼痛，固定不移，日轻夜重，转身不利，行走迟缓，不能直立，舌质暗，舌下粗紫，舌边瘀点，脉涩。

【中医诊断】腰痛。证属气血瘀滞，经络闭阻。

【治法】活血化瘀，理气止痛，滋养肝肾。

【方药】化瘀壮腰汤加减。全当归 12g，川芎片 9g，台乌药 6g，桃仁、杏仁各 9g，广郁金 12g，制香附 15g，川续断 15g，制狗脊 12g，桑寄生 15g，上肉桂 2g，肉苁蓉 8g，次沉香 7g（后下）。水煎服，每日 1 剂，分 2 次温服。

9 月 8 日二诊：服药 3 剂，腰部疼痛大轻，可轻微活动，上方加川牛膝、怀牛膝各 20g，再进 6 剂。

9 月 15 日三诊：腰痛基本消失，可以活动，精神好，舌质稍暗，舌边瘀点消失，舌苔薄，上方加炒杜仲 15g，续进 6 剂。

9 月 22 日四诊：腰痛痊愈，已正常练功，舌脉基本正常。又嘱再服 6 剂，间隔 1～2 日服 1 剂，以收全功。

【按语】本案患者为杂技演员，腰部用力不当，屏气闪挫，致经络气血阻滞不通，瘀血留着腰部而发生疼痛，《七松岩集·腰痛》："所谓实者，非肾家自实，是两腰经络血脉之中，为风寒湿之所浸，闪肭锉气之所碍，腰内空腔之中，为湿痰瘀而凝滞不通而为痛。"故治以活血化瘀，理气止痛。方中全当归补血活血，且散寒；桃仁、杏仁化瘀止痛；川芎片活血行气，祛风通络；台乌药散寒止痛，调畅气机，行气以活血；次沉香行气止痛，温肾纳气；制香附、广郁金疏理肝气，祛瘀止痛，以期气行血行，瘀散痛止；川续断、炒杜仲、制狗脊补益肝肾，强筋壮骨，通行血脉；怀牛膝既补肝肾，强筋骨，通血脉，利关节；桑寄生、肉苁蓉祛风湿，补肾壮阳；诸药合用，使血活、瘀祛、气顺、痛止。

医案 2：腰痛

陈某，女，50 岁，教师。1998 年 3 月 6 日初诊。

【主诉】腰痛 1 年余。

【病史】患者腰痛年余，五更痛甚，白昼稍缓，中西少效，舌质淡红，舌苔薄白，脉沉弦。

【中医诊断】腰痛。证属肝肾亏虚，风邪阻络。

【治法】补肾蠲痹，舒肝活血。

【方药】化瘀壮腰汤加减。当归尾 12g，川芎片 9g，台乌药 7g，制香附 12g，广郁金 12g，炮草乌 5g，上沉香 8g，炒杜仲 15g，制狗脊 15g，川续断 15g，粉甘草 8g。3 剂，水煎，分两次温服，每日 1 剂。

3 月 9 日二诊：服药 3 剂，腰痛去半，脉舌同前，效不更方，上方加桃仁、杏仁各 9g。3 剂。

3 月 13 日三诊：腰痛痊愈，继服 3 剂，巩固疗效。半年后来诊他疾时，问其腰痛之疾未发。

【按语】本案腰痛，五更痛甚，五更乃肝胆阳气初生之时。腰为肾之府，由于风气内通肝肾，故值时而痛。肾元亏虚，肝胆生气不足，阳气无由宣达，风寒湿邪乘虚内舍肝肾，以致当其经气交更之时，阴阳不相顺接，肾虚恋邪，肝郁不伸，五更病甚。诚如《灵枢·经脉》篇云："肝足厥阴之脉……是动则病腰痛不可以俯仰。"余以补肾蠲痹之中参入舒肝活血之品，俾经气畅达，补中求通。方中全当归辛温行血，以通经行络；川芎片温以散之；制香附通行十二经脉；制狗脊、炒杜仲、川续断益肾补肝，专益筋骨，为理腰肾要药，

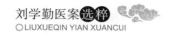

除寒胜湿之品；次沉香、台乌药理气止痛，散寒温肾；炮草乌温而散寒；更加广郁金舒肝理气；粉甘草调和诸药并有缓急止痛之功。全方共奏舒肝理气，散寒温肾，活血蠲痹之效。使肝得疏，寒得除，瘀得祛，肾得补，病得愈。

（二）补肾壮腰汤

【组成】枸杞子20g，杭菊花12g，生山药15g，大熟地15g，山茱萸20g，粉丹皮12g，云茯苓15g，建泽泻12g，川续断15g，制狗脊10g，次沉香8g（后下）。

【功效】补养肝肾，行气止痛。

【主治】肾阴不足，肝失濡养之腰痛。症见腰部酸沉痛，坐位及早晨起床时疼痛最重，痛如直棍，缓慢站起，活动后逐渐痛减，痛甚时则活动受限，或伴有视物模糊不清，头晕眼花，舌质淡，舌苔薄白，脉沉弱。

【方解】方中枸杞子甘平，归肝肾肺经，为滋补肝肾，明目之要药，配合杭菊花、大熟地治肝肾阴虚的腰痛，视物不清，有较好的疗效；大熟地、山茱萸味厚，为阴中之阴，滋少阴，补肾水；建泽泻味甘咸寒，甘从湿化，咸从水化，寒从阴化，入水脏而泻水中之火；粉丹皮性寒苦泄，既能泻血中伏火，又能散热壅血瘀，并可制约山茱萸、次沉香之性温；生山药、云茯苓味甘，甘从土化，益脾胃而培万物；川续断归肝肾经，补肝肾，又能行血脉，补而不滞；制狗脊苦甘温，归肝肾经，具有补肝肾，强腰脊，坚筋骨；次沉香辛苦温，归脾胃肾经，辛香温通，能祛除腹部阴寒，有良好的行气止痛的作用，全方可滋补肝肾，壮腰明目，行气止痛。

【加减】若见虚烦盗汗，五心烦热者，可酌加炒黄柏5～10g，盐知母6～12g，以滋阴降火；若见面色苍白，手足不温，精神倦怠者，可酌加炮附子5～9g，吴茱萸3～6g，台乌药5～9g，以温阳散寒，理气止痛。

医案：腰痛

吴某，男，63岁，农民。1978年4月5日初诊。

【主诉】腰痛10年，加重1个月。

【病史】患者腰痛10年，逐年加重，近1个月疼痛难忍，不能坐位，晨起痛重，发沉，痛如直棍，站起缓慢，活动后减轻，伴头晕眼花，口干健忘，脉沉弱，右尺大，左尺弱，舌质淡红，舌苔薄润。

【中医诊断】腰痛。证属肾阴不足，血脉失养。

【治法】先宜滋阴补肾，壮腰止痛，后宜温肾化瘀。

【方药】补肾壮腰汤加减。生地黄、熟地黄各 12g，枸杞子 15g，建泽泻 15g，炒杜仲 12g，川续断 12g，桑寄生 12g，制狗脊 12g，杭菊花 12g，云茯苓 12g，山茱萸 15g，生山药 12g，次沉香 7g。水煎服，分 2 次温服，每日 1 剂。

4 月 8 日二诊：服药 3 剂，腰痛好转，痛时缩短，精神较好，脉舌同上，上方加台乌药 5g，续进 3 剂。

4 月 11 日三诊：腰痛减轻过半，照上方去生山药，加巴戟天 8g，再服 3 剂。

4 月 14 日四诊：晨起腰痛明显轻，腰左上部疼痛，舌质淡，舌苔薄，脉沉涩，治以补肝肾，强筋骨，化瘀滞。

处方：川续断 15g，桃仁、杏仁各 10g，草红花 12g，紫丹参 20g，巴戟天 9g，炒杜仲 9g，制乳香、制没药各 5g，山茱萸 15g，制狗脊 15g，云茯苓 20g，桑寄生 12g，菟丝子 12g。

4 月 28 日六诊：服 12 剂，患者诉腰痛痊愈，守方 3 剂，巩固疗效。

【按语】《杂病源流犀烛·腰脐病源流》曰："腰痛，精气虚而邪客病也……肾虚其本也，风寒湿热痰饮，气滞血瘀闪挫其标也……"《景岳全书·腰痛》曰："腰痛之虚证十居八九。"肾者腰之府，肾虚则府将惫矣，转摇不能。本案年老病久，时轻时重，迁延不愈，当属肾阴不足，血脉失养所致。方中枸杞子滋补肝肾，配合杭菊花、大熟地补肝肾，祛腰肌风湿；大熟地黄、山茱萸味厚，为阴中之阴，滋补肾阴；建泽泻味甘咸寒，利湿泻浊又防滋阴碍胃；生山药味甘，益气养阴，补脾肺肾；云茯苓利水渗湿，安神助脾；川续断补肝肾，行血脉，补而不滞；制狗脊补肝肾，强腰脊，坚筋骨；次沉香辛香温通，行气止痛；综观全方，补中有泻，泻中有补，温中化瘀，瘀去痛止，多年痼疾乃告治愈。

四、治面瘫验方系列及医案

（一）面瘫汤

【组成与用法】北柴胡 10g，龙胆草 8g，嫩黄芩 10g，金银花、忍冬藤各 20g，土茯苓 20g，草红花 10g，香白芷 10g，路路通 9g，淡全蝎 6g，白附子

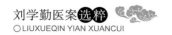
8g，广陈皮 9g，粉甘草 6g。水煎服，每日 1 剂，分 2 次温服，与饭前后相隔 1 小时。

【功效】清热除湿，祛风通络，兼以化瘀。

【主治】面瘫的急性期或亚急性期的内热蕴结，或风邪侵袭的湿热症。

【方解】本方药用龙胆草大苦大寒，上泻肝胆实火，下清下焦湿热；北柴胡、广陈皮疏肝理气，调达气机；嫩黄芩有苦寒泻火之功；草红花、忍冬藤活血通络，取其祛风先活血，血活风自灭之意；路路通、土茯苓、金银花利水渗湿、泄热消肿，使湿热从下焦排除；淡全蝎祛风通络解痉；白附子祛除寒湿，温经止痛；香白芷香窜走颜面引领诸药直达病所；粉甘草调和诸药。综观全方，一是泻中有补，利中有滋，使火降热清，湿浊分清；二是降中寓升，祛邪不伤正，泻火而不伐胃，配伍严谨，诚为治疗面瘫之良方。临床应根据患者体质强弱，病情轻重，病程长短酌情调整该方剂量。才能获得理想效果。

【加减】热重于湿者可选加嫩茵陈、炒栀子、炒黄柏、酒大黄、金银花、净连翘、板蓝根、重楼以清热解毒，消肿止痛；湿重于热者，可选加薏苡仁、白蔻仁、茅苍术、川厚朴、杏仁泥、滑石粉、广藿香、佩兰叶以祛湿和胃，芳香化浊；肝气郁滞者加北柴胡、广郁金、制香附、青广陈皮、台乌药、次沉香、广木香以疏肝理气，散结消滞；脾虚气滞者，可选加广陈皮、春砂仁、广藿香、苏子梗、焦三仙、白蔻仁以健脾和胃，理气化湿；气血亏虚者，可选加生黄芪、太子参、生山药、炒白芍、全当归、大熟地黄以益气健脾，养血补血；若见血瘀明显者，可选加京赤芍、川芎片、土鳖虫、炒灵脂、水蛭、穿山甲、京三棱、桃仁泥以活血破血，祛瘀通经；肝经郁热者，可选加生山栀、粉丹皮、净连翘、重楼以清肝解郁，凉血解毒。

（二）面瘫胶囊

【组成与用法】草红花 40g，西洋参 18g，小白花蛇 3 条，淡全蝎 30g，乌梢蛇 50g，龙胆草 20g。用法：上药共研细末，装胶囊，每粒 0.3g，每服 6 粒，每日 3 次，饭前温开水送服。

【功效】益气通经，化瘀祛风。

【主治】面瘫的急性期的（恢复期），及亚急性期或陈旧期的巩固治疗。

【方解】本方是在急性期过后，机体内的湿热邪气基本被清除后，遂采用扶正祛邪的方剂，以达到益气通经，活血化瘀的目的。草红花有扶正祛邪，化瘀通经的作用，使瘀血得以疏通，血行得以畅达；西洋参味苦、微甘、寒，补气养阴，清火生津，在本方中取其补气养阴之意，使气行则血行，达到扶正祛邪的目的；草红花活血化瘀，瘀血得活，新血再生；白花蛇、淡全蝎、乌梢蛇具有甘、咸温，归肝经，3 味药同用，加强熄风解痉，通络止痛，解毒散结的力量，有助于面部气血的恢复；龙胆草大苦大寒，泻实火，清湿热，使体内的湿热余邪，得以尽除；上药配伍共同达到益气活血，通经化瘀，祛风解痉的目的。

（三）面瘫膏

【组成与用法】香白芷 6g，三七粉 6g，猪牙皂 30g，香醋适量。用法：上 3 味药共研细面，混合均匀，每次将 10 ～ 15g 药面放在铁制大饭勺内，加入适量香醋，调成糊状，以免过稀或过稠，用文火逐渐加温，不断搅拌，最后成乌黑发亮黏糊膏状，透出香窜扑鼻的味道，此时根据患者面部大小，用白布剪成一方块状，立即将药膏摊伏在白布上，趁热（注意：万不可烫伤皮肤），贴敷患侧，每日或隔日贴敷一次，根据病情贴敷 3 ～ 10 次，陈旧性面瘫还可增贴次数。临床所见，个别患者贴敷时间较长，贴敷部位有溃烂或起红疹者，可暂时停药，待恢复后，仍可继续贴敷。

【功效】通经活络，化瘀消肿。

【主治】面瘫发病的第三天后，及亚急性期或陈旧期的治疗。

【方解】本方三七粉，甘、微苦、温，归肝肾经，具有化瘀止血，活血定痛的功效，对于瘀滞肿痛，有活血祛瘀，消肿止痛之功；猪牙皂味辛咸，性温，有开关利窍，导滞祛风，涤垢行痰之功效，《本草用法研究》谓其有"无邪不散，无坚不破"之大功；醋味酸，性温收敛，"欲攻欲散，必先敛之，使邪聚而攻散得力"，内服破癥瘕，化积聚，外敷消痈肿。三味成膏，趁热贴敷于面部患侧，具有极好的牵正作用。

医案 1：面瘫（急性期）

徐某，男，40 岁，市民。1998 年 5 月 16 日初诊。

【主诉】口眼㖞斜 3 天。

【病史】患者平素嗜酒，3 天前汗出受风后，出现口眼㖞斜，左颊麻木，眼不能闭合，额头纹消失，不能皱额蹙眉，闭眼时眼球向上外方转动，露出白色巩膜，鼻唇沟变浅，示齿时口角偏向健侧，鼓腮时漏气，患侧口腔常遗留食物残渣，耳郭和外耳道听力感觉减退，耳根部酸胀疼痛，口角流涎，言语不清，饮水外流，烦躁，大便干结，小便短黄，舌质偏红，舌苔黄腻，舌边有瘀点，脉弦数。

【中医诊断】面瘫。证属湿热蕴结，热邪上犯。

【治法】清热利湿，祛风通络。

【方药】面瘫汤为主。北柴胡10g，嫩黄芩12g，车前子30g（布包），龙胆草9g，京赤芍20g，粉丹皮12g，建泽泻20g，路路通12g，淡全蝎10g，白附子6g，香白芷10g，粉甘草6g。水煎服，每日1剂，分2次温服。同时，配用面瘫膏外敷，隔日1次，使用方法同前。

5月22日二诊：上方连服6剂，面部鼻唇沟、嘴向左侧歪斜减轻，说话较前流利，口角流涎、饮水外流、吃饭漏食、鼓腮漏气、耳后酸胀感均有不同程度减轻，额头纹出现轻微皱纹，效不更方，原方加龙胆草3g，草红花12g，7剂。

5月29日三诊：面部及鼻唇沟歪斜基本纠正，说话较前流利，口角流涎、饮水外流、吃饭漏食、鼓腮漏气、耳后酸胀感等均恢复正常，额头纹有皱纹，为巩固疗效，在原方的基础上，加草红花3g，嘱间日1剂。

上方又服用9剂后，面部歪斜已纠正，改服面瘫胶囊，每次服6粒，每日3次，饭前温开水送服。半月后全部康复痊愈，未留后遗症。5个月至1年期间2次随访，未再复发，疗效巩固。

【按语】本案是面瘫的急性期，又是成年壮汉，平素嗜酒而致湿热蕴结，热邪上犯，感受风邪，出现左颊麻木，眼不能闭合，左鼻唇沟变浅；内热壅盛，邪不外达，郁结体内，见舌质偏红，苔黄腻，边有瘀点；治先清热利湿，再用祛风通络之剂，尤其重用车前子、建泽泻以利水消肿，从而缓解炎性水肿，促其早日痊愈。

医案2：面瘫急性期

翟某，男，32岁，工人。1998年6月13日初诊。

【主诉】口眼㖞斜5天，加重2天。

【病史】5天前患者因酒后，自感胸闷燥热，卧床侧睡（开着电扇），醒后面部感觉不适，发现颜面向左歪斜，即到开封市第四人民医院理疗，效不佳。

现口眼㖞斜，鼻唇沟向左歪斜，吃饭漏食，饮水外流，鼓腮漏气，目闭合不全，额纹消失，大便干结，小便短黄。面色微黄，面部口眼㖞斜，舌质淡，舌苔黄白稍腻，脉弦滑数

【中医诊断】面瘫。证属肝胆湿热。

【西医诊断】面神经麻痹。

【治法】清热通络，祛血活血。

【方药】面瘫汤加减。龙胆草 7g，炒黄芩 10g，建泽泻 15g，细木通 3g，炒栀子 10g，干生地黄 12g，白僵虫 14g，草红花 12g，软柴胡 8g，车前子 24g（布包），皂角刺 8g，粉甘草 6g。嘱避风寒，节情志，勿劳累。

6 月 20 日再诊：服药 6 剂，面部歪斜发展停止，脉证同上。上方加干生地 3g，龙胆草 1g。

6 月 27 日三诊：又服药 6 剂，病情得以控制，言语较以前流利，眼闭合稍好，口角流涎少，舌质淡，舌苔薄白，脉弦稍滑，病情稳定，方改祛风养血，疏通经络之剂。

处方：生黄芪 20g，石菖蒲 10g，炒黄芩 10g，大蜈蚣 3 条，草红花 12g，皂角刺 8g，细木通 3g，白僵虫 15g，紫丹参 20g，软柴胡 8g，淡全蝎 9g，粉甘草 6g。3 剂。

7 月 2 日四诊：患者诉口角流涎，闭目不全，鼻唇沟歪斜，吃饭漏食等症均有好转，鼓腮、言语趋于正常，舌质淡，舌苔薄白，脉弦滑。上方加龙胆草 4g，6 剂。

7 月 5 日五诊：患者未诉不适，口角流涎，吃饭漏食症状均正常，言语清，目能闭合，鼻唇沟、鼓腮正常，笑时稍歪，舌质淡，舌苔薄白，脉弦滑。上方 6 剂，间日 1 剂，以巩固疗效。

【按语】患者平素嗜酒，湿热内生，聚湿生痰，痰热搏结，痹阻气血，经络不通，气不能行，血不能濡，脉络空虚，加之外受风邪侵袭，而致正气不足，上窜面部，损伤阳明脉络，故口眼歪斜；湿热下注膀胱，则大便干，小便短黄；舌质淡，苔黄白稍腻，脉弦数均为肝胆湿热之征。实则为标，虚则为本，临证时不可因祛邪而过于伐正，否则将适得其反。《内经》曰"正气存内，邪不可干"，邪气过半后，病情相对稳定，可适当加用益气养血，活血化瘀，疏通经络的药物，以扶正祛邪，力求速效；在中、后期，一定要酌情加用虫类药物，如条蜈蚣、淡全蝎、白僵蚕等药的应用，往往能起到意

想不到的功效。

医案 3：面瘫（亚急性期）

张某，女，39 岁，职员。1998 年 8 月 13 日初诊。

【主诉】面部向右侧歪斜伴言语不利 1 个月。

【病史】患者 1 个月前运动后出大汗，在空调房间里纳凉约 1 个小时左右后，发现面部向右侧歪斜，言语不利，遂在开封市第一人民医院诊疗，给予维生素 B_1、营养神经药物口服及穴位封闭，并配合针刺 1 个疗程，效不佳；后又用治面中风膏药数帖贴敷，仍不缓解，故来我院诊治。症见：面部鼻唇沟、嘴向右侧歪斜，言语不利，额头纹消失，额头僵硬，不能皱额蹙眉，闭眼时眼球向上外方转动，露出白色巩膜，鼻唇沟变浅，示齿时口角偏向健侧，鼓腮或吹口哨时漏气，患侧口腔常遗留食物残渣。患侧乳突部疼痛、耳郭和外耳道感觉减退。口角流涎，耳根部仍有轻微酸胀感，平素病人较肥胖，体重超标约 15kg，活动少，大便干结；1 ~ 2 日一行，小便发黄，量少，月经不规律，量少，色暗，有血块，白带较多，色黄，有异味；妇科检查：阴道炎，宫颈糜烂 Ⅱ°，舌质稍红，舌体歪斜，舌苔黄腻，脉弦滑数。

【中医诊断】面瘫。证属湿热蕴结，热邪上犯。

【治法】清热利湿，祛风通络，兼以活血化瘀。

【方药】全当归 12g，龙胆草 10g，炒黄芩 12g，北柴胡 10g，忍冬藤 30g，土茯苓 30g，路路通 12g，淡全蝎 8g，香白芷 10g，草红花 12g，羚羊粉 1g（冲服），草豆蔻、春砂仁各 6g（后下），大蜈蚣 3 条，粉甘草 5g。水煎服，每日 1 剂，分 2 次温服。

8 月 19 日二诊：上方连服 6 剂，症状似有缓解，面部鼻唇沟、嘴向右侧歪斜减轻，说话较前好转，口角流涎，耳后酸胀感减轻，原方再加龙胆草 2g，草红花 3g，白僵蚕 12g。

8 月 26 日三诊：服药 7 剂，面部歪斜略有减轻，说话较前流利，口角流涎、耳后酸胀感消失，舌歪斜逐渐恢复，舌质淡红，舌苔薄白稍黄。又拟方治宜：祛风通络、益气化瘀。

处方：生黄芪 30g，防风 10g，川芎片 10g，京赤芍 20g，淡全蝎 10g，龙胆草 10g，草红花 15g，车前子 30g（布包），建泽泻 20g，白僵蚕 13g，条蜈蚣 5 条，粉甘草 6g。

9 月 3 日四诊：服用 7 剂，病人来诊，心情高兴，面部歪斜大轻，说话较前流利，口角流涎基本消失，额纹已经复现、额头僵硬逐渐恢复，舌歪斜渐趋于正常，舌质淡红，舌苔薄黄，脉小滑。

9月12日五诊：经过1个月的治疗，现病人面部歪斜已经基本恢复，说话较流利，不漏风，口角流涎、耳后酸胀感已消失，额纹、额头僵硬恢复明显，舌歪斜渐趋于正常，舌质淡红，舌苔薄白。上方中药继续服用，二三日1剂，同时配服面瘫胶囊，每服6粒，每日3次，温开水送服。

10月11日六诊：中药服用7剂，面瘫胶囊连服1个月，症状全部消失，临床治愈。后1年间3次随访，效果巩固。

【按语】本案病情停止发展，症状相对稳定，面部、鼻唇沟、嘴、舌均不同程度歪斜，言语不清，说话漏风，额头仍僵硬，耳根部酸胀痛不适感减轻或消失，口腔内或有食物残渣，舌质淡，舌苔黄白薄，脉弦滑数。从上述症状来看，里热仍未消除，湿邪未净，故首投清热利湿，祛风通络，兼以活血化瘀之剂，直至体内湿热之邪已去，及时改用祛风通络、益气活血化瘀之剂。加用面瘫胶囊双管齐下，又服用30天后，面部、鼻唇沟、嘴、舌均基本复位，症状消失，饮食，谈笑均不受限制，如同常人，1年随访未再复发。

医案4：面瘫（陈旧期）

王某，男，63岁，干部。1988年8月11日初诊。

【主诉】右侧面瘫5年，左侧面瘫1年。

【病史】患者5年前因受风邪出现右侧面中风，经治疗未能完全恢复正常。1年后因汗出后，吹风扇纳凉，约半个小时后发现面部左侧又中风。面目口鼻左右歪斜，言语不利，用黄膳血贴敷数帖，未缓解。遂在开封市淮河医院诊疗，给予地塞米松及营养神经药物，口服10天，虽有好转，但疗效不满意，又改用针灸治疗2个疗程，效果仍不理想。此后几年断续治疗，选用不少办法，始终未能痊愈，慕名请余诊治。证见：面部鼻唇沟变浅、嘴向左侧歪斜，左侧额头纹变浅，皱额蹙眉差，闭眼时眼球向上外方转动，露出白色巩膜，时流泪。鼓腮稍漏气，言语不很流利，口角偶尔流涎，大便干，2日一行，小便量少，舌质淡暗，舌苔薄黄，脉弦涩。

【中医诊断】面瘫。证属气血瘀滞，湿邪内蕴。

【治法】益气活血，化瘀通络，兼以清利湿邪。

【方药】生黄芪30g，全当归12g，太子参30g，焦白术8g，云茯苓20g，川芎片8g，龙胆草6g，北柴胡10g，草红花12g，大蜈蚣3条，淡全蝎10g，

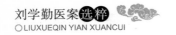
粉甘草6g。水煎服，每日1剂，分2次温服。同时，服用面瘫胶囊，每次5粒，每天服用3次。

8月18日二诊：上方连服7剂，配服面瘫胶囊，自我感觉精神较好，体力增强，面部时而发热，时而有虫行样感觉，症状同前，原方加白僵蚕12g，乌梢蛇30g，生黄芪10g。

8月25日三诊：服上药7剂并继续服用面瘫胶囊后，面部歪斜似有减轻，说话略好转，舌质淡红，舌苔薄白，脉弦。原方去龙胆草，加重草红花3g，白僵蚕3g，大蜈蚣2条，续服7剂，仍配服面瘫胶囊。

9月2日四诊：说话较前流利，口角流涎，鼓腮漏气，额纹变浅等均有不同程度恢复，舌质淡红，舌苔薄白，原方汤剂和胶囊，继续服用。

11月9日八诊：经过近3个月的治疗，病人面部歪斜等症状，有明显好转，舌质淡红，苔薄白，脉弦缓。药已对证，恢复较好，继续服用面瘫胶囊：每次服6粒，每日3次，饭前温开水送服。间断服用中药，上方稍有加减又坚持2月余，基本恢复。疗效满意，身体状况比原来明显强壮。1年后来诊其他病，细看面部仍不全正，但患者非常满意。

【按语】本案病程在5年以上，时间过长，年龄偏大，身体抵抗能力下降，病人反复出现面瘫，先是右侧，后左侧再次发病，使用多种方法，并且用激素类药物，开始症状稍缓解，后一犯再犯，导致病情加重，日久不愈。陈旧期面瘫首先以益气活血，化瘀通络，以调补正气为先，即增加人体的自身免疫功能，提高抗御外邪侵袭的能力，只有正气足，才能抵抗外来邪气，这是治本的大法。结合化瘀通络，力争顽疾得以恢复。余多年治疗此病的经验，认为使用激素类药物后，再用中药治疗，效果不很理想，所以在选用大队扶正药物的同时，又加用多味虫类药物，以加强祛风解痉。

小　结

面瘫汤、面瘫胶囊和面瘫膏这三个经验方子，是余临证数十年治疗面瘫病的经验总结。临床效果相当理想，且远期疗效巩固。几十年来，尚未发现一例用上方治愈"面瘫"后又复发者。其关键在于开始用面瘫汤，收尾用面瘫胶囊巩固。面瘫汤内之金银花、土茯苓清热利湿，解毒消肿使湿热从下焦排除、肿痛消退；草红花、忍冬藤有活血化瘀通络之效，取其"祛风先活血，血行风自灭"之意；龙胆草苦寒之性较甚，泻肝胆火，清下焦湿热；嫩黄芩苦寒泻火；淡全蝎、白附子祛风散寒，通络解痉止痛；粉甘草有调和诸药之效。综观全方，一是泻中有补，利中有滋，使火降热去，湿浊分清；二是降中寓升，祛邪不伤正，泻火而不伐胃；三是活血之时，兼有化瘀之品，使瘀血得活，新血再生；四是重用虫类药物，在祛风通络的同时，化瘀解痉止痛。该方配伍严谨，构思巧妙，临床运用多能收到理想效果。面瘫胶囊药味少，力量大，是治疗和巩固疗效的重要方子，凡患此证者，最后都必须服面瘫胶囊，一则治疗，再则巩固，三则杜绝复发。面瘫患者不分病程长短，病情轻重，男女老幼均可外用面瘫膏外敷。该方药仅 3 味，巧配香醋，煎熬成膏，具有极强的牵正作用。价为低廉，可谓是一张治疗面瘫的上好药方。

五、治隐疹验方及医案

（一）消疹一号方

【组成】蝉蜕 12g，独活 7g，防风 9g，荆芥 9g，地肤子 30g，焦槟榔 7g，草红花 12g，白鲜皮 12g，皂角刺 7g。

【功效】祛风解表，化湿止痒。

【主治】适用于湿蕴中焦，风寒客于肌表之痒疹。

【方解】方中蝉蜕祛风、透疹、止痒；独活、荆芥、防风祛风、胜湿、解表；地肤子清热利湿、祛风止痒；白鲜皮清热燥湿，祛风解毒；草红花活血化瘀；皂角刺拔毒祛风、消肿排脓。

医案：隐疹

杨某，男，17 岁，学生。1999 年 3 月 27 日初诊。

【主诉】全身反复出现痒疹 10 年，复发 1 天。

【病史】患者患荨麻疹约 10 年，每年均发数次，初春必发，遍用中西药治疗，终未得愈。昨晚，初起胃脘不适，全身燥痒，继则扁平疙瘩骤起，大小不一，形状各异，边缘变红，中央色白，瘙痒难忍，烦躁不安，胃滞纳呆，恶心欲呕，口唇及眼睑高度水肿，形如猪唇，自觉唇、面麻木发胀，脉滑，舌质淡，舌体胖，苔白较厚。

【中医诊断】隐疹。证属风寒客表，脾虚湿蕴，宿食滞于肠胃。

【治法】祛风胜湿，消食导滞。

【方药】消疹一号加味。地肤子 30g，净蝉蜕 12g，皂角刺 7g，荆芥 9g，防风 9g，槟榔 7g，独活 7g，全蝎 9 克，炒枳壳 9g，川厚朴 9g，白鲜皮 14g，草红花 12g。水煎，每日 1 剂，分 2 次温服。

　　服药 1 剂，口唇、眼睑水肿及风疹块开始消退，服完 2 剂，症状基本消失，服 3 剂皮肤恢复正常。此时，医者当明，待要全胜，必当继续给药，故原方更进 3 剂。随后又拟消疹一号方加生黄芪 12g，炒枳壳 9g。间日 1 剂，共服 14 剂，痼疾得愈，病根得除，随访 14 年未见复发。

（二）消疹二号方

【组成】生麻黄 5g，净连翘 30g，赤小豆 30g，蝉蜕 12g，皂角刺 6g，薄荷叶 9g，金银花 30g，白鲜皮 12g，地肤子 30g，焦槟榔 7g。

【功效】清热利湿，祛风解表。

【主治】适用于湿热内蕴，风邪束表者。

【方解】消疹二号方由麻黄连翘赤小豆汤加味而成。麻黄连翘赤小豆汤出自《伤寒论》第 262 条曰："伤寒，瘀热在里，身必黄。麻黄净连翘赤小豆汤主之。"其中"黄"即黄疸，言主症，"瘀热"言病机，意即本方原为黄疸而设。解表散邪，清热除湿退黄，原主治兼有表邪的湿热黄疸病证。余总结多年临床经验，以本方加蝉蜕、白鲜皮、地肤子等祛风止痒、清热利湿之品，拟消疹二号方，治疗急慢性荨麻疹疗效显著，堪称是治疗此类疾病的一首经典高效古方。方中生麻黄，宣肺气，开腠理，散风寒；净连翘清热解毒透邪；蝉蜕甘寒，归肺肝经，凉散风热，宣散透发，与白鲜皮、地肤子相配，加强疏风止痒；赤小豆清热解毒，除湿止痒；薄荷叶疏风、散热、透疹；金银花既能宣散风热，还善清解血毒；焦槟榔既能行气消积以导滞，又能缓泻而通便；皂角刺性辛温，活血，祛风消痈。诸药相配，一则使肺气宣，腠理通，邪达于表；二则可祛风，利水除湿使邪从下去，药证相投，取效当捷。

【加减】若病情急重，瘙痒无度，加全蝎 8g，炒刺猬皮 12g；若胃脘疼痛，饮食难进加炒枳壳 12g，川厚朴 9g；若脘腹胀痛，烦躁不宁加炒枳实 9g，生大黄 9g（后下）；若痒疹鲜红，疹块发热加京赤芍 12g，粉丹皮 12g；若缠绵不愈，病久血虚加全当归 12g，蒸熟地黄 12g；气虚加生黄芪 12g，党参 9g。

以上两方若认证准确，选病适中，每每效验。四十余年累计治案百例以上，疗效满意。

医案 1：隐疹

徐某，女，43 岁，杞县农民。1993 年 9 月 26 日初诊。

【主诉】全身起痒疹 1 月。

【病史】患者 1 个月前无明显诱因突然出现周身"风疹块"，成片状，奇痒难忍，遇风更甚，夜不能寐，曾用葡萄糖酸钙静推及口服苯海拉明、扑尔敏、维生素等药治疗，症状无明显改善。现周身风团，奇痒，挠破流水，夜不能寐，心烦尤以肤痒时明显，大便干结两日一次，舌质暗，苔薄黄，脉滑数。

【中医诊断】隐疹。证属风邪袭表，湿热蕴结，浸淫肌肤。

【治法】疏风解表，清泄里热，祛湿止痒，消食和胃。

【方药】消疹二号方加减。生麻黄 6g，净连翘 20g，赤小豆 20g，地肤子 20g，焦槟榔 6g，草红花 12g，白鲜皮 15g，蝉蜕 12g，炒枳壳 9g，皂角刺 10g，荆防各 9g，粉甘草 5g。每日 1 剂，水煎服，分 2 次温服。

服完 3 剂后，周身风团见退，瘙痒减轻。其间因汗后当风，风团又起，瘙痒又甚，原方加炒刺猬皮 12g，淡全蝎 10g，水煎浓服。第 1 剂头煎 4 小时后，周身出现叠起风团，肿胀，痒甚，颜面变形，心里难受，后风团逐渐消退，待服完 3 剂后，风团基本消净，余症全消。原方又服 3 剂，巩固疗效，患者惧怕反复，又来求治，又观其脉缓，舌平，遂告知其勿须服药，当饮食调理之。

医案 2：隐疹

刘某，女，40 岁，市民。2006 年 6 月 27 日初诊。

【主诉】全身出痒疹 1 周。

【病史】患者近 1 周来遍身红色疹块，片片相连，瘙痒难忍，每日少则三起三落，发作时胃脘疼痛，嗳气呃逆，舌质淡，舌苔白湿，面大，脉小滑，屡用强的松、扑尔敏、溴化钙等西药治疗，用时痒止，药过依然。

【中医诊断】隐疹。证属湿热内蕴，风邪外袭。

【治法】疏风止痒，清热利湿。

【方药】消疹二号方加减。生麻黄 5g，净连翘 30g，赤小豆 30g，皂角刺 7g，净蝉衣 12g，草红花 12g，白鲜皮 14g，川厚朴 8g，地肤子 30g，焦槟榔 7g，淡全蝎 8g，粉甘草 5g。

水煎温服 2 剂，痒疹全消，又服两剂，巩固疗效。

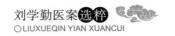

医案 3：隐疹

滑某，男，45 岁，干部。2003 年 9 月 24 日初诊。

【主诉】全身起片状痒疹 1 个月。

【病史】1 个月前无明显诱因突然出现周身"风疹块"，成片状，奇痒难忍，遇风更甚，夜不能寐，曾用葡萄糖酸钙静推及口服苯海拉明、扑尔敏、维生素等药治疗，症状时轻时重，周身风团，小如雪片，大如鸡蛋，奇痒难忍，遇风更甚，夜不能寐，心烦意乱，大便干结两日一行，舌质暗，舌苔薄黄，脉滑数。

【中医诊断】隐疹。证属湿热内蕴，风邪外袭。

【治法】疏风解表，清泄里热，祛瘀止痒。

【方药】消疹二号方加减。生麻黄 6g，净连翘 20g，赤小豆 20g，地肤子 20g，焦槟榔 6g，草红花 12g，白鲜皮 15g，净蝉衣 12g，炒枳壳 9g，皂角刺 6g，荆芥、防风各 9g，粉甘草 5g。水煎分两次温服，每日 1 剂。嘱避风寒，节情志，忌鱼腥海鲜。

9 月 28 日二诊：服药 2 剂，周身风团渐退，面积减少，瘙痒减轻，因洗澡受风，风团又起，肿胀，痒甚，颜面变形，心烦难受，服完第 3 剂疹块渐消，舌质稍暗，舌苔白湿，脉小滑。原方加炒灵脂 12g，淡全蝎 10g，以祛风止痒，脱敏解痉。

10 月 1 日三诊：又服 3 剂，风疹消退，脉小滑，舌尖红，舌苔白湿，上方加地肤子 14g。

10 月 8 日四诊：风疹消失，周身痒止，诸症悉平，告其勿须服药。

【按语】"隐疹"又称为"风团"，俗称"荨麻疹"。《诸病源候论·风瘙疹身体隐疹候》说："邪气客于皮肤，每逢风寒相抑，则其风瘙隐疹。"《疡医准绳》云："白疹者，由于风气，搏于肌中，风冷结为白疹也，遇冷则极，或风中亦极。"因"风为百病之长，善行而数变"，风与寒相结合，客于肌肤，入理化热，邪客于肌肤腠理之间，则起"风瘙隐疹"。荨麻疹属变态反应性疾病，一般来说，较难根除，每每数月、数年，甚至十数年缠绵不愈，患者痛苦极大，余拟消疹一号、二号方，既有祛风活血，消食和胃，清热利湿等功能，如荆芥、防风既能祛血中之风，又善治皮里膜外之风邪；白鲜皮清热解毒，除湿祛风止痒；地肤子清热利湿止痒；草红花、皂角刺活血祛风止痒，寓"治风先治血，血行风自灭"之意；焦槟榔消食破积，蝉蜕为搜风止痒之要药；生麻黄宣肺气，开腠理，散风寒；净连翘、赤小豆清热解毒，祛湿凉血，透邪止痒。按现代药理分析：地肤子、蝉蜕、生麻黄、白鲜皮、苏薄荷、荆芥、防风等等均有较好的脱敏作用，临床应用每每应手。

余治疗本病有两个特点：一在解表透邪同时，用凉血散瘀之品，使邪得宣散，血活风灭，血得凉润则病得安和；二用虫类药，息风止痉，通络止痒，使经络通，气血和，风邪息，瘙痒除。

总结多年的临床经验，余对隐疹的治疗归纳了以下几点注意事项：

1. 该病多与消化系统关系密切。消化不良是诱发此证的重要原因之一，故治疗时在祛风脱敏的同时，应注意消食导滞。

2. 治疗时忌食鸡、鸭、鱼、虾、奶、蛋及辛辣等刺激性食物，即是病愈后亦应适当注意。

3. 避风：发病时免受风寒，病可早愈，也可避免荨麻疹此起彼落。

4. 临床治愈后，应继续服药 3 ~ 20 剂，以期巩固疗效，铲除病根，否则，每每反复，少则十天半月，多则三月半年，旧病必发。

5. 消疹一号、二号，对皮肤划痕症（或称人工荨麻疹）同样有效。